全然开放的辩证行为疗法
治疗过度控制障碍的理论和实践

Radically Open Dialectical Behavior Therapy
Theory and Practice for Treating Disorders of Overcontrol

原　著　THOMAS R. LYNCH
主　译　李雪霓
译　者　廖金敏　刘丽君　韩　煦　高兵玲

北京大学医学出版社

QUANRAN KAIFANG DE BIANZHENG XINGWEI LIAOFA——ZHILIAO GUODU KONGZHI
ZHANG'AI DE LILUN HE SHIJIAN

图书在版编目（CIP）数据

全然开放的辩证行为疗法 ： 治疗过度控制障碍的理论和实践 ／（美）托马斯·林奇（Thomas R.Lynch）原著 ； 李雪霓主译． —— 北京 ： 北京大学医学出版社，2025．1．
ISBN 978-7-5659-3301-1

I．R74

中国国家版本馆 CIP 数据核字第 2024AU8869 号

北京市版权局著作权合同登记号：图字：01-2022-0148

Radically Open Dialectical Behavior Therapy: Theory and Practice for Treating Disorders of Overcontrol by Thomas R. Lynch, PhD
Copyright: © 2018 by Thomas R. Lynch
This edition arranged with NEW HARBINGER PUBLICATIONS
Through BIG APPLE AGENCY, INC., LABUAN, MALAYSIA.
Simplified Chinese edition copyright:
2025 Peking University Medical Press
All rights reserved.

出版者注：
本出版物旨在就所涉及的主题提供准确和权威的信息。在出售时，出版商不提供心理、财务、法律或其他专业服务。如果需要专家协助或咨询，应寻求有能力的专业人员的服务。

全然开放的辩证行为疗法——治疗过度控制障碍的理论和实践

主　　译：李雪霓
出版发行：北京大学医学出版社
地　　址：（100191）北京市海淀区学院路 38 号　北京大学医学部院内
电　　话：发行部 010-82802230；图书邮购 010-82802495
网　　址：http://www.pumpress.com.cn
E-mail：booksale@bjmu.edu.cn
印　　刷：北京瑞达方舟印务有限公司
经　　销：新华书店
策划编辑：药　蓉　娄新琳
责任编辑：袁朝阳　　责任校对：靳新强　　责任印制：李　啸
开　　本：889mm×1194mm　1/16　印张：21.25　字数：613 千字
版　　次：2025 年 1 月第 1 版　2025 年 1 月第 1 次印刷
书　　号：ISBN 978-7-5659-3301-1
定　　价：138.00 元
版权所有，违者必究
（凡属质量问题请与本社发行部联系退换）

"全然开放的辩证行为疗法（radically open dialectical behavior therapy，RO DBT）是一种真正创新的治疗方法，通过将神经科学转化为临床实践，整合了辩证行为疗法（DBT）、基于正念的方法、情绪、人格和发展理论、进化理论以及马拉马蒂苏菲主义（Malâmati Sufism）*。RO DBT 适用于以过度抑制性控制或过度控制（overcontrol，OC）为特征的谱系障碍。这是第一个直接以社交信号和非语言沟通为目标的治疗方法，不仅适用于来访者，也适用于治疗师……这本关于 RO DBT 理论和实践的书以及详述技能课程内容的技能训练手册，对于希望基于科学和临床实践提供跨诊断治疗的临床医生来说是极好的指南。"

——**Mima Simic 博士**，英国皇家精神科医师学会会员（MRCPsych），英国伦敦莫兹利医院儿童和青少年进食障碍服务联合负责人，儿童和青少年精神病学顾问

"RO DBT 是当今以循证证据为基础的临床干预中最有创意的思维之一，它提供了一个新的、全面的陈述，汇集了当代少有的跨诊断治疗的关注，并采用新的评估和干预技术，将其推向积极的方向。RO DBT 强调灵活性、开放性、联结性和对社交信号的关注，并详细说明了重要的细节，从如何布置咨询室家具，到非语言线索如何传递社交信息。RO DBT 似乎注定要在临床工作的许多领域对基于循证证据的照护产生影响。强烈推荐！"

——**Steven C.Hayes 博士**，接纳与承诺疗法（acceptance and commitment therapy，ACT）的共同开发者；内华达大学里诺分校的心理学基金会教授；*Get Out of Your Mind and Into Your Life* 一书的作者

"RO DBT 对内化和外化障碍的传统观点进行了有趣的重新概念化，并为临床医生提供了有价值的新工具来解决许多标准 CBT 难以处理的问题。我一定会将 RO DBT 的理论和技术纳入我的研究生水平的干预课程。我知道，尤其对于初级临床医生来说，如果能有一种系统的方法来靠近这些很难建立融洽关系的慢热型来访者，他们将会非常感激。这部分来访者往往会提前终止治疗，无法对传统治疗方法做出应答，这使得临床医生感到困惑并怀疑自己的技能。RO DBT 为临床医生提供了一种富有同情心的方式来看待这一类困难来访者，并在这些可能使他们受益的领域进行工作。对于任何临床医生的工具箱来说，这都是一个非常受欢迎的补充。"

——**Linda W. Craighead 博士**，埃默里大学心理学教授兼临床培训主任，*The Appetite Awareness Workbook* 一书的作者

"过度控制（OC）是临床复杂的难治性心理问题，疗法罕见。李雪霓主任主译本书，帮助国内同道认识全然开放的辩证行为疗法（RO DBT）这一国际创新疗法，更好地处理 OC 相关的复杂心理问题。本书不仅提出了全新的理论框架，还提供了具体而详尽的实践指导和操作流程，为理解和 OC 相关的慢性难治性精神障碍（难治性抑郁症、神经性厌食症、强迫型人格障碍等）提供了独特视角，为治疗提供了新型手段。本书兼顾理论和实践，实用性强，对于临床和研究均具有重要的价值，值得推荐！"

——**陈珏**，上海交通大学医学院附属精神卫生中心，临床心理科主任、进食障碍诊治中心负责人；中华医学会心身医学分会进食障碍协作学组组长；中国心理卫生协会认知行为治疗（CBT）专业委员会 DBT 学组首届副组长

---

* 译者注："Malâmati Sufism"是苏菲主义的一个分支，强调自我意识和自我批评，以及以内在的精神旅程为重点的禁欲实践。"Malâmati"一词在阿拉伯语中意为"应受责备的"或"可耻的"，指的是真正的精神进步需要承认和面对自己的缺点和弱点的观念。

中译本序

《全然开放的辩证行为疗法》及《全然开放的辩证行为疗法技能训练手册》是一套理念创新、操作性强、不可替代的好书。

这套书的主要译者李雪霓教授，是一位资深又低调的精神医学家。她以独到而犀利的洞察力，发现和选择了这套书，引进国内。多年来，李主任在北京大学第六医院这所中国精神科领航地位的医院里，担任心身医学科主任，深耕进食障碍的诊治与研究。进食障碍十分复杂且治疗困难。除了采用常规生物学治疗以外，李主任在国内较早学习和开展规范的心理干预，帮助患者走出疾苦，从动力学到家庭治疗，从认知行为治疗（CBT）到辩证行为治疗（DBT），从经典DBT到全然开放的DBT（RO DBT）。

我们，因DBT走到了一起。

Marsha Linehan开创的DBT是CBT第三浪潮的优秀代表，专攻临床棘手的精神心理问题，具有深厚的理论基础、清晰的治疗方案和明确的治疗效果。DBT在中国的发展较晚，2015年之后才有零星培训。2019年，我们在中国心理卫生协会CBT专业委员会下成立了DBT学组，2024年，我们在南京举办了首届中国国际DBT学术大会，同时成立了全国DBT联盟，有31家单位已经开展了相关工作，加入了联盟。DBT把我们联结在一起，在不同地区、不同机构，用同样的"武器"，共同帮助患者走上更加值得过的人生。

与经典DBT相比，RO DBT独具一格，闪烁着创新的光芒。

经典DBT主要的服务人群是具有冲动性、极度不稳定性的患者，即所谓"控制不足"的人群，如边缘型/冲动型人格障碍、自杀自伤、暴食贪食等患者，而RO DBT主要针对的是冲动控制谱另外一边的患者，即所谓"过度控制"的人群，如强迫型/回避型人格障碍、孤独症谱系障碍、厌食等患者。可以说RO DBT补充了DBT的另外一边，这本身是一种辩证，而辩证和行为训练，恰恰是这二者都被称为DBT的核心。

"RO DBT"和"过度控制障碍"，这两个关键词背后的科学内涵，在精神卫生领域，都具有划时代的意义。过度控制障碍与控制不足，都是跨诊断的现象，是一些诊断背后的核心问题。不像控制不足那样激烈和引人关注，刻板的、僵化的、不灵活的过度控制，仿佛一个隐形杀手，深深困扰着不同情况的隐忍之人。RO DBT为此而生，全然开放，让隐忍自控的人也过上更加值得过的人生。

这套书从过度控制的理解和评估开始，引入RO DBT的理念与操作，从如何实施全然开放和社交信号发送，到具体的技术细节与对话过程，环环相扣，理念创新，操作性强，为专业人士打开了一扇新的大门，是一套不可替代的好书。

国际DBT协会委员、亚太区联合主席，全国DBT联盟组长，
中国心理卫生协会认知行为治疗（CBT）专业委员会DBT学组组长

王 纯

2025年1月于金陵

中译本前言

初遇这套书让我眼前一亮。自学习和实践 DBT 以来，一直有把尺子横在心里，用来估算我的患者是否适合这个疗法，那就是看他们是否情绪不稳、冲动失控。然而，临床人群里有很大一部分其特点并非"不稳"和"冲动"，而是过于抑制，比如我最常打交道的厌食症患者，用"谨言慎行""波澜不惊"之类的词汇来形容是很合适的。虽然我发现 DBT 的很多技术也适用于他们，比如对情绪的识别和欢迎，但这很难引起他们的兴趣，因为他们已经习惯了用他们的方式回避这些不受欢迎的情绪和与之相关的处境。这种与控制不足相对的过度控制（overcontrol，OC）的应对风格就是这套书里的疗法——全然开放的辩证行为疗法（RO DBT）所针对的，它常见于厌食症、难治性抑郁、焦虑障碍、强迫型人格和孤独症谱系障碍——这下我终于有了合手的理论和操作策略。

在读了这套书后，有了 OC 应对风格和相应表现的概念，很多临床上开始时让我不解的地方都变得明朗起来，尤其那些从病史里看到的跟家人冲突、自伤，从优等生变成无法进入学校的问题青少年，再看到坐在治疗室里的面具脸（扑克脸）和对接触交流的迟疑和抵触，就能大概理解——让他们来到医院的是表面的失控，骨子里的问题则是长久以来的过度控制，这是辩证的两极，这种情况下，OC 的部分是我们必须要去处理的。

在 RO DBT 看来，OC 应对方式是与生俱来的一些神经生物气质决定的，这种神经生物气质就是对威胁的高敏感和对奖赏的低敏感。一个具有这样神经生物气质的人容易把中性的和新奇的信号体会成具有威胁可能而不是具有奖赏可能，而社交中大部分信号都属于这两类，由此形成的行为反应特点就是戒备、抑制自己的反应，封闭和防御。这样的反应传递出的信号很容易引发社交排斥，进而引发人类天然的生存危机——在古老的原始时代，脱离部落的个体相当于被宣判了死刑。"我们不是因为安全才去联结，是因为有了联结才感到安全"。所以社交排斥被认为是 OC 个体痛苦的主要来源，RO DBT 认为要改变 OC 个体的处境，就得改变 OC 个体发出的社交信号（他们在人前的行为表现），也就是帮助 OC 个体学习从封闭、僵化、防备转向开放、灵活、接受。

《全然开放的辩证行为疗法》被称作 RO DBT 的教科书，重点阐述了 RO DBT 丰富的理论来源，总结了过度控制障碍中常见的五大问题领域，以及如何锁定问题靶点和使用针对性的治疗策略。作者还详细分析了与 OC 来访者建立治疗联盟和治疗承诺的独特方法，让人耳目一新。与之配套的则是 RO DBT 的技能训练手册，里面包含了 30 节课程内容，具体教授如何转向开放、灵活和接受的技能，总体上兼具学术性和实操性。不过，翻译这套书还是需要勇气的，书中经常引用的一些文化气息非常浓郁的影视节目、新闻等，这在我们的文化里很难传递其中蕴含的幽默和间接含义。所以，在此感谢所有译者和参与翻译工作的同学，除了已经列出名字的译者外，还有北京师范大学的孙蔚雯、陶莞灵，北京大学的曲晨，华东师范大学的丁思怡、吴睿瑶和蔡绚绚。

除了收获一种新的理解问题的方式和处理问题的方法外，更有收获的部分在于个人成长。我发现这个理论特别适合我自己——一个标准的好学生。同时，本书作者也指出大部分治疗师都具有过度控制的个性特征，这在我所领导的咨询师团队中得到了几乎百分百的认同。一方面，我们同意过度控制是有好处的，我们非常努力地学习，重视规则和承诺，尽己所能做到最好，为取得成绩忍受痛苦、延迟满足。另一方面，过度控制也在我们的生活中带来困扰，我们害怕犯错，太在乎别人的看法（其实别人可能根本没有看法，哈哈），为没有发生的东西放弃争取想要的东西。所以，这套译著初稿的第一批受益者就是我们这个团队（近水楼台，耶！）。不出意外的话，我相信这套书的读者也会发现它们适合你（作为一名优秀的咨询师/治疗师/医生，过度控制是你制胜的秘籍！）。看到这里，是不是觉得我有点儿不对头？说实话，试着"冒傻气"至今还是让我很尴尬，不过，我还是试了，就这样吧，希望我们可以通过这套书相遇。

李雪霓

2024年11月于北京

原著致谢

没有团队的支持，这项工作不可能完成。首先，我想感谢我们的来访者愿意分享他们个人的挣扎和见解——他们是我的老师，也是整个项目存在的理由。

然而，毫无疑问，我最感激的是我的妻子、最好的朋友和同事——Erica Smith-Lynch 所给予的巨大支持以及精力和智力的贡献。如果没有她对人性的洞察力和对现有范式（通常是我所珍视的）的质疑，书中的许多内容都不会存在。Erica 帮助发展和完善了治疗背后的核心哲学前提，并在新型治疗师培训方法以及新的 RO 技能的开发方面做了开创性的工作。Erica 是 RO DBT 的中流砥柱。

我也要感谢 Roelie Hempel，她在过去的 10 年中一直担任我们实验室的资深科学家和副主任。她在生理心理学方面的基础科学背景、善于分析的大脑和强烈的好奇心在我们关于改变机制的研究中至关重要。她是我们获得英国医学研究委员会（Medical Research Council，MRC）资助的多中心随机对照试验的临床试验管理者，也是我们大部分生物行为和实验研究背后的主要推动者。Roelie 和 Erica 是黄金搭档。

重要的是，如果没有 Lee Anna Clark 在帮助完善和加强支持治疗的神经调节模型方面所投入的时间和温和的挑战，这项工作也会变得不一样。例如，对于最佳自我调节、考虑生物气质的重要性以及将控制不足和过度控制视为多维结构的实用性，她提供了有价值的见解。最后，在核心贡献者方面，我非常感激 Jennifer S. Cheavens 在杜克大学治疗开发的早期阶段所做出的广泛智识上的和工具性的贡献，例如，帮助开发与开放性、灵活性和宽恕相关的新技能。

此外，我很幸运得到了许多杰出临床学术研究人员的指导，其中 5 位对 RO DBT 的发展最有影响力。首先，我的大部分关于激进的行为主义的知识都是从肯特州立大学的 Alan Fruzzetti（我的博士生导师）学到的。Alan 向我介绍了 Marsha Linehan，她对我进行了标准 DBT 的培训，当她也开始与我在研究方面合作时，我很感激——这带来了美国国家药物滥用研究所（National Institute on Drug Abuse，NIDA）资助的第一个标准 DBT 多中心 RCT（项目负责人：Linehan, UW；Lynch, Duke）。在此期间，我同时进行了其他几项获得资助的研究，包括一项 NIMH K23 职业发展奖，这使我有机会与两位知名的精神病学研究人员 Ranga Krishnan 和 Chip Reynolds 见面并学习。Ranga 是杜克大学医学中心精神病学系的主任，也是世界领先的抑郁症研究者。我无法详细列举我在杜克大学期间 Ranga 如何鼓励、建议和支持我的方方面面。他邀请我参与了许多大型项目，包括由 NIMH 资助的 Conte 神经科学中心，我在其中担任共同合作者，在这里我结识了 Kevin LaBar 和 Greg McCarthy，并开始研究整合了大脑和行为科学的抑郁症模型。也正是在这段时间，我遇到了我的 NIMH K23 奖学金的另一位主要导师 Charles（Chip）F. Reynolds——一位世界领先的临床试验和抑郁症研究者，他在匹兹堡大学的西部精神病学研究所工作。Chip 似乎在我身上看到了一些有用之处，因为他花费了大量宝贵的时间帮助我完善我的基金申请和文章，包括在我的 NIMH 项目官员的陪同下参观了我在杜克大学的诊所和实验室。我最钦佩 Ranga 和 Chip 的一点是他们管理他们的研究团队和合作伙伴关系的方式——对于不同观点始终保持谦逊和开放的态度。

我还要感谢一些具有重要影响力的人士，多年来他们以虽小却有力的方式为 RO DBT 做出了贡献。首先，Sophie Rushbrook 在帮助我制订技能手册的最终版本和改进培训和督导方法方面发挥了关键作用。在 R. Trent Codd Ⅲ 和 Jason Luoma 的领导下，我们的宣传推广工作更加卓有成效。此外，我也非常感激 Jackie Persons 对本书早期版本敏锐的理解和解读，并鼓励我在描述 RO DBT 时"找到自己的声音"，而不是与其他方法进行比较。此外，在我们多中心 RCT 的初期阶段，Christine Dunkley 的临床观察和见解对我完善一些关键概念和治疗目标具有重要意义。在治疗开发早期阶段，其中一个最重要的影响者是 Clive Robins。Clive 是我在杜克大学临床实习和博士后培训期间的主要临床督导师和研究导师。他是对我起平衡作用的人——鼓励我，同时对我的新想法持批判和挑战态度。同样，Martin Bohus 给予了支持性但常常具有挑战性的反馈，帮助我更好地阐述 RO DBT 与标准 DBT 的区别。我们在进食障碍方面的工作及其后续的实证支持主要归功于 Eunice Chen、Mimi Simic、Martina Wolf 和 Marian Titley 的努力和持续的热情支持。特别感谢 Laura Hamilton 及其团队，他们在司法环境中应用 RO DBT 方面发挥了重要作用。此外，还要感谢 Richard Booth 及其研究团队，他们是测试 RO 技能单独使用疗效的创新研究的推动力量。我还要感谢 Frank Keefe 在 RO 慈心冥想方案的开发和研究方面发挥了重要作用——Frank 获得了拨款资助，使我们能够进行一项随机对照试验，测试我们的 LKM 方案，并为将其纳入 RO DBT 提供实证基础。

当然，上述人员仅代表多年来参与这项工作的所有人员的一部分。剩下的名单太长，我无法描述每个人的独特贡献，但足以说明他们的贡献是巨大的，我对每个人都很感激。这些人包括（希望我没有遗漏任何人）：Zach Rosenthal、Linda Craighead、Ian Russell、Ben Whalley、Alex Chapman、Heather O'Mahen、Vanessa Ford、Linda George、Sue Clarke、David Kingdon、Michaela Swales、John Beyers、Jim Carson、Leslie Bronner、David Steffens、Carl Lejuez、Dan Blazer、Steve Hollon、Mark Williams、Sarah Burford、Kate Tchanturia 和 Bob Remington。此外，我还非常感谢来自世界各地的资深临床医生培训师、实习培训师和督导师组成的不断扩大的团队给予我的热情、活力和反馈，包括 Pip Thomas、Maggie Stanton、Nicole Little、Alex Fowke、Kristi Colwell、Lexi Giblin、Ann Gresham、Chris Kvidera、Michel Masler、Nate Tomcik、Jimmy Portner、Karyn Hall、Kristen Fritsinger、Kirsten McAteer、Katrina Hunt 和 Amy Gaglia。

我还要感谢我多年来指导过的学生、博士后、住院医师和实习生提供的广泛的技术贡献和智力投入、支持和新想法，他们中的许多人现在担任着重要职位，包括：Kirsten Gilbert、Sara Beth Austin、Emily Vanderbleek、Guy Mizon、Davina Wong、Kelly Cukrowicz、Moria Smoski、Sammy Banawan、Lorie Ritschel、Steven Thorp、Megan Barnsley、Dionysis Seretis、Prue Cuper、Kristin Schneider、Ann Aspnes、Caroline Cozza、Daniel Dillon、Christine Vitt-Ferri、Beth Krause、Tamar Mendelson 和 Jen Morse.

如果我没有在多个外部资助机构获得的广泛支持，包括 NIMH、NARSAD、AFSP、MRC-EME（英国）、Conte 神经科学中心（杜克大学）、老龄化中心（杜克大学）和哈特福德基金会（Hartford Foundation），在手册发布时我们对 RO DBT 的证据基础不可能达到现在的水平。特别是，在 RO DBT 开发的早期岁月中，我的 NIMH 项目官员 Enid Light 在指导我穿过基金申请迷宫的过程中给予了非常有用的帮助。最后，我感谢编辑的专业知识、实用建议和智慧，这些都有助于最终作品的改进——我的高级编辑 Xavier Callahan 以及 New Harbinger 的全面支持——尤其是 Catherine Meyers、Erin Heath 和 Matt McKay 的支持。他们的灵活性、经验和对这项工作的信念帮助我终于完成了这本书。希望您享受阅读这本书的过程，并且发现书中的内容对您有所助益。

关键术语

趋近应对（approach coping）：一种通过直接接触痛苦根源或者积极尝试解决引发痛苦的问题来减少痛苦的策略。

生物气质（biotemperament）：影响一个人感知和情绪调节的遗传和生物倾向（与*特质*比较）。

注重细节的加工模式（detail-focused processing）：一种整合感官刺激的方式，其特点是更多地关注局部而不是整体（"只见树木，不见森林"）。

背侧迷走神经复合体（dorsal vagal complex）：迷走神经的一个分支，进化上更古老，与生理和情绪的宕机、僵住以及对疼痛的麻木有关（与*腹侧迷走神经复合体*比较）。

痛点/成长点（edge）：在 RO DBT 中，该术语指的是我们想要避免的、感到尴尬的或者不愿意向他人承认的行为、想法、感受、表象或者感觉等（参考*坦承自己；个人未知领域*）。

情绪泄露（emotional leakage）：以高于一个人通常会感到舒服的强度去表达情绪。

扑克脸（flat face）：一种没有情绪表达的面部表情。

坦承自己（outing oneself）：向别人暴露自己的弱点、错误或者个人的痛点，以便找到个人成长的起点（参考*痛点/成长点；个人未知领域*）。

个人未知领域（personal unknown）：心理的成长点，在那里学习可以发生。

隐性输入/植入（smuggle）：RO DBT 治疗师的做法是通过植入一粒种子或一个新想法的一小部分向来访者介绍新信息，而不是讲述整个故事，这样来访者就有机会反思这些信息，而不是感到被迫立即接受或拒绝它。

社交安全系统（social safety system）：与满足感、放松和亲和意愿相关的神经基质（参考*腹侧迷走神经复合体*）。

社交信号（social signal）：在他人在场的情况下进行的任何行动或者外显的行为，无论它的形式、意图如何，或者表现者自身觉察与否。

特质（trait）：一种稳定的行为模式，由生物因素和环境因素共同调节（与*生物气质*比较）。

加压或者减压（turn the heat on/take the heat off）：增加或减少治疗师对来访者的关注，比如目光接触，以提高来访者的参与度、提供学习的机会或者强化治疗上的进步。

冲动冲浪（urge-surfing）：练习注意一种强迫性的欲望或者行动冲动但不采取行动，正念观察这个冲动或欲望，感受它像波浪一样上升、达到顶峰和下降的过程，而不试图改变它。

价值目标（valued goal）：具有情感意义的个人目标，与一个人的核心信念一致，并指导一个人的行动。

腹侧迷走神经复合体（ventral vagal complex）：迷走神经的分支，进化上较新，与安全感、归属感以及探索欲望有关（与*背侧迷走神经复合体*比较）。

原著前言

这本书介绍了一种新的跨诊断的治疗方法——全然开放的辩证行为疗法（RO DBT），它针对以过度抑制性控制或*过度控制*（OC）为特征的疾病谱系。它是为临床医生治疗如难治性抑郁症、神经性厌食症和强迫型人格障碍的患者准备的。尽管可以单独阅读本书，但最好与《全然开放的辩证行为疗法技能训练手册——治疗过度控制障碍的临床方案》（T. R. Lynch，2018）结合使用，后者在本书中简称《技能训练手册》。《技能训练手册》在30节课程中介绍了20种全然开放的技能，配有课堂练习、便于使用的讲义和作业单，以及详细的讲员须知。

全然开放，是RO DBT的基础理念，也是一种行为方式。但它也是一种心念状态，其核心前提是情绪健康包含三个特征：*开放性、灵活性和社会联结*。作为一种心念状态，全然开放的生活包括主动追寻我们个人的未知领域，目的是从不断变化的环境中学习。全然开放还可以增进关系，因为它展现了谦逊和乐于从环境所提供的东西中学习的精神。因此，全然开放经常要求我们舍弃自己信奉的东西和自我构建——这就是为什么全然开放的练习可能是痛苦的。

RO DBT 核心原则概述

RO DBT有着20年临床经验和转化研究的支持，这些经验和研究与疗法开发时制定的指南是一致的（Rounsaville, Carroll, & Onken, 2001）。作为一种新的治疗方法，它与以前的治疗方法既相似又不同。

在对这个新疗法的命名中决定保留*辩证*和*行为疗法*这两个术语，是为了彰显它的两个基本根源，但并不等于RO DBT的根只有这两个。包括广泛的哲学、病因学和治疗模式与方法，尤其是辩证哲学和辩证行为疗法、基于正念的方法、认知行为疗法、格式塔疗法、动机访谈、基础情绪理论、情感神经科学、人格与发展理论、进化论和马拉马蒂苏菲主义（Malâmati Sufism）都影响RO DBT的发展。

RO DBT的核心原则如下：

- 我们生来就是部落人。人类的生存需要我们发展形成持久社交纽带的能力，共享宝贵的资源，并在部落或者群体中一起工作。
- 心理健康涉及3个因素的融合：开放性（接受性）、灵活性和社会联结。全然开放这个术语代表了这3种能力的融合，全然开放本身就是RO DBT的核心哲学原则和核心技能。
- 社交信号很重要。在过度控制障碍中，亲社会信号发送不足被认为是OC来访者孤独感的核心来源。
- 不同疾病组之间的核心基因型和表型的差异决定了需要不同的治疗方法[1]。

- 过度控制是一个多层面的范式，涉及生物学、环境和个人应对风格的复杂交互作用。
- 在过度控制障碍的人群中，生物气质的缺陷和过度使得行为反应更加僵化，从而更难灵活地适应不断变化的环境状况。
- 关掉（也就是*下调*）意志力也是需要意志力的！
- 全然开放假设我们所见之事，皆因自身而异，而非事物本来面貌。
- 健康生活的秘诀之一是培养健康的自我怀疑。
- 全然开放和自我询问是经验性的，无法仅通过智力基础来掌握，治疗师需要自己练习全然开放，以便为他们的来访者示范。

本书内容概述

第一章提出了是否存在过度控制的问题，描述了适应不良的过度控制及其与慢性的难治性精神疾病之间的关系。本章随后证实了 RO DBT 与早期的进化论和近期的大脑/行为研究的联系。本章最后概述了已经完成的和正在进行的评估 RO DBT 疗效的临床试验。

第二章涵盖了支持 OC 障碍的神经生物社会理论的基本理论和基础科学。

第三章介绍了诊断过度控制障碍的分步过程，包括确立诊断的相关方法。

第四章概述了 RO DBT 的治疗结构、治疗立场和整体目标，包括 OC 来访者自杀行为的评估和管理内容。

第五章为最大限度提高来访者的参与度提供指导：①治疗环境中的物理和环境要素；②引导来访者接受治疗并获得承诺的策略和方案；③干预的时间和顺序。

第六章详细概述了涉及社交信号的核心 RO DBT 原则，本章包括治疗师如何在治疗过程中使用非语言社交信号的内容，以最大限度地提高患者参与度，改善治疗效果。

第七章除了介绍核心的 RO 和自我询问的原则和策略外，还讨论了将 RO 原则整合到咨询和督导的过程中，并提供了持续进行自我询问练习的具体说明。

第八章详细描述了 RO DBT 中修复治疗联盟破裂的方案。本章还讨论了预防来访者退出治疗的策略。

第九章介绍了使用 OC 主题创建个性化治疗目标的分步方案，这些目标与来访者的价值目标相关[2]。本章包括一个锁定 OC 主题的目标临床示例，以说明在一次会谈中发生了多少社交信号，并展示治疗师如何使用他/她的非语言社交信号来阻止来访者适应不良的行为和提高来访者的参与度。

第十章详细地描述了 RO DBT 如何使用辩证思维来指导治疗师的行为，并促进治疗师与来访者相处的新方式。具体来说，本章讨论了 RO DBT 中的核心辩证法；富有同情心的严肃与玩笑式的不敬并存。本章还概述了 RO DBT 的核心行为策略，包括使用行为暴露的非正式原则和使用详细的行为链分析的内容。

第十一章旨在促进进一步的研究和对话，概述了全然开放作为一种治疗概念和存在方式的一些未来方向和影响。本章还包括治疗师用来评估所做的是否遵循了 RO DBT 的常见问题（附录 8 提供了用于相同目的的正式核对清单）。

在 RO DBT 中，犯傻可不是儿戏 *

在 RO DBT 中我们非常认真地对待犯傻，因为 OC 来访者对生活太认真了。对于 OC 来访者来说，放松和游戏都能感觉像个苦活儿。事实上，大笑和搞笑的行为被视为在疾驰而过的午夜幽灵列车上为迷路的旅客呈现的舞台表演……（编者按：停！打住！到此为止！这页的傻气*够*足了。我们为作者有失尊严的漫谈道歉，并向读者保证，我们请求——不，要求——重写这一部分，并在整个文本剩余部分仔细检查作者使用犯傻语言的情况。我们敦促读者不要浪费更多的宝贵时间阅读下面的段落，而是要从第一章开始，认真对待。正如谚语所说，工作和努力先于快乐和犯傻——我们是认真的！）

在 RO DBT 中，犯傻可不是儿戏。我们的 OC 来访者已经太严肃了。他们强迫性地工作，为长期目标奋斗，却忘记了如何放松、玩耍或与他人相处。对于 OC 来访者来说，社交可能感觉上像个苦差事（作者问：目前为止我的表现如何？）（编者答：凑合吧。）

问题是，既然大多数成年人都在努力避免在别人面前冒傻气，为什么犯傻会有治疗作用？快速的答案是，我们的回避源于我们害怕被社会羞辱或排斥的根深蒂固的恐惧。然而，如果犯傻如此可怕，那它又为什么会如此常见？另外，为什么有这么多人喜欢以冒傻气的方式做事，尤其是和朋友在一起的时候？仔细想想，有趣的是，我们在和年幼的孩子互动时做鬼脸、发出蠢萌的声音并夸大我们的手势，并不是因为*我们*感到安全，而是我们直觉地认识到，不过脑子地与孩子们互动有助于*他们*感到安全，这也让他们更容易学习、探索和成长。

因此，无论你的年龄如何，你在另一个人身边的犯傻行为是一种善意的行为，是一种非支配、平等和友谊的强烈信号，特别是在关系中，对方相对于你处于权力低的一端时——例如，处于更脆弱的状态，比如正在接受治疗的来访者。然而，最好的犯傻行为——任何父母都知道——是发自内心的，对于犯傻的社交信号的发送者和接收者来说，都同样有趣。问题是，对于我们这些不再是七岁或更小的人来说，在犯傻的同时享受到乐趣有时会比较难。好消息是，即使是脾气古怪的成年人也能学会享受犯傻的乐趣——所需要的就是给自己一个许可，一猛子扎进去，然后一遍又一遍地练习。

对于我们的 OC 来访者来说也是如此。他们不会相信他们玩耍、放松或开放地表达情绪能在社交上被接受，除非他们首先看到他们的治疗师示范了这些行为。这就是为什么你会不时地在眼前的章节中看到一些不寻常的语言和文字，它们是由"传播佚名胡话作家协会"[译者注：WASSA UP（Writers Airing Silly Sayings Attributed to Unknown People）是作者杜撰的一个组织，首字母缩略语是常用的打招呼短语"你怎么样？"]推荐的，这是一种最好的提醒方式——当然是反复地提醒——生活可以多么犯傻。所以，当心这个协会——WASSA UP！（编者按：上帝保佑我们。）

---

* ……或者说，绝对地、确定地、毋庸置疑地、出类拔萃地、坚定不移地、理直气壮地、令人捧腹地、夸张过头儿地、让人笑喷地、誓将犯傻进行到底是非常重要的。

目 录

第一章 全然开放和过度控制障碍 ································· 1
 自我控制：是越多越好吗？ ································· 1
 RO DBT 的基本假设 ·· 4
 治疗进展和疗效研究 ······································· 9

第二章 过度控制障碍的神经生物社会理论 ··················· 17
 一种新的社会情绪功能的神经调节模型 ····················· 17
 OC 障碍的生物社会理论 ··································· 25
 社交信号：一种关于改变的新机制学说 ····················· 37

第三章 评估策略 ··· 40
 评估 OC：概念框架 ······································· 40
 常见错误和有问题的假设 ··································· 41
 OC 的诊断方案：诊断 OC 的逐步步骤 ······················ 45
 未来方向 ·· 49

第四章 治疗假设、结构和目标概述 ····························· 50
 RO DBT 核心假设 ··· 51
 治疗结构和目标概述 ······································· 52

第五章 最大限度地提高来访者的参与度 ······················· 57
 通过物理和环境要素增强来访者参与度 ····················· 57
 通过导入和承诺增强来访者参与度 ························· 59
 OC 特有的承诺问题 ······································· 82
 通过排序增强参与度 ······································· 83

第六章 社交信号发送的重要性：微模仿、镜像神经元和社会联结 ··· 86
 社会纽带、模仿和镜像神经元 ······························ 86
 一种方法不能适用所有人 ··································· 88

1

眼神交流 ·· 89
　　减压策略 ·· 92
　　加压策略 ·· 93
　　合作性社交信号发送的治疗性应用 ·· 93
　　作为部落大使的治疗师 ·· 97
　　处理适应不良的 OC 社交信号发送 ··· 103
　　部落很重要 ··· 106

第七章　全然开放和自我询问：个人实践、治疗性示范、督导以及团队咨询 ········ 108
　　开放性是部落黏合剂 ··· 108
　　开放、合作和服从 ·· 109
　　开放、群体和学习 ·· 110
　　健康生活的秘诀之一是培养健康的自我怀疑 ··· 112
　　什么是全然开放？ ·· 114
　　练习自我询问和坦承自己 ··· 116
　　RO DBT 团队咨询和督导 ·· 118
　　运用咨询团队加强督导和治疗效果 ··· 121

第八章　治疗联盟、联盟破裂与修复 ·· 129
　　RO DBT 的治疗立场 ·· 129
　　治疗联盟 ·· 130
　　治疗联盟的破裂和修复 ··· 131
　　预防过早退出治疗 ·· 138

第九章　靶向治疗和干预：优先处理社交信号发送问题 ····································· 142
　　以仁爱为先 ··· 142
　　全然开放的生活：发展一种值得分享的生活 ··· 143
　　运用 RO DBT 目标等级结构构建会谈 ··· 144
　　锁定治疗会谈中的社交信号靶目标：基本原则 ····································· 149
　　用日记卡监测治疗靶目标 ··· 159
　　价值目标、OC 主题和靶目标 ··· 166
　　从锁定靶目标到干预：治疗策略概述 ··· 168

第十章　辩证与行为策略 ··· 185
　　为什么选择辩证法？ ··· 185
　　行为原则和策略 ·· 205

第十一章　结束语、实践问题和治疗遵循度 ·· 234
　　一些常见问题 ··· 234

结束语 ··· 235

附录1 应对风格评估：配对词语清单 ··· 237
附录2 临床医生评定的OC特质量表 ··· 239
附录3 过度控制的总体原型评定量表 ··· 241
附录4 RO DBT半结构式自杀风险评估访谈 ···································· 252
附录5 选定间接社交信号作为靶目标：会谈方案 ····························· 254
附录6 为有效的RO DBT链分析做准备：会谈中的方案 ··················· 261
附录7 使用RO DBT链分析和解决方案分析：原则和会谈议程 ········· 263
附录8 RO DBT治疗遵循度评估：自测清单 ···································· 272

注释 ··· 285

参考文献 ·· 291

第一章

全然开放和过度控制障碍

自我控制（self-control）——一种抑制竞争欲、冲动、行为或者渴望的能力，以及为了追求长远目标而延迟满足的能力，常常被等同于成功和幸福。事实上，自我控制失败是困扰现代文明的诸多个人和社会问题的特征。缺乏自我控制在横向和纵向上和一系列广泛问题相关，包括物质滥用、犯罪活动、家庭暴力、经济困难、青少年怀孕、吸烟和肥胖（Baumeister, Heatherton, & Tice, 1994；Moffitt 等，2011），在政府开支和科学研究中相当大的比重都针对理解、预防和治疗自我控制不足。

自我控制：是越多越好吗？

然而，研究表明，和自我控制不足一样，过多的自我控制同样会造成各种问题。过度的自我控制往往和社交孤立、人际交往能力差以及严重的难以治疗的心理健康问题有关，比如神经性厌食、慢性抑郁症和强迫型人格障碍（T.R.Lynch & Cheavens, 2008；Zucker 等，2007）。由于大多数社会高度赞赏延迟满足和抑制公开流露有潜在破坏性的情绪和冲动，而与过度抑制性控制（inhibitory control）或者过度控制相关的问题，要么很少被关注，要么被误解，导致临床医生难以识别。

适应不良的过度控制（overcontrol, OC）表现得很谨慎。就算 OC 的个体体验到了高度防御性的情绪唤起（例如，焦虑、抑郁和怨恨等），当被询问时，他们仍可能会淡化内心的痛苦（"我很好"）。因此，他们不太可能去寻求心理治疗。往往直系亲属以外的人都觉察不到 OC 个体内在的心理痛苦。因此，他们很可能使自己和他人都相信，他们克制的、僵化的、受规则支配的行为和冷淡的人际关系风格是正常的，甚至是理想的。他们倾向于认真对待生活、设立高的个人标准、努力工作并举止得体，并且常常为了实现期待的目标或帮助他人而牺牲个人需求。然而，在内心深处，他们往往对如何与他人建立连接或者形成亲密关系不知所措。对于在修道院禅修或者建造火箭，OC 很有成效，但是当涉及社会联结（social connectedness）时，就会产生问题。

OC 的定义

适应不良的 OC 表现为 4 个核心缺陷：

1. 接受度和开放性低，表现为对新奇的、意想不到的或者否定性的反馈信息开放性低；回避不确定的或者计划外的风险；多疑；对潜在的威胁保持高度警惕；明显倾向于忽视或者拒绝批评性反馈。
2. 控制的灵活性低，表现为对结构和秩序的强迫性需求；极度完美主义；高度的社会义务和责任感；强迫性的排练、思虑和计划；强迫性的校正（compulsive fixing）和趋近应对（approach

coping）；僵化的受规则支配的行为；以及高度的道德确定性（坚信只有一种"正确"的做事方式）。
3. 普遍的情绪表达抑制和情绪觉察水平低，表现为在环境中不适当的情绪表达抑制［例如，以扑克脸（flat face）回应恭维］，或者不真诚或不协调的情绪表达（例如，以微笑回应痛苦，表达关切但实际并没有令人感到关切）；对于痛苦情绪一贯的低水平表达；以及对身体感觉的觉察不足。
4. 与他人的社会联结和亲密度低，表现为冷漠和疏远的关系；有一种自己与众不同的感觉；频繁的社会比较；高水平的嫉妒和痛苦；同理心减少。

OC 和人格障碍有关

浏览《精神障碍诊断与统计手册》第5版（DSM-5）轴Ⅱ所列的10种人格障碍（personality disorders，PD）后发现，这些人格障碍都涉及某种形式的普遍且长期存在的情感、冲动控制和人际关系方面的困难。然而，可能不那么明显的是，有可能进一步将这些特征划分为两个更高等级的类或域，这与已经建立好的内化障碍和外化障碍的划分有重叠（Achenbach，1966；Crijnen，Achenbach，& Verhulst，1997）。这一前提是基于大规模的共病研究结果的显著一致性，提示两种广泛的应对方式——过度控制（OC）和控制不足（undercontrol，UC）——分别与内化问题和外化问题的慢性形式的发展有关。根据 DSM-5，控制不足的人格障碍（边缘型人格障碍、表演型人格障碍、反社会型人格障碍和自恋型人格障碍）的特点是抑制性控制能力低和混乱或戏剧性的人际关系，而 OC 的人格障碍（强迫型人格障碍、回避型人格障碍、偏执型人格障碍和分裂样人格障碍）的特点是过度的抑制性控制和冷漠或者疏远的人际关系（T.R.Lynch，Hempel，& Clark，2015）。

绝大多数已发表的关于人格障碍的研究集中在 DSM-5 的 B 组人格障碍，最突出的是边缘型人格障碍和反社会型人格障碍（Clark，2005b），但是很少有研究考察 A 组和 C 组中的关于 OC 人格障碍，尽管有证据表明它们非常普遍（Coid，Yang，Tyrer，Roberts，& Ullrich，2006），并且与功能受损、使用更多的医疗服务有关（Maclean，Xu，French，& Ettner，2014）。事实上，强迫型人格障碍是一种典型的 OC 障碍，是社区和临床样本中最常见的人格障碍（Lenzenweger，2008；Zimmerman，Rothschild，& Chelminski，2005）。

有趣的是，研究表明，控制不足的人格障碍随年龄增长而消退（Zanarini，Frankenburg，Reich，& Fitzmaurice，2010；Abrams & Horowitz，1996），而 OC 人格障碍似乎保持稳定，或者随着年龄的增长而加强（Abrams & Horowitz，1996）。控制不足的人格障碍更有可能随着时间的推移缓解，因为戏剧性的表现和公开鲁莽的行为会吸引注意力，这反过来又使患有这种类型的人格障碍的人更有可能得到纠正性的反馈和心理帮助。相比之下，OC 人格障碍不太可能随着时间的推移而缓解，因为 OC 个体与生俱来的忍受痛苦、延迟满足和避免公开表露情绪的能力使得他们的问题不太可能被注意到，从而减少了获得纠正性的反馈和心理帮助的机会（Morse & Lynch，2004；T.R.Lynch & Aspnes，2001）。因此，患有 OC 障碍的个体往往在默默地忍受煎熬，尽管这种煎熬没有那么显而易见。

> 患有过度控制障碍的个体往往在默默地忍受煎熬，尽管这种煎熬没有那么显而易见。

对于慢性疾病来说，人格很重要

本书的一个主要前提是，在干预难治性和慢性疾病时，*人格起着重要作用*，这表明广泛的人格维度和反复习得的知觉及调控上的偏差在干扰着心理上的变化。例如，估计有 40%～60% 的单相抑郁症患者符合人格障碍的诊断标准（Riso 等，2003），OC 人格障碍既是最常见的人格障碍，也是最不可能对治疗有反应的人格障碍（Fournier 等，2009）。同样，OC 人格障碍（特别是强迫型人格障碍）是遭受慢性痛苦的人群中最常见的人格障碍，目前占比高达 62%（参考综述 Dixon-Gordon，Whalen，Layden，& Chapman，2015）。

全然开放的辩证行为疗法（radically open dialectical behavior therapy，RO DBT）提出，生物气质（biotemperament）可能是这一现象背后的驱动力（T.R. Lynch 等，2015；Clark，2005b 也有类似结论）。一个人的生物气质之所以如此强大，是因为它在感受器（或前意识）反应水平和中心认知（或意识）反应水平上影响一个人的感知、学习以及外显的行为。例如，一个 OC 的人走进一个聚会，看见一群人一起大笑，从生物学上来说，他更倾向于看到这个情境下潜在的伤害，而不是看到潜在的奖励；在几毫秒的时间里，在前意识水平他的防御冲动和逃跑冲动被触发。甚至在他意识到这一点之前，OC 个体就觉察到一种威胁——可以说，他的大脑已经做出了决定——这种威胁感很快就会伴随一些意识层面的想法，比如*我是一个局外人*，或者*我不擅长讲笑话，如果我加入他们，我就会显得很愚蠢*。相比之下，在生物气质上没有高度威胁敏感性的人——同时也有着正常的奖赏敏感性——走进同一个聚会，很有可能想到的是*他们看起来很开心，我要加入他们*。

理解这一点很重要：控制不足和 OC 不是一维的人格结构；也就是说，它们不仅仅代表自我控制连续谱的两端。每一个都反映了疾病谱之间核心基因型（与生物学相关）和表型（与行为表达相关）差异的多面结构。因此，这两个多面的结构产生了两个重要治疗意义：

1. 治疗需要考虑到生物气质的个体差异性，这种差异可能会使感知产生偏差，影响学习和灵活反应。
2. 针对控制不足问题，治疗上应该强调加强抑制性控制和减少情绪依赖的行为，而针对 OC 问题的治疗，则需要旨在放松抑制性控制和提高情绪表达、接受性和灵活性的干预措施。

表 1.1 列出了以适应不良的控制不足和过度控制为特征的疾病的例子。

表 1.1　以控制不足和过度控制为特征的难治性疾病

控制不足障碍（情绪失调和冲动）	过度控制障碍（情绪压抑和回避风险）
边缘型人格障碍	强迫型人格障碍
反社会型人格障碍	偏执型人格障碍
暴食清除型进食障碍	回避型人格障碍
自恋型人格障碍	神经性厌食
表演型人格障碍	分裂样和分裂型人格障碍
品行障碍	孤独症谱系障碍
双相情感障碍	难治性焦虑
外化障碍	内化障碍

RO DBT 的基本假设

定义心理健康的重要性

RO DBT 的一个核心原则是，在大多数社会中，自我控制受到高度的、也可能是普遍的赞赏，对自我控制的赞赏影响着一个社会如何定义偏离的或者不正常的行为[3]。违反社会规范涉及正式违反明确规定的规则（如犯罪活动），也涉及违反不太明确定义的社会习惯或期望，包括社交礼仪方面的文化期望（如违反眼神交流方面的文化期望）[4]。社会价值观和规范也影响治疗价值观和目标，因为根据定义可以认为，治疗等同于恢复"正常"功能。

对于 OC 个体来说，社会对自我控制的推崇既是一种祝福（这些来访者的自我控制能力往往是令人羡慕的），也是一种诅咒（他们的个人痛苦，与 OC 联系在一起，往往得不到认可）。事实上，OC 个体为他们自己（以及他人）设定了很高的个人标准，并且擅长在外界（即在公共场合）不表现出异常。他们不是一时兴起煽动暴乱或抢劫便利店的人。他们不是你在街对面看到的互相大喊大叫的人。他们是完美主义者，倾向于看到无处不在的错误（包括在他们自己身上），为了预防未来的问题，他们倾向于比大多数人更努力地工作。他们不需要学习如何更认真地对待生活，或者更努力地尝试，或者提前计划，或者在公共场合表现更得体。他们拥有了太多"自我控制"——这个被推崇的好东西已经失控了，并因此而受苦。因此，RO DBT 不强调个体哪里有"问题"，而是从*在我们所有人中*观察什么是健康开始，然后用这些观察来指导治疗干预。

RO DBT 的假设是个体的心理健康或幸福须具备三个相互作用的核心特征：

1. 对新的体验和否定性的反馈具备接受性和开放性，这是学习可以发生的前提。
2. 具备灵活的控制力，这样才能适应不断变化的环境条件。
3. 至少能与另一个人建立亲密关系和社会联结，因为物种的生存取决于我们在部落（tribes）或者群体中形成长期关系和共同工作的能力。

其核心观点是，超级完美主义的 OC 个体最有可能从这些教会他们如何积极寻求心理健康的治疗方法中获益。

自我控制是社群存在的前提

如果过度的自我控制产生了如此多的个体痛苦，那么为什么过度的自我控制很少和异常的或者偏离的行为联系在一起呢？我认为答案在于自我控制在创造社会本身中发挥着重要的作用——换句话说，答案在我们的部落本性中，这一假定的理论基础源于受进化论影响的思想。

和其他物种比较，人类并不特别强壮，至少单纯在体格方面如此——我们没有锋利的爪子、角、厚厚的兽皮和保护性的皮毛。然而，我们存活下来（并且茁壮成长），我们身体的脆弱似乎证明了我们物种的生存不仅仅取决于个人的力量、速度或者韧性。从 RO DBT 的角度来看，我们幸存下来是因为我们发展了在部落中一起工作的能力，以及与我们部落中不属于直系核心家庭的其他人分享宝贵资源的能力。这些发展需要找到一种方法，这种方法将遗传上多样性的个体联结在一起，使部落的生存能够超越与个人生存相关的更古老的、更自私的倾向（参考 Buck，1999，了解类似的观察结果）。

RO DBT 认为这一进化挑战的最终产物是要求我们找到一种方法，将遗传上多样性的个体联结在一起，使"部落生存"能够超越与个体生存相关的更古老的、自私的倾向，包括：

1. 抑制我们行动倾向的能力：这意味着我们发展出了调控基于情绪的行动倾向或冲动的外显性表达的能力（例如，攻击和逃跑的冲动）。不冲动行事让我们能住得很近，因为我们可以相信我们的部落成员不会不假思索地去表达具有潜在破坏性的行为冲动（比如，想要打人）。
2. 管理我们如何表达意图和对世界的个人观察的能力：这意味着我们发展了一套高度复杂的社交信号系统，允许我们交流意图和感受（比如，和攻击欲望有关的愤怒的目光），而不必完全表达实际倾向本身（例如，打人）。间接表达*我们的*意图（例如，通过面部表情、姿势或发声）可以减少不必要的精力消耗，并提供了一种更安全的方式来解决冲突或与他人展开合作，而不必把整个人都搭进去。此外，向我们物种的其他成员透露意图和情感对于建立强大的社会联系至关重要，这种联系是人类部落的基石。交流*我们的*观察包括非语言行为，如凝视方向和指向，以及语言观察。向他人展示我们对自然的观察（例如，"我看到一头牛"），然后接受（或不接受）我们物种中另一个成员对我们感知的验证（例如，"不，我看到一只老虎——我们跑吧！"），这提供了巨大的进化优势，因为我们的个体生存不再仅仅依赖于我们的个人感知。这有助于解释为什么我们如此关注他人的意见。
3. 坚持和规划未来的能力：坚持和规划能力的进化可能包含了大脑中评估非即刻的应急事件的相关脑区的发展，就像当我们设想一个未来可能发生的结果时会动用的脑区一样。但是坚持和规划的区别在于，规划涉及考虑将要采取的行动的后果，坚持则涉及考虑停止已经在做的事情的后果（Smith等，2007）。

这些进化发展促进了我们物种在日益多样化和不适宜居住的环境中生存的能力。例如，我们提前规划的能力增强了，这让我们记住，在过去，食物的供应取决于季节，并利用这一知识为未来制订计划。同时，我们抑制兴奋性反应倾向（例如，不立即消耗每一种有价值的资源）和下调防御性反应倾向（例如，不立即攻击踩到我们脚趾的人）的能力使我们不仅可以进行团队合作，不用担心受到攻击，而且还可以节省宝贵的资源，以备不时之需[5]。因此，抑制性控制能力是社群存在的基础，与坚持不懈相结合，使得我们能实现我们的长期目标和计划。例如，即使已经很累了，我们依然在好几个星期里继续采摘苹果，而不是简单地躺着享受夏天的果实[6]。正如我们所看到的，社交信号和交流的能力帮助拯救了部落中那些倾向于把老虎看成牛的近视成员，这就意味着，整个苹果采摘季节，近视成员能够继续为部落做贡献（而不是被老虎吃掉）。

自我控制的隐性成本

至少公元前380年前，即认为柏拉图的《普罗塔戈拉》(*Protagoras*) 面世以来，缺乏对自己的控制和违背正确判断做明知不可取的事就被认为是人类痛苦的核心根源。但是，如果自我控制对个人和物种的生存如此重要，为什么这么多高度自我控制的人会遭受孤独和慢性心理健康问题的困扰呢？

目前有关自我控制的心理学理论认为，解决这一难题需要经历两个连续的阶段：一个人必须首先识别与自我控制有关的冲突的存在，接下来采取措施，通过恢复自我控制的努力来积极解决冲突（Neal, Wood, & Drolet, 2013）。其核心思想是相互竞争的动机会造成一个人的不和谐，比如屈服于诱惑的动机（例如，看电视）和坚持到底并实现长期目标的动机（例如，为了保持健康而跑步）。我们通常认为，去做明知不该做的事意味着缺乏自我控制，因此就会对习惯性自我控制的人怎么会去做明知不该做的事感到奇怪。但是对于 OC 个体来说，去做明知不该做的事并不是*缺乏*自我控制的结果——而是*过度*自我控制的结果。

高度自控的先天生物学优势似乎成了 OC 个体最大的敌人。自我控制通常等同于趋近应对。传统上，趋近应对被认为是最健康和最有益的减压方式，而回避应对（avoidance coping）被认为与消极的人格特征、潜在的有害活动以及通常较差的结果有关。事实上，趋近应对的有益效果催生了一系列疗法的发展，这些疗法特别强调增加趋近应对作为有效治疗的核心组成部分（Hayes，Wilson，Gifford，Follette，& Strosahl，1996；Linehan，1993a；Kohlenberg & Tsai，1991）。

然而，以过度自我控制为特征的个体倾向于*强迫性地*使用趋近应对，即使这样做可能会对自己造成伤害。例如，OC 个体不太可能仅仅因为一项重要任务令人不快就推迟执行该任务；相反，他可能会过度地工作来完成该任务，而不管其他生活需求（例如，他可能加班到很晚，错过同事在当地餐馆的定期社交聚会）。同样，OC 个体不会为了避免社交活动引发的焦虑而回避社交活动，而是很可能会强迫自己参加，即使回避是更具适应性的（例如，尽管他刚刚在地铁上被抢劫了，他可能还是觉得有必要继续前去参加读书俱乐部的午餐会）。OC 个体的问题在于，他们*过于*积极地解决问题，而许多疗法其实是聚焦于纠正来访者在这一方面的不足。所以，常常让 OC 个体和他们的治疗师都感到困惑的是，OC 个体卓越的趋近应对能力并不一定会在所有情况下都带来好的结果。诚然，一般来说，在趋近应对上得分高的人擅长把事情做好。列车准点出发，工程竣工，资源适当节约和重要目标实现。但这种 OC 的掌控感在遇到人际关系的问题时往往就崩解了。寻求亲密关系的 OC 个体面临的困境是，显然，亲密关系需要其减少控制，向另一个人暴露脆弱性——或者换句话说，与他掩盖内心感受和避免表现出无能的自然倾向背道而驰。此外，只是鼓励他进行一次有潜在好处的社交接触可能会适得其反，因为一个源自大脑的行为问题不可能仅仅通过行动、思考或去接纳就能改变。

当好习惯变坏时

OC 个体的座右铭是不管环境和潜在的后果如何，"一有疑问，就更加自我控制"，因此，OC 既是一种习惯，也是一项艰苦的工作。它要求个体努力控制基于情绪的行动冲动，并延迟满足。

但是，如果过度的自我控制给 OC 来访者带来了这么多问题，那么他们为什么不直接利用他们优越的自我控制能力来抑制他们*适应不良*的自我控制呢？问题在于，当眼下的环境线索提示去克服习惯性的自我控制会更合适时，过度的自我控制却似乎刚好会耗尽这么做所需要的资源。研究表明，意志力会消耗能量资源，即葡萄糖，这种消耗会对之后的应对产生负面影响（Gailliot 等，2007）。因此，过度的自我控制一贯令人精疲力竭。当我们的能源耗尽时，我们的自控能力也会随之下降，习惯性反应变得更有可能成为主导（Neal 等，2013；Muraven & Baumeister，2000）。在熟悉的环境刺激下，最容易引发习惯性反应。对于个人而言，优势在于习惯性反应需要的认知资源较少，却往往至少和刻意的努力一样有效（例如，我是一个经验丰富的司机，开车不需要我太多的认知努力，并且，当我不太关注我当下正在做的事情时，我可能开得更好）。

> **为什么社交场合让 OC 个体如此筋疲力尽？**
>
> OC 来访者几乎都会在应对社交事件时报告精神疲惫，通常情况下，其他人报告时则往往会说是有益的、令人兴奋的或令人振奋的。在一次社交活动之后，OC 来访者渴望休息时间和感觉剥夺（例如，放下所有窗帘，戴上耳塞，建议家人不要打扰他们，吞下阿司匹林，上床睡觉）的

情况并不少见。对于 OC 个体来说，参加一场艰难的考试或填写一份纳税申报表并不需要花费太多精力，而一个计划外的派对则可能会让其疲于应对（这种反应代表了 OC 个体与其他人之间的根本区别）。

但是，为什么 OC 个体会觉得社交场合很累人呢？一种解释是，社交互动是高度不可预测的——我们永远无法确切地知道其他人会如何回应我们。这种缺乏可预测性的固有特点，加上 OC 个体基于生物气质的高度威胁敏感性（high threat sensitivity），使得他们更有可能将社交互动看成具有潜在的敌对性。有趣的是，OC 个体通常会说，与野餐、集体庆祝或者团建活动等对话自由、没有角色分配的社交互动相比，设定议程、有明确目标或预先分配角色的社交互动（例如，商务会议、课程或合唱团排练）更不容易引发焦虑，更受欢迎。OC 个体参加非结构化的社交活动时常常感到无所适从，不知道该做些什么、该说些什么。尽管他们做正确的事情、行为得体和控制局面的强烈愿望从根本上来说是亲社会的，但当这些属性被刻板和强迫性地用于任何背景条件时，反而会破坏社会联结。

一般来说，OC 个体不知道如何尽情狂欢、释放自我、享受人生、尽情享乐、感受畅快淋漓、起舞摇曳、放松身心或彻底释放心底的激情（编者按：哦，天哪）。问一个控制不足的来访者为什么去参加聚会，他很可能会说，"因为我想去。"问一位 OC 来访者，他很可能会说，"因为我认为这是正确的做法。"通过这种方式，OC 个体大部分行为都受到过度的规则控制，而不是受情绪的驱动。这种行为——再加上对威胁的高度敏感性、对奖赏的低敏感性和较高的抑制性控制的生理倾向——导致了他们对生活过于严肃的态度，也让他们很难知道如何与其他人一起庆祝，而不会感到难为情。毕竟，一个 OC 个体不能每次参加社交活动就把他的生物气质留在家里。这种模式被认为是 OC 个体感到孤独的一个关键因素。

值得注意的是，当一个人的自控力耗尽时，环境线索不仅会引发坏习惯，比如暴饮暴食、酗酒或者过度消费，还会引发好的习惯，比如锻炼、计划和努力学习（Hofmann, Rauch, & Gawronski, 2007）。好习惯之所以好，只是因为他们促进了长期目标的实现；坏习惯之所以坏，是因为它们促进了短期的愉悦或放松，阻碍了长期目标的实现（Neal 等，2013）。不足为奇，好习惯的特点是过度控制的应对，坏习惯的特点是控制不足的应对。

不幸的是，对于 OC 个体来说，总是表现良好会带来麻烦。OC 个体可能会认为，绝对不能暴露自己的弱点或脆弱之处。因此，尽管他们内心高度焦虑，但他们努力工作，不让别人从外表看出来，从而给本已筋疲力尽的自我控制系统增加了额外的负担。"第二十二条军规"（catch-22 emerges，译者注：美国作家约瑟夫·海勒创作的长篇小说《第二十二条军规》，其反映了自相矛盾或左右为难的局面）的情形出现了，过度的自我控制耗尽了去控制过度自我控制所需要的资源，从而使人们更难转向替代性的应对方式（例如，小睡或寻求帮助）。OC 个体可能会觉得内心像自我控制的囚徒，但是他天生的抑制（控制）情绪表达的倾向使其他人更难知道他很痛苦，也更难提供帮助。

针对生物气质来使用的神经调节理论

一个人如何找到能量来改变一个持久地耗竭自己能量的习惯？RO DBT 对这个难题的答案是利用基础情绪研究来阐明副交感神经系统（parasympathetic nervous system, PNS）和交感神经系统（sympathetic nervous system, SNS）的神经抑制关系（见 Berntson, Cacioppo, & Quigley, 1991;

Porges, 1995), 去教授 OC 个体自下而上的调节技能, 这些技能是为帮助他们回到生物气质影响小、自上而下调节能力较少耗尽的状态而设计的 (见技能训练手册, 第五章第 3 课)。这些技术不需要耗费太多努力就能产生有益的效果, 它们也能给 OC 个体大脑的执行控制脑区提供急需的小休息, 以补充中央认知能量储备, 从而使个体更容易学习和运用新的 RO 技能。

一种改变的新机制: 社交信号起着重要作用

前面的讨论未解决我们物种自我控制能力发展的核心问题。具体地说, 为什么*智人*蓬勃发展, 而竞争对手类人 (比如西欧的尼安德特人) 却失败了, 尽管推测他们拥有与我们相似的抑制性和部落倾向, 答案可能在于我们发展了一种独特的方式来增强我们的集体力量, 因此各个部落成员能够发自内心地感受他人, 就如同感受他们自己一样。正是这个前提构成了 RO DBT 中改变的核心机制。

自从查尔斯·达尔文的开创性著作《人类和动物的感情表达》(*The Expression of the Emotions in Man and Animals*, 达尔文, 1872/1998) 出版以来, 许多理论家和研究人员同样认为我们的情绪是为了交流而进化的。然而, 随着科学在研究内在经验 (如认知、生理学、注意力和神经生物学) 方面变得越来越成熟, 治疗方法越来越倾向于忽略这一论点。RO DBT 通过将*神经调节理论和情感表达的交际功能与紧密的社会纽带的形成联系起来*, 介绍了一个关于 OC 行为导致心理困扰的机制的独特主题。

这个主题的一个核心概念是, 在生物气质上 OC 个体对威胁的敏感性增高, 使得 OC 个体更难进入其基于神经生物学的社交安全系统 (T.R.Lynch 等, 2013; T.R.Lynch, Hempel, & Dunkley, 2015)。安全感的体验激活了大脑中的一个区域——PNS 腹侧迷走神经复合体 (见第二章), 它与满足、友好和社会参与有关, 它支配着与调节语调、面部表情、倾听人类讲话和保持眼神交流的参与社交有关的肌肉 (Porges, 1995, 2001)。当我们感到安全时, 我们自然会渴望与他人交往, 我们的面部和声音表达会更加轻松、多变和有趣。然而, 当认为环境具有威胁性时, 大脑中另一个与动员行为相关的区域——即 SNS 的战斗或逃跑反应——就会占据主导地位, 增加心率并抑制面部和头部横纹肌的活性, 从而降低个人在社交世界中的参与能力 (Porges, 2001)。

可靠的研究表明, *不合时宜地抑制情绪表达或不协调的情绪表达*(即外在表达和内心体验之间的不匹配) 会使他人更容易认为一个人不值得信任或不真实 (Boone & Buck, 2003; English & John, 2013; Kernis & Goldman, 2006), 从而减少社交联结, 加剧心理困扰 (见 Mauss 等, 2011)。这样, OC 个体基于其生物气质的威胁敏感性和 SNS 介导的社会安全反应的社交退缩, 再加上习得的掩饰内心感受的倾向, 被认为会产生社会排斥和孤独, 从而加剧心理痛苦。

独特的是, RO DBT 认为, 人类进化出的情绪不仅是为了*激励行动*(例如, 战斗或逃跑的反应) 和*交流意图*(例如, 通过面部表情), 而且是为了通过微模仿 (micromimicry) 和本体感受的反馈, *促进基因不同的个体之间形成紧密的社会纽带和利他行为*。这一过程被认为为我们的物种提供了巨大的进化优势, 是发展同理心和利他主义的核心要素。通过发自内心与另一个人相连接的能力, 我们变得更有可能像对待自己一样对待其他人 (例如, 我们可能愿意冒着重伤甚至死亡的风险去拯救我们几乎不认识的人)。

RO DBT 有 3 种方法将这些理论观察运用到治疗干预中:

1. 它教会来访者适合情景的情绪表达, 以及非语言社交信号策略的使用, 这些已被证实可以增强社交联结。

2. 它针对OC基于生物气质的缺陷和过度，教授旨在激活与社交安全系统相关的大脑区域的技能，并鼓励个体在参与社会交往之前使用这些技能。这种方法可以使OC来访者自然地放松面部肌肉，并发出友好的非语言信号，从而促进与他人的互惠合作反应以及流畅的社交互动。
3. 它教授治疗师如何使用镜像神经元系统和本体感受的反馈，通过有目的地使用普遍表示开放、非支配（nondominance）和友好意图的手势、姿势和面部表情，来增加OC来访者的参与和学习。RO DBT在这一方面强调了治疗师需要在个人生活中练习全然开放的技能（RO技能），因为OC来访者不太可能相信玩耍、放松、承认错误或公开表达情绪是社会可接受的，除非他们看到他们的治疗师首先示范了这样的行为[7]。

> RO DBT不是强调个体的"问题"，而是从观察我们所有人中哪些是健康的开始，然后使用这些观察来指导治疗干预。

治疗进展和疗效研究

这本书是一个转化研究过程的最终产物，该过程侧重于理解和治疗适应不良的OC。RO DBT的治疗发展始于本书出版前近25年，当时标准辩证行为疗法（dialectical behavior therapy，DBT）（Linehan, 1993a）被用于难治性和慢性抑郁症。当时我还没有完全理解，当针对自控力差的个体的治疗应用于以过度自我控制、高度忍受痛苦和人际关系冷漠为特征的个体时，可能会出现的困难——换句话说，这些人本质上是DBT最初设计治疗人群的辩证对立面（即，边缘型人格障碍的患者）。标准DBT有清晰的增强自我控制的操作方案，但对于帮助过度自我控制的人可能需要什么，则缺少同样清晰的方案。

曾经在很长一段时间内，我认为高度的自我控制总是适应性的。但是当面对那些需要治疗的无法控制自己的自控能力的人时，我所观察到标准DBT的局限性对我的想法提出了挑战，而这一挑战最终成为RO DBT的发展动力。随着我对OC障碍的理解变得更加深刻，新疗法的理论和干预措施也变得更加成熟。事实上，这样的修正和改变被认为是有效治疗发展的一个核心部分（Carroll & Nuro, 2002; Waltz, Addis, Koerner, & Jacobson, 1993）。这一修改过程的反复性反映在不断变化的首字母缩略词中——改良的DBT、DBT-D、DBTD＋PD、DBT for EOC、MED＋DBT——这些首字母缩略词用于描述早期阶段开发的治疗。

尽管很难确定一个名字，但在我们的发展期进行的初步随机对照试验产生了一些关键结果，包括创建核心RO概念和技能、开发我们对于OC的生物社会理论的第一个版本，创建第一个RO DBT治疗手册。此外，我们的初步发现（T.R.Lynch, Morse, Mendelson, & Robins, 2003）和不断增长的临床经验鼓励我们继续完善手册。

新兴的RO DBT方法的跨诊断性质也激发了针对更广泛的疾病和治疗环境的新思考和新研究。因此，在撰写本书时，目前RO DBT的研究、培训和临床工作已经扩展到不同的年龄组（幼儿、青少年、青壮年、老年人）、不同的疾病（神经性厌食、慢性抑郁症、孤独症、OC型人格障碍、难治性焦虑）、欧洲和北美的不同文化和不同的国家，及不同的环境（司法领域、住院、门诊）。此外，培训已经扩大到广大的提供精神健康服务的人员（心理学家、护士、社会工作者、精神病学家、家庭治疗师、职业治疗师），关于RO DBT组成部分的研究已经展示出良好的前景（例如，仅技能训练；见Keogh, Booth, Baird, & Davenport, 2016），以及正在进行的手册改编（用于多家庭RO技能培训和RO夫妻治疗）。在世界各地，有超过300名患者接受了研究性质的RO DBT治疗，还有更多患者接受了临床治疗。因此，RO DBT的可行性、可接受性和有效性是基于循证医学证据的，这些信息是由五项已发表的临床试验和一项最近完成的多中心试验的结果提供的。本章的其余部分提供了疗效研究的概述，简要描述了已完成和正在进行的研究，以及对未来方向的一些说明。

针对难治性抑郁症和适应不良的OC的随机对照试验

到目前为止，已经有三项随机对照试验（randomized controlled trials，RCT）检验了RO DBT（及其早期版本）用于治疗适应不良的OC和慢性抑郁症的可行性、可接受性和有效性。我们最早的两项随机对照试验（T.R.Lynch等，2003；T.R.Lynch & Cheavens，2007）是使用标准DBT（Linehan，1993a）改编版本的初步研究，为了开发一个全面的RO DBT治疗手册，我们对标准版本进行了修改（以针对抑郁症和与适应不良的OC相关的特征）。两项试验都有针对性地招募了中年和老年抑郁症样本，因为研究表明，这个年龄组更有可能表现出OC的应对方式（刻板、认知不灵活、低开放性和情绪表达减少；参考Morse & Lynch，2000；T.R.Lynch, Cheavens, Morse, & Rosenthal，2004；Schaie, Willis, & Caskie，2004）。我们在这一领域的第三项研究——一项大型多中心RCT研究，有三个独立的研究点——旨在通过招募所有年龄段的难治性抑郁症患者来扩大治疗的可推广性。这些都将在后面的部分详细描述。

第一项随机对照试验

我们的第一项RCT（T.R.Lynch等，2003）的主要目标是探索采用根据标准DBT（Linehan，1993a）改编后的版本治疗难治性抑郁症和OC问题的可行性和实用性（T.R.Lynch等，2003；T.R.Lynch & Cheavens，2008）[8]。鉴于与原发性抑郁症相关的问题本质上与边缘型人格障碍（borderline personality disorder，BPD）中发现的问题相反，我们在这项RCT中把基于标准DBT的技能进行了修订，以解决与原发性抑郁症相关的独特问题。例如，在很早的时候，我们就认识到僵化、对新体验的低开放性和情绪抑制是中年和老年抑郁症样本的重要中介或调节因素（Morse & Lynch，2000；T.R.Lynch, Robins, Morse, & Krause，2001），这些观察强烈地影响了被纳入第一次试验的治疗目标、新技能和干预的发展。

试验设计包括两次为期14周的标准DBT技能训练的改编版本，针对抑郁症和OC问题进行了修改（RODBT-Early，或RODBT-E），加上每周与个体治疗师进行30分钟的电话联系，然后为期3个月每2周进行一次电话联系，最后为期3个月每3周进行一次电话联系。发展了与OC问题相关的治疗目标，包括情绪表达抑制、痛苦和怨恨、过于严肃的应对、僵化的受规则支配的行为（rigid rule-governed behavior）和宿命论思维（fatalistic thinking）。OC问题的特定的辩证困境（例如，痛苦的依恋与盲目的默许；参考C. Reynolds, Arean, Lynch & Frank，2004）也被开发并纳入手册。治疗的整体目标是帮助个体学会如何更灵活地做出反应，摆脱习惯性的僵化反应（T.R.Lynch，2000）。

34名60岁或以上的慢性抑郁症患者被随机分配到单独的抗抑郁药物治疗组（MED组）或抗抑郁药物治疗加RODBT-E组（使用当时正在试行的RO的早期版本）。被纳入研究的参与者需要符合杜克抑郁评估表（见George, Blazer, Hughes & Fowler，1989）中关于单相抑郁症目前发作的标准，同时满足17项汉密尔顿抑郁评定量表（Hamilton rating scale for depression，HAM-D；见Hamilton，1960）评分18分或以上，或贝克抑郁量表（Beck depression inventory，BDI；见A. T. Beck, Rush, Shaw, & Emery，1979）评分19分或以上。诊断标准使用的是《精神障碍诊断与统计手册》第4版（DSM-4）

（美国精神病学协会，2000），诊断在共识诊断会议上得出，该会议包括一名有资质的精神科医生，使用纵向、专家、全数据（longitudinal，expert，all data，LEAD）标准（Spitzer，1983）。在被随机分配到 RODBT-E 组的参与者中，45% 的人符合至少一种 DSM-4 轴 Ⅱ 障碍结构化临床访谈中人格障碍的标准，而被随机分配到仅 MED 组的参与者中，只有 18% 的人符合至少一种人格障碍的严格标准。研究试图将治疗分组这一变量对评估者设盲，尽管这并不总是可能的。大多数参与者报告说，他们一生中平均有 8 次以上的抑郁发作。随机化是成功的——各组在治疗前评估的测量指标上没有差异。所有组间比较均采用双侧检验（$P \leqslant 0.05$）；组内比较使用 Bonferroni 校正，如果 P 值 $\leqslant 0.006$，则认为有统计学显著性。HAM-D 评分小于 8 分定义为抑郁症缓解（E.Frank 等，1991）。

结果显示，在治疗后评估中，71% 的 RODBT-E 组参与者处于缓解状态，相比之下，只有 47% 的 MED 组参与者处于缓解状态。在 6 个月的随访中，75% 的 RODBT-E 组参与者处于缓解状态，而只有 31% 的 MED 组参与者处于缓解状态——有显著性差异（T.R.Lynch 等，2003）。RODBT-E 组显示，从治疗前到治疗后，自我报告的 BDI 抑郁评分显著降低，这一变化持续至随访时，但这一维度的变化对于 MED 组来说并不显著。在与"害怕被他人喜欢"相关的适应不良的人格风格方面，仅 RODBT-E 组参与者表现出显著的改善。此外，RODBT-E 组参与者在压力事件后的适应性应对方面表现出显著的改善，并且这些变化在 6 个月的随访中保持不变。总体应对能力的提高与感受到的压力较小、更有可能寻求社会支持以及不太可能将挫折发泄在他人身上有关。

对这些数据的二次分析表明，在治疗后 6 个月内，较高水平的想法抑制与较高的抑郁症状相关，这一发现初步支持了将较差的临床结局与情绪体验和表达的抑制联系起来的假说（Rosenthal，Cheavens，Lejuez & Lynch，2005）。我们的第一项 RCT 的主要局限性是它的小样本量，只有 17 名参与者被随机分配到每种条件下。在这项研究中试点的新 RO 技能部分是从治疗团队的每周会议中开发出来的[9]。这些会议包括讨论患者对 RO DBT 的反应、讨论相关文献，及与结局潜在调节变量和中介变量有关的研究结果的讨论（T.R.Lynch 等，2004；Rosenthal 等，2005）。此外，作为治疗开发人员，我召开了重点小组会议，并对完成治疗的参与者进行了个人访谈。会议和访谈的目的是更好地了解 OC 问题，并了解修改后的干预措施的可接受性和可信度。从这些会议和采访中获得的信息帮助我们进一步完善了 RODBT-E，它为我们下一项 RCT 提供了临床基础。

第二项随机对照试验

我们的第二项 RCT（T.R.Lynch & Cheavens，2007）旨在进一步测试在第一项试验中试点的新开发的 RO 技能和治疗目标，目的是创建一个针对 OC 问题和治疗难治性抑郁症的更全面的 RO DBT 治疗手册[10]。研究的参与者必须年满 55 岁，且符合抑郁症目前发作的 DSM-4 轴 Ⅰ 障碍结构化临床访谈（SCID-Ⅰ）标准、人格障碍的 SCID-Ⅱ 标准，并且满足 17 项 HAM-D 得分 $\geqslant 18$ 分。在我们的样本中，78% 的参与者符合 OC 人格障碍标准；最常见的轴 Ⅱ 障碍是强迫型人格障碍、偏执型人格障碍和回避型人格障碍。治疗条件的变量对所有的评估者设盲，主要的结局测量指标是 17 项 HAM-D。抑郁缓解的定义为 HAM-D 得分低于 10 分。

为了前瞻性地确保实验样本仅包括难治性抑郁症和共病人格障碍的个体，研究设计有两个治疗阶段。在第 1 阶段，参与者（$n = 65$）定期会见一名精神科医生，该医生按照最佳实践指南推荐的剂量处方抗抑郁药物并进行 8 周治疗监测。在这个初始阶段，仅 14% 的参与者在抑郁症状评分上至少减少了 50%，结果是 85% 的样本符合难治性抑郁症的标准。

在研究的第 2 阶段，那些对抗抑郁药物治疗没有充分反应并同意继续参与的个体（$n = 37$，或原始组的约 57%）随后被随机分配到接受 24 周 RODBT-E2（即 RODBT-E，手册 2）的干预组或接受普通精神护理加抗抑郁药物治疗（MED）的对照组[11]。在这两种条件下，参与者都由经过认证的精神科医生处方抗抑郁药物。

RODBT-E2 的情况包括每周 2 小时的技能培训课程、每周额外 1 小时的个体治疗和抗抑郁药物治疗。与 RO DBT-E2 治疗师的电话咨询可在治疗时间之外提供给参与者（尽管这一资源很少使用），RO DBT-E2 研究的治疗师每周聚在一起进行一次 90 分钟的咨询团队会议。普通精神病学护理–医疗条件包括定期（至少每月一次）与精神科医生会面，他们根据需要提供包括咨询在内的普通精神病学护理，并监督抗抑郁药物治疗。鼓励精神科医生调整剂量或改变处方药物的类型或种类，以确保最佳剂量和治疗。

结果显示，在治疗后评估中，71% 的 RODBT-E2 组参与者处于缓解状态，而在对照组中，只有 50% 的参与者处于缓解状态，这一趋势在 3 个月的随访中保持不变，但在 6 个月的随访中趋于平缓。与普通精神病学护理–医疗条件下的对照组相比，RODBT-E2 组参与者表现出人格功能异常（人际攻击性和人际敏感性）的显著改善，并且这些优势在 6 个月的随访中得以保持。

我们前两项随机对照试验的主要局限性是，两项研究都没有足够的统计学效能来检测组间差异。尽管如此，我们发现 RODBT-E 组参与者具有显著优势，表现为与对照条件相比，他们达到并保持了较高的抑郁缓解率（见 T.R.Lynch 等，2003），与对照条件相比，RODBT-E2 组在人格测量方面表现出显著更好的结果。这两项研究都包括最难治疗的患者：他们年龄较大，有人格障碍，有自杀倾向，以及患有慢性疾病。实验条件下（RODBT-E 和 RODBT-E2）的脱落率很低，分别为 6% 和 28%。第二项研究的较高脱落率可能反映了样本的条件更苛刻（被诊断人格障碍是参与的要求之一）。此外，第一项研究的参与者同时参加了一项更大的纵向研究，这可能是防止脱落的一个保护因素。这两项试验的结果为我们最早的 RO DBT 版本提供了初步支持，包括对其可行性、可接受性和临床效用的支持。

我们的第二项试验也使我们能够进一步开发新的治疗手册（T.R.Lynch & Cheavens，2008）。发展了一种新的 OC 障碍生物社会理论，并出现了新的 RO 技能，旨在最大限度地提高开放性，增加灵活的反应，并减少僵化的、受规则支配的行为[12]。

第三项随机对照试验

尽管我们在前两项随机对照试验中取得了进展，但 RO DBT 用于治疗难治性和慢性抑郁症的发展本可以在第二项研究后结束。其中一个原因是，我们收到了来自美国和英国的多个独立基金评审人员的反馈，他们认为我们前两项随机对照试验的数据足够强大，足以让我们按原样发布 RO DBT 手册，无须进一步说明修改或研究。然而，我仍然持怀疑态度。我的临床经验表明，我们才刚刚开始了解我们的 OC 来访者。此外，我已经决定将我们的研究实验室从杜克大学迁至埃克塞特大学，并最终迁至英国南安普顿大学，这些举措带来了一波新的机会、想法和合作，帮助 RO DBT 成为当前成熟的形式。我们的第三项 RCT——研究难治性抑郁症和 OC，称为"难治性抑郁症项目：RO DBT 的机制和疗效"（RefraMED）——就是在这个过程中产生的。

RefraMED 项目是一项多中心随机试验，我们将参与者随机分为两组，一组接受 7 个月的 RO DBT 加常规治疗（treatment as usual，TAU），另一组仅接受常规治疗。RO DBT 组包括 29 次个体治疗（一周一次，一次 1 小时）和 27 次技能课程（一周一次，一次 2.5 小时）。我们允许分配到常规治疗组的患者接受国民医疗服务体系（National Health Service，NHC）或私人提供者提供的任何治疗。我们从英国的三个中心招募了参与者——多塞特、汉普郡和北威尔士。满足以下条件的患者适合入组：年满 18 岁；HAM-D 评分 ≥ 15 分；当前符合 SCID-Ⅰ 的抑郁症诊断标准；患有难治性或慢性抑郁症；并且，在本次抑郁发作中，服用了足够剂量的抗抑郁药物至少 6 周，但没有缓解。然而，我们排除了符合表演型人格障碍（B组）标准、患有双相情感障碍或精神病，或主要诊断为物质依赖或滥用的患者。

我们使用自适应算法在治疗组和治疗师之间随机分配参与者，使用三个分层变量来确保各组之间的平衡：

1. 抑郁症发病早或晚；
2. HAM-D得分高于或低于25分；
3. 是否存在人格障碍。

在随机分组后的第7个月、第12个月和第18个月，接受过培训且不知道治疗分组情况的评估人员对参与者进行了评估。我们的主要结局指标是在这三个时间点测量的抑郁症状的严重程度。我们通过自适应随机化分配了250名参与者，其中162名分配到干预组（RO DBT＋常规治疗），88名分配到对照组（仅常规治疗）。患者报告了广泛的共病：86%的患者报告了至少一种轴I疾病共病，78%的患者报告了至少一种轴II疾病共病。此外，该项试验中还产出了RO DBT治疗遵循度自评清单（见附录8）和促进识别OC来访者的新措施（见第三章）。

RO DBT 治疗神经性厌食

RO DBT还被用于治疗神经性厌食（anorexia nervosa，AN），这是一种严重的精神疾病，其特征是低体重和对体重增加的强烈恐惧（American Psychiatric Association，2000）。对于患有神经性厌食的成年人来说，没有特定的治疗方法被证明更有优势（H. J. Watson & Bulik，2013）。英国和美国指南（National Collaborating Centre for Mental Health，2004年；American Psychiatric Association，2006年）对成人神经性厌食的治疗没有给出具体建议，这一事实表明对于这种疾病需要新的理论和治疗方法。

神经性厌食长期以来被概念化为一种OC障碍，表现为孤僻和社交退缩的倾向、认知僵化、坚持相同性、寻求新鲜感的行为不足、对结构和对称性的强烈个人需求、高度的威胁敏感性和过度完美主义（Fairburn，2005；T.R.Lynch，Hempel，Titley，Burford，& Gray，2012；Safer & Chen，2011；Zucker等，2007）。神经性厌食的情绪功能缺陷包括对他人的情绪识别能力受损和自身的情绪表达减少，尤其是负面情绪的表达（Geller，Cockell，Hewitt，Goldner，& Flett，2000）。因此，神经性厌食非常符合OC的生物社会理论，因为许多研究人员发现它与以下行为特征有关：

- 对威胁的高敏感性（Harrison，Tchanturia，& Treasure，2010）
- 对奖赏缺乏敏感性（综述，参考Harrison，O'Brien，Lopez，& Treasure，2010）
- 不被认可和充满批评的童年环境（Kyriacou，Treasure，& Schmidt，2008；Mountford，Corstorphine，Tomlinson，& Waller，2007）
- 压抑的情绪表达（Geller等，2000）
- 感觉追求（sensation-seeking）行为的不足（Rossier，Bolognini，Plancherel，& Halfon，2000）
- 完美主义（Franco-Paredes，Mancilla-Díaz，Vázquez-Arévalo，López-Aguilar，& Álvarez-Rayón，2005）
- 冷漠或疏远的关系（综述，参考Zucker等，2007）

RO DBT对神经性厌食的病因和治疗提供了一个独到的视角（T.R.Lynch等，2013），将限制性和仪式化进食概念化为源自僵化的非适应性的过度控制性应对模式的症状或后果，这种理解部分基于研究显示OC应对模式发生于进食障碍之前。此外，基于副交感神经系统（PNS）和交感神经系统

（SNS）之间的神经抑制关系，作为 RO DBT 研究基础的神经调节理论提供了一种理解强迫性自我禁食的新方法。具体来说，根据 RO DBT 模型，经过一段时间的严格限制进食后，患者的神经调节系统"感知"身体衰竭的代谢状态威胁生命，从而触发进化上更老的副交感神经系统的背侧迷走神经复合体（dorsal vagal complex of parasympathetic nervous system，PNS-DVC），该复合体抑制交感神经系统介导的能量消耗行为倾向（逃跑或战斗的冲动），同时降低对疼痛的敏感性并增加情绪麻木（例如，在来访者平淡的反应中所看到的）。因此，RO DBT 认为，来访者的限制性进食发展成为一种降低焦虑唤醒的手段——但会付出隐性代价，因为继于 PNS-DVC 激活的情感平淡反应增加了来访者被社会排斥的可能性（J.J.Gross & John，2003；T.R.Lynch 等，2013）。

与其他大多数针对进食障碍的方法不同，RO DBT 认为，治疗神经性厌食的专家有必要确认来访者的目标和价值观，这些目标和价值观不仅仅与食物、体重、体形或其他与进食障碍相关的类似问题相关联。从一开始，遵循 RO DBT 的治疗师就会隐性输入这个理念：来访者绝不简单地等同于进食障碍。这种方法旨在让治疗师在关注患者心理问题的同时，还能避免因为将进食障碍相关的问题作为首重之事而可能产生的对患者适应不良性 AN 行为的强化（有关这一点的更多信息，请参见"治疗结构和目标概述"，第四章）。

在 RO DBT 中，对神经性厌食的基于正念的治疗方法侧重于教来访者对他们的食物厌恶反应倾向（例如，腹胀、恶心、呕吐的冲动和灾难性的想法）进行冲动冲浪的练习。在这种练习中，目标不是来访者对食物的正念享受；与此相反，重点是让来访者注意到与食物摄入相关的厌恶感觉、情绪和想法，但不把这种感觉、情绪或想法当成危机一样做出反应。我们鼓励来访者冷静地观察厌恶食物的反应倾向，并提醒他们这种做法类似于水手克服晕船或喷气式飞机驾驶员克服严重恶心的技术[13]。

T.R.Lynch 等（2013）的研究评估了在住院环境中使用改良的 RO DBT 治疗限制型神经性厌食（restrictive-type anorexia nervosa，AN-R）的可行性和结果[14]。在这项研究中，47 名诊断为 AN-R（平均入院体重指数，即 BMI 为 14.43 kg/m²）的患者接受了 RO DBT 住院治疗（平均治疗时间为 21.7 周）。意向治疗（intent-to-treat，ITT）分析显示体重显著改善，尽管 RO DBT 并不聚焦在体重增加，而是关注来访者收获一个值得分享的生活。ITT 分析显示，体重指数（body mass index，BMI）的增加相当于较大的效应值（$d=1.71$），相比之下，其他住院项目报告的效应值（d）为 1.2（见 Hartmann, Weber, Herpertz, & Zeeck，2011）。在完成治疗的患者中，35% 获得完全缓解，另外 55% 获得部分缓解，总体缓解率为 90%。相同的个体在进食障碍相关的精神病理学症状（$d=1.17$）、进食障碍相关的生活质量问题（$d=1.03$）和心理困扰（$d=1.34$）方面表现出显著和大幅度的改善。这些缓解率是令人鼓舞的，因为关于神经性厌食康复的文献已经证明，在治疗期间达到更高的 BMI 可以更好地预防复发（Carter 等，2012；Commerford, Licinio & Halmi，1997）。此外，这些缓解率与在门诊接受治疗的患者的缓解率相当，但值得注意的是，住院的患者都是体重更低和病程更长的。

一个小型试验性病例系列研究的结果也令人鼓舞，在该研究中，使用标准的个体 DBT 治疗联合平均 32 周的针对 OC 的 RO 技能培训进行干预（E.Y.Chen 等，2015）。参与者是 9 名成年女性 AN 门诊患者，年龄范围 19～51 岁，平均基线 BMI 为 18.7 kg/m²[15]。在这个样本中，75% 的人符合部分或全部的 AN 暴食清除型诊断标准。在基线时，大多数人（88%）患有共病的 DSM-4 轴Ⅰ障碍（如抑郁症），63% 的人患有共病的 DSM-4 轴Ⅱ障碍（如强迫型人格障碍），25% 的人报告有自杀或非自杀性自伤史。独立评估员在治疗前后进行了标准化的临床访谈。ITT 分析显示，在治疗结束时，62% 的样本有明显的体重增加并恢复月经。结果显示增加的 BMI 有较大的效应值（$d=1.12$），并且这些影响在 6 个月随访（$d=0.87$）和 12 个月随访（$d=1.21$）时均持续存在。此外，治疗结束时进食障碍检查总评分的改善，效应值（d）为 0.46，这在 6 个月的随访时基本保持不变（$d=0.45$），但在 12 个月的随访时下降（$d = 0.34$）。

对成人 AN 来访者使用 RO DBT 进行的研究还在继续，是与瑞典乌普萨拉大学的同事合作，研究重点之一是改变的发生机制假说。使用 RO DBT 治疗难治性青少年 AN 的有效性的初步研究也在进行中，是与伦敦南部和莫兹莉国民保健服务基金会信托基金以及伦敦精神病学研究所合作的，这项研究包括一个新颖的多家庭 RO 技能培训计划。

对难治性 OC 障碍的 RO 技能培训

对 RO DBT 这种由多个模块组成的治疗来说，一个重要的问题是确定构成治疗的各个模块在多大程度上是必要的。例如，仅 RO 技能培训在实现重要临床结局方面的有效性如何？为了解决这个问题，在没有我们参与的情况下，一个独立的研究小组（Keogh 等，2016）使用了非随机对照设计，研究了与常规治疗组（TAU）相比，单用 RO 技能培训在治疗过度控制人格功能障碍方面的有效性。

在这项纳入难治性成人受试者的研究中（$n = 117$），参与者被招募到一个 RO 技能培训组（$n = 58$），或者，如果该组已满，则被列入等候名单并给予 TAU（$n = 59$）。在有空位的情况下，TAU 参与者继续参加 RO 技能培训课程[16]。

在社会人口学和临床指标方面，RO 技能培训组和 TAU 组在基线时没有显著的统计学差异。两组参与者在治疗前和治疗后都完成了一系列评估。此外，RO 技能培训组的参与者在 3 个月的随访时完成了评估，并在第 6 次和第 18 次培训后完成了关于治疗联盟和团体过程的评估。

在 58 例接受 RO 技能培训的参与者中，有 6 人脱落，治疗脱落率约为 10%；5 人未完成治疗后评估；47 人完成了治疗后评估，应答率为 81.5%。脱落者和治疗完成者之间没有显著统计学差异。在 59 例 TAU 参与者中，22 人没有完成治疗后的问卷；37 人完成了治疗后问卷调查，应答率为 62.7%。

这项研究的结果表明，与 TAU 相比，单用 RO 技能培训在心理症状的整体严重程度上有显著改善，有中等的治疗后效应[17]。这项研究很重要，不仅因为它是在没有治疗方法开发人员的临床参与或督导的情况下进行的，而且因为它为单用 RO 技能培训对难治性的成人 OC 的疗效提供了初步证据。

针对犯罪人群的 RO DBT

最近，根据识别两大类暴力罪犯的研究，RO DBT 被应用于司法环境，这两大类暴力罪犯被定性为 OC 或控制不足（Megargee，1966；Megargee & Bohn，1979）。与控制不足的罪犯相比，OC 的罪犯表现出更内向、害羞、胆小、紧张和忧虑，更有可能做计划、对行动负责，并否认对他人的敌意（Robins, John, Caspi, Moffitt, & Stouthamer-Loeber, 1996；Du Toit & Duckitt, 1990；M. Henderson, 1983a, 1983b；Hershorn & Rosenbaum, 1991）。早期的理论认为，OC 的暴力源于被压抑的愤怒的积累，随着不断的挑衅，最终压倒了 OC 犯罪者的自我控制能力，并爆发出极度的愤怒（和暴力行为），很快随之而来的是羞辱感和绝望（Tsytsarev & Grodnitzky, 1995）。最近的模型基于表明 OC 暴力行为可以由情绪以外的因素驱动的研究（Chambers, 2010），划分了暴力 OC 人格的两个亚型：抑制亚型（以反应性暴力为特征）和控制亚型（以计划暴力为特征）。事实上，大量的研究（例如，见 Bandura, 1973；Polaschek & Collie, 2004）已经表明，愤怒对于暴力的发生既不必要也不充分。

然而，迄今为止，法医环境中的大多数研究主要是由控制不足的罪犯相关的理论和治疗干预所主导的（Novaco 1997；Davey, Day, & Howells, 2005），与犯罪相关的项目旨在改善自我控制，通常通过认知行为疗法（cognitive behavioral therapy，CBT），特别是愤怒的管理干预（Hanson,

Bourgon, Helmus, & Hodgson, 2009; Hollin, Palmer, & Hatcher, 2013; Tew, Harkins, & Dixon, 2013; Wong & Gordon, 2013）。虽然 CBT 的愤怒管理治疗对于一般人群显示了至少中等程度的效应（DiGiuseppe & Tafrate, 2003; Gansle, 2005; Sukhodolsky, Kassinove, & Gorman, 2004），但对犯罪群体的研究更加复杂。此外，在一项对 131 名参与减少愤怒治疗的暴力男性罪犯的研究中（Low & Day, 2015），一组以控制不足为特征的罪犯是唯一从治疗中受益的人[18]。英国兰普顿医院的 Peaks 部门正在测试一种治疗模式（针对 OC 罪犯的 RO DBT，以及控制不足罪犯的标准 DBT），该模式同时考虑了 OC 和控制不足的应对方式。

针对难治性焦虑的 RO DBT

尽管迄今为止的研究还处于早期阶段，但认为 RO DBT 对治疗难治性焦虑障碍有作用。实证有效的焦虑治疗方法已经存在，但这些方法只对 60% 的来访者有显著的疗效。许多患者遗留残余症状或仍然难以治疗。有趣的是，研究表明，最难治的来访者是那些具有 OC 气质和个性特征的人。例如，强迫症（obsessive-compulsive disorder，OCD）和强迫型人格障碍（obsessive-compulsive personality disorder，OCPD）都有一些经典的 OC 应对问题，如思维模式极其僵化（强迫症患者的强迫观念和精神仪式）以及难以容忍变化或不确定性（Gallagher, South, & Oltmanns, 2003; A. T. Beck, Freeman, & Davis, 2004）。此外，OCD 和 OCPD 经常涉及各种形式的适应不良的囤积，比如不能丢弃破旧或不值钱的东西（Steketee & Frost, 2003）[19]。

针对孤独症谱系障碍的 RO DBT

在 RO DBT 的跨诊断模型中，孤独症谱系障碍（autism spectrum disorders，ASD）也被认为具有典型的过度控制问题，包括行为认知僵化、缺乏情感表达和人际交往冷漠。研究表明，ASD 患者寻求秩序和可预测性，使用基于规则的应对方法，表现出有限的表达范围，有较差的社会认知能力（见 Baron-Cohen & Wheelwright, 2003; Lawson, Baron-Cohen, & Wheelwright, 2004）。高功能的 ASD 个体不仅冷漠、孤僻，而且注重细节；他们不能整合环境或理解情境中的要点（见 Zucker 等，2007）。在 ASD 中，对细节而非整体结构的偏好被多次报道（综述，见 Happé & Frith, 2006）；而且，尽管研究不多，但 AN 和 OCPD 似乎也具有类似的信息处理偏差特征（Zucker 等，2007）。因此，尽管尚未系统开展 RO DBT 应用于 ASD 的研究，但 RO DBT 对 ASD 的临床适用性似乎具有表面效度。

现在你知道了……

- 和自我控制不足一样，过度的自我控制同样会带来问题。
- 生物环境因素可能是过度自我控制背后的驱动力，因为这些因素会在前意识水平影响和干扰感知、学习和外显行为。
- 研究表明，使用 RO DBT（单用 RO 技能培训或与标准 DBT 联用）在治疗慢性和难治性障碍方面取得了较好的结果。

第二章

过度控制障碍的神经生物社会理论

本章的目的是为 RO DBT 治疗干预的基础提供一个理论和科学的概述。我们将概括两种截然不同但又相互关联的理论。第一个理论是适用于所有人的广泛的社会情绪功能的神经调节模型。它解释了情绪刺激的自下而上和自上而下的加工过程,以及中枢神经系统(central nervous system,CNS)和自主神经系统(autonomic nervous system,ANS)之间的交互循环过程,这些过程(理想情况下)可以培养个人灵活应对不断变化的环境条件的能力。第二个理论是一个神经生物社会理论,该理论描述了适应不良的 OC 应对方式是如何随着时间的推移而发展和维持的。这两个模型都是 RO DBT 干预、治疗靶点和改变机制假说的基础。

一种新的社会情绪功能的神经调节模型

RO DBT 神经调节模型将情绪定义为由非条件或条件刺激触发的进化准备和习得的反应倾向,其功能是激励行动、交流意图,并且至少在人类中,促进形成对个体和物种生存至关重要的密切的社会纽带。与情绪的垂直整合观点类似(见 Panksepp,2005;Tucker,Derryberry,& Luu,2005),调节功能被认为是从进化上较老的大脑系统到进化上较新的大脑系统的加工过程(例如,从脑干到边缘到大脑皮层区域)。

RO DBT 强调了自主神经系统(ANS)及其相关神经基质在理解社会情绪行为方面的重要性,主要是因为情绪反应过程中发生的内脏和生理变化大多是由该系统产生的。ANS 是周围神经系统的一部分,其定义为位于大脑和脊髓之外的任何神经组织(Sequeira,Hot,Silvert,& Delplanque,2009),它控制身体的内脏、腺体和感觉系统,而大脑和脊髓一起形成中枢神经系统,负责处理发送或者接受身体其他部位的信号。中枢神经系统可以通过下丘脑、杏仁核和前额叶皮层等区域的活动来控制、抑制或绕过 ANS 的低级反射机制(Jessell,1995)。由于 ANS,人体能够快速改变其内部状态以满足外部环境的需求。当生存依赖于快速识别和适当应对环境中的威胁或奖励的能力时,这一点极其重要(Darwin,1872/1998;Porges,2009)。ANS 在内脏或身体起的作用也会影响社交信号(例如,面部表情、声调和身体姿势)。最后,ANS 支配身体的每个器官,它有两个分支:交感神经分支和副交感神经分支。

ANS 交感神经系统

ANS 中的交感神经系统(sympathetic nervous system,SNS)通常是一种分解代谢系统,它消耗能量并为身体行动做准备(例如,战斗或逃跑行为导致心率加快、出汗增加、骨骼肌血流量增加以及消化系统抑制等变化)。根据我们的模型,每当刺激被评估为潜在的威胁或潜在的奖励时,这个系统就会被激活。受SNS支配的肾上腺髓质将释放儿茶酚胺肾上腺素和去甲肾上腺素到血流中。因此，SNS会在全身产生扩散效应。

ANS副交感神经系统

副交感神经系统（parasympathetic nervous system，PNS）通常是合成代谢，并促进组织生长、能量保存和休息或消化状态。大多数PNS神经纤维起源于脊髓的颅部或骶部（即脊柱的顶部和底部区域），包括迷走神经，迷走神经起源于脑干中的细胞核，在PNS中起主要作用。与交感神经系统不同，副交感神经节往往位于被调节的肌肉或器官内部或附近，从而使PNS的活动具有局限性和特异性。有趣的是，PNS支配的迷走神经，也称为*第十脑神经*，可以追溯到脑干内的两个起源：疑核和迷走神经背侧运动核（dorsal vagal motor nucleus，DVNX）。这些分别构成腹侧迷走神经复合体（vertral vagal complex，VVC；新迷走神经）和背侧迷走神经复合体（dorsal vagal complex，DVC；旧迷走神经）的一部分（Porges，1995）。这两个迷走神经分支都有减慢心率的功能，但其产生的影响在性质和量上是不同的（Porges，1995，2001）。PNS-VVC（新迷走神经）与社会安全、联系和探索有关，而PNS-DVC（旧迷走神经）与关闭、僵住和疼痛麻木有关（见Porges，2001）。

为了解释这些复杂性，我们的模型将情绪调节解析为三个广泛相互作用的元素：

1. 知觉编码调节
2. 内部认知调节
3. 外部表达调节

知觉编码因素解释了自动的前意识调节过程，同时将内部调节与外部调节分开有助于解释一个人如何在内心感到焦虑时，在外部却没有表现出明显的焦虑迹象。在我们的模型中，*唤醒（arousal）*与情绪内在体验的强度有关，包括交感神经介导的内脏反应和身体感受，大多数人也称之为"感觉"，而*效价（valence）*代表分配给唤起情感的刺激的享乐值（即正性的或负性的）。唤醒和效价都参与调节与能量消耗相关的代谢过程（例如为了避免有害刺激要投入多少努力），并影响内部行动冲动和反应倾向的类型和强度（例如交往的冲动）。

人类的反应

对人类来说，理想的设定点被认为是一种安全状态，或平静的准备状态，包括对内部刺激和环境刺激的一种接纳感和低水平处理。然而，当感官输入是唤起性的（即与之前存储的表征的期望不一致时；见L. Gross，2006），或者当感觉神经元放电发生实质性变化时，一个典型的无意识评估过程随之而来，该过程快速分配效价（正或负），更具体地说，根据五大类情绪相关现象对它们进行分类：

1. 安全性（正性效价，唤醒度低）
2. 新奇（效价不明确）
3. 奖励（正性效价，唤醒度高）
4. 威胁（负性效价，唤醒度高）
5. 压倒性威胁或奖励（与效价无关，唤醒度低）

每一类刺激都反映了自然选择过程的最终结果，让人类能够自动化地关注和回应与物种生存相关的某些类型的环境刺激（如蜘蛛或人类面部表情）（见 Adolphs，2008；Davis 等，2011；Mineka & Öhman，2002）。每一类刺激还与它自己独特的神经基质和身体反应模式相关联，影响着我们与他人联结的愿望以及我们的非语言社交信号（如我们的面部表情、声调和身体姿势）。这种物种特有的非条件刺激引起的非条件反应，尽管在人的一生中通过学习和大脑的成熟，还会受到表观遗传的调节，但至少在最初是不可改变的（Bendesky & Bargmann，2011；McEwen, Eiland, Hunter, & Miller，2012）。情绪反应可以由内部线索（如身体感觉或记忆）、外部线索（如狗叫）或时间线索（如一天中的特定时间触发吸烟冲动）触发。

对唤起情感的刺激的最初评估或初级评价是发生在感觉受体或前意识水平的。例如，研究表明，我们至少需要17~20毫秒（回想一下，1秒＝1000毫秒）才能有意识地觉察到一张脸在表达情感，然而我们的脑身在短短4毫秒后就开始对面部表情做出生理反应（L. M. Williams 等，2004，2006）。知觉编码元素的功能是过滤大量传入的感觉刺激，否则这些刺激会使大脑容量过载，无法注意到对生存和个人健康至关重要的相关刺激。如果刺激强度低、重复或两者兼有，那么整体的唤醒系统就无法兴奋或激活大脑更高级的区域，而这恰恰是一个重要的前意识水平的调节功能。因此，对于大多数人来说，最初令人讨厌的时钟滴答声，由于其低强度和重复性，会随着时间的推移而习惯或淡出人们的意识。如果没有这一点，我们可能会被大量输入的刺激淹没，因为进入中枢神经系统的大量信息是无关紧要的（例如，当我写这篇文章时，我的电脑前方墙的颜色）。

> 我们至少需要17~20毫秒（回想一下，1秒＝1000毫秒）才能有意识地觉察到一张脸在表达情感，然而我们的脑身在短短4毫秒后就开始对面部表情做出生理反应。

神经知觉倾向还包括对非条件刺激的先天反应（如看到蛇）或对条件刺激的习得反应（例如，对婴儿来说，枪不会唤起情感，而对较大的孩子来说，枪能高度唤起情感）。此外，生物气质的影响可能在情绪加工的感觉受体水平上最强，因为这种引发感知和调控偏差的作用是发生在前意识水平的。所幸的是，初级评价可以在中央认知水平通过自上而下的调控过程被重新评价。例如，跑步者在林间小道上看到弯曲的棍子很可能会表现出惊吓的反应，紧接着会说"蛇！"，并且短暂地提高了防御唤醒，然而最常见的是，弯曲的形状很快被识别或被重新评价为棍子，于是自主防御唤醒被下调，跑步者恢复到他之前的积极情绪状态。中央认知水平的重新评价也受到个体经验差异的强烈影响。例如，孩子和他们的父母看到一夜之间下了一场大雪会有不同的反应，其反应的变化进一步取决于是工作日还是周末。此外，内部反应倾向中的"渴望（urge）"只是行动的倾向，而不是行动本身——也就是说，有想要打人的感觉并不意味着一个人会下意识地参加一场拳击比赛。一个人是否真的会打人，很大程度上取决于他自身的自我控制能力，以及他所处的情境、先前的学习和他的生物气质倾向。正如已经提到的，我们的模型认为，我们的大脑已经进化到可以自动探测五大类与情绪相关的刺激并对其做出反应，下面将进行描述。

社交安全信号

社交安全信号（social safety cues）是与融入一个部落的感觉相关的刺激。对于生活在恶劣环境中的早期祖先来说，归属于一个部落对个人生存至关重要。与社群隔离的非人灵长类动物将在几天或几周内死于暴露、缺乏营养或被捕食（Steklis & Kling，1985）；对于我们人类的祖先来说，与部落的社交隔离几乎意味着肯定会死于饥饿或者被捕食。当我们觉得自己属于一个部落时，我们会感到安全、

> 对于我们人类的祖先来说，与部落的社交隔离几乎意味着肯定会死于饥饿或者被捕食。

受到保护、有保障、被爱、满足和被关心。

社交安全系统促进社会联结：当它被激活时，我们体验到一种平静的准备状态和与他人交往的愿望；我们自然而然更开放，更爱玩，对世界更有好奇心。我们的社交安全系统包含了那些控制用来交流和形成紧密社会纽带的身体肌肉的神经（Porges，2007）。这些社交安全肌肉通过调到与人类语音相关的高频声音振动（中耳肌肉）来帮助我们更好地听到他人在说什么，通过悦耳的语调（喉咙部肌肉）向他人传达温暖和友好，并通过公开表露（而不是隐藏）面部情感表情（面部肌肉）来传达真实和值得信赖的信号。这些反应的源核位于脑干特殊的内脏传出神经，在解剖学上与从疑核投射出来的心脏迷走神经纤维相连。因此，控制面部和头部肌肉的运动神经直接与抑制性神经系统交流，抑制性神经系统减慢心率、降低血压和减少冲动，以产生平静状态（Porges，2003a）。伯格斯（Porges）假设由于脑干中的这种心-面（heart-face）联系，成功的社会参与取决于平静和自我抚慰的生理状态，这是由 PNS-VVC 激活决定的（Porges，2003b，2009；Porges & Lewis，2009）。根据我们的模型，社交安全反应触发了社交参与信号、能量消耗的减少，及自由操作行为。我们的身体放松了，我们的心率减慢了，我们的呼吸减慢并加深了；我们的面部表情符合我们的内心体验；我们能够毫不费力地进行眼神交流，准确地倾听，并渴望伸出手去触摸某人。然而，当社交安全信号被撤回或不存在时，PNS-VVC 对面部和头部纹状肌的调节被下调，从而自动削弱了共情知觉和亲社会信号。生物气质的高威胁敏感性使得 OC 来访者不太可能体验到提示社交安全的

> 基于神经生物学的社交安全系统可以通过简单地调节面部肌肉和身体姿势来有意识地唤起。这些要点的治疗意义将在后面的章节中变得清晰。

情绪状态。然而，幸运的是，基于神经生物学的社交安全系统可以通过简单地调节面部肌肉和身体姿势来有意识地唤起。这些要点的治疗意义将在后面的章节中变得清晰。

新奇信号

新奇信号（novelty cues）是不同的或意想不到的刺激，它触发了一个自动评估过程，旨在确定信号是否对我们的幸福重要。当发生了意料之外的情况时，我们的 PNS-VVC 社交安全系统会短暂退出，而不会激活 SNS。我们会警觉，但没有被唤醒。我们的身体不动，但准备移动（Bracha，2004；Schauer & Elbert 2010）；我们僵住、屏住呼吸，并把注意力转向新信号，以评估其潜在意义（以毫秒为单位），这一过程被称为"定向反应"（orienting response）（Bradley & Lang，2007；Porges，1995）。该过程的最终目的是给新奇信号分配效价（安全、威胁、奖励或压倒性）。如果新的刺激被评估为安全的，那么我们回到我们的平静准备的状态，并可能通过面部表情、身体姿势和发声向附近的其他人发出安全信号。然而，如果新的刺激被评估为奖励性的或威胁性的，那么 SNS 会被激活。生物气质上高度注重细节的加工可能会使 OC 来访者更有可能注意到环境中的微小差异，因此相对于不太注重细节的其他人更频繁地产生定向反应，而 OC 高度的威胁敏感性可能会使其对模糊刺激的解释偏向负面。有趣的是，对所有人来说，模糊刺激都被认为是更令人不愉快的，并且相对于明确的刺激来说，有更长的反应时间（Hock & Krohne，2004）。根据情感的 RO 模型，我们的大脑在进化过程中会将感官受体水平上的模糊刺激（例如，一个木然的面部表情或一个不熟悉的声音）评估为潜在的威胁（因为对生活在恶劣环境中的我们的祖先来说，忽略掉真正的威胁刺激的代价太高了），然而，当感觉受体水平上的初级评价过程无法分配效价时，就需要进化更新的涉及逻辑和语言的评价过程，导致反应时间变长，但从长远来看，这有望实现更准确的评估和更有效的行为。因此，OC 高度的威胁敏感性被假

设为会更可能对当前的模糊刺激自动分配负性效价，而不大可能进行自上而下的评估，同时认为在评估未来突发事件时这一过程则是反过来的。

> **进化和情绪的面部表情**
>
> 在人类和非人类灵长类动物中，恐惧和攻击性的面部表情被证明会触发自动防御反应（Adolphs，2008；Davis 等，2011）。面部表情作为一种刺激物，具有非条件和传染性的性质，也被认为会影响对后续刺激的感知。例如，潜意识中对快乐面部表情的短暂观察，在没有意识觉察这些视觉刺激的情况下，可以引发对水果饮料的吸引力、愉悦度和金钱价值的更高的主观评价（Berridge & Winkielman，2003）。因此，情感在面部表情中的具身化（embodiment）似乎已经在人类中进化为一种与他人交流和影响他人的手段——也就是说，成为一种向接收这些信号的人传递意图和引发情绪反应的方式。

奖励信号

奖励信号（rewarding cues）被评价为可能令人满意或愉快的刺激；我们的交感神经系统的兴奋性趋近系统被激活。我们体验到一种期待的感觉，即一些令人愉快的事情即将发生。我们感到兴奋和欢欣鼓舞；我们的心率加快，呼吸加快。奖赏敏感性是一种从周围环境探测到正强化信号的神经感知倾向。它在概念上与行为激活系统的建构（Gray，1987；Gray & McNaughton，2000；Smillie & Jackson，2005）和积极情感相关（Brenner，Beauchaine，& Sylvers，2005；D. Watson & Naragon，2009）。奖励信号激励兴奋性趋近和目标导向的活动，进而引致 SNS 激活增加（Brenner 等，2005），在我们的模型中称为 *SNS 欲望奖励*。与低奖赏敏感性的人相比，具有高奖赏敏感性的个体被认为对较低水平的奖赏性刺激表现出更高的兴奋性反应。躁狂症的易感性是奖赏敏感性提高的一个例子（Depue & Iacono，1989；Depue，Krauss，& Spoont，1987；Meyer，Johnson，& Carver，1999；Salavert 等，2007），而抑郁症一直与奖赏敏感性降低（Henriques & Davidson，2000）以及趋近动机的不足（Shankman，Klein，Tenke，& Bruder，2007）联系在一起。当被强烈激活时，SNS 的欲望奖励反应倾向被认为会降低 PNS-VVC 共情反应，表现为面部表情减少和社交信号敏感性降低（例如，人们可能会忽略重要的声音信号或其他人表现出的面部表情）。继发于 SNS 欲望奖励激活的过度关注目标的行为会对社交环境产生负面影响（想象一下，有人因为过度兴奋于自己的想法或者行为而一直打断或主导着对话）。SNS 欲望奖励激活过程中的主要外显行为反应包括两种一般的外显行为反应：

1. 兴奋性趋近（例如，伸手去拿一个看起来很好吃的红苹果）
2. 追求，包括过度关注目标的欲望行为（想象一只在鸡舍里的狐狸）

我们的模型区分了预期性奖励和完成性奖励。*预期性奖励*一词指的是接近/追求反应和 SNS 兴奋性唤起（追逐和捕捉兔子），而*完成性奖励*一词指的是奖励获得（消化和摄取）、PNS 激活、享乐、休息、消化和满足。

威胁信号

威胁信号（threatening cues）被评估为可能是危险或有害的刺激。发现威胁与战斗或逃跑系统的激活有关（Gray，1987），还多少与行为抑制系统的激活有些关系（Gray，1987；Gray & McNaughton，

2000）。当我们感受到威胁时，我们会有一种预感，觉得可能会发生不好的事情，或者预期的目标可能会受阻。我们的交感神经系统被激活，引发焦虑、愤怒和逃跑或攻击的冲动。我们的社交安全（PNS-VVC）共情知觉和亲社会信号都受到损害。我们的身体感到紧张；当我们准备战斗或逃跑时，我们的呼吸又快又浅，心率加快。例如，我们只能强颜欢笑，我们的面部表情受到限制，我们的语调变得单调，我们的手势僵硬、不够自然，我们更有可能转移目光或带着敌意凝视，并误解他人所说的话。如果威胁唤醒水平继续增加，而威胁没有被消除，可能会出现恐惧或惊恐状态；SNS 和 PNS 之间谁来主导的天平可能会倾向于更古老的进化系统（即，旧迷走神经或 PNS-DVC；见 Porges，2007），导致紧张性地僵住，然而如果有机会，生物体仍然能够逃脱（也就是说，SNS 可以被重新激活）。

压倒性威胁或奖励信号

每当威胁或奖励刺激持续不减或强度增加，并且 SNS 应对反应（例如，逃跑、战斗或兴奋性趋近）无效或受阻时，压倒性信号会触发进化上更老的紧急关闭系统（Porges，2007）。例如，对飞行极度恐惧的人在飞机舱门关闭后更容易晕倒（宕机反应）；也就是说，锁着的门阻挡了逃生，而引发这种反应的信号不仅仍然存在，而且随着即将起飞而逐渐增加。因此，当基于 SNS 的反应无效或不堪重负时（例如，看起来我们将成为熊的晚餐），我们的脑身通过关闭我们的逃跑/战斗/趋近行为来应对，以保存能量并最大限度地生存（有关压倒性奖励信号的例子，请参见技能训练手册第五章第 2 课中的"那么近，又那么远"）。宕机反应上调旧迷走神经（PNS-DVC；见 Porges，2007），这是一种支配肠道的无髓鞘通路，在压力不大的情况下具有调节消化的功能。PNS-DVC 的激活增强通常导致 PNS-VVC 社交安全反应、SNS 兴奋性唤起和 SNS 防御性唤起的下调。PNS-DVC 关闭触发心动过缓（心率降低）、窒息（呼吸暂停）、胃动力增加和疼痛阈值增加（Porges，2007）。我们的心率、呼吸和身体运动变慢，因为我们的社交安全系统和战斗或逃跑系统都被停用了；我们失去了所有的面部表情，身体僵住、麻木，可能会晕倒，并且感觉不到疼痛。

探索 DVC 在疾病诱发行为中的作用的动物研究表明，DVC 的激活可能是临床抑郁症中类似症状的行为基础；例如，兴趣丧失、嗜睡和社交退缩与 DVC 的激活有关（Marvel, Chen, Badr, Gaykema, & Goehler，2004）。事实上，慢性抑郁症患者可能会在高 SNS 防御唤醒和高 PNS-DVC 麻木之间交替。具体来说，焦虑担心或反刍的强烈时期可能被神经感知为压倒性的，导致 PNS-DVC 介导的僵住和麻木（即快感缺失），从而关闭或抑制 SNS 防御唤醒。这可能解释了为什么激励长期抑郁的 OC 个体改变他们的一些适应不良行为是极其困难的，因为这些适应不良行为通过自主神经系统唤醒的降低而得到了间歇性强化。自我诱发的饥饿（神经性厌食）可能通过 PNS-DVC 宕机反应得到类似的强化，因为脑身将极度的食物匮乏解读为威胁生命的信息。不幸的结果是，尽管患有神经性厌食的个体在 PNS-DVC 激活时可能会感觉更平静（也就是说，她没有吃东西），但她的调节策略实际上是在杀死她。此外，她由于 PNS-DVC 激活导致的平淡情感，使其更难灵活地表达对社会联结的真正渴望，从而导致社交孤立感的增加（T.R.Lynch 等，2013）。同样，非自杀性自伤行为可以通过激活 PNS-DVC 得到部分强化。即使在自我伤害是预先计划好的情况下，将自己切割到血液清晰可见的程度的行为本身也可能触发 PNS-DVC 介导的宕机反应，关闭 SNS-焦虑/唤醒，从而间歇性地强化切割行为。无论如何，我们迫切需要在人类研究中对这些假说进行检验。

在我们的模型中，重要的是要注意，当涉及神经感知时，一个人永远不会完全摆脱感知和调节的偏差（即个人历史和生物气质倾向）。学习和经历以及生物气质的个体差异使得对唤起性刺激的错误评价成为相对常见的事件（就像真正提供帮助被误解为操纵计谋一样）。然而，大多数情况下，我们的神经调节系统运作良好，使我们能够快速应对不断变化的环境条件，并调整我们的行为以适应当下的需求，就如下面的故事所示：

在一顿愉快的晚餐后，憨豆先生决定在他家附近悠闲地散步（社交安全性高：PNS-VVC 占优势；憨豆先生很放松，乐于社交）。然而，在这个特殊的夜晚，街道似乎异常安静——一辆车也没有（轻度新奇信号：PNS-VVC 略显撤退；憨豆先生好奇，略带警惕）。突然，一辆白色货车出现在街道的尽头。它大声地加速向着憨豆先生开去。他的身体僵住了，屏住呼吸，专注地凝视着（高度新奇信号：PNS-VVC 社交安全体系进一步退出；憨豆先生高度专注并集中注意力）。货车在尖锐的刹车声中停下来，三个魁梧的男人跳了出来，都穿着一模一样的白色制服，戴着面具。他们朝憨豆先生跑去（中度的高威胁信号：SNS 防御唤醒被激活）。他们一边跑一边念叨："牙齿！牙齿！光荣的牙齿！"

憨豆先生决定逃跑（SNS 逃跑反应激活：憨豆先生想逃跑）。但是追他的人太快了。他们抓住他，他试图打他们（SNS 战斗反应激活：憨豆先生发起防御攻击）。但是他们太强了。他们把他扔到货车后面，把他绑在躺椅上，头顶上方明亮的灯光照着他。

憨豆先生被吓呆了，但他继续寻找逃跑的方法（SNS 惊吓反应：憨豆先生惊慌失措但还能动弹）。不幸的是，绳索太紧，似乎没有逃脱的方法。他感到无助（PNS-DVC 投降反应：憨豆先生感到了放弃的冲动）。而且，更糟糕的是，恶棍们强迫他张开嘴，开始用尖尖的物体和管子捅和戳他的牙齿，他们的动作伴随着低沉的呼呼声和咯咯声。憨豆先生觉得自己越来越脱离现实，几乎听不到绑架者在说什么（PNS-DVC 宕机反应完全激活：憨豆先生正在解离和昏厥）。

当憨豆先生醒来时，他正坐在警车里，旁边是一位好心的警官告诉他发生了什么。看起来憨豆先生是恶作剧牙线大师教团（order of maleficent flossing gurus，OMFG）的最新受害者，这是一群走火入魔的牙科保健师流氓[编者按：确实是，我的天呐（Oh My Fucking God，OMFG）（译者注：一种英文常用的表达感叹的缩略词）]。憨豆先生虚弱地笑了笑，深吸了一口气。他有点累了，但惊喜的是，他的牙齿感觉异常干净，口气十分清新（憨豆先生的 PNS-VVC 社交安全系统开始重新启用）。

基本假设总结

我们的神经调节模型代表了一种社会情绪功能的综合（与还原主义相对）理论。它通过分离感觉受体、中枢认知和反应选择调节因子，将情绪功能的中枢自上而下模型（Thayer & Lane，2000，2009）与外周自下而上模型（Porges，1995，2007）整合在一起。它说明了一系列潜在的调节影响，包括这里列出的：

- 生物气质（威胁和奖赏敏感性）
- 社会经历（创伤史、文化或家庭、强化的经历）
- 时间（快速和自动与缓慢和费力）
- 唤醒（刺激强度）
- 效价（享乐或积极和消极的评价）
- 内在动机（休息、加入、探索、僵住、趋近、追求、逃离、战斗、投降或晕倒的冲动）

该模型解释了稳定且与环境无关的反应模式（也称为人格、习性和心境），并引入了一种机制，通过该机制，可以利用 PNS 和 SNS 之间的神经抑制关系，通过使用技能来调整僵化的习惯性反应

（和生物气质偏差）（Berntson 等，1991；T.R.Lynch 等，2015）。该模型还认为，在进化过程中，我们会与生俱来不断审视环境中是否存在安全、新奇、奖励、威胁或压倒性的奖励或威胁，因此，情绪体验会一直存在，尽管通常强度较低，不被意识所觉察。最后，该模型通过强调社交信号、社交安全以及情感的沟通和促进功能，强烈影响了 RO DBT 的治疗策略，主张物种生存和个体幸福强烈依赖于我们在部落中形成持久联系和合作的能力。表 2.1 提供了我们的神经调节模型的核心 ANS 成分的图解概述，以及假设每个成分如何影响社交信号。

表 2.1 RO DBT 情绪的神经调节模型

	唤起信号[b]的神经感知[a]				
	安全信号	新奇信号	奖励信号	威胁信号	压倒性信号
初级的神经基质反应	PNS[c]-VVC[d] 参与	PNS-VVC 撤退不伴 SNS[e] 激活	SNS-E[f]（兴奋性）参与	SNS-D[g]（防御的）参与	PNS-DVC[h] 参与
ANS 系统触发	社交安全参与系统（适应性功能：加强同一物种内的沟通，促进社会联结）	定向和初级评价系统（适应性功能：提供快速识别和适当回应环境中威胁或奖励的方法）	兴奋性趋近系统（适应性功能：促进最大化目标实现的目标追求行为）	防御性回避系统（适应性功能：促进最大化避免伤害的防御性战斗或逃跑行为）	紧急关闭系统（适应性功能：当 SNS 战斗/逃跑/趋近反应无效时，保存生存所需要的重要能量储备）
初级的行动冲动	参与社交	站着不动	趋近或追求	逃跑或攻击	放弃
自主反应	身体放松 呼吸缓慢且深 心率降低	身体定住 呼吸暂停 定位朝向信号	身体是充满活力和活泼的 呼吸加快 心率快	身体紧张不安 呼吸快且浅 心率快 出汗	身体不动 心率和呼吸变慢 疼痛阈值增加
与内部感受体验有关的情绪词[i]	放松的、善于交际的、满足的、开放的、玩耍的	警觉但没有被唤起；好奇的，专注的，善于评价的	兴奋的、得意的、热情的、目标驱动的	焦虑的或者被激惹的，被防御性唤起的	麻木的、无回应的、昏睡的、无反应的、冷漠的、对疼痛不敏感的
对社交信号的影响	社交信号增强	社交信号能力暂时中止	共情感知受损；个体仍富有表现力	共情感知能力和释放亲社会信号的能力均受损	SNS 趋近、战斗和逃跑反应均消退；发出的社交信号文不对题
行动或表达（公开行为或社交信号）	轻松的眼神交流和面部表情 倾听和触摸他人 显得平易近人、善于交际、善于接受、开放和乐于探索	定向反应（"这是什么？"） 停下来、看看、听听	兴奋性趋近 目标驱动行为 夸张的姿势 对他人面部表情和微妙的社交信号不敏感	压抑的面部表情，紧张的姿势 单调的声音 回避的目光或敌意的凝视 战斗或逃跑的反应	平淡的、没有表情的脸 单调的声音 缓慢的讲话 分离、昏迷、晕厥

[a] 术语"神经感知"表示一个人如何评价或评估唤起的刺激。初级评价是快速评估，在无意识的情况下，起源于感官受体水平。次级评价是对初级评价较慢的、自上而下的重新评估；它们包括进化上更新的情绪处理的中央认知和意识水平

[b] 信号是一种有情绪唤起作用的刺激，它发生在身体内部（例如，一段愉快的记忆）、身体外部（例如，一个意想不到的巨大噪声），或者作为一种环境的功能（例如，白天的时间）

[c] PNS：副交感神经

[d] PNS-VVC：副交感神经的腹侧迷走神经复合体（新迷走神经），社交安全系统（ventral vagal complex）

[e] SNS：交感神经，激活系统（sympathetic nervous system）

[f] SNS-E：交感神经兴奋趋近系统（SNS excitatory approach system）

[g] SNS-D：交感神经防御性回避系统（SNS defensive avoidance system）

[h] PNS-DVC：副交感神经的背侧迷走神经复合体（旧迷走神经），关闭系统（dorsal vagal complex）

[i] 术语"内感受性"是指发生在身体内部的基于情绪的现象和感觉

接下来，我回顾了从我们的神经调节模型中提取出来的针对 OC 障碍的 RO DBT 生物社会理论。两者对于治疗适应不良的 OC 都是必不可少的。我们的神经调节模型为针对特定 OC 困难的干预措施提供了基础，而生物社会理论有助于临床医生和来访者形成对 OC 如何随着时间的推移而发展和维持的共情性理解。

OC 障碍的生物社会理论

适应不良的 OC 被认为是三大因素共同作用的结果：

1. 先天（生物气质和遗传影响）
2. 养育（与家庭、文化和环境因素以及学习有关的影响）
3. 应对（在压力下过度自我控制的倾向，强迫性地解决问题的倾向，发出亲社会信号能力缺陷的倾向）

该理论还假设，适应不良的 OC 包括感知缺陷（例如，对变化的感受性上）和调节缺陷（与环境不相称的抑制或不真诚的情绪表达）。具体来说，生物气质倾向导致的威胁敏感性增加、奖赏敏感性降低、抑制性控制增强和高度注重细节的加工被认为与重视正确性、表现和自我控制的早期家庭、环境和文化经历进行相互作用，从而产生一种回避风险、情绪表达受限和冷漠/警惕的社会情绪应对方式，限制了学习新技能和运用积极社会强化因素的机会。该理论强调开放和发出社交信号的重要性，以及最佳幸福需要以下三个要素的观点：

1. 学习能力必备的对新奇的或不同的反馈的接受性
2. 灵活适应不断变化的环境
3. 与至少一个人保持社交联结

该理论的图示如图 2.1 所示。

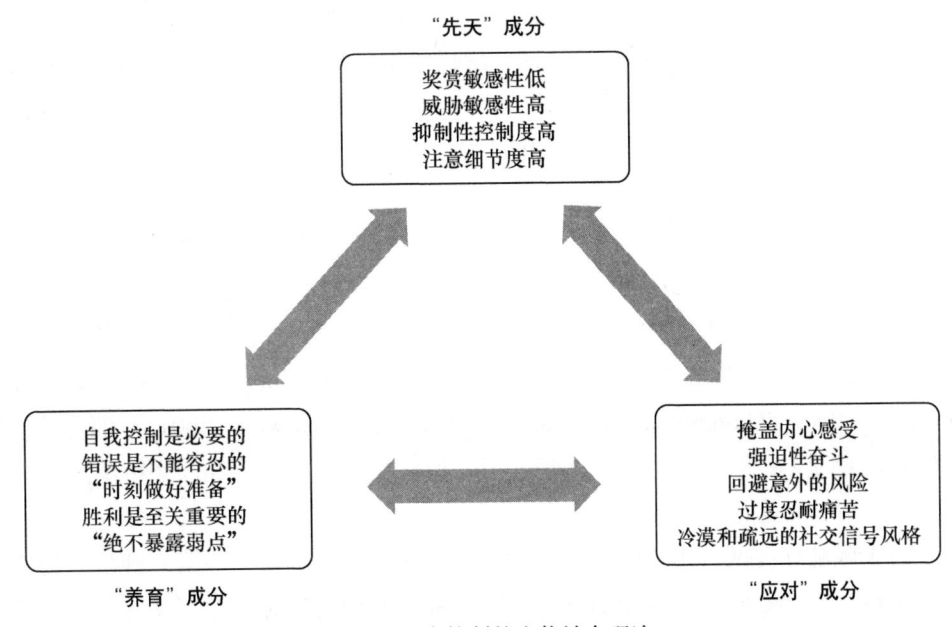

图 2.1　过度控制的生物社会理论

"先天"成分

该理论中的"先天"成分与生物遗传和生物气质倾向有关，这些因素会加剧OC的应对。OC来访者被认为在生物学上有四种特定的生物气质缺陷或过度，这些缺陷或过度反过来又被认为是OC障碍的基础：

1. 防御性唤起和焦虑状态增加（继发于生物气质上的高威胁敏感性）
2. 自发快感和兴奋性唤起的体验减少（继发于生物气质上的低奖赏敏感性）
3. 卓越的自我控制、忍受痛苦和延迟满足的能力（继发于生物气质上的高抑制性控制）
4. 优先关注细节，而不是更全面的信息加工模式（继发于生物气质上的高度注重细节加工）

生物气质倾向之所以强大，是因为它们可以影响情绪反应的感觉受体（前意识）水平的感知和调节，并因此间接影响中枢认知功能（如基于语言的重新评价）和反应选择（如外显行为和社交信号），而受此影响的人甚至不曾意识到。在极端情况下，它们会使外显行为反应更加僵化，对不断变化的环境突发事件的适应性更差[20]。例如，高度威胁敏感性和约束的生物气质倾向容易使OC来访者更有可能普遍感到紧张，不管环境如何——在工作中、家里、健身房或聚会中——而生物气质偏差较少的个体则更容易调整他们的行为，以匹配所处的环境（既能够适应工作环境中的约束，也能够在办公室聚会中尽情跳舞）。

高抑制性控制

*高抑制性控制*一词指的是能够抑制基于情绪的行为或表达倾向（例如，掩盖内心感受）、延迟满足（例如，抵制诱惑）、关注非即时的未来突发事件（例如，提前计划）以及坚持短期内不会带来回报的行为以实现长期目标（例如，忍受痛苦）的卓越能力。当一个人在需要灵活性、幽默、即时反应和公开表达情感的情况下（例如，当一个人参加聚会，或在雨中跳舞，或在浪漫的约会中，或在与家人的假日聚餐中，或在听她十几岁的儿子的反馈时），无法主动解除抑制或放弃控制时，抑制性控制就成了一个问题。以过度抑制性控制为特征的个体过度依赖战略手段而非享乐手段来实现预期目标。他们的大部分行为不是情绪驱动的，而是过度地被规则控制的。因此，一个OC来访者可能会报告说，他参加了一个聚会，是因为一种责任感或义务感，而不是因为预期的快乐。在OC来访者的治疗中，这一点再怎么强调都不为过，因为这意味着他们的行为，不是由当下的情绪或失调的情绪驱动的，通常是涉及推理、逻辑、预测和规则的非情绪执行过程的结果。

对具有强烈结构需要和高控制特质的个体进行的研究表明，当他们感到压力时，他们更有可能试图快速解决不确定性问题，并寻找既定的解决方案（也就是说，他们可能会优先使用过去的解决方案，而不是新的解决方案）。这种类型的响应方式通常会导致更多的错误，因为个人发现很难放弃既定的解决方案或规则，即使环境变化表明先前的解决方案不再适用（Brand，Schneider，& Arntz，1995；Neuberg & Newsom，1993；Thompson，Naccarato，Parker，& Moskowitz，2001）。僵化的受规则支配的行为和定势转移问题是OC障碍的特征，并暗示了一种信息加工的偏倚和问题解决风格，即更偏向理性和逻辑，而不是情感和直觉。

研究提示，对于威胁存在两种由生物气质驱动的、但性质不同的反应。第一种是*回避应对*，即为了减少厌恶唤醒而自动避开威胁相关线索的倾向；第二种涉及警觉应对，即自动转向或接近威胁相关信号的倾向，以防止威胁在未来的发生（Hock & Krohne，2004）。传统上，趋近应对（或警觉应对）

一直被认为是最健康、最有益的减压方式（Kohlenberg & Tsai，1991；Hayes 等，1996），但最近的研究表明，当趋近或警觉应对方式变得僵化或习惯性时，会带来问题（Hock & Krohne，2004）。对于 OC 来访者来说，这一性质可能尤其明显，因为他们在压力下更有可能强迫性地使用警觉和趋近应对方式。

强迫性努力和过度趋近应对可能反映了两种生物气质混合的影响。例如，研究表明，压抑者和敏感者（Hock，Krohne，& Kaiser，1996）都对威胁高度敏感，但两者存在一些重要差别。压抑者对威胁信号迅速产生反应，但也会迅速避开或分散他们对信号的注意力，这一策略会让他们对威胁的记忆变得贫乏。敏感者也会对威胁提示产生快速反应，但他们并没有把注意力转移开，而是加强了对威胁的处理，试图控制或防止未来的负面事件发生。压抑者的早期敏感性受到自上而下的执行控制过程的抑制（Hock & Krohne，2004）。从我们的角度来看，这可能反映了高威胁敏感性与高抑制性控制（OC 的一个核心特征）这两种生物气质的结合，这种组合可能会引发一个过程，即低水平的威胁在感觉受体水平上被检测到，但通过卓越的抑制性控制迅速下调。

过度的抑制性控制和自我约束也一再与压抑的应对风格联系在一起。压抑者重视逻辑和非情绪化的生活方式。Weinberger、Schwartz 和 Davidson（1979，第 338 页）将压抑者描述为无法识别自己的情绪反应的个体，并为了显得更被社会所认可，他们"似乎积极努力地让自己（而不仅仅是其他人）确信自己不容易产生负面情绪"。相比之下，防御性强、高度焦虑的人会承认他们的焦虑情绪，同时会为此感到不舒服或尴尬[21]。

根据 Derakshan 和 Eysenck（1999）的观点，高度压抑的应对风格的个体，或者高度压抑者，通常相信他们所报告的——也就是说，他们没有经历任何情绪——并且他们试图做出相应的行为。然而，尽管他们报告的焦虑程度较低，但与实际上焦虑程度低的个体相比，他们对威胁的反应具有较高的生理唤醒（综述，见 Weinberger，Tublin，Ford，& Feldman，1990）以及较低的心率变异性[a]（Pauls & Stemmler，2003）。此外，压抑者显示出对威胁或负面刺激高度敏感的注意和编码策略（Bonanno，Davis，Singer，& Schwartz，1991；Fox，1993；Furnham，Petrides，Sisterson，& Baluch，2003）。例如，在需要处理威胁刺激的四个实验研究中，Calvo 和 Eysenck（2000）表明，压抑者表现出早期的警惕性，然后是回避，他们的回避表现比焦虑程度低的人出现得晚。

压抑者的另一个特征是高印象管理（例如，冲突期间过分讨好的或顺从的行为），这被假设有助于他们避免负面情绪，防止因预期的社会排斥而丧失自尊（Kiecolt-Glaser & Murray，1980；Weinberger，1995）。高压抑者似乎也表现出随情景和互动内容而变化的反应。例如，多项研究表明，压抑者倾向于淡化消极影响，而不是夸大积极影响（综述，见 Myers，2010）。此外，当高压抑者收到私下的反馈时，他们似乎更倾向回避、自我欺骗的策略，而当反馈公开时，他们可能会密切关注，反复思考其他人如何看待它们，并参与印象管理活动（Baumeister & Cairns，1992；Pauls & Stemmler，2003）。也许最重要的是，刚刚引用的所有发现似乎同样适用于适应不良的 OC 中常见的行为模式，这些模式是 RO DBT 改变的目标。

注重细节的加工模式

OC 来访者被认为表现出对细节的偏好（例如对微小差异的高度敏感）和高度的模式识别（例如对不对称的高度敏感），而不是更全局化的加工模式（例如，广泛的视角或考虑大局）。对被诊断患有神经性厌食症和孤独症谱系障碍（两种核心 OC 障碍）的个体进行的研究显示，他们在需要全局加工

---

[a] 译者注：心率变异性是指心跳间隔的变化程度，通常用来衡量自主神经系统的功能和身体对压力的反应

的任务中表现较差（Happé & Frith，2006；Lang，Lopez，Stahl，Tchanturia，& Treasure，2014；Lang & Tchanturia，2014），并表现出专注细节或局部加工的卓越能力（Aloi 等，2015；Lopez，Tchanturia，Stahl，& Treasure，2008，2009；Losh 等，2009）。注重细节的加工模式被认为代表了一种非情绪的生物气质属性，它始于感觉受体或皮层下加工水平（也就是说，前意识）。因此，OC 来访者可能比其他人更倾向于注意细节，但忽略整体（注意到树木，但错过森林）。这被认为是非情绪化的，因为它涉及与模式识别相关的基本感知过程（例如，一本错位的书），这可能会很快变得情绪化。例如，注意到书架上的一本书没有对齐，可能会引发整理或重新对齐这本书的冲动，这种冲动如果被阻止，可能会导致沮丧或引发焦虑。高度注重细节的处理结合 OC 卓越的抑制性控制可能会强烈影响职业、关系和娱乐选择。例如，OC 个人倾向于从事需要详细分析（如国际象棋、地图阅读、数据分析或会计）、坚持、反复练习和自律（如芭蕾舞、跳伞、潜水或爬山）的娱乐或职业活动，并且他们通常倾向于允许更大的个人控制力的单独活动（如马拉松跑步或电脑游戏），而不是以亲社会凝聚力和共同努力来衡量成功的团队和人际活动。

高威胁敏感性

OC 的高度注重细节的加工模式可能会增加其注意到环境中微小变化（即新奇）的可能性，而 OC 的高威胁敏感性则更有可能将这些微小差异评估为潜在危险。在一项对两组儿童的纵向研究中，他们在出生后的第二年或第三年因在不熟悉的事件中极度谨慎和害羞（抑制）或无畏和外向（不受抑制）而被选中，研究表明这些特征可以持续到出生后的第六年；在 6 岁时，抑制更强的儿童在一个或多个通常对新奇和挑战做出反应的生理区域表现出激活迹象——即下丘脑-垂体-肾上腺轴、网状激活系统和交感神经系统（Kagan，Reznick & Snidman，1987a）。这一发现表明，对于害羞和抑制的儿童来说，在神经系统中那些导致不确定状态和生理唤醒的部分反应的阈值较低。

低奖赏敏感性

风险厌恶和奖励不敏感与低趋近动机和高行为抑制密切相关（Kasch，Rottenberg，Arnow，& Gotlib，2002；Smoski 等，2008）。奖赏反应可以分为三个部分（综述，见 Dillon 等，2014）：

1. 预期（激励）性奖赏反应
2. 完成性奖赏反应
3. 奖赏学习

预期或激励性奖赏反应包括与奖赏寻求、渴求和觅食相关的欲望-积极情绪系统和期望过程，以及与腹侧纹状体多巴胺系统相关的大脑基质。完成性奖赏反应也与积极的情感和大脑系统有关，这些系统与味觉享乐和愉快的触摸以及腹侧纹状体和眶额皮层的阿片和 γ-氨基丁酸（GABA）系统有关（Berridge & Robinson，2003；Ikemoto and Panksepp，1999；Panksepp，1981，1982，1986，1998）。不足为奇的是，慢性压力会降低预期和完成性奖赏反应（见 Kumar 等，2014）。奖赏学习是指继发于正强化的行为改变。例如，快感缺乏的个体在给予正强化后表现出奖赏学习的缺陷（见 Dillon 等，2014）。

预期性奖赏

*预期性奖赏*一词指的是人类的欲望或激励动机，与欲望、渴求、兴奋、喜悦、能量、热情和潜能（综述，见 Depue & Morrone-Strupinsky，2005）以及交感神经系统激活、兴奋性趋近行为和多巴胺释

放有关。预期性奖赏反应也是人类社会联系的重要组成部分，并与无条件的社会刺激相关联，如面部特征（例如，迷人的面孔）、微笑、友好的发声和姿势（Porges，1998）。当应用于社会互动时，该术语指的是一个人渴望社会亲密关系或寻求社会参与的程度。

与其他个体相比，OC 个体被认为在生物气质倾向上对奖赏性刺激更不敏感。奖赏敏感性被定义为一个阈值或节点，通过该阈值或节点，周围环境中的某个特定刺激被评估为有潜在的奖励或预示着积极强化可能性的信号。奖赏敏感性的降低使得 OC 个体不太可能表现出热情或快乐，并表现出兴奋性趋近行为。例如，最近对进食障碍中的预期性奖赏因素和相关脑区的综述（Kaye，Wierenga，Bailer，Simmons，& Bischoff-Grethe，2013）得出结论，发现多巴胺介导的预期性奖赏在暴食–清除（即我们模型中的控制不足障碍）中更高，在厌食症（即过度控制障碍）中更低[22]。

完成性奖赏

*完成性奖赏*一词指的是与消费或获得期望的奖励相关的愉悦感受，这种体验已被证明与内源性阿片样物质释放、PNS 腹侧迷走神经激活和 PNS 休息/消化行为有关。对人类来说，完成性奖赏体验与人际关系的温暖感、社交联结感、满足感、饱腹感、欣快感和幸福感有关。值得注意的是，由阿片类物质介导和调节的奖赏体验被认为是人类渴望与他人亲密接触的基础；也就是说，在当下与他人交往的愿望（预期性奖赏）很大程度上受过去的交往中体验到的快乐程度的影响（见 Depue & Morrone-Strupinsky，2005）。因此，与自身的阿片奖赏系统低的人相比，自身的阿片奖赏系统高的人更有可能将与人互动中的中性的、低水平的亲社会性信号或模棱两可的信号编码为奖赏性的（例如，与商店店员的简单互动可能被体验为非常愉快）。他们更可能去接近模棱两可的社交情境，因为他们之前的经验表明他们可能会觉得很愉快。因此，低预期性奖赏敏感性的个体（即 OC 个体）就可能需要更高水平的亲社会安全信号，不仅是为了激活他们的预期性奖赏系统和相关的兴奋性趋近行为，也是为了在社交互动过程中体验到完成性奖赏或快乐。RO DBT 认为，OC 个体的预期性奖赏反应*低*（奖赏敏感性低），对非社交性奖赏的完成性奖赏反应*正常*，对社交性或亲和性奖赏的完成性奖赏反应*低*[23]。

有趣的是，大多数关于奖赏的研究未能区分积极的情绪体验和生理平静。我们的神经调节模型认为，可以通过观察它们如何影响社交信号的发放来区分平静和兴奋性奖赏状态（参见表 2.1）。至少对人类来说，生理平静被认为意味着社交上的平静；也就是说，当我们感觉自己是部落的一部分时，我们会感到安全，伴随而来的社交安全激活（见 PNS-VVC）会增强共情反应和亲社会信号的发放。相比之下，兴奋性奖赏状态的特征是广泛的社交信号和较低的同理心（通过下调 PNS-VVC 社交安全系统和上调 SNS 兴奋性奖赏）。此外，预期性奖赏与想象、对奖励的接近和反应能力有关，而完成性奖赏与对体验和积极情感的开放性有关（Gard，Gard，Kring，& John，2006）。RO DBT 认为，OC 来访者不太容易体验到 PNS-VVC 社交安全，部分源自其自身的高威胁敏感性；也就是说，当一个人的感觉受体系统对潜在的危险保持高度警觉的时候，他是很难在派对上玩得开心的。

OC 为亲和或社会奖赏理论提出的难题是，OC 来访者从非社交性奖赏中体验到的快乐量可能与其他人相同（有关综述，见 Dillon 等，2014），但从社交互动中体验到的快乐是少的，对积极的社交刺激的回应也较少。对这些假设还有待研究。此外，类似于 McAdams（1982）的观察，检验奖赏反应的模型将受益于将归属需求（例如，害怕独处，渴望与他人在一起，但不一定是亲密的）与亲密关系需求（例如，需要亲密的社会联结，同时认识到独处的时刻可能是必要的）分开。渴望归属或在他人身边的欲望可能代表了与人多势众的安全感相关的较低等级或较老的进化反应，而对亲密关系的欲望可能代表了与具有催化功能的情感表达和核心的部落天性相关的较高等级或新的进化反应。最后，如果我们将奖赏的概念扩展到包括非享乐动机，特别是在试图理解人类的社交互动时，我们的模型会更有用，而且是合理的。例如，如前所述，OC个人被认为是出于义务或责任感（非情感性趋近应对）而积极参与社会交往，而不是因为他们将这些交往预期或体验为奖赏性的或愉快的。

奖赏学习

OC来访者中的奖赏学习也被认为会受到他们对新奇事物或不可预测情况的习惯性回避的负面影响。当前的奖赏学习理论认为，当预测失败时，学习就会发生——也就是说，只有当预测发生的事情（基于过去的经验）和实际发生的事情之间存在差异时，新的学习才是可能的。当期望被打乱时（也就是说，不可预测的），学习是最有利的，而当结果变得越来越可预测时，学习就会变慢并最终停止（Hollerman & Schultz, 1998）。类似于RO自我询问原则中阐述的概念（见第七章），似乎只有当我们遇到"个人未知领域"时，学习才是可能的。

在理解OC来访者时，上述观察的相关性是显而易见的；也就是说，他们执着遵循惯例，过着结构化、受控的生活，这可能会让生活变得可预测，避免了焦虑，但这也带来了一个隐含的代价，即无法享受生活。研究表明，大脑黑质和腹侧被盖区的多巴胺神经元最有可能被不可预测的奖赏刺激激活，这一过程"随着结果变得越来越可预测而减慢，并在结果完全可预测时结束"（Hollerman & Schultz, 1998, 第304页）。因此，看来奖赏性体验和随后的学习取决于多样性、不可预测性和对未知的接触。因此，大多数OC来访者都强烈渴望预测所有可能的未来结果并提前计划，这不仅会阻止新的学习，还会增加停滞不前和听天由命的可能性。与此相关，OC积极情绪状态通常与成就感（例如，抵制诱惑，发现他人忽视的错误）而不是运气、机会或当前的情绪（例如，中彩票）相关联。从OC的角度来看，快乐必须是自己挣来的，休闲时间必须用来自我提升。不幸的是，OC的这种卓越的自我控制能力往往使人误以为可以用类似的方式控制他人和世界。接下来，我描述了RO DBT的OC生物社会理论的"养育"部分，以及社会生活环境对适应不良的OC的发展和维持的影响。

"养育"成分

我们的OC生物社会理论模型假设"先天"成分与"养育"或社会生活的成分（家庭、文化、环境）相互作用，以强化、维持或加剧OC应对方式。社会生活的影响可以是既往的（童年创伤、过去的学习）或当下的（目前的生活条件、新的学习）。"先天"和"养育"之间的作用是反复且双向进行的，也就是说，先天会影响养育，反之亦然。例如，对儿童行为抑制的研究表明，焦虑落单的儿童（即害羞、胆小、冷漠、言语抑制）可能对社会拒绝存在先天的过度敏感特质（London, Downey, Bonica, & Paltin, 2007）。被排斥的焦虑落单的儿童在社交方面表现出更大的无助感，而且这种无助感（例如，在社交中不能采取主动或在有挑战的社交情境下容易放弃）在经历社会排斥之前和之后都会存在（Gazelle & Druhen, 2009）。与对照组相比，他们还报告了在一个行为拒绝任务之前和期间都体验到更高的拒绝感受，包括迷走神经张力过度抑制和心率持续增加（Gazelle & Druhen, 2009）。呼吸性窦性心律不齐（respiratory sinus arrhythmia, RSA）是一种测量PNS-迷走神经张力的方法，低静息RSA已被证明多见于焦虑（Beauchaine, 2001）和行为抑制高的儿童（Rubin, Hastings, Stewart, Henderson, & Chen, 1997）。根据我们的模型，这些发现表明其社交安全系统（即 PNS-VVC）的激活存在缺陷。根据 Downey，Lebolt，Rincón，& Freitas（1998）的观点，对社交排斥的焦虑预期增加了焦虑落单儿童将模棱两可的社交信号视为拒绝的可能性。社交排斥是一种痛苦的拒绝形式，包括同伴排斥（例如，在学校休息时没有同伴靠近，或者故意忽视或拒绝让孩子参加同伴游戏）。与理解 OC 应对特别相关的是，在同伴拒绝的实验操作中，焦虑落单的儿童（8～9 岁）在被排斥时表现出可观察到的行为上的"不安"明显大于正常对照；然而，有趣的是，这些表现会急剧减少，以至于在几分钟内他们与正常组就没有区别了（Gazelle & Druhen, 2009）。同伴拒绝后，焦虑落单的被排斥儿童对可观察到的不安（例如，痛苦的面部表情）表现出的快速抑制性控制，与 OC 来访者中常见的类似过程相似——即拒绝的体验被隐藏或公开掩盖。这种生物行为的反应模式代表了先天-养育相互作用的一个例子，这种相互作用被认为是 OC 应对发展的基础。

大量的研究评估了童年创伤和家族的精神病理对个体社会情绪健康的影响（Cheavens 等，2005；Cloitre，Miranda，Stovall-McClough，& Han，2005；Cloitre，Stovall-McClough，Zorbas，& Charuvastra，2008；White，Gunderson，Zanarini，& Hudson，2003），包括与适应不良的 OC 相关的问题的发展和维持。例如，使用社区样本进行纵向研究发现，即使在控制了身体或性创伤、身体忽视和其他人格障碍症状后，情感上疏离的母亲（例如，赞同"不要夸奖自己的孩子"）与他们的后代中 OC 人格障碍症状（回避型和偏执型）的风险增加相关（Johnson，Smailes，Cohen，Brown，& Bernstein，2000）。同样，纵向研究表明，在生命早期（婴儿期、学步期）经历的情感忽视和虐待会导致内化障碍的发展（Keiley，Howe，Dodge，Bates，& Pettit，2001；Kim，Cicchetti，Rogosch，& Manly，2009；Manly，Kim，Rogosch，& Cicchetti，2001），和情感忽视相比，儿童经历更广泛的虐待，尤其是身体虐待或性虐待，似乎更有可能出现外化问题（Kim 等，2009）。

在重视表现和高成就而不是社会联结的家庭和文化影响下，可能会进一步加剧适应不良的 OC 应对。高度重视表现的价值观会引发频繁的社会比较，主要是为了确认一个人的表现至少跟其他相似的人一样（希望更好），当社会比较不利时，很可能会导致无益的嫉妒。高度重视表现的家庭和文化价值观可以强化这样的观念，即与同龄人相比，孩子已经是或应该是特别的、不同的或优越的（例如，更聪明、更顺从、更负责、更勤奋、更有技巧）。Turkat（1985）认为，强调特殊、独特或高成就重要性的早期儿童经历增加了儿童感到社交焦虑的可能性，并且相对于不太焦虑的同龄人表现出尴尬或"不同"的行为方式。从这一点上看，未来可能出现的特定类型的障碍很大程度上取决于孩子采取的管理焦虑的行为。例如，偏执型人格障碍前驱期的儿童采取谨慎的立场，并暗中指责他人对他的孤立（Turkat，1985），强迫型人格障碍前驱期或厌食症儿童变得越来越完美主义和克制，以最大限度地获得积极的评价，而回避型人格障碍前驱期儿童避免评价性环境（即减少与他人的接触和回避可能遭遇评价的情境），并采取顺从或讨好安抚的方式。这些互动风格会在时间的进程中得到间歇性强化，并干扰正常的发育过程。

此外，家庭文化中反复强调错误不可容忍或不可接受的信息可能会无意中向孩子传达她永远不够好（因为生活中充满了错误），从而加剧适应不良的完美主义的发展。因此，孩子学会避免冒险，以防止犯错误的可能性；她对觉察到的批评变得高度敏感，并认为她的自我价值是基于她相对于他人的表现。这可以伪装成强烈的独立、满不在乎、漠不关心、厌倦、顽固的决定论、疏离或夸张的亲社会行为。表 2.2 和表 2.3 列出了假说中认为 OC 个体可能曾经被惩罚或奖赏的行为。

表 2.2 被环境惩罚的行为

会引致惩罚的行为类型	相关的例子
犯错	以含糊的方式描述某事
	使用不正确的词语
	对考试或者会议没有准备
	对问题没有立即答复
主动发起活动	尝试冒险的事情
引起人们对自己的注意	小睡一会或休息一下
吹嘘	玩耍
	好奇
	陈述不受欢迎或者独特的观点
	在人群中脱颖而出
流露情绪	哭泣或呻吟
表现出脆弱或者弱点	变得生气
	兴奋地交谈
	尽情跳舞
	对内心感受过于直接或者坦率
	依赖
	过于信任某人
请求或渴望滋养、爱或者理解	请求拥抱
	受伤时寻求帮助
	寻找浪漫或者"真爱"
	关心别人的想法

表 2.3 被环境奖励的行为

会受到奖励的行为类型	相关的例子
取得重要成绩	努力工作或学习
延迟满足	计划、练习和排练
表现出胜任力	为退休和不时之需储蓄
进行社会比较	把自我价值建立在与同龄人相比自己做得如何上
不惜一切代价赢得胜利	撒谎或者欺骗以达到目的或者防止羞辱
	保持正确，战胜对手，永不认输
保持秩序，遵守规则	以合乎逻辑、不带感情的方式处理问题
尽职尽责	从不错过最后的期限
做出牺牲	总是保持礼貌，做正确的事情
	即使筋疲力尽，也要照顾他人
忍耐痛苦	在健身房忍受严苛的训练方案
表现出坚持不懈和有毅力	不畏艰难险阻继续前进
表现出自我控制	对自己或他人假装一切都好
	总是保持耐心
	从不表现出痛苦、明显的愤怒或疼痛
不直接表达情绪或意图	对某人采取冷处理的方式
	做到深藏不露
	策划和实施复仇

在下面的轶事中，一位 OC 来访者描述了社会生活环境反馈的强大影响：

> 我母亲一直认为我有音乐天赋，她抱怨说她年轻时从来没有机会演奏乐器。我五岁的时候，她给我买了第一把小提琴，还为我安排了私人导师。在被允许出去玩之前，我必须练习几个小时。
>
> 实际上我做得很好。最后，当我大约九岁的时候，我受到邀请，在一场地区音乐会上表演独奏。我真的很紧张，但表演结束时我得到了起立鼓掌。
>
> 之后我妈妈来到后台，我记得她很冷淡。她说，"如果你没有这么坐立不安，那可能就好了。"
>
> 我现在意识到她想帮我。但有时我会想，她希望我做得好的愿望是否在某种程度上起了反作用。

因为过度控制和情绪紧张的孩子的行为很可能是被抑制住的，以避免麻烦，所以可以合理地预测，照顾他们的成年人会倾向于认为他们表现得相当好，这与追求高强度快乐（高奖赏敏感性）的孩子形成对比，这些孩子很可能会做出冲动的和不恰当的行为（Rothbart, Ahadi, Hersey, & Fisher, 2001）。研究表明，随着时间的推移，父母能（通过注意）潜移默化地强化孩子驯服性的情绪表达（指表达悲伤-焦虑或者再加上快乐），但不能强化不驯服的表达（例如，愤怒；见 Chaplin, Cole, & Zahn-Waxler, 2005）。尽管父母的反应可能会受到儿童生物气质倾向的影响（Kagan, 1994; Lewis & Weinraub, 1979），但纵向研究结果表明，即使在控制了孩子学龄前的驯服性表达倾向后，父母对驯服性情绪的关注还是预测了两年后的驯服性表达水平，而对不驯服的表达则没有这样的影响（Chaplin 等，2005）。也有证据表明，父母会奖励他们的孩子对过度恐惧的抑制，并劝阻焦虑情绪的外在表达（Kagan, Reznick, & Snidman, 1987b）。综上所述，父母给予或不予关注可能会潜移默化地起到强化驯服性或抑制性情绪表达的作用。

上述发现提示，有多种社会生活环境的影响可以强化或加剧发展和维持 OC 应对模式。例如，一些 OC 来访者报告他们在混乱和戏剧性的家庭或环境中成长（例如，父母一方或双方严重酗酒或吸毒，频繁的不可预测的搬家和生活条件的变化，经常更换主要照顾者）。也有不少 OC 来访者报告说，他们从小就承担了照顾其他兄弟姐妹或无行为能力的父母的角色。此外，适应不良的 OC 也可以在健康的家庭或类似的环境中发展出来。发展研究（Eisenberg 等，2003）表明，热情、积极的父母可能会无意中促进孩子的过度控制行为（Park, Belsky, Putnam, & Crnic, 1997; Rubin, Burgess, & Hastings, 2002）。Kimbrel、Nelson-Gray 和 Mitchell（2007）提出，过度保护的父母可能会通过无意中教导或示范，传达世界是一个令人恐惧的危险地方，从而增强孩子的行为抑制敏感性。例如，一个对威胁高度敏感的 5 岁孩子可能会请求父母陪他去参加同学的生日聚会，当父母这样做时，他们注意到孩子似乎能更好地应对。然而，当孩子 14 岁时，同样的行为可能不会被如此积极地看待，尤其是他所在的青少年同伴群体。因此，善意的父母可能会在表面上试图表达"生活并不可怕"，但无意中通过其对孩子的言行发出相反的信号或传递相反的信息（例如，说"保护自己很重要"）。过度保护会减少孩子经历正常的引发焦虑情境的机会，从而阻止习惯形成或行为消退的发生。治疗师也不一定能免于表现出类似的过度保护行为。例如，一名认为在要求来访者参加技能培训课程之前首先有必要减少预期焦虑的治疗师可能无意就传递了一个信息，即"技能培训是危险的"。正如一位 OC 来访者观察到的，"如果这门课如此安全，那为什么我的治疗师如此专注于确保我在上课前保持冷静？"

"应对"成分

我们假设"先天"和"养育"成分之间相互作用的最终结果会导致适应不良的 OC 应对方式的发展。具体来说，OC 前驱期的个体学会了如果他避免了计划外的风险、掩盖了内心的感受、高度专注于微小的差异，并与他人保持疏远和距离，他就可以减少犯错、显露脆弱或失控的可能性。随着时间的推移，适应不良的 OC 应对会在间歇性强化（例如，避免在谈话中进行自我暴露能不时地减少预期焦虑；因勤奋或坚定会不时地得到他人表扬或赞赏）的作用下变得越来越僵化，从而导致长期的负面后果。

掩盖内心感受会对社会联结产生负面影响

OC 来访者常报告有社交排斥和社交孤立的经历，其主要原因来自他们抑制性的或不真诚的表达带来的负面影响。对痛苦的内在体验在意识层面加以抑制或阻断一直与精神病理现象（Bijttebier & Vertommen，1999；Cheavens 等，2005；Forsyth, Parker, & Finlay，2003；J. J. Gross & Levenson，1997；T.R.Lynch 等，2004；T.R.Lynch 等，2001；Petrie, Booth, & Pennebaker，1998；Stewart, Zvolensky, & Eifert，2002；Wegner & Gold，1995）和心理生理反应的增加联系在一起（Wegner & Gold，1995）。当前或过去有抑郁发作经历的人报告说，他们会大量使用思维抑制来试图阻止这些消极想法（Wenzlaff & Bates，1998；Beevers, Wenzlaff, Hayes, & Scott，1999；Wenzlaff, Rude, & West，2002）。

此外，普遍地掩盖、约束和抑制情绪表达的负面影响在很小的时候就可以观察到。例如，参与某项纵向研究的男性和女性学龄前儿童在一系列负面情绪诱导期间接受了面部表达评估（Cole, Zahn-Waxler, Fox, Usher, & Welsh，1996），被确认为缺乏表达的儿童在大约两年半后报告的恶劣心境和焦虑症状明显多于中度和高度表达的儿童。这些自我报告得到了来自父母的数据的证实，这些数据表明，与中度或高度表达儿童的母亲相比，缺乏表达儿童的母亲报告其子女抑郁发作和抑郁情绪的频率更高。心理发展研究者认为，对情绪表达的过度控制会变得如此习惯化或受生物气质的影响而强化，以至于即使在安全的情况下，也会发生抑制或不真诚的表达（Eisenberg, Fabes, Guthrie, & Reiser，2000）。这种回避风险和抑制表达方式的习惯性本质已经被证明会导致社交退缩和较低的同伴地位（Rubin, Bukowski, & Parker，1998）。此外，在生命早期父母过度控制、有疾病或残疾史或抑制性气质的孩子更容易被同龄人欺负（Gladstone, Parker, & Malhi，2006）。相关研究表明，遭受欺凌特别预示着个体在一般状态下会有更高水平的焦虑、在压力下有向外表达焦虑唤醒的倾向，以及更可能成为焦虑和抑郁的成年人（Gladstone 等，2006；Olweus，1992）。事实上，早期的同伴受害经历可能会加剧与回避、风险厌恶和冷漠的人际交往风格相关的 OC 行为。这可能源于一种恶性循环，在这种循环中，受害经历导致问题内化，反过来又导致更多的受害经历（Dill, Vernberg, Fonagy, Twemlow, & Gamm，2004；Vernberg，1990）。一项对 5～7 岁儿童（采用同伴和老师提名的方式）进行的研究表明，被霸凌者更加顺从，领导能力较差，更孤僻、更孤立，不爱合作，也不太合群，而且经常没有玩伴（Perren & Alsaker，2006）。被霸凌的受害者不仅意识到自己的社会地位低下，而且似乎无法改变自己的地位（Gottheil & Dubow，2001）。随着时间的推移，相互作用可能会逐步升级，受害儿童缺乏朋友可能会使他们在心理和社会上变得脆弱，从而更容易成为霸凌的目标。最后，儿童作为受害者的名声似乎是稳定的，并且随着时间的推移越来越固定；事实上，他们的困境似乎在小学后期恶化（Biggs 等，2010）。

在考察情绪表达个体差异的一系列研究中，与非抑制者相比，习惯性表达抑制者对生活不太满意，自尊心较低，不太乐观，负面情绪较大，积极情绪较少（J. J. Gross & John，2003）。他们也不太清楚自己在感受什么样的情绪，在情绪修复方面也不太成功；他们负面看待自己的情绪；与不抑制表达的个体相比，他们对厌恶性情绪事件的反刍程度更大。至关重要的是，与非抑制者相比，抑制者报告说，他们认为自己是不真实的，并且会误导他人对真实自我的认识。尽管他们努力通过抑制表达来隐藏自己，但他们压抑的情绪可以被同伴所觉察，这表明抑制者体验到的更大的负面情感可能源于他们痛苦地意识到自己的不真实。最后，不愿分享情感和在关系中感到不适、主动回避亲密关系有关，与这一观点相一致的是，习惯性抑制者报告说，当与他人交往时，他们对亲密关系和分享个人感受感到非常不舒服（J. J. Gross & John，2003）。

实验性研究表明，抑制情绪表达似乎会扰乱交流，干扰关系的发展，并增加抑制者和与他互动的人的生理唤醒（J. J. Gross & John，2003；Butler 等，2003）。Emily Butler 和她的同事（Butler 等，2003）研究了表达抑制对抑制者及其互动伙伴的生理、体验和社会层面的影响。在每项研究中，给参与者分配一个未知的互动伙伴，与他们讨论一部先前看过的战争电影。在第一项研究中，对每组中的一名成员分别指示其抑制表达性的行为，使用重新评价情绪体验的方式，或不给指示（自由表达）。实验中要求参与者与分配的互动伙伴讨论对电影的反应，对互动过程进行录像，并收集参与者和互动对象的生理数据。讨论结束后，每位参与者都完成了几项自评式的测查，包括情绪体验和与互动伙伴的融洽度的评级。表达抑制者被认为对他们的伙伴反应较慢，表达抑制者的互动伙伴比重新评价者或对照者的伙伴经历了更大的生理唤醒，这一发现不能用身体活动或说话时间来解释。因此，它表明与表达抑制者互动会带来生理上的压力，这一发现可能与表达抑制者表现出的较低水平的反应有关。研究者进行了第二项研究，其中不认识的女性两人组再次讨论了一部激起情感的电影（Butler 等，2003）。研究结果表明，与对照组相比，表达抑制者确实更少表达消极情绪及积极情绪，反应也更少，这个是测试参与者遵循指导语抑制表达的能力，作用是证明实验条件的可操控性。与对照组相比，表达抑制者的个人后果包括更高水平的注意力分散、积极情绪减少、对互动伙伴的消极情绪增加以及谈话期间血压升高。此外，与对照组相比，表达抑制者的互动对象报告说，他们之间的关系不太融洽，不太喜欢，也不太愿意与对方建立友谊，这表明情绪抑制的社会后果很严重。最后，新近的实验研究表明符合情境的表达的重要性；也就是说，成功的适应可能涉及根据情境需求灵活增强或抑制情绪表达的能力。例如，使用被试内实验范式，研究人员已经表明，能够根据需求增强或抑制情绪表达的能力可以预测在 2～3 年的时间内积极适应和较少的痛苦（Bonanno，Papa，Lalande，Westphal，& Coifman，2004；Westphal，Seivert，& Bonanno，2010）。

至关重要的是，研究表明，与很少或不恰当地回应社交信号的人交往的人，更有可能报告对其社交伙伴的好感度下降（Cappella，1985）。与痛苦的伙伴交谈的人报告说，他们的参与感降低，并且更想限制或约束他们个人表露的强度（Furr & Funder，1998；Joiner & Metalsky，1995）。事实上，这个过程可能成为一个自我实现的预言。例如，Heerey 和 Kring（2007）报告说，社交焦虑的参与者，尽管希望实现平稳的社交表现，但更有可能问更少的问题、进行更专注于自我的谈话，并寻求更多的安慰。因此，不平衡的互动，其中一方或双方无法匹配另一方的表达或表露，似乎体验到较少的奖励。这种互动模式在 OC 个体中很常见，预计会强化 OC 的自我建构，暗示他们是不同的、笨拙的或不可爱的。

此外，在述情障碍（难以标识和注意到情绪）和压抑性应对（情绪体验报告不足）的测量中得分高的人，一直被证明在识别愉快和不愉快情绪时准确性较低（R. D. Lane，Sechrest，Riedel，Shapiro，& Kaszniak，2000；Parker，Taylor，& Bagby，1993）。已经发现回避型人格障碍（avoidant personality disorder，AVPD；一种 OC 障碍）的个体在识别恐惧方面明显不如健康对照组准确，但在识别其他情绪方面没有差别。这一发现的一种可能解释是，AVPD 患者倾向于将注意力从困难的情绪上转移，如表现恐惧情绪的面孔（Rosenthal 等，2011 年）。社交恐惧症被认为是一种与 AVPD 处于同一连续谱的疾病，研究发现，有社交恐惧症的儿童会特别回避恐惧的面孔（Chambless, Fydrich, & rodebaugh, 2008），而有社交恐惧的个体会回避消极面孔（T.R.Lynch 等，2015；Y. P. Chen, Ehlers, Clark, & Mansell, 2002）。

冷漠和疏远的风格作为 OC 应对的特征，这种风格可能会由于难以感知他人的情绪表达或普遍掩盖内心感受而加剧。通过向他人透露我们的内心感受来表达脆弱传递了两个强大的社交信号：

1. 我们信任他们；当我们不信任某人时，我们会隐藏自己的真实意图，掩盖内心的感受。
2. 我们是一样的，因为我们有着共同的人性弱点。

真正的友谊可能是我们不仅能够分享生活中积极的一面，还能分享我们内心的疑虑、恐惧和过去的错误。因此，适应不良的 OC 习惯性掩盖内心感受可能偶尔有助于保护 OC 个体免受社会的不认可，但从长远看，会产生它原本想避免的问题，导致越来越多的孤单感和被孤立感。

低开放性和僵化的反应对新的学习产生负面影响

研究有力地证明，相对于其他强化物，个体更喜欢那些会确认其自我观点的信息，特别是当这些自我观点比较极端的时候，而当他们不能摒除否定性的反馈时，就会变得焦虑或退缩（Giesler, Josephs, & Swann, 1996；Pelham & Swann, 1994；Ritts & Stein, 1995；Swann, 1997；Swann, de la Ronde, & Hixon, 1994）。此外，一项研究调查了自我观点对关系质量的影响，结果显示，一个持有消极自我观点的人的伴侣对关系感到失望，但会避免流露鄙视，或用赞许的话语来掩饰不喜欢的感觉（Swann, Stein-Seroussi, & McNulty, 1992）。有趣的是，客观的观察者可以察觉到伴侣的鄙视（通过语音语调）。然而，有消极自我观点的人在互动中几乎不会察觉伴侣的消极评价。因此，伴侣总体上不愿意在互动中提供直接的负面反馈，加上对非语言信号识别能力弱，意味着那些持有消极自我观点的人可能经常得不到矫正性的人际反馈。这可能会形成一个恶性循环，缺乏诚实的人际反馈会降低对需要改变的领域的认识，从而保持消极的人际交往，也就增加了被社会排斥的可能性。缺乏矫正性的人际反馈被认为是维持适应不良的 OC 的主要因素之一。

低开放性和僵化的反应与治疗反应不佳有关（Ehrlich & Bauer, 1966；Ogrodniczuk, Piper, McCallum, Joyce, & Rosie, 2002；Ogrodniczuk, Piper, Joyce, McCallum, & Rosie, 2003）。例如，已经发现，在精神病住院人群中，僵化预示着更严重的症状、更长的住院时间和更差的预后（Ehrlich & Bauer, 1966），而那些低开放性的患者在认知、情感和行为上都是受限的（综述，见 McCrae & Costa, 1996）。在僵化程度上得分较高的个体在思考方式上表现出较少的创造性和发散性（McCrae, 1987），不太可能专注于愉快的体验（Glisky, Tataryn, Tobias, Kihlstrom, & McConkey, 1991），也不太能意识到自己的情绪（R. D. Lane, Quinlan, Schwartz, Walker, & Zeitlin, 1990）。

僵化被认为经常表现为适应不良的完美主义，这是一种涉及过高的行为表现标准和过度担心犯错的特征（Dunkley, Zuroff, & Blankstein, 2003）。高度适应不良的完美主义的个人更有可能使用诸如逃离、否认、躯体化和向外归咎的应对策略（Dunkley 等，2003），这些策略在 OC 来访者中很常见。与 Sidney Blatt 的自我批评或自主的概念类似（Dunkley 等，2003；Powers, Zuroff, & Topciu, 2004），适应不良的完美主义包括与自卑、无价值感、失败和内疚相关的主题。自我批评的人更有可能回避亲密关系，抵制坦承自己，并在解决冲突时感到困难（（Blatt，1974；Blatt，D'Afflitti，& Quinlan，1976；Zuroff & Fitzpatrick，1995）。Hawley，Ho，Zuroff 和 Blatt（2006）分析了抑郁症治疗合作研究项目（the treatment of depression collaborative research program）的数据，发现高度完美主义预测了整个治疗过程中抑郁发生变化的比率；有趣的是，抑郁的改善是基于强有力的治疗联盟的发展（这是 RO DBT 的一个主要治疗焦点），而治疗联盟显著预测了适应不良的完美主义的减少。

此外，以 OC 为特征的个体被认为拥有更强的忍受痛苦能力和忽略短期痛苦以实现长期目标的能力（T.R.Lynch & Mizon，2011）。痛苦忍受是指忍受负性情感或令人厌恶的心理或身体状态的能力（Bernstein，Trafton，Ilgen，& Zvolensky，2008）。以控制不足的应对方式为特征的个体（例如 BPD）已经被有力地证明表现出较差的痛苦忍受能力，表现为广泛的逃避或回避行为，这些行为的作用是使得短期痛苦最小化，但会导致长期的负面结果（R. A. Brown，Lejuez，Kahler，Strong，& Zvolensky，2005；Daughters 等，2005；Nock & Mendes，2008）。然而，过多地忍受痛苦被认为同样不健康。过度忍受痛苦的定义是，尽管有证据表明期望的目标可能无法实现，或者持续的坚持可能会造成损害（例如，尽管受伤仍坚持锻炼，尽管体重不足仍限制进食；见 T.R.Lynch & Mizon，2011），但仍坚持或强迫性地从事消耗能量或令人苦恼的活动。因此，过度忍受痛苦和健康的毅力活动是不一样的。此外，过度忍受痛苦不太可能是通过唤醒的减少而得到强化的，因为这不是一种逃避行为。相反，它更有可能被与实现长期目标或成功避免诱惑相关的自豪感所强化。过度忍受痛苦被认为是 OC 强迫性努力的核心部分和自我控制的内心深处不公开的骄傲（例如，只吃一块巧克力，被胁迫时从不抱怨，不顾一切地坚持）。不幸的是，过度忍受痛苦被认为不仅会让人筋疲力尽，还会导致一系列负面的社会情绪后果。

最后，在 OC 来访者中无处不在的对计划外风险的规避很常见，被认为既减少了新学习的机会（也就是说，学习新的东西需要冒险），形成习惯时又让生活变得陈腐或平淡（例如，每天吃同样的食物会变得无聊）。这也意味着 OC 个人的冒险行为很可能是工具性的（例如，用于实现一个目标，纠正一个错误，捍卫他们认为道德上正确的东西），而不是关系性的（例如，辞掉一份工作，这样他们就可以和女朋友住得更近，和某人分享他们最深的恐惧或疑虑）。

社交信号：一种关于改变的新机制学说

绝大多数情绪研究集中于内部调节过程（相关观察见 Cromwell & Panksepp，2011），受技术进步的推动，允许我们窥视身体内部（例如，心理生理测量、大脑成像、基因图谱、神经化学评估）。然而，这本书及其附带的技能训练手册的一个主要前提是，我们已经忘记了我们的部落本性。我们物种的生存依赖于我们能够形成紧密的社会联结、共享资源，并与遗传上无关的个体一起工作。RO DBT 的干预基于一个独特的神经生物社会理论，该理论将当前的大脑行为科学与紧密的社会联系和利他行为的发展联系起来。广义而言，该理论假设了支撑 RO DBT 的一个核心机制，并认为：①OC 个体在生物学上天生就会把新的或不熟悉的情境感知为危险的，而不是有益的；②他们掩盖内心感受的自然倾向使 OC 来访者不太可能与他人形成紧密的社会联系；③OC 来访者因此遭受越来越多的社会隔离、孤独和心理痛苦，如以下五个步骤所述：

1. 一个 OC 个体生物气质上的高威胁敏感性会提高他对威胁的警惕性，从而过度激活他的 SNS 介导的防御唤醒以及他的应激反应系统，如下丘脑-垂体-肾上腺轴（hypothalamic-pituitary-

adrenal，HPA）和战斗-或-逃跑的情绪行为冲动。

2. OC 个体的过度激活的防御唤醒同时触发 PNS-VVC 的退缩反应，使他更难进入基于神经生物学的社交安全反应系统，该系统与满足感和社会参与相关[24]。此外，OC 个体的慢性抑制和情感的不真诚表达被认为是由早期的家庭和环境影响强化的，这些影响过分看重正确性和对表现的控制。最终结果是，他进行有效的亲社会和灵活的社交交流所需的传递渠道受到损害。因此，无意识状态下的个体可能会表现出一种木然的面部表情，并可能在谈话圈的外围保持长时间的沉默，或者他可能会在聚会中皱眉头，或者可能会挤出笑容，并以一种不自然的、过度亲社会的方式行事，而实际上在当时的社交情境下并不适切。

3. OC 个体被抑制或不真诚的情感表达不仅影响其社交交流中的传递功能，也影响其接收功能。具体来说，PNS-VVC 的退缩反应被认为是会让他对社交互动中他人的面部和声音表情不那么敏感，从而减少他的共情反应行为[25]。

4. 至此，与 OC 个体互动的人的焦虑会被唤起，更倾向于不与他交往[26]。因此，OC 来访者的生物气质倾向，加上他的社会生活环境影响，使他从小反复经历社会排斥、拒绝和排挤，并同时减少了他在社交中获得享乐性奖赏或快乐的机会[27]。简而言之，OC 来访者带着他的生物气质和社会生活经历的偏见一起进入社交互动，它们对他发出社交信号以及接收他人的信息产生负面影响，从而增加他的社交隔离和孤独，并增加他反复抑郁发作的风险。

> 我们不是因为感觉安全才感受到与他人的联结，而是因为感受到联结才感觉到安全。

5. OC 个体反复经历令其反感和无奖赏的社交互动会给他留下伤疤——也就是说，会产生一种"点燃效应"——使他更有可能将中性或模棱两可的社交刺激评价为威胁性刺激，因为反复的负面评价往往会增强防御唤醒和关闭社交安全系统，这对他发出社交信号和接收来自他人的信息会产生负面影响，由此引发负性循环[28]。随着这个循环的重复，OC 个体变得越来越回避、社交无助、孤立无援、意志消沉，他的反应是绝望、抑郁，甚至可能出现自杀行为（图 2.2）。

现在你知道了……

- 在 RO DBT 中，感到安全、满足或放松本身并不是心理健康的必要前提——但归属感可能是。
- 我们向他人传达意图的方式比我们感受的方式更重要。
- 我们并非因为感到安全而感到联结，而是因为感到联结而感到安全。
- 过度控制的个体在生物气质上倾向于以使自己脱离部落的方式行事，这使他们面临社交孤立、孤独和心理困扰的高风险。

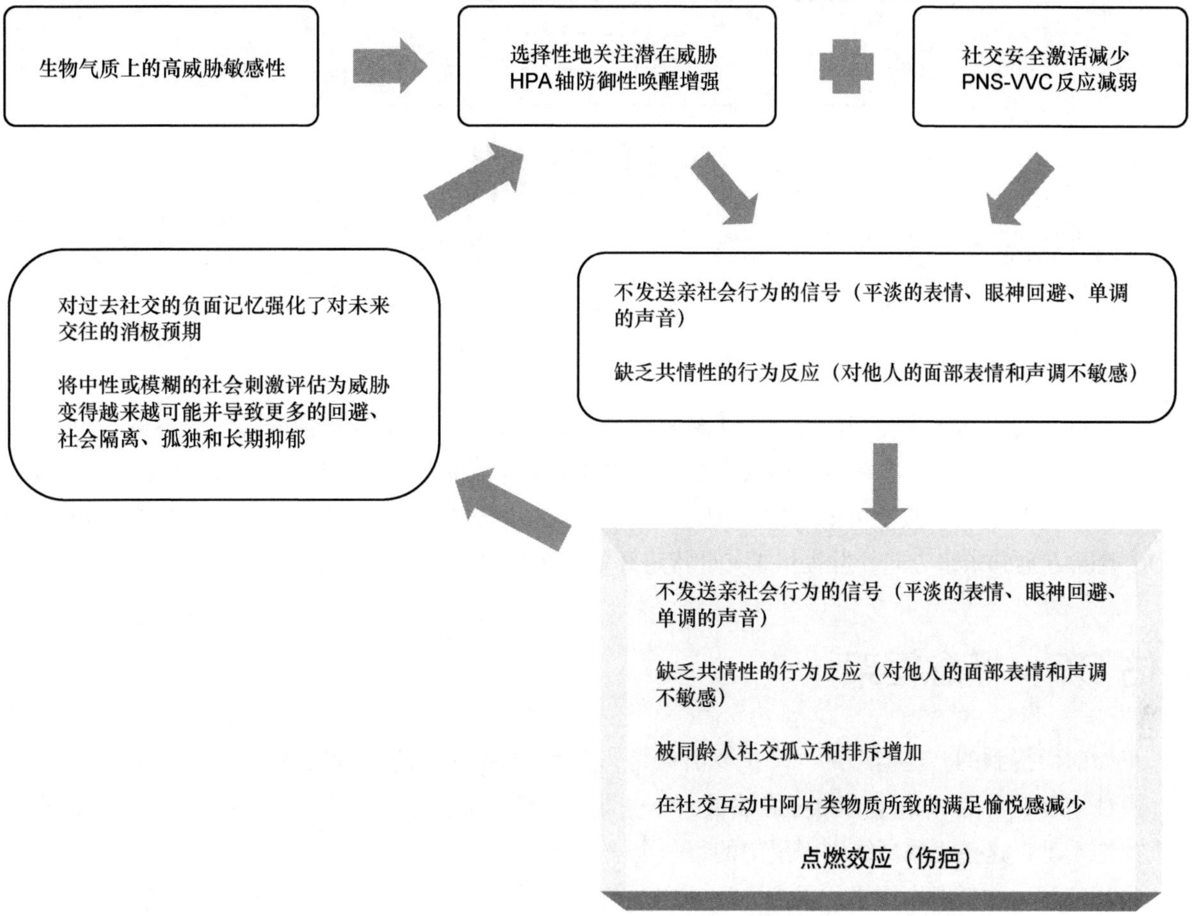

生物气质上的高威胁敏感性 → 选择性地关注潜在威胁 HPA轴防御性唤醒增强 ＋ 社交安全激活减少 PNS-VVC反应减弱

对过去社交的负面记忆强化了对未来交往的消极预期

将中性或模糊的社会刺激评估为威胁变得越来越可能并导致更多的回避、社会隔离、孤独和长期抑郁

不发送亲社会行为的信号（平淡的表情、眼神回避、单调的声音）

缺乏共情性的行为反应（对他人的面部表情和声调不敏感）

不发送亲社会行为的信号（平淡的表情、眼神回避、单调的声音）

缺乏共情性的行为反应（对他人的面部表情和声调不敏感）

被同龄人社交孤立和排斥增加

在社交互动中阿片类物质所致的满足愉悦感减少

点燃效应（伤疤）

图 2.2 点燃效应

第三章

评估策略

本章旨在为临床医生（和研究人员）概述评估策略和措施，用于确定个体与适应不良的 OC 相关的典型特征匹配的程度。本章首先简要介绍 RO DBT 评估方法的基本原则，随后回顾最常见的评估错误和假设，这些错误和假设可能会使识别适应不良的 OC 变得困难。本章的最后部分概述了 RO DBT 的 OC 诊断方案和未来方向，并提供了 OC 特定评估方法和评分指南的完整描述。

评估 OC：概念框架

正如前面提到的，这本书的一个主要前提是，当治疗难治性或慢性问题时，人格很重要。具体地说，慢性问题意味着人格障碍的可能性极大——即习惯性的知觉和调节偏差，本质上要么控制过度，要么控制不足。这些人格高级别因素中的每一个——过度控制（OC）和控制不足（UC），都被认为是由一些特定领域的低级别因素组成的。这一方法与既往研究相一致，此前的研究已经识别并描述了两种相似的高级别人格或应对风格，它们与更广泛的精神病理相关（Clark, 2005a；Kendler, Prescott, Myers, & Neale, 2003；Krueger, 1999；Krueger, Caspi, Moffitt, & Silva, 1998；Vollebergh 等, 2001；Wright 等, 2012；Krueger & Markon, 2014）：

1. 内化（过度控制的问题）
2. 外化（控制不足的问题）

事实上，为鼓励对共同因素的进一步研究，DSM-5（美国精神病学协会，2013 年，第 13 页；另见美国国家精神卫生研究所）有意将描述抑郁障碍（内化问题）的部分紧挨着描述焦虑障碍的部分，而描述破坏性、冲动-控制和品行障碍的部分则紧邻描述物质相关和成瘾障碍（外化问题）的部分。此外，DSM-5 中体现出的人格障碍的替代模型，即人格领域（见 2013 年《美国精神病学协会》的"第三部分：新兴措施和模型"），已被进一步证明包含这些更高层次的因素（即，外化和内化问题；见 Krueger & Markon，2014）。

然而，由于 RO DBT 是针对具有核心表型和基因型特征的一系列疾病而开发的，而不是为了现有的诊断类别，所以我们不仅必须开发一种治疗方法来解决 OC 缺陷，而且还必须为临床医生开发一种可靠和有效的方法来识别他们的来访者的适应不良的 OC 应对方式。尽管以前对人格原型的方方面面已经以不同的方式进行了描述（见 Haslam, 2011；Block & Block, 1980），但我们的方法与其他大多数方法不同，因为它包含了更广泛的潜在决定因素，包括生物气质、家庭和环境影响、社会联结、神经调节因素和自我控制类型。因此，用于诊断适应不良的 OC 的 RO DBT 模型结合了维度模型（dimensional models）（旨在评估跨多个领域的功能障碍的严重程度和生物气质）和原型模型

（prototype models）（通过分配分类诊断来促进"低成本"的临床决策）。它建立在两个核心原则之上：

1. 临床评估应尽可能以实证证据为指导。
2. 在临床实践中，临床评估应有助于指导个案概念化和促进决策。

本章推荐的措施和方法反映了这些目标。然而，在我们开始这段旅程之前，临床医师和评估师需要了解在评估 OC 问题时常见的错误和假设，这很重要。

常见错误和有问题的假设

未能区分私人行为和公共行为

公共行为（与私人行为对应）的概念没有出现在任何精神障碍的诊断系统中，比如 DSM-5（美国精神病学协会，2013），也没有出现在任何基于人格特质的精神病理学模型中（有关当前模型的回顾，请参见 Krueger & Markon, 2014）。而且，不能弄清某种适应不良的行为是在公共场合还是私下表达的，这可能是误诊 OC 的最常见原因（在我看来）。广义地说，"公共"一词指的是在不属于直系亲属（或类似的社会类比）的另一个人面前表达的任何行为，而"私人"一词指的是在我们认为自己是不会被认出的、匿名的或独自一人的环境或情况下表达的任何行为。但私下发生的事情可能与公开发生的事情大相径庭。对于 OC 的个体来说，情绪的戏剧性表现（如发脾气和大喊大叫，也称为*情绪宣泄*）通常发生在私人场合，而不是公开场合。OC 的个体讨厌在公共场合表达情绪或行为，这可能会引起不必要的关注或批评，他们很有能力在公共场合抑制明显的行为反应，如果他们决定这么做的话。事实上，评估者未能区分适应不良的行为是在什么场合下发生的，是公共场合还是私下里，这可能是 OC 经常被误诊的核心原因之一。OC 个体在公共场合至少偶尔也会宣泄情绪，特别是在感觉匿名的情况下（如政治示威），或者强烈的情绪表达是被期待的或者社会认可的情况下（如心理治疗时）。因此，当 OC 的个体报告情绪宣泄事件时，通过确定其公开暴露的尺度、频率、强度以及旁观者认为该行为异常或不恰当的程度，来探索该行为的社交信号方面是很重要的（参见"评估情绪泄露"部分）。

假设所见即真实

OC 的个体，尽管内心经常感到高度焦虑、沮丧或苦恼，但他们努力不让他人看出来。这一现象与刚才讨论的公私问题密切相关。一个 OC 个体强烈地想要创造一种公众形象，表明他有能力、尽职尽责和克制，表现为否认或最小化痛苦，而这种公众形象使另一个人（包括评估员）更难了解被评估为 OC 障碍个体的真实感受或意图。例如，当她说"我有点失望"时，她实际上可能是指"我真的很恼火"或"那真的让我伤心"。

如果个人似乎在最小化或过度关注正确或准确地回答问题，评估者还应该准备好拓宽评估问题的范围。例如，如果这个人一开始就说，"我只是想正确回答这个问题"，评估者可能回答说，"我知道这会让人感觉很重要、也很难，但是，说真的，答案没有对错之分。重要的是告诉我你的感受。"同样，有些 OC 个体太容易自我批评了，他们可能会反复寻求评估者的确认，即他们的问题是真实或重要的。在评估可能是 OC 的来访时，评估者应抓住机会去认可来访者在报告问题上存在的困难，因为这样做会使他们更可能表达内心感受。

评估情绪泄露

以下问题旨在帮助评估者在评估剧烈的情绪表达和其他问题行为时区分公共和私人：

1. 在什么类型的环境或情况下，此问题行为最常发生？例如，它是不是仅在只有你一个人的时候发生？只有当你和直系亲属在一起的时候发生？仅在你确定自己是匿名或不会被认出的情况下发生？

    - 这种行为曾经在公共场合发生过吗？如果是，在场的人能清楚地看到吗？有多少人在场？
    - 你现在能告诉我你具体做了什么或说了什么吗？你有什么证据表明其他人注意到了[a]？
    - 这种公开曝光的行为经常发生吗？如果是，多久一次？

2. 你在多大程度上努力为这个行为保密？

    - 为了确保匿名性，在做出这个行为之前你会在多大程度上提前计划或做准备？
    - 你会小心地选择参与这种行为的场合或情境，以便就算是被看到也能合理地否认吗？
    - 你是否有过努力抑制问题行为在公开场合发生但屡次失败，尽管你很想做到[b]？
    - 有多少人知道这种问题行为？你的直系亲属以外的人知道这个问题行为吗？
    - 你的行为在多大程度上被认为是公众知道的？如果认识你的人（你的直系亲属以外）听说你的这种行为，他们会感到惊讶或大吃一惊吗？
    - 你和另一个人讨论这种问题行为的频率是多少？和谁讨论？这个人和你是什么样的关系？对于你的问题行为，你是否曾经随机告诉过一个你不了解的人，比如你在公交车上刚认识的人或一个偶然认识的人[c]？
    - 这种行为需要外部机构，如医院急诊室、危机中心、警察局或其他政府机构立即进行医疗或心理干预的频率是多少[d]？

[a] 通常情况下，OC个体报告的大声或尴尬的行为在他人看来却并非如此。
[b] 这可能意味着控制不足。
[c] OC个体一般避免与他人谈论问题，主要的例外是治疗师、医生和直系亲属。他们不太可能自发地向刚刚认识或不太了解的人透露秘密或问题。
[d] 大多数OC个体不太可能表现出需要外部立即干预的危机行为。相反，当他们需要帮助时，更有可能仔细计划他们的求助行为

此外，评估者应该意识到，许多OC个体，包括OC来访者，通常希望取悦他们的评估员（或他们的治疗师），并试图提供他们认为他们的评估者或治疗师想要听到的答案。他们可能还会感到一种道义上的责任感，要报告他们所经历过的每一个可能的困难。例如，一位被问及冲动的OC个体报告说，她过于健谈和不得体，买了她不需要的衣服，还冲动地饮酒和吸食大麻。然而，经过进一步确认，她只吸过一次大麻，而且她所谓的醉酒仅限于她上大学时的几次轻度醉酒。此外，她的健谈和不得体的行为从来都不是极端的；她对此的描述反映了对公开场合任何形式的兴奋表达的严厉自我批评。

此外，评估者应该预料到OC个体在回答*情绪体验*有关的问题时，会用反思其行为的非情绪化想法的陈述作答。例如，一位女士在被问及自己的情绪时说："我是否感到情绪低落或沮丧？嗯，我试着

克服我的抑郁，真的。试着走在它前面。我起得比我想的要早，开始吃早饭。那我就不会觉得那么低落了。"在这个例子中，这个人没有直接回答问题；相反，她报告了她对自己情绪低落的想法，以及她试图调节或控制情绪的想法。在这种情况下，评估者应该将来访者重新引导到最初的问题上，同时告诉来访者感到情绪低落或沮丧是可以接受的（换句话说，准确地报告一个人的情绪并没有错，也不是社交上不受欢迎的）。

OC个体报告情绪变化或情绪不稳定是很常见的。然而，进一步检查发现，这些往往是从非常低落的情绪到中等低落的情绪，而不一定是从低落到高涨的情绪，或者从低落到正常的情绪。OC来访者很少体验到高度积极的情绪状态。因此，评估者应该要求潜在的OC来访者将他们目前的情绪与他们感觉更"正常"的时候的情绪进行比较，并与他们感觉到一些快乐的时候的情绪进行比较。如果他们记不起这些时期，评估者应该让他们想象一个他们认识的看起来有着正常情绪（无论是悲伤还是快乐）的人，并以这个人作为比较的参照，来评估自己的情况。

评估者应该避免仅仅基于个人对其行为的口头描述来做出诊断。从家人或了解这个人的其他人那里获得更多的信息非常有用。只要有可能，评估者应该要求个人演示或展示其自我报告的行为实际上是什么样的。例如，一名男子报告说，他在工作中对同事们爆发了强烈的愤怒，他将这种行为描述为"愤怒"。当评估者让他演示愤怒是什么样子时，他笔直地坐在椅子上，表情平淡，用简短的语气平静地说，"我不喜欢你的所作所为。"在这种情况下，该男子使用"愤怒"一词是为了准确地描述他的行为；然而，如果没有这个演示，评估者很可能会留下截然不同的印象。因此，对于评估者来说，重要的是不要假定他和被评估的人使用的是相同的情感语言。当一个人把他的行为描述为高度戏剧性的、爆炸性的、冲动的、危险的或离谱的，这种行为可能并不总是与他语言描述的相符，因此，再一次强调，评估者应该努力了解这个人实际说了什么或做了什么。

同样重要的是，评估者要认识到，治疗环境是一种独特的社会环境，它有自己一套关于行为的规则、价值观、规范和期望。例如，在治疗过程（或诊断评估）期间表达极端情绪被认为是适当的，而如果在公交车上展示相同的行为，则会被人诟病。因此，正在接受OC障碍评估的个体在评估或治疗过程中可能会表现出极端的情绪（如哭泣或自杀念头），但他很少在治疗环境或其直系亲属之外表达类似的情绪或观点。之前与医护人员的接触也可能强化了相关的适应不良的社交信号发放，如垂头、遮住脸或表现出强烈的愤怒（其中一些行为可能是"推拒"或"不要伤害我"的反应，如第十章所述）。

假设自我伤害总是冲动的

多年来，我们观察到的最常见的评估错误之一与有关非自杀性自伤（nonsuicidal self-injurious, NSSI）行为的临床知识有关。自伤行为通常被认为只发生在以缺乏自控力和高度冲动的情绪依赖行为为特征的个体中，如边缘型人格障碍。然而，越来越多的实证研究表明并非如此。几项研究显示，故意自我伤害是一种复杂的行为，具有一系列功能——最常见的是调节负面情绪和自我惩罚——不应仅仅被视为情绪依赖、冲动、寻求注意或感觉的行为（Klonsky，2007；Nock，2009）。事实上，自我伤害在典型的OC疾病中非常常见，如心境恶劣、抑郁、厌食症及A组人格障碍（Claes, Klonsky, Muehlenkamp, Kuppens, & Vandereycken，2010；Ghaziuddin, Tsai, & Ghaziuddin，1991；Hintikka等，2009；Klonsky, Oltmanns, & Turkheimer，2003；Nock, Joiner, Gordon, Lloyd-Richardson, & Prinstein，2006；Selby, Bender, Gordon, Nock, & Joiner，2012）。OC个体自我伤害行为的典型特征是在自我伤害行为之前做好充分的计划。它几乎完全发生在私下场合，而且很少需要医疗护理。一般来说,可以通过它是相对非情绪依赖性的、有预谋的、私密的性质来区分OC的自我伤害,这意味着OC的自我伤害不太可能是由渴望关注所激发的。

假设所有重要的事情都是情绪性的

对于评估者来说,重要的是不要认为所有的问题行为都必然是情绪依赖性的,或者它们总是代表着某种形式的逃避或回避的应对方式。正如第一章所讨论的,与过度回避应对方式相比,OC个体更有可能采取过度处理的应对方式。他们的大脑天生就会为了获得长期利益而忽略短期痛苦。例如,OC个体不太可能仅仅因为一项重要任务引起不适而推迟它,他更有可能着魔一样地工作来完成任务,即使很明显他最好是休息或完全避免任务。在评估一个人是否OC时,需要记住的重要一点是,大量OC的行为可能源于规则支配的和感觉受体加工的,而这些过程相对来说不受情绪的影响。

> 大量过度控制的行为可能源于规则支配的和感觉受体加工的,而这些过程相对来说不受情绪的影响。

以貌取人,并假设所有风险都是一样的

尽管他们OC的应对方式无处不在,但许多OC个体将自己描述为叛逆者,或者选择古怪的着装风格,或表现出一些表面上看起来不合常规、戏剧性或放纵的行为方式。例如,他们可能持有激进的和非传统的政治或哲学观点,可能有文身或穿孔,可能会无视遵守社会规则的要求。然而,尽管这些社交信号具有明显的控制不足特点,但一个OC的"叛逆者"是可以区分的,通过在她的叛逆活动中她参与策划的程度(例如一个经过排练的演讲或者设计好日程的抗议活动)以及这些活动在多大程度上依赖遵守规则、持有僵化的教条观点或盲目地坚持一种意识形态来区分。

对于OC个体来说,对胜任和掌控力的需要是普遍和稳定的;它不依赖于情绪、状态或环境。相反,控制不足的人,比如患有边缘型人格障碍的人,是"*表面上*"的胜任,这意味着他"在治疗室里的冲动控制力可能无法泛化到外面的环境中"(Linehan,1993a,81页)。最核心的区别在于胜任力和自我控制力的*可变性*;也就是说,控制不足的个体没有能力在很长一段时间内保持恰当的行为和自我控制,而无论情况看起来多么令人痛苦,OC个体的生物气质倾向于高度约束,并且被间歇性地强化为"自我控制"。因此,在评估潜在OC来访者时,重要的是要确定其报告的危险、叛逆或冲动行为在多大程度上是自发产生的,而不是事先计划和排练的(例如,跳伞是一种精心计划的冒险)。事实上,许多OC个体陶醉于自己的冒险能力,确实如此,然而进一步的分析表明,往往他们报告的冒险类型几乎总是涉及某种形式的预谋。此外,OC的冒险行为的动机不是为了避免痛苦或冲突,而是为了控制或支配资源,或者为了实现长期的个人目标去获得超过他人的权力或地位(就像公司的首席执行官冒险买断竞争对手的股份一样)。因此,OC个体也更有可能报告与努力和胜利有关的冒险,而不是报告与为了培养亲密关系而表露真实感受或疑虑有关的冒险。一般说来,正如第二章所解释的,OC个体的冒险行为倾向于是工具性的,而不是关系性的——它是关于完成某个目标,而不是开放自己。

> 过度控制个体的冒险行为往往是工具性的,而不是关系性的——它是关于完成某个目标,而不是开放自己。

OC 的诊断方案：诊断 OC 的逐步步骤

OC 的诊断方案分成三个连续的步骤，这样便于整合到临床实践中。如前所述，它结合了维度模型（dimensional）和原型（prototype）模型。我们的方法与 DSM-5 中用于评估人格障碍的综合系统有相同的特征（美国精神病学协会，2013）。例如，根据 DSM-5，患者必须满足九个可能的症状标准中的五个，才能诊断为边缘型人格障碍，通过这种评估方法，许多症状的组合指向相同的分类标签或诊断，而不需要满足全部九个标准。

同样，本章这一节中概述的方法是为了帮助评估者基于各种"症状"或行为的组合来识别 OC 来访者，当这些症状超过某个临界点时，OC 诊断被认为具有临床意义。记住这一点很重要，因为一个人在没有达到所有标准的情况下仍然可以被诊断为 OC；有许多行为或症状的组合可以构成 OC 的诊断。我们的方法类似于 DSM-5 中人格障碍的替代模型（参见 2013 年美国精神病学协会的"第三节：新兴测量和模型"），也允许在特质测量方面基于经验进行严重程度评级，这是评估的一个组成部分。然而，重要的是要记住，对于任何类型的障碍，都不存在完美的评估工具。

步骤 1

在 OC 诊断方案的步骤 1 中，潜在 OC 来访者完成三个简短的自我报告测量，这些测量大约需要 15 分钟完成，这也是一系列自我报告测量的一部分（例如，涉及人口统计数据、痛苦等级和职业或人际功能评估），来访者通常在第一次与治疗师会面之前完成这些测量（对于感兴趣的临床医生和研究人员，我们的研究团队还创建了 OC 评估的补充列表，其中包括假设的机制和结果的测量）：

1. 应对风格评估：配对词语清单（请参阅附录 1，以获得该量表的副本及其评分说明）
2. 个人对结构化需求的评估
3. 接受和行动问卷 - Ⅱ

应对风格评估：配对词语清单（assessing styles of coping: word-pair checklist, ASC-WP）

ASC-WP 自评量表采用成对的单词和短语，这些单词和短语是从描述人格的术语的研究提取出来的（参见 Ashton, Lee, & Goldberg, 2004; Goldberg & Kilkowski, 1985）。ASC-WP 不应该被认为是一种精神病理学的评估工具，它是对一个人在多大程度上倾向于 OC 或控制不足的人格风格和应对方式的评估。有些人可以对自己的生活感到满意，但在控制过度或控制不足方面得分极高；因此，ASC-WP 可以在非临床环境中使用。

填写 ASC-WP 的个人需要在每一组配对的单词或短语中，选择其中能更好地描述他自己的单词或短语并在方框中打"√"，每对单词或短语中只能选择一个。这种强制选择的方法旨在减少假装所谓的良好或社会期望的反应（事先解释没有正确的答案或更好的行为风格可能会有帮助）。同样重要的是，要告诉填写 ASC-WP 的个人，他们的选择应该基于他们现在的样子，而不是他们想成为什么样的人（也就是说，对单词或短语的选择应该反映个人的真实自我，而不是理想化的或期望的自我）。如果某人很难知道某个词或短语是否描述了他，问他这对词中的另一个词或短语是否更合适。在一对特定的单词或短语中，一些人还发现考虑朋友、同辈、同事或家人如何看待他们是有帮助的，特别是当他们发现自己很难做出评估时。

本书写作时，还没有确定一个临界值分数来判断一个人更倾向于 OC 还是控制不足的应对方式。相反，ASC-WP 应该被视为个体探索人格类型的一个机会。大多数成为 OC 来访者的人会在描述 OC 特征的单词和短语的旁边打勾，因此临床医生会发现对这些人的 ASC-WP 得分的解释很简单。

过度控制个体的十大典型特征

以下是过度控制个体的典型特征列表，可用于指导临床访谈和治疗计划：

1. 独立于情绪的行动；对痛苦的高度忍受；顽强的毅力；超强的延迟满足能力
2. 高度的社会义务和责任感；愿意为关心他人或做被认为正确的事情而做出牺牲
3. 强迫性地排练、预先策划和计划
4. 严肃；难以兴奋；受压抑的情绪表达；不容易被打动的倾向
5. 专注于表现；经常参与社会比较；秘密竞争
6. 冷漠疏远的态度；慢热型的；可能感到与他人不同或与世隔绝；社会联结低
7. 自残行为往往提前计划好，私下发生，很少需要立即就医
8. 卓越的细节处理能力；高度的道德确定性；相信做事方式有对有错
9. 积极的情绪状态与成就感有关（如抵制诱惑、发现错误或控制环境）
10. 不喜欢在聚光灯下；努力避免未经计划和事先排练的公开表露情绪；在私下或者非常熟悉的人之间爆发愤怒和表现出不受控制的情绪

当某个来访者表现出在确认自己的类型上有困难时，有时也可以用 ASC-WP 来引发讨论。然而，在大多数情况下，这并不是必要的——根据我们的经验，大多数 OC 来访者很容易识别出自己控制过度（请参阅第五章"通过导入和承诺增强来访者参与度"）。

个人结构化需要（personal need for structure，PNS）评估

PNS 量表由 11 个条目组成，分成两个子量表"对结构的渴望"和"对缺乏结构的反应"，这两个子量表都反映了 OC 的核心特征。问题的回答采用李克特（Likert）评分方法，范围从 1（"强烈不同意"）到 6（"强烈同意"）。

PNS 量表的心理测量学特性已被证明是极好的，其作者提供了一份免费的副本（见 Neuberg & Newsom，1993）和评分说明，其中"高 PNS"的定义为平均分数 3.5 或更高。在 PNS 测试中得分较高的个体已被证明有几个特征与 OC 的应对方式有关：

- 面对新信息改变信念的可能性较小（低开放性）
- 更有可能形成成见
- 更喜欢有组织的社交活动，而不是非结构化的社交活动
- 高度关注表现

此外，研究发现，RO DBT 技能培训可以改善由 PNS 评估确定的对结构的僵化需求（见 Keogh 等，2016）。

接受与行动问卷-Ⅱ（acceptance and action questionnaire-Ⅱ，AAQ-Ⅱ）

AAQ-Ⅱ（F. W. Bond 等，2011）是一个由 7 个条目构成的量表，测量的是心理僵化。问题通过李克特评分来回答，范围从 1（"从不正确"）到 7（"总是正确"）。AAQ-Ⅱ得分高于 24 分，表明存在适应不良、僵化的应对方式，并伴有心理痛苦。

AAQ-Ⅱ已被证明在一系列不同的样本中具有出色的心理测量学特性。通过 AAQ-Ⅱ测量出来的更高水平的心理僵化，与更高水平的抑郁、焦虑和整体心理困扰有关，并预测未来的功能适应不良。

步骤 2

在 OC 的诊断方案的第 2 步中，临床评估者（或治疗师）进行结构化或半结构化的诊断性面谈——这是一种标准的临床实践。如果使用的是非结构化格式，评估者应注意提示存在 OC 的应对方式的陈述。例如，如果一个人报告了强迫行为，评估员应该跟进强迫症和强迫型人格障碍的诊断标准所需要的问题，以确定这两种障碍是否存在。以下问题可以促进这一过程：

- 你认为恰当地或以正确的方式做事重要吗？
- 你是完美主义者吗？
- 你做事的方式是否谨慎小心？
- 你更喜欢秩序和结构吗？你有条理吗？
- 你喜欢提前计划吗？你在行动之前会思考吗？
- 你能延迟满足吗？你能轻易地抑制一种冲动吗？
- 你是否认为自己有责任心？你是否尽职尽责？
- 你是否天生安静、克制或保守？
- 要打动你是否很难？
- 想要了解你是否需要时间？
- 你是否可能不会立即表露你的观点，而是等到你更了解某人时再表露？

如果访谈是结构化的，评估者可以使用 DSM-5 的结构化临床访谈（First，Williams，Karg，& Spitzer，2015）、DSM-IV 轴Ⅱ人格障碍的结构化临床访谈（First，Gibbon，Spitzer，Williams，& Benjamin，1997）和国际人格障碍检查（Loranger，Janca，& Sartorius，1997）。OC 的轴Ⅱ人格障碍被归入了 DSM 的 A 组（偏执、分裂样和分裂型）人格障碍和 C 组（强迫型、回避型，也可能依赖型）人格障碍。OC 人格障碍的核心共同特征如下：

- 想要控制环境的强烈愿望
- 情绪表达上很保守矜持
- 社交互动偏少，且互动中冷漠或疏远
- 认知和行为刻板僵化

OC 的轴Ⅰ障碍在 DSM-5 中表现为孤独症谱系障碍、神经性厌食、难治性焦虑障碍（如治疗无效的广泛性焦虑障碍）、慢性或难治性抑郁障碍（如持续性抑郁障碍或恶劣心境障碍）、慢性反刍障碍、社交焦虑障碍或社交恐惧症，及躯体症状障碍。适应不良的 OC 也可能是青少年期障碍的基础，这些疾病表现出对标准治疗方案的依从性不佳，特别是当他们起病很早的时候（例如，早发性强迫症，特别是伴发抽动的,以及早发性躯体形式障碍)。

诊断方案的步骤2是可选的。之所以放在这里,是因为这是大多数诊所的标准做法,并提供了可能有助于评估过程的附加信息。但是,需要强调的是,无须此步也可以可靠地诊断OC。

步骤3

完成诊断方案的第3步大约需要7分钟,在完成临床访谈及待定的OC来访者离开诊室后进行。在这一点上,临床医生完成两项评估:

1. 临床医生评定的OC特质量表,见附录2附表3.1和附表3.2
2. 过度控制的总体原型评定量表,见附录3附表3.3和附表3.4

临床医生评定的OC特质量表(the clinician-rated OC trait rating scale,OC-TS),附录2附表3.1和附表3.2

OC-TS使用一个7个等级的总体特质评定量表来评估八个人格特质,这些特质提供了对"典型性"(caseness)的估计,即一个人与八个OC特质中的每一个紧密匹配的程度。附表3.1提供了八个核心OC特征的评分说明和描述,附表3.2提供了评估量表的副本。6分或7分表示某一特定特征的"典型性",整体而言,该量表的总分≥40分,反映了更明显的总体OC行为。目前正在研究这种量表的心理测量学特性。该量表也可用作治疗计划的辅助工具。

过度控制的整体原型评定量表(the overcontrolled global prototype rating scale,OC-PRS),附录3附表3.3和附表3.4

OC-PRS是由人格评估的原型模型提供依据(见Westen, DeFife, Bradley, & Hilsenroth, 2010)。它部分基于以人为本的方法发展起来,侧重于个体性格特征的结构(Chapman & Goldberg, 2011; Goldberg, 1993; McCrae & Costa, 1997; Westen等,2010; Asendorpf, 2006),测查模板是Drew Westen及其同事开发的(Westen等,2010)。OC-PRS量表涉及了在第一章详细讨论的OC的4个核心缺陷:

1. 接受性和开放性方面的缺陷
2. 灵活应对的缺陷
3. 情绪觉察和表达的缺陷
4. 形成亲密人际关系的缺陷

完成OC-PRS附表3.3的评估者使用5等级评分来评定可能是OC的来访者和八个OC原型的描述段落中的每一个之间的总体相似性。正如Westen等(2010年,第483页)所指出的,"出于交流的目的,评分4或5表示分类诊断('典型性'),评分3表示'特征'或阈下。"这个目标是让评估者根据每个描述性段落整体评估可能是OC的来访者,而不是评估单个症状。这种模式已被证明能够提供丰富的诊断数据,同时它避免了记忆症状列表以及不同疾病之间任意或不一致的分界值带来的相关问题(Westen等,2010)。评估者检查每个描述性段落对应的评分,并将评分相加;总分≥17提示OC。通过实践,该评估可以在5~6分钟内完成,并且可以在整个治疗过程中重复使用,以监测临床改善情况。

对于在 OC-PRS 附表 3.3 中总得分 ≥ 17 的个体，评估者可以使用附录 3 附表 3.4 来确定该个体（现原始型已确定为 OC）是否进一步符合两种 OC 社交信号亚型的标准，即桀骜不驯型和过度讨好型。这两个亚型主要在 OC 个体希望被他人如何感知方面有所不同——也就是说，附录 3 附表 3.4 解决的是 OC 个体的公共角色问题。评分说明与附表 3.3 相似。识别 OC 个体的亚型对治疗计划和目标非常有用。例如，特征与过度讨好型相匹配的 OC 个体需要学习如何直接表达愤怒，而不是憋在心里；相比之下，那些特征与桀骜不驯型相匹配的个体需要学习如何向他人展示他们的脆弱，而不是强迫性地假装不害怕或坚强。有关这两种亚型和有效治疗策略的更多信息请参见第九章。

未来方向

显然，我们团队在开发针对 OC 障碍的 RO DBT 时遇到的一个挑战是，尽管大量文献研究了 OC 应对和类似的结构，但能包括我们模型中所有元素的 OC 应对综合评估工具仍有待开发。因此，我们的研究团队与志同道合的同事（如 Lee Anna Clark）合作，发起了一项单独的研究，旨在开发和验证几个新的评估措施，这些评估措施反映了我们如何将适应不良的 OC 概念化。例如，我们正在研究一种新的自评式 OC 筛查问卷的效用，同时，对变化发生的假设机制的评估工具也在研究中。

此外，一个新的令人兴奋的研究领域涉及开发可靠有效的非语言编码方案，用于评估个体在与他人互动过程中自然地参与亲社会信号发送行为的程度（例如，通过频繁微笑、扬眉和使用温暖的语调）。希望这种编码方案可以用于提高诊断评估的效能，以及评估与改善社交信号的发送相关的改变机制假说。为此，我们的研究团队开发了非语言社交参与编码方案（Nonverbal Social Engagement Coding Scheme）（Greville-Harris, Hempel, Karl, Dieppe, & Lynch, 2016），用于编码八种非语言行为（凝视、微笑、皱眉、大笑和四种不同的头部运动模式）。我们实验室正在对该工具进行改进，包括改进治疗中教授的全然开放的特异性非语言亲社会行为的编码方法。

现在你知道了……

- 过度控制是一种多维度的人格结构，可以在临床环境中对其进行可靠的评估，并用作指导治疗决策的基础。
- 由于评估者的错误和有问题的假设，与过度控制障碍相关的特征有时被认为是其他障碍的证据，包括控制不足的障碍。
- 可使用三步骤方案诊断过度控制。它将维度模型与原型模型相结合，使用了可能是 OC 来访者的自评测量以及由评估者完成的诊断访谈和访谈后评估。

第四章

治疗假设、结构和目标概述

在用第三章中描述的方案对患者进行评估，并确定患者符合适应不良的 OC 的标准后，下一步是开始治疗。本章简要概述了 RO DBT 用于 OC 障碍的治疗假设、组成结构和治疗目标。本章首先简要描述 RO DBT 治疗立场的基本原则，然后概述指导治疗的核心假设，并概述治疗结构。本章将会简要介绍具体策略、方案或技能，在后面的章节中会详细介绍。需要注意的是，这一章主要侧重于 RO DBT 的门诊治疗，但这不应被视为提供治疗的唯一方法（例如，循证既支持 RO DBT 治疗成人神经性厌食症的住院患者，也支持仅使用 RO 技能训练；见第一章）。

能够延迟满足、制订计划、承担重任坚持不懈以实现长期目标、做事认真的人在大多数群体中都受到高度重视。他们是实干家、储蓄者、规划者和修理者——你看到的那些人披星戴月地工作以确保事情正常运转。他们努力在生活的各个方面保持节制，他们能够为退休存钱，以避免成为他人的负担。RO DBT 采取的治疗立场与自我控制在本质上的亲社会属性是分不开的——事实上，OC 的核心本质被认为是亲社会的（表 4.1）——然而，正如我们所看到的，OC 个体最大的强项也会成为他们最脆弱的点。他们对自己习惯性的自我控制感到筋疲力尽，但又无力阻止。

表 4.1　OC 从根本上来说是亲社会的

OC 的特征	亲社会属性
延迟满足的能力	能节省资源以备不时之需
渴望正确、超越预期并表现出色	是群体繁荣和发展必备的能力
重视责任、义务和自我奉献	帮助社会繁荣，确保有需要的人得到照顾
重视规则和公平	帮助社会保持平衡，并能抵抗强大但不道德的个人或有害的社会压力
注重细节的加工和快速识别模式	提高精度，并提高发现和解决问题的可能性，从而使一切正常运行

RO DBT 采取的治疗立场是认识到 OC 的亲社会性质，同时承认来访者那种与他人是分离或不同的感觉。尽管渴望社会联结，但 OC 来访者内心体验到自己是局外人，通常不知道如何与他人交往或建立亲密关系（尽管他们不太可能告诉任何人这一点）。他们感觉就像是陌生土地上的陌生人，甚至在家庭成员身边也是如此，总是观望，但很少全然投入地参与。为了帮助纠正这一点，RO DBT 治疗师的角色可以最好地将其描述为*部落大使*（tribal ambassador）——也就是说，能够欣赏 OC 个体为满足或超过群体期望和表现良好而做出的独特的自我牺牲，并热烈欢迎他们回到部落的人。

RO DBT 核心假设

治疗师作为部落大使的隐喻旨在为治疗师提供他们在与 OC 来访者合作中的基本角色和目标的直观感觉。这也是 RO DBT 核心治疗假设的基础：

- 心理健康涉及三个因素的融合：接受性、灵活性和社会联结。
- RO DBT 突出了我们的部落性质。它将社会联结放在首位，认为这对个人幸福和物种生存至关重要。
- 社交信号发送很重要。亲社会信号发送的不足（而不是过度）是 OC 障碍的核心问题，被认为是 OC 来访者孤独的来源。
- 全然开放假设的是：我们所见之事，皆因自身而异，而非事物本来面貌。
- 全然开放包括当我们的自我探询受到挑战时，愿意问自己：*我可能需要学习的是什么？*
- RO DBT 治疗师要自己来练习全然开放和自我询问，因为 RO 不是靠纸上谈兵就能完全掌握的。
- RO DBT 治疗师用一种避免苛责自己、他人或世界的态度对自己的感知和行为负责，保持谦逊。他们通过这种示范作用来鼓励 OC 来访者也采用类似的做法。
- RO DBT 鼓励来访者将问题视为成长的机会，而不是将问题视为障碍。
- RO DBT 治疗师认识到，假设他们能够完全理解来访者是一种傲慢，但他们会继续努力理解。
- RO DBT 治疗师认识到，他们的 OC 来访者的生活往往是悲惨的，即使来访者的痛苦并不总是明显的。
- RO DBT 治疗师认识到，OC 来访者非常认真地对待生活，他们需要学习如何放松下来，如何自嘲，并学会玩耍。
- RO DBT 治疗师相信不过脑子是可以接受的。他们认识到，OC 来访者不会相信放开地去玩耍、放松或无拘无束的人能被社会接受，除非他们看到他们的治疗师在这么做。
- RO DBT 治疗师认识到，即使他们可能不是联盟破裂的唯一原因，他们仍然有责任去修复它。
- RO DBT 治疗师不是直接告诉来访者哪里出了问题，而是鼓励他们通过常规练习自我询问来发现问题所在。
- RO DBT 治疗师鼓励 OC 来访者积极参与解决人际冲突，而不是下意识地回避某种情况或放弃某段关系。
- 在与 OC 来访者的合作中，RO DBT 治疗师寻找机会加强坦诚的表露和不受拘束的情感表达。
- RO DBT 治疗师可能很随和，但他们不见得很平静。他们认识到平静的价值，也认识到热情参与生活的价值。

> RO DBT 鼓励来访者将问题视为成长的机会，而不是将问题视为障碍。

重要的是要理解治疗假设不是真理。它们有助于引导行为，但是如果抓得太紧，它们会干扰新的学习。

治疗结构和目标概述

RO DBT 的门诊治疗方案包括每周 1 小时的个体治疗和每周同步进行的 RO 技能训练课程,个体治疗和技能训练在大约 30 周的时间内进行。来访者通常在个体 RO DBT 的第 3 周开始技能训练。

鼓励来访者根据需要在常规治疗时段之外与治疗师进行电话咨询。尽管 OC 来访者并不会经常使用这一可选的资源,但事实证明它在创造与社会隔离/疏远的 OC 来访者的联结感方面是无价之宝。电话咨询也为冷淡的 OC 来访者提供了练习寻求帮助和庆祝成功的重要机会[29]。

如果来访者需要额外的帮助(例如,为了达到期望的目标,或者处理终止一段关系),或者如果治疗师和来访者一致认为继续治疗将是有益的,那么他们可以安排额外的个体治疗,并且 RO 技能训练模块中的特定课程可以重复。有关 RO 技能训练的更多信息,请参阅技能训练手册,其中包括 30 节课中每节课所需的材料、给讲员的注释,及用户的讲义和作业单。

强烈建议任何针对 OC 来访者的治疗方案都包括对治疗师的督导,理想情况下,最好能提供治疗师一起练习 RO 技能的支持性环境[30]。最佳咨询安排可能包括每周的团队会议,因此鼓励没有团队的治疗师找到再造 RO 咨询团队之功能的方法(例如,虚拟团队或外部督导)[31]。

导入和承诺

在 RO DBT 中,导入和承诺最多需要 4 次会谈,包括四个关键部分:

1. 确认来访者的过度控制是核心问题
2. 获得来访者的承诺:要在治疗过程中,在退出治疗之前讨论任何想要退出治疗的意愿
3. 向来访者培训 OC 的 RO DBT 神经生物社会理论
4. 向来访者培训 RO DBT 改变的关键机制,即通过开放的表达增加信任,进而产生社会联结

导入和承诺的一个主要目标是治疗师和来访者共同识别社交信号缺陷和相关因素,这些缺陷和相关因素阻碍来访者按照其价值观生活,并阻止他实现其价值目标。通常,这个过程还需要帮助来访者确定他的价值观和目标,然后在整个治疗过程中指导治疗。这里,*价值*(*value*)一词指的是一个人认为在生活中很重要的原则或标准,它指导着人们的行为,而*目标*(*goal*)一词指的是实现这种价值的一些方式。例如,一个把激情作为价值观的人可以通过实现建立浪漫伴侣关系的目标来实现这个价值;另一个把拥有密切的家庭关系作为价值观的人可以通过做一个热情和乐于助人的家长来实现这个价值;还有把经济独立和有报酬的工作作为价值观的人可以通过有收入的、快乐的工作来实现这些价值观。

个体治疗中治疗靶目标的等级

RO DBT 的主要治疗目标是减少来访者的 OC 的社交信号发送缺陷(假设会加剧来访者的情感孤独),增加来访者的开放性、灵活性和社交联结,以便来访者能够创造一种值得分享的生活(参见"全然开放的生活:发展一种值得分享的生活",第九章)。RO DBT 根据以下重要性等级安排个体化治疗靶目标(图 4.1):

1. 减少危及生命的行为
2. 修复治疗联盟中的破裂
3. 解决与常见的 OC 行为模式或主题相关的社交信号发送缺陷

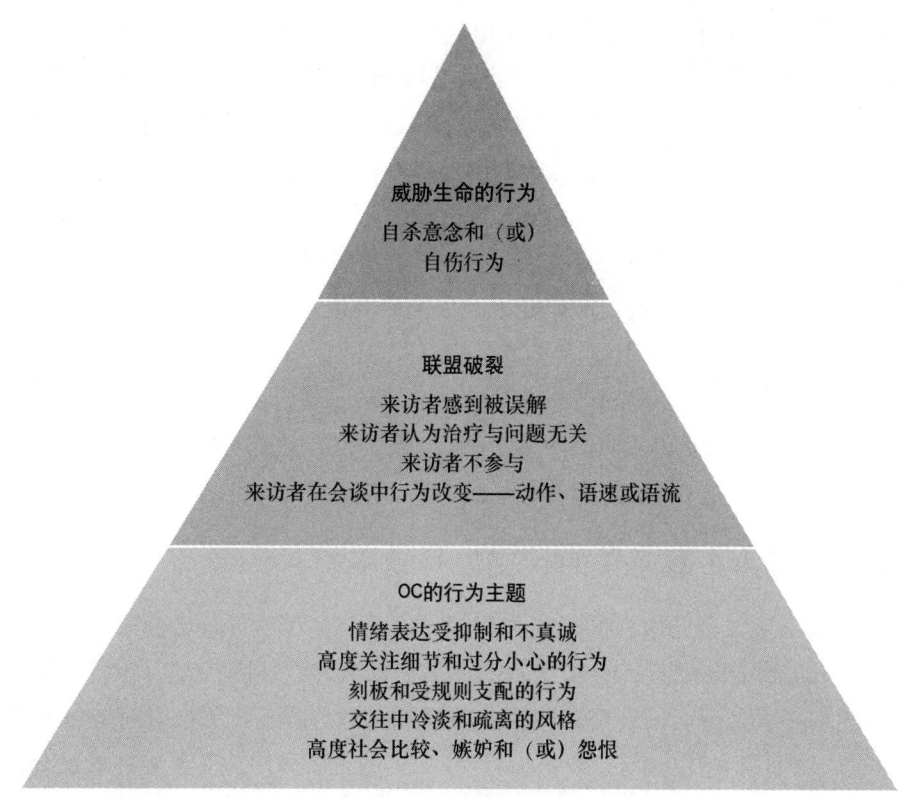

图 4.1 过度控制障碍的个体治疗的靶目标等级

减少危及来访者生命的行为

治疗 OC 障碍的首要任务是减少来访者即将发生的危及生命的行为（如果存在），定义如下：

- 存在故意的自我伤害和自杀行为，如切割、烧灼和过量服药
- 旨在故意造成身体组织损伤或死亡的自杀意念、冲动或计划的表现突然增加[32]
- 存在对生命构成紧急威胁的行为，尽管这些行为不是以故意造成身体组织损伤或死亡为目的

例如，如果一个来访者保持着严重的低体重、限制性进食或清除行为，这些会被视为适应不良 OC 反应的症状性行为，*直到有医生宣布该行为有紧急的生命威胁*。到了这个时刻，RO DBT 也将其视为威胁生命的行为（即使来访者的目标不是损伤身体组织或死亡），此时，减少这种行为优先于所有其他治疗目标。这里的关键词是"紧急的"。这种方法为治疗师提供了一个有连续性的基本原则，可以避免对患者的医疗风险表现出过度的关注，因为这样做可能会无意中强化功能失调的行为。例如，治疗师对低体重的高度关注可能会无意中赋予来访者一种特殊的地位，使其免除正常的社会期望或责任，从而强化来访者的限制性进食行为（T. R. Lynch 等，2013）[33]。

修复治疗联盟中的破裂

RO DBT 的第二个治疗优先级是处理治疗师和 OC 来访者的联盟中出现的任何破裂[34]。在 RO DBT 的定义里，联盟破裂涉及两个主要主题中的一个或两个：

1. 来访者感觉被误解
2. 来访者感觉正在接受的治疗与他特有的问题无关

这两方面的问题都是治疗师要负责管理的（也就是说，不会指责来访者制造了问题）。虽然联盟破裂对治疗师来说是一个潜在的问题（例如，它可能导致来访者过早退出），但在 RO DBT 中，联盟破裂也被视为来访者成长的机会，因为成功的修复可以帮助 OC 来访者认识到冲突可以增强亲密关系。因此，联盟破裂和随后的修复可以为 OC 来访者提供一个重要的途径，让他们练习解决人际冲突所需的技能，并学习表达感受，包括那些涉及冲突或分歧的感受（是正常和健康关系的重要组成部分）。此外，成功修复联盟破裂被认为是治疗师和来访者之间良好工作关系的有力证据。由于 OC 来访者擅长掩盖他们的感受，尽管他们内心痛苦，但表面上一切都很好，在 RO DBT 中，如果到了 30 次会谈中的第 14 次，还没有发生多次联盟破裂和修复，治疗关系就被认为是肤浅的（具体情况见第八章）。

> RO DBT 治疗师认识到，即使他们可能不是联盟破裂的唯一原因，他们仍然有责任去修复联盟。

处理来访者与 OC 行为主题相关的社交信号缺陷

尽管在治疗目标等级上，威胁生命的行为和联盟破裂的修复都比处理 OC 来访者的社交信号发送方面的缺陷要优先，但这些缺陷才是 OC 来访者的孤独、隔离和心理困扰背后的核心问题。所以，理想情况下，RO DBT 要把大部分时间花在这些源自习惯化的适应不良性 OC 应对策略的社交信号发送缺陷上（见第二章）。我们认为有 5 个行为主题对这些缺陷的发展和维持有着独特的影响：

1. 受抑制或不真诚的情感表达
2. 极度谨慎和过分关注细节
3. 刻板的、受规则支配的行为
4. 冷漠、疏远的人际交往风格
5. 频繁的社会比较，并经常感到嫉妒或怨恨

这些主题提供了一个循证框架，允许治疗师引入对许多 OC 来访者来说可能是禁忌或未曾披露过的话题的讨论，这样的讨论可以启动帮助社交孤立的 OC 来访者重新加入部落这一重要历程。最重要的是，这五个行为主题是创建个体化治疗目标的背景，而个体化治疗目标对于 OC 来访者的康复至关重要（见第九章）。表 4.2 展示了这些主题与具体的社交信号发送缺陷的关系。

表 4.2 与社交信号发送缺陷相关的 OC 行为主题

OC 行为主题	社交信号发送缺陷的例子
受抑制或不真诚的情感表达	展现出一种情绪以隐藏另一种情绪（比如生气时微笑）；使用间接的、模棱两可的语言；经过伪装的要求；很少使用含有情绪效价的词语；对情感表达的普遍限制
过分关注细节、过于谨慎的行为	坚持千篇一律；自动化地拒绝批判性反馈；很少热情；强迫性地纠正小错误；为了避免未知的反应而撒谎
刻板的、受规则支配的行为	总是小心翼翼、彬彬有礼，表现得冷静或者有节制；高度的社会义务和责任感，强迫性的自我牺牲，道德上的确定性
冷漠、疏远的人际交往风格	很少表达对亲密关系的渴望或者爱的感觉；回避冲突；很少坦承自己脆弱的部分；较少对他人的认可；在互动中缺乏回应——比如互相微笑、大笑或者哭泣
频繁的社会比较，伴随嫉妒或怨恨	暗中破坏，用撒谎或者欺骗来获得成功；翻白眼，冷笑，厌恶的反应，轻蔑的手势，沉默的对待，严苛的说三道四，讽刺

使用治疗等级来结构化个体治疗会谈

在 RO DBT 中，个体治疗的成功进行将呈现一个辩证的困境——即治疗师必须能够在高度结构化的形式中示范开放性和灵活性。RO DBT 治疗目标的等级为治疗师提供了一个工具，用来组织一次个体治疗，并根据需要进行调整。

一般说来，RO DBT 中的所有个体治疗都遵循类似的结构（见"个体治疗的结构和议程"）。然而，在一次会谈中，治疗师可能会不止一次地在不同等级之间切换，以解决当下出现的问题。例如，治疗师在治疗等级的第一级确定来访者没有自杀或自残行为的迹象后，可能会遵循 RO DBT 会谈的常规结构，通常是进入治疗等级的第三级，进行与 OC 行为主题相关的社交信号发送缺陷的行为链分析（见第十章）。然而，如果来访者在行为链分析过程中透露了严重且迫在眉睫的自杀冲动，治疗师将放下对行为主题的关注，返回到治疗等级的第一级，并再次对危及生命的行为进行评估和治疗。待这个任务圆满完成后，治疗师就可以返回到治疗等级的第三级，重启行为链分析。然而，在稍后的治疗过程中，可能又会发现治疗联盟的破裂，在这种情况下，治疗师将离开治疗等级的第三级，转移到第二级，去修复破裂。然后，随着破裂的修复，治疗师可以再次返回到治疗等级的第三级，继续行为链分析。如上，RO DBT 的治疗等级允许治疗师一方面结构化地进行个体治疗，一方面根据当下正在发生的情况修改其议程。

个体治疗的结构和议程

下面的列表概述了在 RO DBT 中从第 5 次到第 29 次个体治疗通常使用的结构：

1. 欢迎并与来访者签到（约 1 分钟）。这包括与来访者打招呼，欢迎来访者回来，并简短询问来访者的情况。治疗师应该警惕来访者的不参与和联盟可能破裂的迹象；如果有必要，治疗师应该在继续治疗前解决不参与的问题或修复破裂。审阅完来访者的 RO DBT 日记卡[a]，并制订了会谈议程后，治疗师应该避免对过去一周的事件进行长时间讨论。

2. 查看来访者的日记卡，并就本次会谈要把什么社交信号发送缺陷或明显的问题行为作为链分析的目标达成一致[b]（大约 6 分钟）。如果存在紧急危及生命的行为或联盟破裂的问题，暂时搁置社交信号发送缺陷问题。

3. 对来访者参加 RO 技能训练课程的情况进行简短的检查（大约 1 分钟）。根据需要进一步评估和解决呈现出的任何问题。

4. 对来访者上次访谈布置的作业完成情况进行简短的检查（大约 3 分钟）。识别任何需要进一步关注的困难，做一个快速的问题解决，或者把这个问题作为讨论项目放在会谈议程里。

5. 最后确定本次的会谈议程，并商定每项议程将花费的时间（大约 3 分钟）。例如，治疗师和来访者就在行为链分析上花费多少时间以及在教授和学习一项新的 RO 技能上花费多少时间达成一致。

6. 针对日记卡中确定的本周问题行为进行行为链和解决方案分析（20～25 分钟）。理想情况下，鉴于 RO DBT 的核心原则认为 OC 是情感孤独的问题，RO DBT 中的大多数链分析将针对来访者 OC 的社交信号发送缺陷，以及与来访者外显的情绪表达有关的问题，而不是来访者的内在体验（如想法、情绪和感觉）。

7. 讨论其他议程项目（大约15分钟）。例如，治疗师可能会针对非OC的问题行为（如限制进食）或其他类型的问题（找工作困难，法律难题）。治疗师也可以教授已经为治疗计划好的新技能（比如慈心冥想），庆祝来访者的成功，或者从OC的主题中定义新的治疗目标。
8. 结束会谈（大约2分钟）。治疗师应该简要总结治疗过程中发生的事情和来访者学到的任何新技能。治疗师还应提醒可能已经布置过的接下来一周的具体作业（例如特定的自我询问练习或RO技能）。

a 见第五章和第九章
b 见第十章

现在你知道了……

- 在开始和OC来访者的治疗之前，他们必须愿意将他们的OC应对方式视为核心问题。
- RO DBT治疗师自己要练习全然开放和自我询问，因为全然开放不是靠纸上谈兵就可以掌握的。
- RO DBT不是简单地关注修复、矫正或改善OC来访者的过度完美主义，而是教授治疗师去示范过值得分享的生活，并采取部落大使的姿态去鼓励情感孤独和隔离的OC来访者返回到部落。
- 在RO DBT中的治疗优先级是，第一，减少威胁生命的行为；第二，修复治疗联盟中的破裂；第三，参照五个过度控制的行为主题，处理来访者社交信号发送的缺陷。
- 五个过度控制行为主题是：①受抑制或不真诚的情绪表达；②极度谨慎和过分关注细节；③刻板的、受规则支配的行为；④冷漠、疏远的人际交往风格；⑤频繁的社会比较，同时经常感到嫉妒或怨恨。

第五章

最大限度地提高来访者的参与度

本章的目的是详细描述 RO DBT 中旨在提高 OC 来访者在治疗中参与度的策略。本章是按三大类要素进行安排的:

1. 物理和环境要素（physical and environmental elements）。
2. 导入和承诺要素（orientation and commitment elements）。
3. 时间和顺序要素（timing and sequencing elements）。

每个要素都旨在从不同的角度考虑 OC 来访者的生物气质倾向的影响来提高来访者在治疗中的参与度。本章首先介绍如何通过调整物理空间最大限度地提高 OC 来访者的参与度。随后概述了 RO DBT 导入和承诺策略，包括对前四次会谈的详细概述。本章最后描述了 RO DBT 时间和排序策略。

通过物理和环境要素增强来访者参与度

尽管在 RO DBT 中，"控制"似乎是一个令人讨厌的词语，但"控制"物理治疗环境可能是增强来访者参与度和取得成功的关键因素。这在 RO DBT 中被给予如此高的优先级，原因在于 OC 来访者特有的高威胁敏感性的先天生物气质倾向。OC 来访者更有可能以低水平的防御性唤醒来回应环境刺激，而这些环境刺激可能不会被其他人注意到。当被问及时，他们也不太可能承认焦虑的防御性唤醒。另外，正如第四章所讨论的，治疗的主要目标是帮助来访者学习到社交互动在本质上就可以是奖赏性的，跟别人在一起时是可以体验到安全感的，而不是非得要通过硬扛或采取相反行为来克服、击败或控制社交焦虑。

因此，对治疗师来说，主动控制物理环境很重要，这样才能减少 OC 的生物学因素干扰他们的来访者学习娱乐、玩耍、更自由地表达自己、放松以及不那么严肃。这意味着要考虑到一系列通常微妙的物理和非语言因素，这些因素可能会增强（或降低）OC 来访者的社交安全体验。治疗师不应仅仅由于这些因素不会让自己难受或者来访者否认不适就认为它们不重要。因此，在对 OC 来访者开始治疗之前，治疗师应该考虑到可能影响治疗结果的环境因素。

个体治疗环境中最理想的椅子位置应该是彼此成 45 度角（图 5.1）。这样避免了对峙的行为或面对面的身体姿势，这些与我们物种之间高度亲密或攻击性的交流有关（Morris，2002）。此外，理想化的治疗椅应该有扶手。扶手可以让治疗师很容易地转换成非语言地传递合作、安全和非支配的身体姿势，这些姿势在修复联盟破裂或面质 OC 来访者时是很关键的。

在与 OC 来访者进行治疗之前，治疗师应该以最大化物理距离的方式安排座位。与其他人相比，OC 来访者常对个人身体空间的需求更大。身体靠近是亲密或对抗的非语言信号（Morris，2002）。同

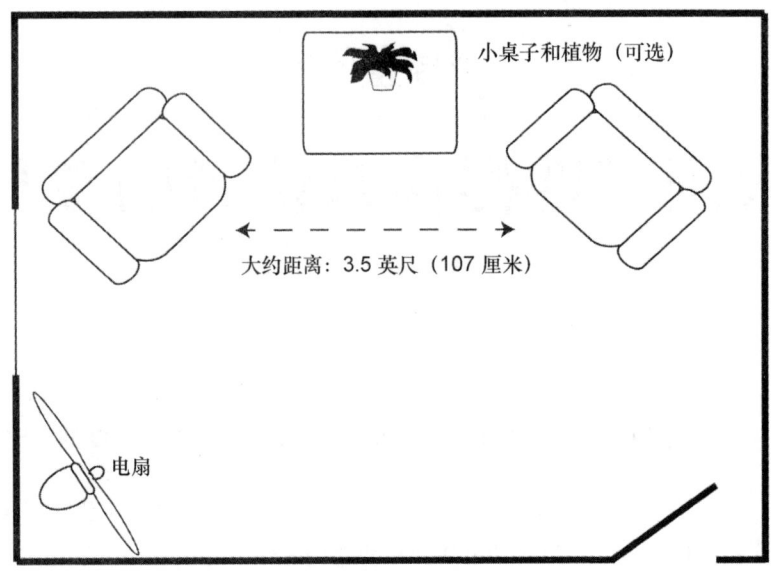

图 5.1 个体咨询室的家具布置

样的道理也适用于 RO 技能训练班的物理布局和座位安排。理想情况下,教室将包括一张长桌,周围摆放着餐厅风格的椅子,教室前面有某种类型的白板或活动挂图,供教师在上面写字。图 5.2 显示了这种类型的教室设置。这表明,该课程的目的是学习技能,而不是参加团体治疗、参与人际交往或处理情感。桌子和房间的布置还在班级成员之间提供了物理缓冲(这是为了减少他们被暴露的感觉),同时为记录笔记提供了空间(这使 OC 来访者在没有注意到的情况下来下调他们的防御反应)。技能课还应该在一个最多可容纳 9 人的宽敞通风的房间里进行。大房间还可以让来访者在不引起别人注意的情况下,有更大的自由去调整座位或将椅子移到更远的地方。

在个体治疗和技能训练课程中都要考虑室温,这一点也非常重要。炎热或非常温暖的环境自然会引发大多数人出汗。对于许多 OC 来访者来说,出汗是一种与焦虑和适应不良的回避有关的条件性刺激。在与 OC 来访者合作时,治疗师应将房间温度设置为低于正常温度;如果需要,诊所应该购买风扇或采用其他方式为房间降温。一般来说,规则是保持房间凉爽,除非 OC 来访者要求提高温度。

有趣的是,大多数人发现当他们冷的时候很容易告诉别人,但当他们感到热的时候,却非常不愿抱怨,特别是在具有评估性或触发自我意识的环境中(例如,工作面试)。这是因为感觉冷并不是焦虑唤醒的症状,而感觉热才是。多年来,我们在研究、试验和临床工作中应用这一原则的经验一再表

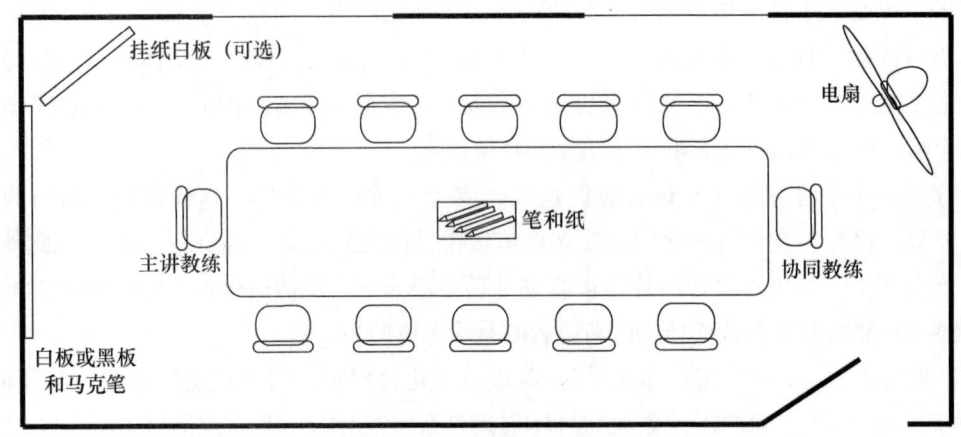

图 5.2 RO 技能训练教室的布置

明，这一相对简单的因素往往会深刻地影响来访者的行为和治疗参与度。

例如，一位 RO DBT 治疗师在临床督导时报告说，她的来访者错过了几次治疗，她担心治疗中途脱落。对治疗过程的录像进行回顾，发现来访者表现出烦躁和坐立不安的身体动作，而治疗师并没有注意到这些行为。当她的督导师问她房间里的散热风扇是否正在使用时，这位治疗师表示，她几周前就已经停止使用散热风扇，并与她的来访者进行了核对，询问他现在秋天已经到了，是否还需要打开风扇。来访者说："不，我很好。"这位督导师建议，尽管来访者之前有报告，但治疗师在下一次治疗开始前应重新打开风扇，并像往常一样开始治疗，除非来访者提起风扇，否则不要注意或提及风扇。令治疗师惊讶的是，在那次治疗中，来访者的行为似乎更投入了。他的身体动作看起来不那么激动，眼神交流有所改善，说话也更自由了。从那时起，治疗师就一直开着电扇，并确保她自己有一件轻薄的毛衣。几周后，当这位治疗师和她的来访者在治疗过程中练习激活社交安全系统的方法时，这位来访者透露，他太尴尬了，以至于没有告诉治疗师，当风扇不开的时候他感到很热，因为他认为他的治疗师可能会把这当作批评。

因此，治疗师在与 OC 来访者合作时，应始终假定座位和类似的因素是重要的，而不管来访者的口头报告是否相反。所以，当你和 OC 来访者一起工作时，*打开*风扇，*调低*暖气，如果你很容易着凉，就给自己带几件衣服。这种简单的物理环境调整可以产生巨大的不同，特别是在治疗的早期，因为 OC 来访者不太可能透露他内心的真实感受或想法。技能班的来访者如果报告房间太冷，可以鼓励他们带一件轻薄的毛衣来上课，我们总是喜欢在课堂上准备几件毛衣，如果需要，可以借给他们。有关在技能训练课程中管理环境的其他信息，请参阅技能训练手册第一章。

通过导入和承诺增强来访者参与度

RO DBT 个体治疗的设计是分阶段或分步骤进行的，每个新模块都建立在前一个模块的基础上。导入和承诺阶段就是其中的一个阶段，它发生在治疗的前 4 次。

一般说来，RO DBT 中的承诺方案涉及三个问题：

1. 来访者认同他存在 OC 的问题并承诺针对它进行治疗。
2. 来访者承诺在实际退出治疗之前亲自回来并讨论退出治疗的冲动[35]。
3. 来访者承诺在没有联系治疗师或其他医疗保健专业人员的情况下（假设这是相关的），不会自伤或尝试自杀。

导入和承诺阶段的另一个主要目标是协助确定来访者的价值目标，这些目标用于促进治疗目标的制订。OC 来访者具有高威胁敏感性的生物气质，而且总体倾向于放弃关系，这都意味着当治疗师想要加深承诺时，在 RO DBT 中使用"登门槛"策略的频率要高于"以退为进"策略[36]。

RO DBT 承诺策略从治疗师的谦逊和开放的立场开始。RO DBT 承认，来访者有权选择她希望过的生活，即使那是一种悲惨的生活（或者至少在治疗师看来是悲惨的）。全然开放的原则认为，如果治疗师认为他知道自己的来访者应该如何生活，或者应该认为什么是重要的，那就太傲慢了。因此，最终，RO DBT 治疗师向自己（必要时也向他的来访者）承认，他的来访者对其所做的选择负责，包括选择保持抑郁、焦虑或孤独，而最终治疗师无法去除他的 OC 来访者的问题。与国家公园护林员帮助在森林中迷路的人的角色类似，RO DBT 治疗师可以与 OC 来访者一起行走，并提供地图和指南针作为向导（即 RO DBT 治疗策略），帮助他的来访者找到回家的路，但他不能把她抬出森林——来访者必须自己走出去。

因此，RO DBT 个体治疗的导入和承诺阶段为后面的治疗奠定了基础。由于 OC 来访者高度遵守规则，通常对生活很认真，因此对于治疗师来说，重要的是要避免采取过于严肃、形式主义或僵化的立场来强化这些观点，这种方式会表明服从或同意是必不可少的。RO DBT 开放、灵活、轻松的原则（见第六章）和自我询问从治疗师第一次见到来访者的那一刻起就指导着他的行为[37]。

第一次和第二次会谈

在欢迎和介绍自己（包括个人资历和治疗经验或背景）之后，在实际开始之前，与 OC 来访者工作时简要描述预期的互动类型和第一次会谈的总体目标是很重要的：

治疗师： 好的，在我们开始之前，我想让你知道接下来会发生什么可能是有用的。我将使用的治疗类型包括治疗师和来访者之间的双向对话。这意味着我们两人在治疗期间都会交谈，有时我可能需要打断你去问一个相关的问题。顺便说一下，你也可以打断我（*微笑*）。这样说清楚了吗？今天的谈话将让我更多地了解把你带到这里的问题类型，这意味着我会问一些关于你生活不同方面的问题，这可能有时需要我打断你或将我们引向另一个话题。另外，我只想让你知道，虽然我已经从你的医疗记录中了解了一些关于你的情况，但我通常发现最有用的是直接听取我的来访者的意见，用他们自己的话告诉我，他们的特殊挣扎可能是什么。那么，首先，你能告诉我，你今天来这里的原因吗？

向 OC 来访者传达治疗将涉及双向对话是至关重要的。这有助于防止以后出现问题，因为如果没有这么做，一些比较健谈的 OC 来访者可能会认为打断他们是不公平或错误的，特别是因为他们没有被提前告知可能会发生这种情况。

在个体治疗中限制书面材料的使用

治疗师可以从物理环境的另一个方面来提高来访者的参与度：在个体治疗中书面材料的使用（与技能训练课程相反）[a]。在个体治疗中向 OC 来访者提供数字、表格或讲义的副本可能会偏离预期的讨论。OC 来访者的生物气质倾向于注意细节和小错误，这可能会导致她不再倾听治疗师所说的话，而是专注于刚刚递给她的书面材料。这可能会引发与材料本身的实际内容几乎没有关系的冗长而复杂的讨论，或者因为在选词或语法上的不同而拒绝材料（例如，语法错误可能被认为意味着整个文档是无用的）。因此，治疗师可能会发现自己在为保持和平而花费宝贵的治疗时间来为自己证明、辩护或投降。书面材料就像钚——你只需要一点点就能发生大爆炸。所以说，就像任何 RO DBT 策略一样，关键是要灵活，并利用来访者的意外反应作为放松的机会。

例如，在我们最近的 RO DBT 多中心试验中，在启动阶段，我们在三个独立中心的许多 OC 来访者很快指出了一个小错误——一个拼写错误，导致 RO DBT 日记卡标题中的"diary"（日记）写成了"dairy"（奶制品）（请参阅本章后面的"RO DBT 日记卡简介"）。对于这些来访者来说，这个小错误似乎很严重。但是，我们没有立即冲出去拿出新的讲义副本并更正拼写错误，而是顺应了这个错误。当一位来访者指出讲义上写的是"奶制品卡"而不是"日记卡"时，他的治疗师说："是的，这不是很棒吗？我一直想住在农场里。"另一位治疗师对来访者说，"让我们看看你的奶制品卡，看看你的奶牛最近的生产力如何。"这个简单的拼写错误提供了展示一个主要教学要点的机会——即，并非生活中的每一个错误都必须立刻或必将得到纠正——治疗师玩笑式的不敬（playful irreverence）提供了一些轻微的矫正性反馈，而非小题大做（回想一下，OC 来访者过于严肃，需要学习如何玩耍和放松；有关此策略的更多详细信息，请参考第十章）。

以上建议应灵活运用。大多数治疗师至少偶尔会在个别治疗过程中随身携带讲义，以提醒他们希望在那天要讨论或教授的主题（例如，治疗师可能会将讲义的副本放在通常用于在治疗过程中做笔记的写字板上，但不会将副本交给来访者）。另一种在个体治疗期间使用书面材料而不会引发徒劳的讨论或辩论的方法是通过在白板上画一张图表来吸引来访者的注意力，反之，给来访者一份讲义的副本，并要求她在讨论之前默默阅读可能会导致上述的过度挑剔[b]。如果来访者要求提供讲义、数据、文章或其他书面材料的副本，治疗师可以提供，最好是在治疗结束时或通过电子邮件提供。

[a] 在 RO DBT 中，个体治疗和 RO 技能训练的目的是不同的。个体治疗为 OC 来访者提供了练习场地，让他们学习如何重新加入部落并与他人建立社会联结，而技能培训课程本质上是授课性质的，专注于教授能促进社会联结的新技能。因此，在技能培训课程期间总是提供讲义和作业单的副本，这被认为是学习过程的基本要素

[b] 尽管如此，治疗师在个体治疗过程中教授特定的 RO 技能时，如果这样做可以促进来访者的学习，那么他应该可以随意使用技能训练手册中的讲义和作业单

在第一次会谈中简要提到 RO DBT 的可行性、可接受性和有效性也是有帮助的，在 RO DBT 得到更广泛的传播之前，RO DBT 已经被坚实地建立和研究了二十多年。然而，这里需要提醒的是，OC 来访者关注细节，对威胁敏感：一些来访者可能希望进一步讨论临床试验的结果，要求（立即）查看已发表研究的复印件，或者如果治疗师不能立即准确地回答有关研究的问题，则可能会不屑一顾或妄下结论。围绕 RO DBT 实证基础的问题类似于在个体治疗中使用书面材料所描述的问题（参见上面的"在个体治疗中限制书面材料的使用"）。在进一步治疗之前，如果来访者想要了解数据，最好的方法是治疗师去认可来访者对信息的需求，同时继续引导来访者转向第一次治疗的主要目标：

治疗师： 我真的很高兴听到你想了解更多关于这项研究的情况。如果我处在你的位置，我可能会问类似的问题——治疗背后的科学基础真的很重要。不过，由于此时此刻我实际上并没有打印很多研究文章给你，而且这也是我们的第一次会谈，如果你同意，我想请你允许我继续下去。这将让我们有一些时间相互了解——并有希望确定 RO DBT 是否适合你（微笑）。无论如何，在我们今天结束之前，我会给你一个网站链接的名称，你可以自己访问，在我们下一次治疗之前看看治疗是关于什么的。你觉得怎么样？

给来访者提供额外的信息和材料通常是不必要的。大多数 OC 来访者在第一次治疗时都抱着开放的心态和对治疗师能力的期望。因此，我建议诊所不要制定政策，即在治疗开始之前就开始分发支持 RO DBT 的已发表的实证研究。正如本章前面所强调的，在个体治疗期间提供的书面材料通常会将注意力从来访者身上转移到书面材料上[38]。

第一次和第二次会谈的整体目标和主题

- 确定患者寻求治疗的原因、过去的治疗经验以及他的家庭和环境史
- 向来访者介绍治疗旨在帮助的问题类型，并确认来访者同意并大体承诺以 OC 为核心问题
- 评估来访者当前和过去的自杀和自残行为史

- 表明治疗师愿意讨论过去的创伤、性问题以及长期的积怨和愤恨
- 向来访者介绍整体治疗结构，包括有关技能培训课程目的的信息，并告知来访者他将在治疗的第三周开始技能培训课程。

获得来访者将 OC 作为治疗目标的承诺

只有当来访者认识到这是一个问题时，适应不良的 OC 才能被治疗。因此，在开始治疗之前，在第一次治疗中，获得来访者的同意至关重要，首先，她的人格类型最好被描述为 OC，她致力于将适应不良的 OC 行为作为治疗的核心部分[39]。这种讨论应该有时间限制（大约 10 分钟），并以轻松的方式进行（见第六章）。

关于这一主题的讨论（见"第一次会谈中确定过度控制为核心问题的四个步骤"）是导入和承诺阶段的三个步骤中的第一个，这些步骤都是完全脚本化的（另请参考本章后面的"第三次会谈中教授过度控制的生物社会理论的四个步骤"和"第四次会谈中教授开放表达＝信任＝社会联结的四个步骤"）。分配给该讨论相对较短的时间是有目的的。它帮助 OC 来访者了解治疗的核心重点是什么，同时为其他话题留出时间。它还避免强化 OC 来访者在作出决定之前对某个主题充分了解的强迫性愿望，同时避免通过将太多注意力集中在某一个潜在的困难主题上来加强 OC 来访者坦承自己（回想一下 OC 来访者不喜欢聚光灯）。

这通常需要治疗师放下自己的个人需求，即在讨论过程中出现潜在的治疗目标时，不去全面了解该主题或下意识地深入挖掘，反而去使用他们不喜欢或不情愿使用的方案或脚本。脚本跟方案是差不多的——它是临床经验累积而来的，旨在避免潜在的问题。我们的临床经验反复证明了在广泛的环境和不同的文化背景下去遵循脚本的作用。遵循脚本有助于使讨论保持简短和切题。治疗师完全可以复印一份脚本，并把它夹在写字板上带到治疗室里（我现在仍然这么做），以提醒你要涵盖的内容。

当描述不同的风格（控制不足 vs. 过度控制）时，治疗师必须使用身体姿势和面部表情来表现每种风格的典型社交信号，而不是简单地描述它们。因此，在描述控制不足的风格时，治疗师首先在讨论中要做的是，应该夸大面部表情和身体动作，比如在描述控制不足的风格时，用手臂做手势。OC 来访者会立即认识到，作为控制不足障碍特征的戏剧性的、反复无常的、易激动的和高度表现力的本质等并不是他们的特征。在描述 OC 的风格时，治疗师应该淡化他们的情感，采取更有节制的身体姿势，从而使患者更容易发自内心地认同自己是 OC 风格的一员。这一点的重要性怎么强调都不为过。如果没有表现出每种风格的社交信号，OC 来访者可能会错误地认为他们有着与控制不足相关的一些核心特征。然而，当与控制不足相关的戏剧性、反复无常的面部表情和身体动作不仅只是被描述，而是被展示给 OC 来访者时，这种情况很快就消失了。正如一位 OC 来访者在看到控制不足的样子后很快说的那样，"不，那不是我。"绝大多数 OC 来访者（正在寻求治疗）很快就认识到自己是控制过度，并发现这个标签是一种描述他们一生中大部分时间都知道的行为模式的有用手段。

第一次会谈中确定过度控制为核心问题的四个步骤

1. 说：正如我前面提到的，我今天想做的一件事就是让你稍微了解一下我将在我们共同工作中使用的治疗方法。真正有趣的是，来自世界各地的研究人员达成了一种共识，即在四五岁左右，就有可能开始看到两种不同的性格或应对方式，这两种不同的性格或应对方式与以后生活中出现的问题有关。你以前听说过这类说法吗？

2. *说*：这些风格中的一种被称为控制不足[a]。孩提时代，控制不足的人经常被描述为高度兴奋、过度表达、行为不守秩序或冲动。当他们心里要是有点儿什么事儿，那全世界都能知道！此外，他们发现很难提前计划或抵制诱惑。当他们看到一块饼干时，会抓起来就吃，不会考虑后果。他们做事情倾向于跟着自己的感觉走。现在，等长大了，他们要是不想去工作，就直接不去了！那么，想想你自己，无论是现在还是小时候，这种性格或应对方式的描述像你吗？

3. *说*：也许你倾向于另一种风格[b]。另一种风格，被称为过度控制的应对方式，更谨慎和保守。在孩提时代，过度控制的人可能会被描述为害羞或胆小。他们倾向于控制或限制情绪的表达，并能够长时间延迟满足和忍受痛苦以实现长期目标。他们倾向于设定较高的个人标准，而且可能会比大多数人更努力地工作，以防止未来出现问题，同时不会大肆宣扬自己的努力。然而，在内心里，他们经常感到孤独，感到不是他们群体的一部分或被排斥在外，他们对如何与他人相处或建立亲密关系感到一无所知，他们经常感到被孤立。所以当你想到现在或小时候的自己时，你会觉得这种风格描述的更像你吗？

4. *说*：最后，我将要使用的治疗方法——RO DBT——是针对过度控制的问题而开发的，但并不认为过度控制的应对总是存在问题[c]。相反，高度自控不仅受到大多数社会的高度重视，也是我们登上月球的原因！建造一艘宇宙飞船需要大量的计划和毅力。因此，与其试图摆脱你的过度控制的应对方式，我希望帮助你学会如何根据需要灵活地接受和放下你的过度控制倾向。当我这么说的时候，你怎么想[d]？你在多大程度上愿意将对过度控制的应对作为我们合作的核心问题？

[a] 对于描述控制不足应对方式的治疗师来说，身体力行地展示控制不足社交信号传递方式的样子和声音，以避免混淆和误解，是至关重要的。因此，当描述失控的人过度兴奋或过度表达时，治疗师应该同时兴奋地挥动他或她的手臂，并表现出兴奋的表情和语气。这是至关重要的，这样 OC 来访者才能（以他或她的身体）真切地体验控制不足的社交信号传递方式，而不是靠想象。

[b] 绝大多数过度控制的来访者会很快拒绝将控制不足的应对方式作为自己应对方式的代表。如果不是这样，治疗师应该考虑以下可能性：①来访者的实际问题是控制不足；②治疗师对控制不足的社交信号的演示不够戏剧性；或者③来访者故意支持控制不足的风格作为他自己应对方式的代表，以便传递一个信息（例如，他认为自己太复杂了以致无法被理解、正在经历联盟破裂，或者对变化感到无望）。

[c] 步骤 4 假设来访者已经认可了过度控制的应对方式，认为它最能代表来访者自己的应对方式。

[d] 这些最后的问题，在 RO DBT 中称为签到（check-in），旨在评估来访者的参与度

在这个 OC 应对的初步讨论中，治疗师通常应该选择积极的或情绪中立的词语，同时注意来访者用来描述他们 OC 的词语类型，以便开始了解 OC 是如何被来访者独特地表现出来的，并在以后的治疗中改进个性化的治疗目标。在最初讨论 OC 应对时，使用相对中性的描述词可以作为一种"登门槛"的技巧，让来访者更容易承认一些习惯或可能存在的缺陷而不会大惊小怪。以下是大多数 OC 来访者会认可的一些描述词语：

- 关注细节的
- 克制的
- 完美主义的
- 谨慎的
- 遵守纪律的
- 有组织的
- 认真的

- 内敛的
- 有计划的
- 尽职的

对于治疗师来说，避免采取一种传递强迫或压力以同意 OC 标签的立场也是很重要的。如果来访者很难认识到自己的风格属于 OC，治疗师可以采取以下方法之一：

- 考虑来访者正确的可能性，从而示范全然开放。
- 尝试使用不同的词语或短语（例如，"高度自我控制"或"高度完美主义"）来描述 OC 的风格。
- 给来访者留那种有助于其觉察到自身 OC 特征的家庭作业。

为了加深与有矛盾态度的来访者的讨论，治疗师还可以要求来访者完成应对风格评估：配对词语清单（见附录1），如果它还没有作为预处理评估访谈的一部分完成，或者治疗师可以将清单指定为家庭作业，以便在下一次会谈上复习，尽管这通常是不必要的。此外，正如在脚本讨论中看到的，重要的是要在某个时候指出 OC 的亲社会性质（见表4.1），但不要张扬——这是一种隐性输入（smuggling）的形式（见下面的"更多关于隐性输入的内容"）。

更多关于隐性输入的内容

在 RO DBT 中，使用一种称为"隐性输入"的社交信号策略，通过植入一个新想法的种子或新想法的一小部分来向 OC 来访者介绍信息。这给了来访者一个反思新想法的机会，而不会感到被迫立即接受或拒绝它。例如，对于 OC 来访者来说，一个常见的想法是认为心理治疗将主要集中在暴露他的缺陷或讨论他的问题上，因此简要介绍过度控制的亲社会方面，就在隐性输入这样一种想法，即来访者的个性风格既有好处，也有坏处。然而，善意的治疗师过分热情地宣扬或长时间讨论过度控制的好处可能会适得其反，并在第一次治疗中触发联盟的破裂。大多数 OC 来访者在内心里认为他们不是很好的人，他们因为过去的错误、情感宣泄事件或针对他人的伤害行为而怀有强烈的负面自我评价。因此，在治疗的早期阶段，治疗师不仅应该避免夸大过度控制的亲社会性质，还应该警惕联盟破裂的可能迹象。

> 在与 OC 来访者讨论自我控制倾向时，治疗师的首要目标是唤醒其对自我探索的欣赏，并认识到 OC 应对既能解决问题，又能制造问题。

总而言之，在与 OC 来访者讨论自我控制倾向时，治疗师的首要目标是唤醒其对自我探索的欣赏，并认识到 OC 应对既能解决问题，又能制造问题。这包括询问来访者，而不是告诉来访者，OC 是如何阻止她到达重要的价值目标。在治疗的早期，来访者自发地暴露弱点，表现出对 OC 应对方式主动的好奇是其参与度良好的指征。最后，重要的是，治疗师要记住，成功的 OC 治疗并不意味着把患者转变成一个戏剧性的、反复无常的、控制不足的人；相反，它包括帮助来访者学会欣赏她的个性风格，并且能够在形势需要时灵活地放弃它。

应对自杀行为和自我伤害

尽管 OC 来访者表面上看起来很镇定和自控，但自杀和自伤行为在有 OC 障碍的人中发生率非常高。OC来访者的内心倾向于感到隔离和孤独，而除了人口统计学和诊断变量外，社交隔离和社会融合度低是自杀的核心风险因素（Darke, Williamson, Ross, & Teesson, 2005）。以适应不良的OC为特征的社交信号发送缺陷和低开放性被认为会导致从小就反复经历社会排挤、拒绝和排斥，从而加剧OC来访者的社交隔离感、孤独感和他作为局外人的感觉——并因此增加了自杀的风险。例如，神经性厌食症（一种典型的OC障碍）是所有精神障碍中死亡率最高的。神经性厌食症患者自杀死亡的风险是同龄人的57倍（Keel等，2003）。诸如对体验的低开放性等OC特征与更高的自杀风险相关（Heisel等，2006），而以典型OC为特征的慢性抑郁症（Riso等，2003）也与极高的自杀行为发生率相关。例如，86%的难治性抑郁症患者报告了自杀想法或计划（相比之下，非慢性的抑郁症患者中只有53%），29%的患者在治疗期间试图自杀（相比之下，非慢性患者中只有3%；参考Malhi, Parker, Crawford, Wilhelm, & Mitchell, 2005）。

此外，非自杀性自伤行为在表现为OC的典型疾病中也非常常见，例如恶劣心境、难治性抑郁、神经性厌食症和A组人格障碍（Claes等，2010；Ghaziuddin等，1991；Hintikka等，2009；Klonsky等，2003；Nock等，2006；Selby等，2012）[40]。对于大多数OC来访者来说，自杀行为和自伤行为代表着他们存在致命的缺陷，是深深的羞耻感的来源。

然而，几乎自相矛盾的是，OC来访者也可能表现得享受、浪漫化，或者陷入沉思，感到悲伤或忧郁，或者沉浸在自怜之中，或者是成为殉难者的感觉——这些因素会增加自杀的风险。例如，他们可能会写悲剧故事和诗歌，将绝望或忧郁描述为理智上的纯洁或高尚，喜欢虚无主义思维，喜欢阅读讣告，或者写关于死亡或自杀的浪漫化的故事或诗歌。他们可能会暗自陶醉于被孤立感和与他人的疏远感，因为这强化了他们的信念，即没有人关心、理解或欣赏他们的自我牺牲或独特的才能。同样，忧郁、痛苦和绝望往往表明OC来访者将自己视为不公平或不公正的世界（或不公正家庭）的受害者、替罪羊或殉难者。因此，OC来访者的自杀可能是出于报复的欲望，或者是为了惩罚那些没有认识到自己的牺牲的家庭成员。OC来访者具有高度的道德确定性（即做事有对有错），这往往与善行应受奖励、恶行应受惩罚的信念有关。惩罚违法者可以恢复一个人对公正世界的信心。在公正的世界里，行为和事件具有可预见和适当的后果，人们根据他们的行为方式得到应得的东西[41]。这有助于解释为什么许多人觉得宽恕如此困难——不惩罚违法者在道德上是错误的。然而，与非自杀性自伤相关的更令人困惑的行为之一是，在自我报告的原因中，将自伤作为惩罚自己的一种手段。的确，从定义上讲，惩罚的作用是降低特定行为发生的概率，但给自己制造疼痛，至少从表面上看并不是一件令人愉快的事情。因此，问题就变成了，"什么强化了自我惩罚？"

RO DBT认为自我惩罚感觉"很好"，是因为它恢复了我们的秩序感。正如前面提到的，大多数OC来访者内心认为他们不是很好的人，他们的自我评价非常消极。RO DBT认为，这通常源于强烈的羞耻感，因为他们从未因他们认为应受到谴责、道德上错误或对他人有害的行为（这些感觉通常是准确的）而被抓到或受到惩罚。从OC来访者的角度来看，不能承认之前的错误行为是本质上有缺陷的性格的证据。根据Swann的自我验证理论（Swann, 1983），非自杀性自伤被认为是用来证实自己是坏的或邪恶的，应该受到惩罚（T.R.Lynch & Cozza, 2009）。事实上，自我验证的力量如此强大，即使当它意味着要忍受疼痛和不适时，OC来访者也愿意选择（Swann, Rentfrow, & Gosling, 2003）。此外，OC来访者的沉默使他不可能受到部落的惩罚，所以他可能认为恢复自我意识的唯一办法是通过自残或自祭式自杀来弥补自己的罪过。事实上，在一组慢性抑郁症患者中，感到内疚、罪恶或无价值者产生自杀观念的可能性会高出6倍（T.R.Lynch等，1999）。因此，自伤行为被强化是因为其功能是证实或确认了OC来访者的病理性的自我感觉，并重建一种安全感（例如，通过恢复对公正世界的信心）。

此外，自伤经常被描述为是被负强化的，因为它似乎提供了一种暂时有效的方法来减少唤醒和消除负面情绪；自伤行为已显示与减轻疼痛感知有关（Gardner & Cowdry，1985）。从 RO DBT 的角度来看，背后的机制可能涉及两种不同的神经基质的激活，这两种神经基质通过情感体验的变化来强化自伤行为。

1. 第一种机制被认为是通过触发与成功感、自豪感和成就感相关的积极情绪来强化自我伤害（正强化）。在这里，自上而下的调节过程将自我伤害作为消极自我信念的证据（"我的自我伤害证明我认为自己有致命缺陷的信念一定是正确的"）或作为有效的沟通手段（"通过伤害自己，我正在修复一个错误行为"）或作为 OC 来访者卓越的自我控制能力的证据（"伤害自己证明我有勇气做正确的事情"），从而触发 SNS 的积极情感。
2. 第二种机制被认为是通过自下而上的调节过程来强化自我伤害，这种调节过程的作用是缓解巨大的压力（负强化）。具体来说，严重或长时间的（可能包括看到大量血液）自我造成的组织损伤被认为是在感觉受体水平上的一种压倒性威胁，从而触发自动关闭反应，如昏厥、僵住、心率降低、疼痛感知降低以及 SNS 应对方式如战斗和逃跑反应的撤回，如第二章所述。

此外，OC 来访者的行为往往是受规则支配的。受规则支配的行为具体指定了行为（割腕）和后果（自我惩罚和恢复一个公正的世界、令人反感的情绪减轻）之间的关系。由于行为是基于规则的（即历史经验或社会期望），它恰恰成了问题，因为受规则支配的行为对当前的突发事件（当前正在发生的事情）的响应性较差。例如，研究表明，接受过针对任务的口头指示的人不会因为当前的情况发生变化而改变执行策略；相反，他们会坚持既定策略，因为那跟之前针对任务已经口头给出的规则是一致的（Hayes，Brownstein，Haas，& Greenway，1986）。对规则刻板的笃信可能会导致这样的信念，即想法或情绪是危险的（"如果我想到 x，那么将会发生一件非常糟糕的事情"），并且某些想法本身就是糟糕的或等同于不好的行为（Rachman，1997）。因此，一个人可能会认为，每当她经历某些禁忌的想法或情绪时，她必须通过自我伤害来惩罚自己，或来压抑想表达情绪的想法，而研究表明这是一种特别无效的策略（T.R.Lynch 等，2001；T.R.Lynch 等，2004；T.R.Lynch，Schneider，Rosenthal，& Cheavens，2007）。不幸的是，这可能会发展成一个自我确认的恶性循环，导致进一步僵化的受规则支配的行为："既然我在伤害自己，那我肯定是真的邪恶；因此，我必须继续自伤以惩罚自己。"

OC 倾向于掩盖内心感受，尽量减少痛苦，有时会使自杀风险评估具有挑战性。例如，除非直接问及自杀想法和行为，大多数 OC 来访者不太可能独立报告（尤其是在第一次谈话中）。此外，与其他临床群体相比，他们掩盖内心感受和尽量淡化痛苦的自然倾向会让他们更有可能漏报自杀行为。此外，OC 来访者擅长不动声色地阻止讨论他们不想讨论的话题。好消息是，一般来说，当被直接问及自杀行为时，OC 来访者不太可能公开撒谎或欺骗治疗师（回想一下，OC 来访者重视诚实和正直）。然而，他们会隐蔽地撒谎，以此来避免他们自己想象中的不被赞同，或者通过不披露重要的事实或细节（除非他们被明确地问到）来保持可以胜任的表象。轻描淡写或回避的例子包括：通过提出一个似乎同样重要的新问题来改变话题（"在我回答那个问题之前，我想你应该知道我已经十七年没有被另一个人感动过"）；说了很多，但从来没有回答这个问题（"我确实偶尔会想到死亡——我是天主教徒，作为一个祭坛男孩，我必须在很小的时候参加葬礼"）；并暗示对预防自杀的关切是不必要的（"我以前的治疗师说自杀的想法是正常的"）或不恰当的，因为进一步的讨论会造成伤害、太痛苦或暴露太多，或者因为来访者的"其他医生"已经在处理这个问题。隐蔽地说谎还有许多其他方式的表现；其中大部分涉及间接而非直接的沟通方式，这使得他们看似是在拒绝，或者难以挑战。

然而，有时这种回避背后的原因要严重得多。例如，尽管这种情况很少见，但一些 OC 来访者在第一次治疗时就已经制订了自杀计划——也就是说，他们已经决定了确切的自杀日期、时间、地点和方法，并决定不向治疗师透露这些计划。大多数情况下，他们选择接受治疗是为了向自己（事前）和家人（事后）证明他们尽职尽责地努力解决问题，从而使自杀变得合理化。然而，不管潜在的动机是什么，这种情况给治疗师带来了一个多方面的问题。首先，来访者决定不透露他的自杀计划，不仅不太可能真正承诺改变，还会对真正治疗联盟的发展产生负面影响，而真正治疗联盟被认为是成功的 RO DBT 疗法的重要组成部分。幸运的是，通过一种在 RO DBT 中经常被称为"治疗性诱发内疚"的策略，有可能打破这一明显的僵局。如果这个立场变成语言的话，它会说，"我相信你会做正确的事。我相信你。我相信你有一直履行承诺的能力。"这一立场利用了 OC 来访者的诚实、正直和尽职尽责的核心价值观，随着时间的推移，治疗性的内疚逐渐显现。在这个例子中，治疗师从来访者那里获取口头承诺的那一刻（即他将在治疗过程中报告任何与自杀或自残有关的冲动、想法、计划或行动），OC 来访者可能会立即体验到第一次治疗性内疚的迹象。这一承诺是要从所有 OC 来访者那里获得的——包括那些报告以前没有自杀或自残行为的来访者——而且很容易从一位为了改善生活而接受治疗的来访者那里获得。然而，对于有其他想法的 OC 来访者来说，这种承诺造成了认知上的不和谐，因为它要求来访者公开对治疗师撒谎，这违背了其核心价值观。因此，与其采取怀疑或不信任的立场（例如，出于对潜在自杀的恐惧），RO DBT 治疗师被鼓励采取一种立场，表明对来访者做正确事情的信任和信念，同时做好准备，在出现新的信息表明威胁迫在眉睫时，采取必要的措施来保护来访者的生命或安全。好消息是，我们的经验表明，OC 来访者本人几乎总是那个站出来揭露真相的人，这将受到治疗师的欢迎，通常也是治疗中的一个关键转折点。OC 来访者还是在乎的；即使在无望和迷失之际，他们仍然保留着被善意的行为所感动的能力，并在可能的情况下回报（在这个例子中，通过向治疗师透露自杀计划，尽管之前决定不这么做）。

总而言之，OC 来访者危及生命的行为通常与其他临床群体表现出的行为有质的不同。意识到这些特征可以促进对 OC 来访者的理解，并提高治疗的针对性。以下是这些特征的摘要：

- OC 来访者的自杀和自残通常是事先计划好的，通常是提前数小时、数天甚至数周（有时甚至更长）。
- OC 的自我伤害行为通常是一个保守得很好的秘密。它可能已经发生多年，没有人知道，也可能只有直系亲属（或非常亲密的朋友和治疗师）知道。因此，OC 的自我伤害很少引起注意。为了避免就医，自伤行为的严重程度被小心地控制，伤疤被小心地隐藏起来。OC 来访者可能会接受急救或医疗培训，以便自己处理伤口，避免去就医。隐藏行为也可能发生例外，最常见的是有长期精神专科医院住院史的 OC 来访者，自伤行为的戏剧性表现通常会得到间歇性强化（例如，自伤行为使得 OC 来访者得以被安排在独立的观察室，这比被安排跟其他住院患者的大群体住在一起的不确定感要好得多）。
- OC 来访者可能会试图自杀，目的是惩罚家人或亲近的人（"我走了，你会后悔"），或者报复，让竞争对手的生活变得困难（例如，希望来访者的死会让竞争对手无法实现重要目标），或者暴露自己的道德缺陷。
- OC 来访者的自伤或自杀行为更有可能是受规则支配的，而不是被情绪支配的（例如，它的目的可能是通过对觉察到的错误进行自我惩罚，来恢复来访者对公正世界的信心）。
- 一些 OC 来访者可能会将自杀行为浪漫化，认为沉思或忧郁是高尚的或有创造力的。

评估 OC 来访者的威胁生命的行为

这项初步评估的主要目的是确保患者的安全，并确定在治疗过程中自杀行为和故意的自我伤害在多大程度上可能需要成为治疗目标。紧急的威胁生命的行为定义如下：

- 旨在故意造成组织损伤或死亡的行动、计划、欲望、冲动或想法（例如，非自杀性自伤、自杀念头或冲动、自杀企图）
- 不是故意以死亡或造成组织损伤为目的，但对生命构成紧急威胁的行为（紧急的威胁生命的行为优先于其他目标或治疗目标；见第四章）

因此，治疗师应对调整她的访谈计划或延长治疗的导入阶段有心理准备，以便发现紧急的威胁生命的行为时有时间来处理，以确保患者的安全。一般来说，建议治疗师先介绍主题，在访谈开始约30分钟时（或访谈时间过半时）开始评估风险。这样一方面有时间先了解患者，并引导他了解治疗的某些方面（例如，治疗的焦点是过度控制问题），同时有足够的时间进行风险评估，并在需要时制订自杀或自伤预防计划。

既往的自杀尝试是自杀死亡的最重要的独立危险因素。从本质上说，既往自杀尝试的时间越近，使用的手段越致命，风险就越高。这项评估的一个重要结果是，从报告在近期有自杀或伤害自己的冲动、想法或计划的来访者那里获得承诺，即在下一次治疗之前，他不会进行自我伤害或试图自杀，理想情况下，他将把努力消除自我伤害和自杀行为作为治疗的核心目标。治疗师可以使用以下脚本来介绍与OC来访者讨论威胁生命的行为：

治疗师： 研究表明，许多人在经历你所经历的问题时，可能会变得非常沮丧或绝望，以至于他们开始考虑自杀或伤害自己，这可能从很小的时候就开始了。所以我接下来想要做的是花一些时间和你讨论这些问题，以便了解这些问题是否对你造成了困扰，以及在我们的合作中，需要在多大程度上关注这些问题。所以我的第一个问题是……

在这一点上，为了用一系列来自临床经验的问题来引导讨论，治疗师可以使用RO DBT半结构式自杀风险评估访谈（附录4）；来访者过去或现在涉及自伤或自杀行为问题的次数越多、严重程度越高，在这个主题上，治疗师应该提出的问题就越多，治疗师应该花费的时间就越长[42]。治疗师还可以扩展使用定式访谈，如自杀和自伤评估方案（Linehan, 1993a, 468~495页），或自评问卷，如自杀意念量表（A. T. Beck, Kovacs, & Weissman, 1979）和成人自杀意念问卷（W. M. Reynolds, 1991；Osman等，1999）。

RO DBT 危机管理方案

这个方案仅在OC来访者近期（即当天或本周结束前）报告有想要伤害自己或自杀的冲动，或者当发生类似的严重且紧急的生命威胁事件时，才需要使用。好消息是，在与OC来访者合作时，很少需要危机管理。OC来访者是认真谨慎的，他们喜欢稳定，不喜欢混乱。因此，对于自愿选择参加治疗的OC来访者来说，他的责任感很可能会使第一次治疗期间出现危机成为一件不太可能的事情。从OC来访者的角度来看，因为他是决定寻求治疗的人，所以把自己打算在第二天或几天内自杀或自伤的计划告诉刚刚认识的治疗师似乎是不公平的（也就是说，他没有给治疗或治疗师太多机会）。然而，治疗师不应该认为这意味着他们可以放松警惕。OC来访者的标准很高，很可能会期待快速见效。此外，如果OC来访者最近有自杀或自伤行为史，治疗师可以预见这种行为会在治疗过程中的某个时候再次出现；也就是说，旧习惯很难改变。

本部分讨论的危机干预原则和策略侧重于在第一次治疗中对来访者的紧急的威胁生命的行为进行管理，但也可以应用于在治疗后期出现的类似的高风险情况。每当来访者报告即将发生威胁生命的行为，但不愿向治疗师承诺在下一次预定的治疗之前不自杀时，就启动该方案。虽然这里概述的步骤通常是按顺序进行的，但并不是每个步骤都必须包括在内。我们的目标是在本次会谈结束时获得来访者在下一次治疗之前不自杀（或给自己造成严重伤害）的承诺。一旦获得了这一承诺，治疗师就可以结束这次危机管理，或者转移到另一个主题（如果会谈中还有时间），或者结束会谈。在每一步里都要反复核对自杀风险水平，这一点很重要。同样重要的是，治疗师或指定的代理人要留在有自杀倾向或痛苦的来访者身边，直到风险降低。

RO DBT 危机管理方案

1. 感谢来访者馈赠的真相。对他诚实地表达自己的感受（而不是隐藏）表示赞赏，并把这与他的治疗进展联系起来。告诉来访者，例如，"好的……。我想我首先要说的是，感谢你对我坦诚地说出了内心的想法。"
2. 询问来访者："是什么引起了这种情况？"例如，"你知道可能是什么触发了你的反应吗？"
3. 请来访者帮助你理解。例如，你可以说，"我会想到你告诉我这些，某种程度上也是一个社交信号。当你自我伤害或想到死亡时，你在尝试对我或其他人表达些什么呢？
4. 鼓励批评。例如，"我也在想，也许是因为我漏掉了什么，做了什么，或是说了什么引发了你的反应。假设是这样，你能告诉我可能我做了什么导致这个问题吗？"
5. 认可感受。例如，你可以说，"根据你过去的经历，你感到绝望是可以理解的。"
6. 表达关切。例如，与其试图表现得平静，不如通过发自内心地表达你的痛苦来表示关心。
7. 表达开放态度。在表达关切的信号时，也需要表达开放的信号，以达到平衡。例如，在倾听来访者意见时，摆动眉毛。向后靠在椅子上。深吸一口气，放慢谈话的节奏。在你发言之前，让来访者有时间回答问题或完成观察。使用张开双手的手势。不确定时耸耸肩膀来传递非支配的信号。保持声调悦耳柔和。
8. 休息一下来缓解压力。例如，在继续讨论之前，建议大家一起散散步，或者去吃点东西或喝杯咖啡。如果来访者不愿意休息，那就承认他的愿望——"好的，没问题。"——然后问，"我给自己泡杯咖啡，你介意和我一起吗？"这样做的目的不是让来访者喝杯咖啡，而是通过改变社会或物理环境来改变讨论的情绪强度（也就是说，煮咖啡的行为是与家人或朋友一起做的）。本质上，短暂的休息和转换物理环境的目标是为 OC 来访者提供时间和空间来放松并重新考虑自己的行为方式，而不是小题大做。因此，治疗师在休息时有目的地停止对威胁生命的行为的讨论是很重要的，除非来访者自己重新提及。
9. 着力于清除可用的致命性手段。目的是与来访者合作，寻找切实可行的方法来移除环境中可能导致自我伤害或死亡的物品（如剃须刀片、药丸或枪）。例如，获得来访者的承诺，他将把任何计划过量服用的药片冲下马桶，之后他会发短信给你，确认这些药片不再可用。
10. 练习全然开放和自我询问，默默地问自己，*我愿意在多大程度上检查我个人对来访者行为的反应？我可能需要学习的是什么？*
11. 从社交信号的角度探索来访者的危机行为。问问自己，*来访者这样做可能是想告诉我什么？*
12. 使用带有强烈情感的诉求——例如，"请留下"——鼓励来访者和你一起为他的困境寻找替代方案，一个不涉及他结束自己生命的方案，并让来访者知道你关心他。从本质上说，这条信息是说，"请和我在一起。我关心你。不要走开。坚持住。我们可以解决这个问题。给我一个帮助你的机会。"
13. 对来访者说："我相信你。"表示你相信他能渡过难关，尽管他目前很痛苦和绝望。请他给你一个解决问题的机会。提醒他，他还处在治疗初期。

14. 对来访者说："你不能这么做。"坚决地告诉他，你不想让他自杀。
15. 对来访者说，"动用你的自控力。"为了阻止自伤或自杀行为，至少在目前，鼓励来访者利用他超强的自我控制能力。
16. 鼓励自我询问。问，"你可能需要从今天的经历中学到什么吗？有没有可能你比你想象的更强大？"
17. 提醒来访者他之前的承诺。如果来访者之前承诺不会自伤或自杀，提醒他这一承诺以及他的核心价值观，即做正确的事、信守承诺和正直。
18. 安排紧急情况备案。确保来访者有紧急联系电话。
19. 与来访者签订不自杀协议。如果来访者在治疗结束时仍处于高风险状态，请让他打电话叫人来接他或陪他回家。如果来访者看起来不愿意打电话，主动帮他打。
20. 获取联系信息。获取来访者支持网络中人员的电话号码和电子邮件地址。
21. 如果自杀风险很高，无法降低风险，找不到其他支持，而来访者拒绝帮助，则陪同来访者去急诊室，或者拨打急救电话或报警。

最后，以OC应对为特征的高度社会比较可能导致来访者经常体验无益的嫉妒和报复的欲望。OC个体更有可能怀恨在心，认为惩罚违法者在道德上是可以接受的。因此，在最初的OC来访者风险评估中，评估报复的欲望和伤害他人的冲动也很重要，至少是简短的评估。与通常认为所有（或大多数）暴力行为都源于冲动控制不良、情绪失调和痛苦容忍度低（即控制不足的应对方式）的普遍假设相反，我们在暴力犯罪者的法医环境中的工作和之前的研究发现了两种亚型的OC暴力犯罪者（Hershorn & Rosenbaum，1991；P. J. Lane & Kling，1979；P.J. Lane & Spruill，1980；Quinsey, Maguire, & Varney，1983）。与其他暴力罪犯相比，OC的暴力罪犯的特征是内向、害羞、胆小和焦虑，犯罪历史和机构内不端行为明显较少。然而，尽管他们的暴力行为通常只有一次，但与不受控制的罪犯的暴力行为相比，他们的暴力行为更具暴力色彩，更有可能是以报复为重点和有计划的。OC来访者出众的抑制性控制让他能够仔细计划自己的报复，他的道德确定性可以让针对他人的身体伤害看起来像是正确的事情（回想一下科伦拜大屠杀）。因此，在表示愿意讨论过去的创伤和性问题之外（见下一节），治疗师也要表示出愿意讨论过去的怨恨、复仇的欲望或行为以及过去的暴力，这也很重要。

表示愿意讨论过去的创伤、性问题和怨恨

许多OC来访者有伤害性、报复性、社交不当或被动攻击的行为；有虐待史；或者性困难、恐惧，或一些其他问题，这些问题如果不是由治疗师首先提起，来访者不太可能提出。例如，在一项针对RO DBT的治疗开发试验中，我们根据个别案例记录注意到，大约45%的来访者对过去的过错、觉察到的错误或怨恨耿耿于怀（通常持续30年或更长时间；见T.R.Lynch & Cheavens，2007）。来访者可能偷过某个曾经激怒过自己的邻居的邮件，暗中破坏过一个令人羡慕的同事的职业生涯，刺破了违法者的汽车轮胎，或者故意散布虚假的八卦。此外，由于大多数OC来访者很难建立亲密关系，他们养成罕见的、异常或奇特的性习惯或行为（如与动物发生性关系、变装、与陌生人或妓女发生匿名性行为、沉迷于网络色情、性迷恋、跟踪行为，及对他人性意图的幻想或误解）并不少见。这些非典型的性行为在本质上很少是掠夺性的（比如暴力强奸）。尽管如此，他们往往是巨大羞耻和自我仇恨的来源，或者肯定了自己是一个有致命缺陷的局外人的自我建构。来访者过去可能从未与任何人（治疗师或其他人）讨论过这些问题，他们强烈希望被视为在社会交往中能够被接受的人，这使得他们很难自己提出这样的问题。至关重要的是，如果这些问题不能在治疗过程中的某个时刻得到解决，来访者恐怕不太可能真正重新加入这个部落，因为与这些行为相关的秘密耻辱有助于维持"局外人"的信念。

因此，在治疗 OC 来访者时，治疗师应该在治疗早期，实事求是地引导他们认识到可能存在长期的怨恨、可耻的报复行为以及性问题。存在的这些问题通常作为自杀风险评估的附录进行评估：

治疗师： 根据研究，我们知道有许多人在过去有过痛苦的经历，或者可能做过让他们感到羞愧的事情，比如怀恨在心 30 年或伤害了某人。此外，许多人都有与性或性关系有关的问题。所以，虽然这是我们的第一次治疗，但我想让你知道，我们的治疗可以包括任何你认为相关或重要的话题或问题的讨论，包括过去的创伤，你可能不引以为傲的行为，或者性的问题，这些都非常重要。今天我们不需要详细讨论这些问题，但我认为重要的是要让你知道，如果你在某个时刻想要讨论这些问题中的任何一个，我非常愿意这样做。事实上，这样做可能对治疗过程是重要的。这样说清楚了吗？现在，关于这一点，你有什么问题吗，或者你有什么想说的吗？

如果 OC 来访者在被询问时确实表现出与此类问题相关的担忧，治疗师应该采取非评判的立场，如果可能，使这种行为正常化或得到认可。例如，治疗师可以提供保证，不同的性行为或表达是常见和正常的，考虑到她感到多么孤立和孤独，或者考虑到她在寻找与她的价值观相同的浪漫伴侣方面的挣扎，来访者发展这种类型的性行为是可以理解的。

与 OC 来访者合作时的一般规则是，在建立稳固的工作关系之前，推迟对潜在尴尬、羞耻或创伤经历的详细评估（请记住，这预计要到第 14 次会谈才能完成；请参阅第四章"修复联盟破裂"）。相反，治疗师应该感谢来访者表露了这个问题，强调这个问题的重要性，表示他们愿意讨论这个问题，然后向来访者保证，他们打算在后面的治疗中与来访者讨论这个问题。在建立一个坚实的工作联盟之前善意地去探索这些问题，可能在讨论过程中貌似进展顺利，却会导致治疗中断。OC 来访者最典型的反应可能是这样的：当被问及性问题时，来访者会透露之前未披露的非典型性行为（例如，变装）。治疗师意识到这一点的潜在意义，要求来访者提供更多细节。来访者认为遵从治疗师的要求很重要，或者希望成为一个好的来访者，他们会通过透露更多的细节来遵从，可这会触发来访者无法完全控制的激烈情绪（例如，他可能会流泪或哭泣）。治疗结束时，来访者反馈到，他发现这次治疗非常有帮助，感觉很好，他很欣赏治疗师的努力，他期待着下一次治疗。三天后，治疗师收到一封来自来访者的电子邮件，说他将退出治疗，因为他认为这种类型的治疗不适合他，并请求治疗师不要试图就这一问题联系他，因为这是他的最终决定。

当来访者想要退出治疗时

我们对理解 OC 来访者内心体验的探索一再表明，事情并不总是像看起来那样。因此，多年来，我们的临床研究团队已经认识到在治疗中建立一种阻止 OC 来访者在冲突出现时自动离开或放弃关系的方法是非常重要的。它包括在第一次 RO DBT 会谈中（通常是在会谈结束之前）从来访者那里获得承诺，在实际退出之前要亲自回来讨论任何想要退出治疗的愿望。它起效是通过利用了 OC 个体重视守信的重要性的倾向，以及高度道德责任感和义务意识。我们的临床和研究经验已经证明，获得这一承诺（并在整个治疗过程中经常重新获得这一承诺）可以大大降低过早终止治疗的可能性（详见第八章）。这里有一个脚本，它涉及要求做出这一承诺的要点：

研究表明，在我们合作期间，你可能会出现不想来接受治疗的情况，或者你可能想退出治疗。我想问的是，在你真正决定退出之前，你是否愿意承诺亲自回来讨论你的顾虑。你愿意给我这个承诺吗？

前面的场景有许多不同的版本，其中大多数都不会有一个令人满意的结果。问题不在于治疗师的目标——学习如何接触和披露情绪激动的经历和脆弱性是治疗 OC 的核心目标。问题出在时机上——治疗师认为她与来访者的关系比实际情况要牢固，并认为来访者自我报告的感觉良好并欣赏她的努力是他内心体验的准确反应。然而，相反，来访者外表的平静实际上反映了内在麻木或关闭反应，继发于压倒性的威胁和 PNS-DVC 的部分激活（见第二章）。前面的例子说明了在与 OC 来访者合作时，生物气质可以产生的强大影响（来访者天生的自我控制能力成功地将注意力从情绪激动的事件转移开），同时也强调了在与高威胁敏感性的来访者合作时，对治疗策略进行排序的重要性。例如，在治疗的后期阶段讨论同样的问题（根据我们的经验）可能会对来访者有更大的帮助。例外情况包括 OC 来访者暗示存在报复或惩罚他人的冲动。当这种情况发生时，治疗师应该在听到来访者的报告时就对该行为进行更彻底的评估（不管在哪个治疗阶段），以便确定该行为应在多大程度上被视为高危行为。

引导来访者承诺参加 RO 技能训练课程

在第二次会谈中，治疗师应简要概述 RO 技能训练课程的基本原理和结构。然后，应该获得来访者的承诺，参加日程最近的下一期课程。治疗师应该以一种实事求是的方式讨论技能训练，表明上课出勤是重要的、被期望的，也是来访者会喜欢的事情。技能训练部分被称为"课程"，而不是"团体治疗"，因为这准确地反映了它的主要目的是学习新技能，而不是处理感觉或向其他班级成员提供反馈。

治疗师不应假设 OC 来访者会下意识地抵触参加技能课程，或者觉得团体技能课程的想法很可怕。治疗师课前善意地尝试帮一位社交焦虑的 OC 来访者做好准备，这可能会给来访者传递信号——参加课程确实是可怕的；这可能也会不必要地延长承诺过程，有时会延长几个月。这就好比在第一次骑马前给人穿上全身盔甲，却告诉别人马并不危险。治疗师也可能会受到其他专业人士意见的影响，或者受到来访者的家人关于来访者可能会如何反应的警告的影响，结果可能会无意中强化回避。因此，治疗师在介绍参加技能课程的必要性时，每当他们观察到自己升起准备、抚慰或谨慎行事的强烈愿望时，去检查自己的个人反应是很重要的。以下自我询问可能会有所帮助：*如果我不谨慎行事，我担心会发生什么？有没有可能我把来访者当成了脆弱的人？为什么我认为让来访者为参与课程做好准备是如此重要？有没有可能是我之前的经历或这位来访者潜移默化地塑形了我，让我认为技能课程对她来说会非常困难？*

最好的方式是表现出对来访者上课能力的信心，而不是防御性的、强制性的或道歉的方式。如果需要，可以提醒来访者，他们在类似的情况下已经有了丰富的经验（即大多数 OC 来访者在学校和类似的课堂环境中都非常成功；参加 RO 技能训练课程就像回到学校一样；重点是在教授的内容上，而不是在个人身上）。治疗师也可以实事求是地强调接受全剂量治疗的重要性——例如，不参加技能课程就像决定只服用半量抗生素来治愈严重感染。所需的态度类似于医院护士在手术前要求患者脱下衣服，穿上病号服；尽管大多数人在被要求这样做时都会感到焦虑或轻微的尴尬，但护士通过轻松而实事求是的语气传达出，这是治疗的常规部分，而不是问题。

第三次和第四次会谈

导入和承诺阶段的第三次和第四次会谈旨在介绍 RO DBT 的一些核心特征，这些特征使其有别于其他方法（如强调社交信号的发送），并开始建立个性化治疗目标的过程。两个核心的教学脚本被用来帮助介绍 RO DBT 关于过度控制的生物社会理论和关于改变的核心机制假说，将情感的交流功能与形成对个人和物种幸福至关重要的紧密社会纽带联系在一起。在这些会谈中，治疗师的一项关键任务是确定重要的价值目标，用来在治疗过程中引导确立治疗靶点。

第三次和第四次会谈的整体目标和主题

- 确定对来访者重要的 4～5 个价值目标，其中至少有一个与社会联结有关
- 教授关于过度控制的生物社会理论（通常在第三次会谈中）
- 教授关于改变的关键机制，将开放表达情感与信任和社会联结的增加以及发送社交信号在人类关系中的重要性联系起来（通常在第四次会谈中）
- 介绍 RO DBT 日记卡片（通常在第四次会谈中）

确定与社会联结相关的价值观和目标

价值观是一个人认为在生活中很重要的原则或标准，它最理想的功能是指导一个人如何生活。价值观帮助我们确定生活中的轻重缓急，并帮助我们评估我们的生活在多大程度上按照我们预想的方式发展。当我们的生活方式与我们的价值观相匹配时，我们会体验到一种满足感或欣慰感；而当我们没有按照我们的价值观生活时，我们往往会感到一种潜在的不满足或不适感。目标是实现个人价值的手段——它们是我们表达价值观的方式。价值目标代表了这两种结构的组合。因此，如果一个人看重家庭，那么她的价值目标可能就是要找一个浪漫的伴侣。价值目标会随着时间的推移而改变，这取决于我们所处的生活阶段或生活环境。此外，它们的表达方式和重要性会随着文化和个人经历的不同而有所不同。

也许并不令人意外的是，OC 来访者倾向于较少报告与人际关系有明显联系的价值观和目标（例如与另一个人亲密相处的目标），而过多报告与自我提升（更加努力工作）、自主（独立生活）、成就（高效的）和自我控制（在行动之前思考）相关的价值目标。与自我控制相关的常见的 OC 价值观包括能力、成就、克制、节制、公平、礼貌、自我牺牲、准确、正直、服务、责任、奉献、自我完善、诚实、责任和纪律。

然而，所有这些价值观的意义都依赖于社会背景，也就是说，它们之所以是美德，不仅是因为信奉它们并不容易，还因为它们对一个部落的幸福做出了贡献。例如，服务、公平和诚实的价值观受到珍视，因为它们把他人的需要置于个人的需要之上。RO DBT 假设，作为一个物种，我们的核心价值观被认为是"好的"，因为它们的作用是为我们部落的幸福做出贡献。这就是为什么大多数人不喜欢被贴上自私或以自我为中心的标签。我们与遗传差异巨大的其他人结成牢固的社会关系、共同工作并分享宝贵资源的独特能力，这在动物界是前所未有的。甚至独立的价值观也会通过减少对援助的需求而有助于他人的福祉。因此，我们的合作本性代表了我们作为一个物种的核心部分，我们的价值观反映了这一点。

因此，在与 OC 来访者确定价值目标时，重要的是不要完全依赖来访者的自我报告，特别是当来访者报告没有与社会联结直接相关的价值目标时。由于 OC 本质上是一个情感孤独的问题，因此治疗师必须帮助 OC 来访者找到至少一个与亲密关系相关的价值目标。为了促进这一点，可以帮助将 OC 来访者的价值目标重新构建为从根本上亲社会的，从而绕过来访者关于他不关心他人或不需要他人的抗议或争辩。例如，重视正确性、准确性和高性能是部落成功的关键。重视规则和公平是必要的，以抵制那些为了个人利益故意伤害或剥削他人的有权势的人，而重视谨慎和克制有助于节约宝贵的资源以备不时之需。将 OC 的价值目标与其为社会提供的益处联系起来，有助于向绝望、孤立和高度自我批评的 OC 来访者隐性输入这样的想法，即并非他们的所有行为都是负面的（许多人内心这么认为），可以帮助他们迈出重新加入部落的第一步。

因此，在 RO DBT 看来，价值目标既可以指导我们的行动，又可以通过社交的方式向他人传递我们的意图。好消息是，我们可以调整我们的社交信号，以支持我们遵循自己的价值观来生活。例如，如果你看重公正，那么在你表达观点之前，给对方留出时间来回答问题或完成观察，以此表达你的开放，而如果你的价值目标被认真对待，通过直视对方的眼睛，冷静而坚定地说话，保持肩膀向后打开和下颏向上，以表达你的庄严和自信。如果你看重坦率和诚实，那么在情况需要的时候，就把你的内心感受表达出来。治疗师可以在治疗早期就开始介绍这些核心的 RO DBT 原则。大多数 OC 来访者能立即意识到它们的重要性，并渴望了解更多信息。然而，要使社交信号与价值目标相匹配，首先必须知道自己看重的是什么。

然而，确定价值目标可能很困难——许多人很难知道自己想要或渴望从生活中得到什么，因为他们把一辈子的时间都花在不想要什么上了。治疗师可以通过提出以下问题来澄清价值观：

- 当谈到家庭、朋友和工作时，你认为最重要的是什么？
- 你钦佩别人的哪些品质？
- 你认为教给孩子重要的理想是什么？
- 你希望别人怎么描述你？你希望别人在你的葬礼上怎么形容你？

另外，对于一些来访者来说，留作业（技能训练手册的作业单 10.A，"灵活心念 DEEP：确定价值目标"）会有助于进一步澄清其价值系统。

然而，价值目标也可以以不太正式的方式获得，这通常会证明对受规则支配的 OC 来访者有治疗作用（使用书面材料的正式评估可能无意中强化了对结构和秩序的强迫性愿望）。非正式的价值观澄清始于注意对来访者来说什么是重要的——也就是说，我们的价值观通常反映在我们用来描述自己的词语中，以及我们喜欢或不喜欢其他人或这个世界的事情中。例如，一位来访者报告说她不容易被打动，来访者可能是在表示精确和深思熟虑的价值观；而一位来访者报告说，因为邻居告诉他如何改进互联网连接而使他愤怒，这可能是重视独立或自给自足。治疗师可以通过询问反应或陈述背后的价值观来帮助来访者确定他们的价值观："听起来你很看重独立和自己解决问题。你认为这可能与你回应邻居的方式有关吗？"。这种互动对话的好处是，它隐性输入了自我探索的理念，当猜测被来访者拒绝时，治疗师可以通过不把他们的猜测当作真相来示范全然开放。有时候，只需要问一个相关的问题，就能引出一个价值目标。例如，一位来访者正在说到她与成年的儿子和女儿不再有关系，而她的女儿最近刚刚有了第一个孩子。治疗师可能会简单地问："那你想改善与孩子的关系吗？"如果来访者同意，这就可以拿出来作为治疗目标，与它相连的价值观则是重视亲密的社会连接。治疗师可以通过评估来访者的家庭问题可能在多大程度上加剧她的痛苦来进行更深入的探究。

> 发现价值目标，并将它们与问题行为和情绪反应联系起来，可以帮助 OC 来访者开始认识到，他们的大多数困难，尽管通常是自己造成的，但都是出于按照亲社会价值观生活的衷心愿望。

发现价值目标，并将它们与问题行为和情绪反应联系起来，可以帮助 OC 来访者开始认识到，他们的大多数困难，尽管通常是自己造成的，但都是出于按照亲社会价值观生活的衷心愿望。例如，OC 来访者在巴士上因乘客没有给老人让座而冲对方大喊大叫后，对自己的情绪失控感到恐惧，治疗师可以鼓励她认识到，她的情绪失控是一种社交信号的发送错误，而不是她性格的根本缺陷，她情绪爆发的根源来自亲社会的价值观（即照顾有需要的人）。理想情况下，在导入和承诺阶段（即前四次会谈）结束时，治疗师和来访者已经共同确定了 4～5 个价值目标，其中至少有一个与社会联结有关。

在处理 OC 问题时，澄清价值观的重要性再怎么强调都不为过。OC 来访者是完美主义者，他们倾向于到处看到错误（包括在自己身上），并且比大多数其他人更努力地工作，以防止未来的问题。因此，价值观的澄清不是关注什么是错的，而是通过确定来访者想要或希望从生活中获得什么（即他的价值目标）来关注什么是正确的，这有助于来访者参与治疗；当一个人能认识到似乎是自己的行为阻碍了他实现价值目标时，承诺改变就更容易了。

这里有一些价值观和目标的例子：

- 养家糊口
- 做一个对孩子有助益和温暖的父母
- 在工作中有收获且快乐
- 变得更有灵性或更自我觉察
- 找出更多的时间为他人做贡献
- 找出更多的时间放松，并完全悦纳自己的生活
- 发展或改善亲密的关系
- 建立一段浪漫的恋爱关系
- 发展更广泛的朋友网络
- 更多利他行为或对他人更少评判
- 结婚
- 接受更好的教育（上大学）
- 更自由地参与社群活动
- 能不带自我审视地跳舞、唱歌或社交
- 学会对自己和他人慈悲
- 学会如何原谅自己或他人
- 对反馈和其他人持更开放的态度
- 轻松地笑
- 更经常地去玩
- 找到属于自己的时间
- 接受那些无法改变的事情，同时不是无望地放弃或者绝望

教授 OC 的生物社会理论

导入和承诺阶段的一个重要目标是帮助 OC 来访者更多地了解 OC 的应对方式。其中重要的一部分是提供一个关于 RO DBT 生物社会理论的简要概述。正如第二章详细描述的那样，该理论认为，OC 应对方式是在各种生物气质倾向的相互作用下发展起来的，这些生物气质倾向包括高威胁敏感性、低奖赏敏感性、高度的抑制性控制和对细节的高度关注，这些生物气质倾向又被认为与早期的家庭、环境或文化经历相互作用，这些环境强调错误是不可容忍的，成就是必要的，自我控制是必要的。个体会认识到，如果她避免计划外的风险，掩饰内心的感受，并采取冷漠的人际交往方式，她就可以避免犯错误或出现失控。不幸的是，OC 的应对方式有内在隐藏的代价。避免计划外的风险会降低新学习的可能性，掩饰内心感受会让别人更难了解你，行为冷漠会让人更容易避开你。另外，过度的自我控制会让人精疲力尽。

教授 OC 生物社会理论应计划在第三次会谈上进行（参见"第三次会谈中教授过度控制的生物社

会理论的四个步骤"）。它代表了在 RO DBT 的导入和承诺阶段进行的三个讨论中的第二个，这些讨论都是完全脚本化的。和第一个讨论一样（参见本章前面的"第一次会谈中确定过度控制为核心问题的四个步骤"），对 OC 生物社会理论的概述应该限制在大约 10 分钟内，并且强烈鼓励治疗师坚持按照脚本进行。只有当来访者同意 OC 代表了他的应对方式，并承诺将适应不良的 OC 作为治疗的核心部分时，才应该教授 OC 生物社会理论（参见第一次和第二次会谈的承诺协议）。治疗师没必要面面俱到，因为在整个治疗过程中这个主题会多次出现。以下是一位治疗师教授 OC 生物社会理论的文字记录：

治疗师： 正如我在今天的议程设置中提到的，我今天想要做的事情之一是告诉你关于过度控制的 RO DBT 生物社会理论。你现在同意我们这么做吗？

来访者： 当然可以。我当然想知道更多。

治疗师： 好的。生物社会理论认为，OC 应对是三个因素相互作用的结果。第一个与生物和基因影响有关——或者说是先天。第二个是关于家族历史、学习和文化——或者说是养育。第三个与 OC 如何应对有关——或者说应对。该模型的先天成分假设，就像我们都有不同颜色的眼睛一样，我们有不同的大脑，我们的大脑影响我们感知世界的方式。现在，想象一个人天生就有一个高度关注细节的大脑。他们可以看到树，但他们经常错过森林。因此，他们的大脑会下意识地注意到一些小错误，比如放错位置的逗号。此外，他们的大脑在任何特定的情况下都会注意到潜在的伤害，而不是潜在的奖励。因此，当他们走进玫瑰园时，他们的大脑下意识地注意到刺比花朵更多，或者去参加聚会似乎是潜在的危险，而不是乐趣。他们还具有能够抑制冲动或情绪表达的生物学倾向，因此他们可能内心感到焦虑，但能够不表现出来。当你想到自己时，无论是现在还是孩提时代，你认为这能在多大程度上描述你是如何应对或感知世界的？

来访者： 嗯，我不仅纠结细节，而且肯定注意到了玫瑰的刺。当我走进一个房间时，我会立即开始扫描敌对的迹象。很少有人知道这件事，因为我很擅长掩饰。我想我就是那种悲观的人——总是看到杯子空了一半的人。

治疗师： 好的，我明白了。现在想象一下，这个人生长在一个高度重视自我控制、表现和不犯错误的家庭、文化或社会环境中。你是否认为你曾经得到过这样的信息：犯错是无法忍受的，你总是可以做得更好，或者永远不要表露出情绪是很重要的？

来访者： 当然。我知道这一点已经有一段时间了。我的家人——尤其是我的母亲——长期以来坚持把事情做好。我们被要求不能抱怨或哭泣。抱怨是失败者的专利。我很早就学会了不要大肆张扬。我总是被告知我应该比其他人做得更好，而且我可以做得更好。我想这句话的意思是我从来都不够好。

治疗师： 我真的很感谢你分享这个。你所说的话与许多 OC 来访者所描述的他们的过往经历相符。

来访者： 是啊，这就说得通了。

治疗师： 太好了。所以——回到我们想象中的人。该理论的第三个组成部分是关于 OC 应对的，它来自前两个要素，即先天和养育。也许现在的问题是，这个对威胁高度敏感又倾向控制的人可能会学会做什么？他们会如何应对呢？

来访者： 是的，这是一个很好的问题。我想我只是开始变得越来越安静、越来越疏远人群。我觉得自己像个局外人。

治疗师： 根据你告诉我的情况，这是可以理解的。当我们回到想象中的 OC 的人时，该理论的一个方面假设，孩子可能会避免冒险，这样就永远不会犯错误。不幸的是，学习的唯一途径就是冒险。此外，他们可能会学会避免表现出任何弱点，即使是在痛苦的时候，以避免显得失控。因此，他们可能会掩盖自己的内心感受——正如研究显示的那样，这使得交朋友变得更加困难。此外，他们可能会养成一种冷漠和疏远的关系风格，这会让他们在新的关系中融入很慢。这样做的利弊是什么？你觉得这种应对方式可能与抑郁或人际关系有怎样的关系？

从这里开始，治疗师和来访者继续探索来访者自身高威胁敏感性的气质以及家庭、文化和环境影响在 OC 应对风格的形成中是如何起作用的。在后续的会谈里，对生物社会理论的进一步讨论会帮助精炼治疗靶点，例如难以暴露内心感受、难以展现脆弱和假装不在乎关系等。

第三次会谈中教授过度控制的生物社会理论的四个步骤

1. 说：就像我们生来就有不同颜色的眼睛一样，我们生来就有不同的大脑。我们的大脑会影响我们感知世界的方式。现在，想象一个人的大脑天生对消极事物更敏感，对积极事物不那么敏感。当这个人走进玫瑰园时，他或她的大脑更有可能注意到刺而不是花。当你思考自己的时候，无论是现在还是孩提时代，你认为你倾向于更多地注意到花朵还是刺？
2. 说：想象一下，这个人成长在一个高度重视自我控制、表现和不犯错误的家庭、文化或社会环境中。你是否认为你的家庭或早期环境会以任何方式给你一个信息，那就是错误是不可容忍的，或者你应该强烈避免表现出软弱或脆弱？
3. 说：这个人可能学会如何行事？可以说，你认为你从这些期望或家庭规则中学到了哪些应对方式？
4. 说：首先，这个人可能会避免冒险，这样才不会犯错误。其次，这个人可能学会避免表现出任何脆弱，即使是在痛苦的时候，通过掩饰内心感受或保持一张扑克脸以避免看起来失控。最后，这个人在结识新朋友时可能会学会谨慎，这可能会让别人认为这个人冷漠和疏远。这样做的利弊是什么？你认为 OC 的应对方式可能与你今天寻求治疗的一些问题有什么联系？它会对你生活的其他方面产生怎样的影响，比如你的人际关系或者你按照你所看重的目标成功地生活？

将社交信号的发送与社会联结联系起来

通常是到第四次会谈时，治疗师会准备好讨论导致 OC 来访者产生孤立、被排斥和孤独感的关键机制假说。关于这一主题的讨论（参见"第四次会谈中教授开放表达＝信任＝社会联结的四个步骤"）是 RO DBT 导入和承诺阶段三个完全脚本化步骤中的最后一个，也是三者中最具挑战性的，因为它是首次向来访者提供直接的矫正性反馈。好消息是，OC 来访者比你想象的（甚至比他们认为的）要强大。治疗师应该采取这样一种立场：既传达对来访者自我检查能力的信心，同时表示愿意开放性地接受反馈。另外，应该告诉来访者整个治疗过程中还会有多次机会讨论这个话题。

与本章前面介绍的两个脚本化讨论一样，这个讨论应该是合作性的、有时间限制的（10 分钟），并且应该有时间留给来访者提问。在第一步中，治疗师询问来访者是否熟悉与抑制情绪表达的负面影响相关的研究，并在继续进行之前纠正任何错误的信息。以下是一位治疗师介绍这个话题的会谈记录：

治疗师： 我今天想谈的一件事是 RO DBT 关于改变的关键机制，也就是治疗成功的主要底层因素。上周你提到，你已经学会了不向别人表露自己的感情——这样你就不会受到伤害。

来访者： 我一直是个壁花——不要去想，不要表现出来，远离麻烦。但我还是感到自己和其他孩子不一样。

治疗师： 嗯，越来越多的研究表明，隐藏感受和不表达情绪实际上会导致被社会排斥。你听说过这样的事吗？

来访者： 没有。我最终得出的结论是，每个人都是虚假的，都是伪装的。但听你说的好像不是这样。

治疗师： 我猜你在开始思考，你学会的一些应对焦虑和其他情绪的方法——不仅是在你小的时候，也包括现在作为成年人——让你安全，但也有一些不利的地方。我的感觉对吗？

来访者： 我想我开始对这一点有了更多的理解。我是一个局外人，总是往里看，别人似乎觉得这很容易，这让我感到愤怒。这曾经是……，哦，等等，这是一种孤独的生活（*暂停*）。最终，我只是认为没有关系我会过得更好（*微笑*）。

治疗师： 置身于部落之外或感觉在部落之外并不是一件很有趣的事。

这个脚本讨论的第二步可能是最重要的。首先，治疗师讲述一个故事，这个故事与社交信号发送的主题有关，但与来访者自己最常表现出的特定社交信号风格无关。这在不影响讨论重点的情况下减轻了来访者的压力。在讲述故事时，治疗师必须表演或模拟故事中主人公的社交信号发送缺陷，而不是理智地去描述或谈论社交信号发送可能是什么样子。这让 OC 来访者可以发自内心地体验到在她的社交信号发送缺陷的接收端会是什么感觉，同时不至于很尴尬。本章后面介绍的两个推荐故事开玩笑地展示了约束和不真诚的表达如何会对社交环境产生负面影响。第一个故事，"那是一场可爱的外遇"，讲的是一位带着假笑的同事；第二个故事，"我有一些真正令人兴奋的消息"，讲的是一位面无表情的同事。应该仅选择使用一个故事，治疗师应选择最不可能反映来访者社交信号发送风格的故事。因此，如果来访者在互动过程中更容易表现出平淡无波的面部表情，治疗师则应选择讲第一个故事（关于带着假笑的同事），而第二个故事（关于面无表情的同事）应该用于社交信号发送倾向于过于迎合或虚假方式的 OC 来访者。选择与 OC 来访者相反的风格是为了通过不让故事围绕来访者展开，来减轻来访者的压力，同时通过轻松有趣的方式来促进治疗的进行，使来访者有机会体验到社交信号缺陷的负面影响。

第四次会谈中教授开放表达＝信任＝社会联结的四个步骤

1. *说：* 正如我在会谈开始时提到的，我今天想谈的一件事是 RO DBT 关于改变的机制假说。它基于这样的假设，即我们物种的生存依赖于我们形成长期纽带并在部落或群体中共同工作的能力。这一进化优势要求发展复杂的社交信号发送能力，以便能够快速、安全地评估和（或）解决冲突并管理潜在的合作。因此，当涉及成为部落的一部分时，社交信号发送很重要！此外，为了支持这一点，研究表明，亲密关系中最重要的可能不是说什么，而是怎么说。我说这些的时候，你会想到什么吗？你以前听说过这样的事情吗？

2. *说：* 好的，但在我们继续之前，我不想只是谈论社交信号的发送，而是想做一个小小的演示，希望你会觉得既有趣又能学到东西（用其中一个推荐的故事，确保简洁明了[a]，并最大限度地提高来访者的学习和参与度；参见本章后面的"那是一场可爱的外遇"或"我有一些真正令人兴奋的消息"[b]）。演示结束后，问：与我扮演的人互动是什么感觉？在这次互动之后，你想花更多的时间还是更少的时间和这个人在一起？关于社交信号发送的重要性，这能告诉我们什么呢[c]？

3. 说：你对我这种极端的奇怪的社交信号发送行为的反应正是大多数人会有的反应[d]。另外，有大量的研究报告了类似的结论。例如，实验研究表明，抑制情绪表达会干扰沟通，阻碍关系发展，并增加抑制者及与他们互动的人的焦虑唤醒。有趣的是，广泛的研究还表明，人们喜欢公开和自由地表达自己情绪的人，即使他们是负面的——与那些压抑或掩盖自己情绪的人相比，他们被认为更真实和值得信任。你认为在多大程度上你的社交信号风格会影响你的社会关系呢？你向别人开放地表露内心体验或脆弱情绪的频率是怎样的？

4. 说：好的，看起来我们都同意一个人的社交信号真的有多重要，特别是在涉及长期的亲密关系时[e]。然而，同样重要的是要认识到，开放的表达并不意味着在没有意识或考虑的情况下表达情感。相反，有效的情感表达总是依赖于情境的。最后，重要的是，在决定改变之前，我们要花时间更多地了解你的社交信号发送风格。当我说这些的时候，你有什么想法或感觉？此时此刻，你有多大意愿在我们的合作中以社交信号发送为目标？

[a] 对治疗师来说，模仿或演绎中心人物的面部表情和声调是必不可少的。这使得 OC 来访者能够发自内心地理解社交信号的发送对他人的影响。

[b] 要点：总是选择最不可能反映来访者社交信号发送风格的故事。

[c] 治疗师应该准备好讨论支持性的研究（有关细节见第二章）。例如，许多研究表明，当人们与一个缺乏表情的人互动时，会变得焦虑不安，不愿花时间和那个人在一起，而情感受压抑的孩子在童年时期不仅会经历更多的同伴拒绝，而且随着时间的推移，也更有可能变得越来越沮丧、焦虑和社交孤立。

[d] 这个陈述的前提是假设来访者已经报告发现治疗师模仿的社交信号发送方式令人不快。

[e] 对于治疗师来说，准备好应对一些来访者的自嘲言论和宿命心念下的想法是很重要的，例如，"这正好证明了我很没用，因为如果你说的是真的，多年前我就应该可以改好才对。"（有关宿命心念概念的解释，请参阅技能训练手册，第五章，第 11 课）。治疗师应该帮助以这种方式回应的来访者认识到，因为没有及早认识到问题而自我贬低不仅是保持痛苦的好方法，也是回避改变的必要性的好方法。治疗师应该鼓励来访者练习将问题视为机遇（用于新的学习和成长）。从 RO DBT 的角度来看，如果你讨厌紫色，却住在紫色的房子里，除非你注意到你的房子是紫色的，否则你不会做任何事情

"那是一场可爱的外遇"

对于这个故事，治疗师必须装出过于礼貌或亲社会的声音，并在他或她说同事的话时保持僵硬的假笑。看到虚假的微笑使来访者能够发自内心地体验与那个人互动的感觉；没有虚假的微笑，从这个故事中可能学到的东西仍然是理性的，而不是体验性的。假笑包括只动嘴唇，双眼平淡，眉毛保持静止。治疗师还应该夸大微笑的虚假性，在确保微笑保持静止的同时展示他或她的牙齿。这充分说明了故事的主旨，同时也隐含了幽默和不要把自己看得太重的观念：

治疗师： 想象一下，你和一位新同事出去吃午饭，她在用餐时透露了一些非常私人的信息（*开始微笑*）。她边笑边点头，说："昨晚我发现我丈夫有外遇。"（*保持微笑*）"另外，我发现我们现在破产了，因为他把我们的钱都花在了另一个女人身上。"（*保持微笑*）"所以我决定放火烧了房子。"（*保持微笑*）"你昨晚过得怎么样？"

在大声朗读完故事后，治疗师要求来访者回答以下问题：

- 如果你与有这样行为的人互动，你会有什么想法或感受？
- 这位同事对她晚上发生的事情的描述是否适合微笑？

- 在这次互动之后,你想花更多还是更少的时间和这位同事在一起?
- 这位同事可能感觉到但没有表现出来的情绪是什么?(回答:很可能是苦涩的愤怒。)
- 这会对一段关系产生怎样的影响?

"我有一些真正令人兴奋的消息"

对于这个故事,治疗师无论何时在说同事的话时,必须摆出一副完全不带感情的扑克脸,并用平淡的语调。看到扑克脸使来访者能够发自内心地体验与故事中描述的人互动是什么样;如果没有扑克脸,从这个故事中可能学到的东西将保持在理智上,而不是在体验上。为了有效地阅读这个故事,治疗师必须表现得像僵尸一样。这充分说明了故事的主旨,并向人们隐性输入这样一种观念,即犯傻没有什么大不了的,甚至——也许尤其是——当一个人玩得开心时,学习仍然可以发生:

治疗师:(*用正常的语气*)想象一下你正和另一个同事出去吃午饭。在用餐期间,他透露了一些非常令人兴奋的消息(*开始使用扑克脸和单一语调*)。他说,"昨晚我发现我在彩票中赢了一千万美元。我很激动。"(*继续扑克脸和单一语调*)"另外,电影导演史蒂芬·斯皮尔伯格从好莱坞打来了电话。他刚刚读了我一时兴起寄给他的剧本,他说他太喜欢了,以至于他给我寄了头等舱的机票,让我飞到洛杉矶,讨论把我的剧本拍成电影。我太高兴了。"(*继续扑克脸和单一语调*)"你能把盐递给我吗?"

在大声朗读完故事后,治疗师要求来访者回答以下问题:

- 如果你与有这样行为的人互动,你会怎么想或有什么感受?
- 这位同事对他晚上发生的事情的描述是否适合保持扑克脸?
- 当我们面无表情时,我们在发出什么信号?
- 这可能会对一段关系产生怎样的影响?

在讲完故事后,治疗师应该与来访者讨论来访者从这个故事中观察到和学到了什么,然后用这一点回到治疗的脚本上,评估来访者是否愿意将社交信号发送作为治疗的核心部分。下面的文字记录显示了一名治疗师如何从故事中过渡到来访者身上,并获得了将社交信号发送作为治疗核心部分的承诺:

治疗师: 我们在故事里玩得挺开心的,现在我很好奇。你认为你不向别人表达脆弱情绪的习惯有没有可能在不经意间影响了你们的关系?

来访者: 是的。我不愿承认——我那张毫无表情的脸就是我的盔甲。

治疗师: 不过,有时候脱下盔甲也不错(*微微一笑*)。毕竟,盔甲里面有时肯定很热(*暂停*)。然而,真正奇怪的是,研究表明,公开表达和坦承自己,实际上被其他人视为一种安全信号,而不是让人们逃跑。我们倾向于相信那些能自由表达自己情绪的人,特别是在情况需要这种表达的时候。似乎当我们脱下盔甲时,别人也会觉得脱下他们的盔甲是安全的,然后大家就可以一起去野餐了!(*笑*)

来访者:(*微笑*)是的,我明白你的意思。我想戴着头盔吃三明治会很难(*咯咯地笑了*)。

治疗师: 我很高兴我们在讨论这个问题,因为我们认为这是可能会让你在某种程度上陷入困境的原因之一,陷在你的抑郁和焦虑里,而同时还让你觉得自己像个局外人一样事不关己。你愿意考虑以某种方式改变这一点吗?

来访者: 什么?你想让我开始随心所欲地表达自己吗?

治疗师：（感觉到潜在的联盟破裂）不，当然不是！你可别开始这么做（微笑）。事实上，也许只有一点点，要明白开放的表达不会简单地让你在没有意识或考虑的情况下去表达情感。相反，有效的情感表达总是依赖于情境的。我想开始和你合作的是学习如何在情况需要的时候脱下盔甲。我想在某些方面你已经在我们的关系中这么做了。你对此有何感想？

*来访者：*有点吓人。

治疗师：（用轻柔的语调）是的，我明白。改变习惯是很难的。最重要的是，咱们会按照你能理解的节奏来工作，不会把你本质的东西搞丢了。你有自己的风格，我们不想把你变成另一个人——那样反而就没意义了。此时此刻，你感觉如何？

治疗师应该警惕并阻止苛刻的自我评判，并提醒来访者社交信号发送方式受到广泛的生物气质和社会生活环境因素的影响。因此，虽然我们每个人都要对自己的社交行为负责，但我们的社交信号发送可能会受到我们无法控制的因素的高度影响。对这位来访者来说，好消息是，她现在更清楚自己的社交信号发送可能会对他人产生怎样的影响，从而更有可能做出改变。此外，RO DBT 是专门针对社交信号发送缺陷而设计的，特别是那些对社会联结产生负面影响的缺陷。

治疗师还应该强调，有效的情感表达总是取决于情境的；有时约束或控制的表达是有效、避免不必要的伤害或遵循自己的价值观所必需的（想想一名警察逮捕嫌疑人，或者玩扑克游戏，或者与青春期的孩子进行激烈的讨论）。此外，治疗师应该解释，治疗的目标不是要彻底改变来访者表达自己的方式，因为每个人都有独特的风格。没有正确或最佳的社交方式；我们每个人都有自己独特的表达方式。重要的是，我们的风格实际上起到了向他人传达我们的意图和内心体验的作用，尤其是那些我们希望与之建立亲密关系的人。

最后，在 RO DBT 的导入和承诺阶段，治疗师不应该觉得有必要比本章到目前为止所描述的做得更详细。理解这个主题将在治疗过程中多次出现，这个阶段的目的是随着时间的推移，隐性输入一些新的想法，以刺激新的思维和行为方式。

介绍 RO DBT 日记卡

日记卡是为来访者设计的用于记录每天靶行为的出现、频率或强度的一个工具，重点强调的靶点是社交信号的发送。通常是在第四次会谈期间，应向来访者解释每日日记卡的治疗原理，理由包括以下考虑因素：

- 日记卡增强了有问题的事件的记忆，方便用于个体治疗期间进行分析。
- 日记卡提供了来访者前一周情况的快速概览，减少了确定会谈日程的时间。
- 监控行为频率通常可以改变行为。
- 日记卡可用于监测治疗进度，并提醒来访者练习技能。

每周在个体治疗会谈开始时核查日记卡（包括技能的使用），在会谈结束时再向来访者提供一张空白卡。团体技能训练课期间不应复习日记卡，因为这会减少技能教授时间。在 RO DBT，日记卡仅用于个体治疗。

治疗师应该得到来访者的承诺，在来访者停止填写日记卡之前，讨论任何不想完成日记卡的愿望。以下记录提供了获得此协议的示例：

*治疗师：*正如我提到的，日记卡是治疗中非常重要的一部分。这不仅会加快我们的速度，也

是我们评估你对改变和治疗的承诺的一种方式。既然我们都知道你是来改变的（*微笑*）——也就是说，是来接受治疗的——我们可以假设这意味着你想要感觉更好或变得更好。是这样吗？

（*来访者点头示意。*）

治疗师： 所以我认为重要的是你要知道，如果出于某种原因你没有完成一张日记卡，不管是什么原因，我都会认为这是一个不参与的信号，提示存在联盟的裂痕。这意味着要么是你发现这个治疗跟你特有的问题没什么关系，要么是你觉得被误解了。大多数情况下，这意味着我确定的治疗靶点不好——也就是说，这通常意味着你觉得我找的这些靶点没什么意思或者与你的情况关系不大。所以我想请你承诺，在你停止使用日记卡之前，你可以亲自和我谈谈你在完成日记卡方面的问题。你愿意这样做吗？

这种承诺策略通过利用 OC 来访者尽职尽责和不喜欢成为注意的中心的先天倾向来提高日记卡的完成率。承诺的效能还包括强调了一张未完成的日记卡是一个社交信号（即联盟破裂的信号）。当第一次提出日记卡的概念时，治疗师不应该急于涵盖日记卡上的每一个可能的目标或解释每一个细节。事实上，不涵盖卡片上的每一个细节为来访者提供了一个"完美的"（一语双关）机会来练习放下对结构和完美理解的严格需求。理想情况下，治疗师应该以一种略微随意的口吻或玩笑式的不敬方式展现这个机会。最后，应该向来访者解释，日记卡上的主要靶点是社交信号发送行为（有关日记卡的更多信息，请参见第九章）

OC 特有的承诺问题

OC 的高威胁敏感性和隐藏内心感受的倾向，可能会让获得真正承诺的任务变得艰巨。治疗师可能会发现 OC 来访者很早就同意并承诺接受治疗原则和期望，但后来发现他们对治疗或治疗师极度矛盾、强烈厌恶或愤怒。这些反应可能会突然出现，没有明显的征兆。此外，OC 的坦承自己，尤其是在治疗早期，可能不一定反映了内心体验，OC 的承诺声明可能基于错误信息或对治疗是什么样子的不同预期。例如，许多 OC 来访者未能理解改变可能需要的根本性，或者未能理解练习新技能、自我询问和开放有时会令人感到卑微、不安和尴尬。此外，大多数 OC 个体认为，在公共场合或第一次见到某人时，保持尊重、恭敬和礼貌是很重要的。在治疗的早期，他们可能出于义务感或责任感同意、服从或承诺，而不是真正的同意或理解。同时，他们可能会认为不同意处于权威地位的人（即治疗师）的意见是不合适的。来访者的礼貌、承诺、同意和积极的反馈应被视为可能如此，而非事实如此。

OC 来访者报告在先前的心理治疗中体验到羞辱、尴尬、暴露或引发恐惧的现象并不少见，因此她可能有过早退出治疗的历史。在一些时候，OC 的自我控制失败，内心感受暴露或表达出来，激烈程度远超她想要的程度，那么在情绪泄露之后可能会伴随有羞辱的体验。这种控制失败被认为是软弱的表现，或者是尴尬或羞耻的来源。对情绪泄露的不合理担心可能是 OC 个体避免涉入直接人际冲突的倾向的底层原因。在治疗的承诺阶段，对于治疗师来说，重要的是讨论情绪泄露，并引导来访者认识到情绪表达在治疗过程中不会被视为一个问题；相反，情绪表达被认为是治疗进展的标志。与此同时，治疗师解释，治疗将涉及慢慢学习如何以对来访者有效的方式表达更多的情绪，而不是说情绪泛滥或极度暴露对于情绪表达是有用的。对治疗节奏的强调很重要，这类似于学习游泳，因为治疗师解释说，这个过程首先包括教授游泳的原理，然后在陆地上练习动作，接着才去试水，将自己浸入浅水区，练习新学习的泳姿，在移动到深水区之前这些技能都已掌握。

由于 OC 来访者是高度受规则支配的，他们也会经常制订规则，不仅包括治疗期间应该发生什么，还包括治疗师在提供治疗时应该如何表现。例如，一个 OC 来访者可能认为治疗师应该始终控制好自己，永远不要表现出个人弱点或暴露个人信息。治疗师应通过询问来访者的期望来评估来访者可能持有的关于治疗的规则，可以提供其他 OC 来访者常见的各种个人持有的规则作为示例给他参考。理想情况下，这可以开启确保来访者和治疗师在对治疗的期待上有一个共同的基础的过程，使合作关系更容易发展。在整个治疗过程中，治疗师应该警惕可能表明来访者的期望或规则被打破的迹象，并询问这些迹象，以此作为讨论的手段。

正如本章其他部分所述，前四次会谈主要集中在引导来访者了解治疗的理论和结构，评估改变的意愿，并采取必要的初始步骤，以建立牢固的治疗关系。尽管如此，在这些早期阶段或整个治疗过程中，都不要指望会有完美的协议、依从性或承诺。事实上，联盟破裂、分歧和误解是意料之中的，并被视为来访者成长的核心部分。治疗师应该向来访者解释，她自己就在练习全然开放的技巧，其中包括练习对批评和否定性的反馈保持开放。治疗师应该鼓励来访者自由地批评、表达不同意见，或者表达对治疗师该如何做治疗或对于治疗本身的担忧。

总之，RO DBT 认为联盟破裂是成长的机会，分歧代表治疗的进步，矛盾是参与的标志，因为来访者试图充分理解治疗的意义。为了避免承诺中的问题，治疗师在与 OC 来访者合作时，应在 OC 的重重封锁下通过隐性输入新的理念来塑形承诺，而不是硬性要求。

保持 OC 来访者参与治疗的小技巧

- 讲义不重要，关系才重要。
- 当你感觉到来访者不参与的时候，要去探索此刻正在发生什么。
- 对错误或者误解保持开放。示范全然开放。
- 避免表现得没有人情味，并愿意偏离 RO DBT 的方案。
- 与其保持指令性或权威性，不如采取一种好奇、协作的方式，让来访者保住面子。
- 询问，不要直接说。鼓励来访者成为他的适应不良行为的发现者。
- 对你的观察负责，说："我知道我正在想象……"，避免暗示你拥有最终解释权的陈述。
- 诚实地坦露你的看法，把真相作为礼物给到来访者，并鼓励他以此回报。
- 对来访者通过一次解决一个问题来实现改变、建立掌控感的愿望给予功能性认可（即，以行动来支持——译者注）。避免被表面上相关的话题分散注意力。
- 对可能的解决方案重质不重量。
- 经常问问来访者对治疗的体验，特别是在你提供了说教式的指导或面质了来访的问题行为之后。
- 不要认为来访者没有意见分歧就意味着参与。
- 预料到来访者的承诺会随着时间的推移而变化，并经常进行评估。
- 鼓励不同意见和异议。提醒来访者联盟破裂是成长的机会，而不是问题。
- 采取一种明快放松的姿态。示范松弛的问题解决方式，并展示悲悯严肃和嬉笑游戏之间的平衡。

通过排序增强参与度

治疗 OC 来访者时，干预的时机或顺序至关重要。OC 生物气质中的高威胁敏感性和注重细节的加工特点使他们更有可能把在他人看来有帮助的治疗师的干预感受为威胁性的、批评性的或不精确的。然而，他们超强的抑制性控制和掩盖内心感受的倾向，使得他们不太可能向治疗师透露他们的担忧，尤其是在治疗的早期。这有时会导致来访者过早退出治疗。此外，在治疗中为了引发最大限度的学习和参与，在个体治疗期间的特定时机介绍特定技能是至关重要的，而不是等待他们在技能培训课程上被教授。因此，要求个体治疗师在个体治疗中加入一些精选的技能，不管这些技能何时会在技能培训班中教授。对来访者的好处是，他在治疗过程中经常能够两次接触相同的技能：一次非正式地在个体治疗中，一次正式地在技能培训课上。

排序策略在 RO DBT 中也用于增强在治疗中的参与并逐步塑形新的行为，让来访者在尝试更困难的行为之前，先从低水平和不太激烈的练习开始。例如，一个以增加来访者给出自己的意见为目标的治疗师可能会让来访者先从陈述对天气的意见开始，这一步取得成功之后再增加难度。这并不意味着 RO DBT 治疗师不会去直面适应不良的行为；相反，与 OC 工作时，直面问题是必不可少的。不过，RO DBT 不是直接告诉来访者他们的问题是什么，提供反馈，或进行解析，而是鼓励来访者学习挑战自己的行为。这是通过治疗师示范全然开放原则，用好奇的姿态和开放的心来促进的，理想情况下，这会成为来访者自我询问的催化剂。

假设个体治疗每周 1 次，下面列出了个体治疗所包含的主要内容在实施时的推荐顺序和推荐的引入周。前 10 步被认为是最基本的，理想情况下，应按照指定的顺序和具体时间框架进行。第 11 步到第 20 步应该被认为是对个体治疗师的一般指南和提醒，从而允许更多的灵活性。

1. 治疗师引导来访者进入来访者和治疗师之间的双向对话和合作姿态（第 1 周）。
2. 来访者（在治疗师的帮助下）自我认同他/她的 OC 应对方式是治疗的核心焦点（第 1 周）。
3. 治疗师评估当前和过去经历中的自杀和自伤行为，并表示愿意讨论来访者过去的创伤、性问题以及长期以来的愤怒或怨恨（第 1 周）。
4. 来访者承诺在决定退出治疗前亲自来讨论（即不通过电子邮件、短信或电话）退出治疗的意愿（第 1 周）。
5. 简要说明技能训练课程的目的，并制定第三周开始参加课程的计划（第 2 周）。
6. 确定 4～5 个价值目标，其中至少有一个与社会联结有关（第 1～4 周）。
7. 治疗师向来访者介绍 OC 的生物社会理论（第 3 周）。
8. 来访者开始参加技能训练课程（第 3 周）。
9. 治疗师简要介绍改变的关键机制假说：它将社交信号的发送与社会联结联系起来（第 4 周）。
10. 介绍空白的日记卡，指定一两个行为用于练习监测（第 4 周）。
11. 确定与 OC 主题相关的个体化治疗靶点，用 RO DBT 日记卡进行监测（第 4～29 周）。
12. 每周进行针对社交信号发送缺陷的行为链分析和解决方案分析，每次持续 20～25 分钟（第 6～29 周）。
13. 介绍全然开放和自我询问技能，鼓励来访者开始自我询问的练习，并购买日记本记录她的练习（第 5～30 周）。
14. 介绍社交安全系统的重要性，教授旨在激活社交安全系统的 RO 技能（第 5～6 周）。
15. 在个体治疗中练习慈心冥想。把会谈中的练习录下来，提供给来访者，以帮助促进形成日常练习。处理来访与慈心冥想相关的问题和困难（第 7～8 周）。
16. 治疗师可以预想到在第 6 次会谈左右出现第一次联盟破裂（第 4～7 周）。
17. 治疗师教授"灵活心念 ADOPTS"的 12 个问题，这些问题是用来评估对批评性的反馈是选择接受还是拒绝的，并鼓励来访者在感觉受到批评时练习使用这些问题（第10~12周）。
18. 治疗师非正式地教授"灵活心念 REVEAL"技巧，特别强调"推拒"和"不要伤害我"这两种回应，用这个协助在日记卡上定位间接的社交信号发送（第13~17周）。
19. 治疗师讨论个人的自我暴露在发展人际关系中的重要性，在会谈中练习灵活心念的 ALLOWS 中匹配+1技能，并布置相关的家庭作业（第11~18周）。
20. 治疗师介绍原谅的概念，并非正式地教人们如何使用灵活心念的 HEART 技能哀悼丧失（第13~24周）。
21. 理想情况下，在第十四次会谈之前，来访者和治疗师有多个机会练习修复联盟破裂，这在 RO DBT 被认为是良好工作关系的证明。每一次修复（即使是微小的裂痕）都与重要的治疗目标联系在一起（表露而不是掩盖内心的感受，练习对反馈保持开放，认识到解决冲突可以增进亲密感）。如果在第十四次会谈之前没有联盟破裂，治疗师应该考虑他与 OC 来访者的关系可能是肤浅的。
22. 一旦建立了成功的工作联盟——修复联盟破裂的成功证明了这一点——治疗师就可以更加自信地认为，OC 来访者将愿意在治疗过程中真实地展示她的内心体验。因此，治疗师可以有目的地从好奇（询问）的立场转向更具指导性或处方性的立场，因为他可以相信他的 OC 来访者会在她不同意或感到被误解时直接告诉他（而不是把它藏在心里）。这种给予和接受反馈的治疗过程（在来访者和治疗师之间）增加了新学习的机会，加速了成长（第14~29周）。
23. 在第20周，治疗师提醒来访者治疗将在大约10周后结束，然后每周继续简短地提及将要结束之事，并练习与令人悲伤的关系相关的技能（第21~30周）。
24. 针对潜在问题的处理和复发预防策略进行答疑（第25~28周）。
25. 最后一节课以擘饼礼来庆祝。分享食物和茶或咖啡，象征着过渡。鼓励相互回忆，突出值得注意的时刻和经验教训；检查预防复发的计划。最后，治疗师鼓励来访者保持联系，并表示希望知道他的后续进展。

现在你知道了……

▶ RO DBT 认为，OC 生物气质倾向之所以强大，是因为它们可以影响情绪反应的感觉受体（前意识）水平的感知和调节。

▶ 它们使行为反应更加僵化，对不断变化的环境突发事件的适应性更差，因此，会对 OC 来访者参与治疗产生负面影响。

▶ 本章中概述的增强参与度的策略是为 OC 来访者设计的，因为他们先天具有独特的感知和调节倾向。

第六章

社交信号发送的重要性：微模仿、镜像神经元和社会联结

进化科学家假设，大约 160 000 年前，现代人发展出了遗传上独特的特征，使不相关的个体之间能够进行前所未有的合作，这是迄今为止动物世界中独一无二的人类特征（Marean, 2015）。我们高度合作的天性，再加上高级的武器技术（比如投掷式武器；参见 Marean, 2015），使我们能形成大型联网行动的单元，这些单元可以协调行动并共同努力实现长期目标，使我们有可能大量消灭以前令人恐惧的食肉动物，击败竞争对手类人族（例如，西欧的尼安德特人和亚洲的丹尼索瓦血统），并在恶劣的环境条件下以一种在其他合作较少的物种看来不可能的方式繁荣兴旺。

这种进化优势的一个核心组成部分涉及复杂社交信号发送能力的发展，这种能力允许一种快速和安全的方法来评估和解决冲突以及管理潜在的合作。然而，这些优势伴随着隐性成本。我们物种可以获得的社交信号（包括语言和非语言的）数量之多，使得误解成为可能，尤其是当信号的含义不明确的时候。此外，社交信号可以用来欺骗他人，以获得不公平的优势，使我们自己物种的成员成为最危险的敌人。尽管背叛的代价很高，但我们还是不善于发现欺骗。例如，研究表明，在判断一个人是在说谎还是说真话时，大多数人的表现比碰运气好不了多少（有关综述，见 C. F. Bond & DePaulo, 2006）。相比之下，我们却是优秀的社交安全探测器。我们善于知道一个微笑是真实的还是虚假的，并且能够准确地察觉一个人声音中的紧张感，即使是在电话中（Pittam & Scherer, 1993; Ekman, 1992）。接触几分钟的非语言行为，甚至只是一张脸的照片，会让观察者对陌生人的性格特征、社会经济地位和道德属性，如可信度和利他主义，形成可靠的印象（Ambady & Rosenthal, 1992; W. M. Brown, Palameta, & Moore, 2003; Kraus & Keltner, 2009）。RO DBT 扩展了这些观察结果，将当前的大脑行为科学和情感表达的交流功能（Darwin, 1872/1998）与对个人和物种幸福至关重要的紧密社会纽带的形成（通过微模仿和镜像神经元）联系起来，并用于开发独特的社交信号发送干预措施，如下所述。

社会纽带、模仿和镜像神经元

有力的研究表明，人类会相互模仿互动伙伴所表现出的面部表情，而面部微模仿功能在接收者中触发类似的情感体验（Hess & Blairy, 2001; Moody, McIntosh, Mann, & Weisser, 2007; Vrana & Gross, 2004）。我们会无意识地采用亲密伙伴的姿势、手势和举止，我们会渴望与模仿我们的人建立联系（Lakin & Chartrand, 2003; Lakin, Jefferis, Cheng, & Chartrand, 2003）。慢动作电影分析有力地揭示了在互动过程中，我们会对他人的身体动作、姿势和面部表情的变化做出反应，而我们却从未意识到这一点（见第二章）。例如，我们需要至少 17～20 毫秒（回想一下，1 秒等于 1000 毫秒）来有意识地觉察到一张情绪化的面孔，然而我们的脑身在低至 4 毫秒的时间内就已经做出了生理反应

（L. M. Williams 等，2004，2006）。

RO DBT背后的神经调节理论（T.R.Lynch等，2015）认为，人类的生存依赖于我们物种发展出一种超级合作基因，这种基因使我们能够形成强大的社会纽带，并与其他与我们基因不同的人合作。这种优势背后的生物学基础被认为涉及社交信号发送、微模仿和镜像神经元之间的相互作用（Schneider，Hempel，& Lynch，2013）。当一个人采取行动或看到另一个人在行动时，镜像神经元就会被激活。对镜像神经元系统进行的神经成像研究表明，观看面部表情会自动激活参与产生相似表情的大脑区域（Montgomery & Haxby，2008；Van derGaag，Minderaa，& Keysers，2007）。例如，当我们与一个突然痛苦地做苦相的人互动时，我们下意识地做微苦相（也就是，在几毫秒内模仿这个人的面部表情），从而在我们体内触发或镜映出和对方体内激活的一样的大脑区域和生理唤醒（尽管强度较低）。我们的镜像神经系统使我们有可能真正体验到附近其他人的痛苦和快乐，使同理心和利他主义成为现实。陌生人突然成为我们家庭的一部分，自我牺牲感觉很容易，我们更有可能像我们希望别人对待我们一样对待他人。这就解释了为什么我们愿意冒着生命危险去救一个溺水的陌生人或为国家战死。

但想象一下这样的场景：两个人相遇，一个感情外露，富于表情，另一个沉默寡言，面无表情。如果人们模仿一个互动的伴侣，在这种情况下，哪种风格（表现型或平淡型）更有可能占据主导地位？答案是，扑克脸明显胜过表情丰富的脸。事实上，扑克脸是一个如此强大的社交信号，以至于它是好莱坞电影中反派最常用的面部表情，不幸的是，这通常是医疗保健提供者现在的面部表情（图6.1：中性医生）。

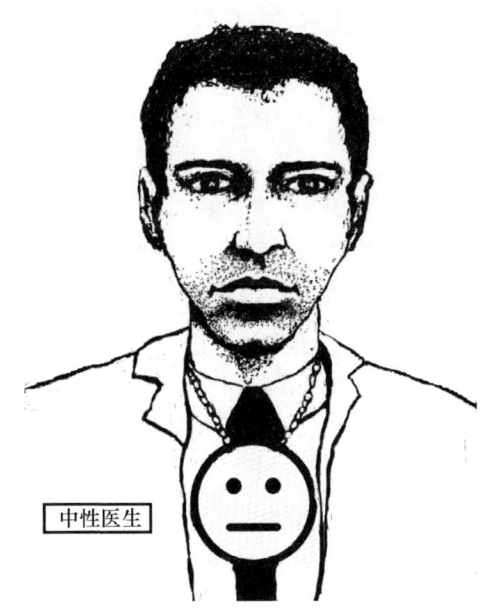

图6.1 扑克脸是强大的社交信号

要理解其中的原因，重要的是要考虑到我们的大脑用来评估社交互动的三个因素：

1. 信号检测
2. 环境
3. 可变性或反应性

第一，对于我们生活在恶劣环境中的早期祖先来说，被部落排斥或与社会隔离意味着几乎肯定会死于饥饿或掠夺。同样，与社会隔离的非人灵长类动物会在几天到几周内死于暴露、缺乏营养或被捕食（Steklis & Kling，1985）。因此，对于我们远古祖先来说，未能检测到暗含部落放逐的真正不利信号的代价过高而难以忽视，导致了信号检测误差偏差，即我们现代的大脑习惯将低强度、中性或模棱两可的社交信号解释为不利的。例如，简单地减少或限制互动过程中的目光接触量，已经被证明会引发与被忽视或排斥相关的负面情绪（Wirth, Sacco, Hugenberg, & Williams, 2010），研究表明，中性无表情的脸经常被解释为敌意的或反对的，它们会触发接收者的自动防御唤醒（Butler 等，2003）。

> 扑克脸是一个如此强大的社交信号，以至于它是好莱坞电影中反派最常用的面部表情。

第二，扑克脸在情感上对另一个人的影响程度在很大程度上取决于情境。在情绪表达被常态化抑制的情况下，平淡或乏味的面部表情（例如在扑克游戏、商务谈判或葬礼期间）不太可能在情绪和社交方面产生影响。

第三，在情绪表达是常态或预期的情况下（聚会、治疗、浪漫约会或与配偶争吵），可变性和反应性是有意义的；持续的平淡或不真诚的面部表情更容易引发接收者的负面评价（例如，即使是经验丰富的演讲者也会发现，空洞的眼神和毫无表情的脸令人不安）。扑克脸看起来与眼神空洞引起的社会情感后果相似。研究表明，盯着看的强大社会影响不仅仅是因为盯着看的时间；相反，盯着看的影响通常源于盯着看的人对被盯者的亲社会信号或顺从的眼神缺乏反应（Ellsworth, Carlsmith, & Henson, 1972）。有趣的是，一个简单的微笑可以减轻盯着看的负面影响。

同样，扑克脸对他人产生的强大影响不仅仅是缺乏表情的作用。相反，它的力量来自于在需要自由表达情感的环境中预期的或习惯的亲社会信号（如微笑或肯定的点头）的明显缺失或低频率。个体治疗会谈代表了一个鼓励自由表达情感的环境的例子。由于我们的大脑天生会将中性无表情的脸解释为敌意的或反对的（Butler 等，2003），治疗师在治疗具有扑克脸的来访者时应该会感到不适（至少偶尔会）。此外，防御性唤起抑制了社交安全反应，可能导致治疗师和来访者双方相互的平淡表情。不幸的是，当治疗师无意识地模仿 OC 来访者的面无表情时，他的扑克脸被对威胁敏感的 OC 来访者解读为反对或不喜欢的信号的可能性增加了，从而强化了来访者自己是局外人或不被喜欢的自我构建。

RO DBT 通过下列方式将上述观察整合到治疗干预措施中：

- 教授来访者已知的可以增强社会联结的社交信号发送技巧
- 教授来访者如何在社交互动前激活腹侧迷走神经介导的社交安全系统，改变生理唤醒
- 教授治疗师如何在会谈中使用非语言行为，以激活来访者和他们自己的社交安全体验

与前两个部分相关的技能在技能训练手册中有概述。接下来的部分将描述如何针对 OC 问题特有的社交信号发送缺陷，以及 RO DBT 治疗师使用的社交信号发送策略促进患者参与治疗并提高治疗效果。

一种方法不能适用所有人

社交信号发送没有正确或最佳的方式；我们每个人都有自己独特的表达方式。然而，当涉及治疗被社会排斥和情感受限的 OC 来访者时，成功的结果往往需要治疗师以一种与他/她之前的专业培训或治疗师在治疗过程中应该如何表现的想法相反的方式发出社交信号。例如，OC 来访者不会认为成

年人玩耍、放松、挑逗、解除抑制或公开表达情绪是社会可接受的，除非他们看到他们的治疗师示范了这些行为。

事实上，在治疗过程中，大多数医疗服务提供者的培训项目强调的是表现出专注和关心的重要性，而不是嬉戏或放松。治疗师们被教导，无论何时，当来访者透露一些重要的或痛苦的事情时，都要采取一种中立或关切的面部表情，鼓励治疗师坐直，身体前倾，保持直接的眼神接触（不要盯着看）。然而，研究表明，当涉及治疗性社交信号时，一种方法并不适用于所有人（Pinto 等，2012）。例如，高度社交焦虑的个体会将直接的眼睛注视视为一种威胁，从而引发防御意识增强（Wieser, Pauli, Alpers, & Mühlberger，2009）。同样，OC 的来访者也会把直接的眼神交流和关心的表情（见图 6.2）理解为批评，而不是慈悲的关怀。正如一位 OC 来访者解释的那样，"如果我没做错什么，那你为什么看起来这么担心？"此外，研究表明，在经历了痛苦的社会排斥之后，人们会寻找被社会接受的迹象（例如，微笑；见 L. M. Williams 等，2006），提出了亲社会信号在与被社会排斥的来访者（即 OC 来访者）合作时的重要性。这个观察结果是 RO DBT 中治疗师用来欢迎 OC 来访者回到部落的大多数社交信号发送策略的基础。

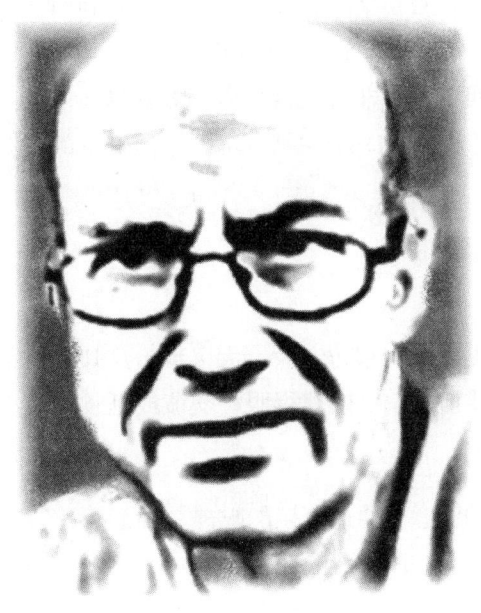

图 6.2　表达关切

眼神交流

在互动过程中，大多数人会花大约 40% 的时间凝视对方的眼睛（J. M. Henderson, Williams, & Falk，2005）。在发送趋近动机的信号时，直接的眼神交流是最相关的（如加入的愿望或攻击的意图）。例如，研究表明，与陌生人相比，人们对约会对象或他们感觉亲近的人会更多、也更长时间地去看他们的眼睛（Iizuka，1992），而与目光避开相比，发送信号者目光直视会更容易让看的人感觉其面部表情是在表达愤怒（Adams & Kleck，2003；Sander, Grandjean, Kaiser, Wehrle, & Scherer，2007）。直接的眼神凝视，结合特定的面部表情（例如，闭嘴或皱眉），有助于准确识别发送者的意图。

有趣的是，在所有人类中，持续不超过 5 秒的无表情凝视就足以触发防御性情绪唤起和目光回避（Ellsworth 等，1972）。此外，当求和（appeasement）或非支配性动机（如羞愧、内疚或尴尬）很重要时，回避眼神接触是必要的。羞耻和尴尬的典型表达特征是回避的眼睛。在表达某些情绪状态时，眼神交流就变成不适切、不重要或是多余的了。

治疗 OC 来访者的治疗师应该预料到会遇到非典型的眼神接触和凝视行为的反应。生物气质上的高威胁敏感性使 OC 来访者更有可能将治疗师的关切表达（例如，直接的眼神接触或轻微的皱眉）解读为反对的。研究表明，具有 OC 特征的焦虑倾向个体普遍回避目光接触，与文化、关系或环境无关（Yardley, McDermott, Pisarski, Duchaine, & Nakayama, 2008）。不太清楚的是，OC 来访者在多大程度上可能是在使用眼神回避或直视来影响他人的行为（见技能训练手册第五章第 15 课中关于经过伪装的要求的材料），还是就是代表了一种基本的社交信号发送缺陷。

无论如何，许多 OC 来访者已经被间歇性地强化使用妥协和回避眼神的信号，以阻止不想要的来自他人的反馈或反对（见第十章"不要伤害我"反应）。例如，OC 来访者通常会在他人赞美她或表达快乐时把目光移开——如果经常重复这种反应，其实会微妙地惩罚到他们周围的人积极情绪的表达。而其他 OC 来访者可能会在需要的时候（比如表达内疚或尴尬时）无法转移目光，或者，他们可能会过度使用敌意的或无表情的凝视来故意阻止他们不想听到但却可能需要从中学习的反馈或批评（见第十章"推拒"反应）。最后，当眼睛直视 OC 来访者时，OC 生物气质的高威胁敏感性更有可能导致非典型性反应，尤其是在治疗的背景下。治疗师直接的目光接触会导致 OC 患者的关闭反应，在 RO DBT 中被称为"车前灯下的鹿"反应。对这种独特行为模式的识别和处理将在下文中描述。

> 治疗 OC 来访者的治疗师应该预料到会遇到非典型的凝视行为。

"车前灯下的鹿"反应

当面对一个没有反应或面无表情的来访者时，大多数治疗师倾向于增加而不是减少他们的社交信号的强度——例如，靠得更近或前倾，试图获得眼神交流或延长眼神交流，说话更快或更坚定，或重复自己的话。这样做的原因如下：

- 确保治疗师得到来访者的注意（通过直接的眼神交流）
- 确保来访者理解所讨论内容的重要性或治疗师关心来访者（通过身体向前倾或使用坚定的语气）
- 确保来访者理解治疗师所说的话（通过重复所说的话）

然而，OC 来访者倾向于将这种强烈的参与体验为压倒性的、侵入性的或威胁性的。对于许多 OC 来访者来说，这种治疗师增强的关注让他们感觉自己就像一只在夜间迎风驶来的汽车前灯下的鹿。他们觉得自己动弹不得，无法摆脱迫在眉睫的灾难。据一位 OC 患者报告，"当我的治疗师看着我的眼睛并开始问问题时，我感觉自己无法转移视线。我浑身发冷，再也听不见她在说什么了。她的话听起来乱七八糟，内心深处我很自责。我不能告诉她发生了什么，因为我几乎说不出话来。我的下巴感觉像被电线锁住了一样。我只是试着点头微笑，同意她说的任何话。我非常希望这次谈话能结束，我恨自己如此软弱。"

"车前灯下的鹿"反应（微笑、点头或同意）的明显亲社会性质，可以使治疗师得出结论，来访者参与了正在发生的事情。相反，在内心深处，OC 患者正经历着巨大的焦虑，并且常常默默地责备自己：*我真是个白痴——我不知道该说什么。他一定认为我是个傻瓜*。有趣的是，灵长类动物求和微笑的面部表情与人类的"车前灯下的鹿"的表情最为相似（图 6.3 右侧）。

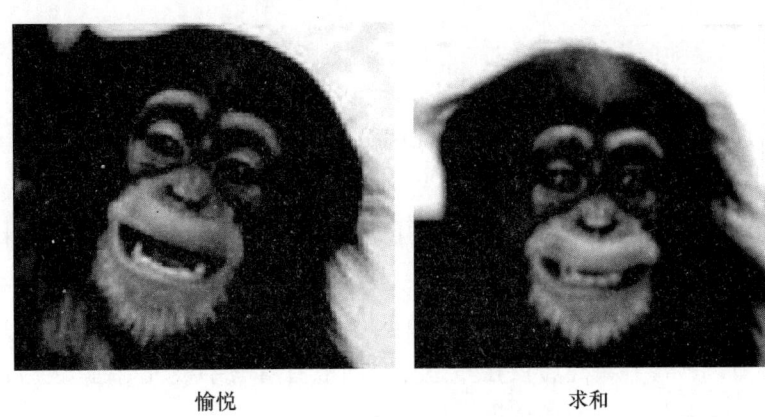

| 愉悦 | 求和 |

图 6.3 愉悦的笑和求和的笑

(Photos courtesy of Dr. Lisa Parr, National Primate Research Center, Emory University)

"车前灯下的鹿"反应通常开始于对治疗师眼神接触的焦虑反应，这是一种非条件或经典条件反应。对大多数人来说，持续和长时间的眼神接触是一种威胁（Ellsworth 等，1972）。长时间的眼神交流之所以有如此强烈的作用，是因为它没有对他人的反应作出回应，或者违反了社会规范（例如，盯着服务员以引起他的注意被认为是可以的，但在地铁上目不转睛地盯着其他乘客就不合适了）。此外，自上而下的执行控制过程和之前的学习会加剧对长时间凝视的防御反应；例如，许多 OC 来访者不敢中断与治疗师进行眼神交流，因为他们认为这会被视为软弱或不尊重的表现。整个过程可能在几秒钟内发生，并升级为恐慌和逃离的强烈冲动。OC 来访者的困境在于，他们逃避的欲望与他们的责任和义务的核心价值观（行为得当，做正确的事，遵从治疗师的要求）相冲突，他们表现出自我控制的强烈欲望，加上他们在抑制性控制方面的卓越能力，让他们能够逆来顺受，坐着不动。

OC 来访者自我控制的最终结果是一系列难以解释的模棱两可的社交信号，因为它们含有混合消息（表示参与或同意的礼貌微笑或点头可能结合着表示不参与、关闭或强烈恐惧的睁大眼睛的凝视或僵硬和紧张的身体姿势）。此外，这些信号的模糊性使得治疗师也可能同样开始感到焦虑，尽管是在较低的水平上，这反映了在加工过程的前意识或感觉受体水平上产生的进化上的固有反应。因此，治疗师的两难境地是，他们的本能反应与受过的专业训练是冲突的。例如，一个治疗师可能会突然发现对自己发起的与来访者的目光接触感到越来越不舒服。她身体上的不适反映了正常大脑和身体对非语言的模糊的社交信号的反应（无表情的凝视、僵硬的姿势、挤出来的微笑），然而她的训练告诉她要不惜一切代价保持目光接触，否则如果她把目光移开，就有可能传达出对来访者的不认可、不感兴趣、反对或恐惧的信息。

由于缺乏可供选择的模式，大多数治疗师错误地坚持他们先前的专业训练，保持目光接触和关切的表情，尽管他们仍然感到不舒服。这本来是一次亲社会的治疗性会面，但很快就会变成一场双方都不知道如何停止的死死盯着对方的比赛。如果处理不当，由恐慌驱动的逃离冲动会演变成来访者对治疗的逃避（例如，在治疗过程中缺席或迟到）、治疗师会因来访者没有赴约而松口气，及治疗脱落。此外，如前所述，过度学习到的掩盖内心感受的倾向会让 OC 来访者不太可能透露他们的不适（特别是在治疗早期），即使是被直接询问时也是如此。然而，对于治疗师来说，真正的难题是如何处理最初由治疗师的专注引发的问题。下面描述的答案，是在 RO DBT 中最重要的社交信号发送策略之一，称为*减压*。

减压策略

当感觉到"车前灯下的鹿"的反应时,治疗师应该将目光从来访者身上移开以减压(也就是移除信号)。打破直接的目光接触就是移除了"前灯",给来访者提供了下调所需的个人空间。中断直视,只需几秒钟,通常就足以打断"车前灯下的鹿"的反应,并让来访者有足够的时间来调节(重温:OC来访者是自我控制的专家)。当把目光从来访者身上转移开时,治疗师应该避免盯着地板(这表示羞愧、悲伤或缺乏自信);相反,治疗师应该以一种不引起注意的方式中断眼神接触(例如,向后靠时短暂地向上或向侧面看,就像在沉思,或在写笔记时向下看着写字板)。在此之后,治疗师可以随心去重新建立眼神交流,继续进行正常的访谈。

特别是在治疗的早期阶段,当治疗师在使用减压策略时,应避免在治疗过程中向来访者强调(即,小题大做)。尽管初衷是好的,但大多数情况下,这只会将压力送回到过度完美主义的OC来访者那端,并引发进一步的关闭反应。因此,当不动声色地使用时,减压策略是最有效的。好消息是,在一个强有力的工作联盟开始出现后(大约在第十四次会谈),治疗师可以开始具体讨论"车前灯下的鹿"现象(首次讨论不应在"车前灯下的鹿"反应出现之后立即进行)。治疗师可以这样介绍话题:"你知道吗,我注意到,当我们讨论一个重要话题时,或者也许当我太专注的时候——就是说我的眼睛会直盯着你——你有时会显得沉默或僵住。你曾经注意到这样的事情吗?"治疗师可以大声朗读"车前灯下的鹿"的描述(见本章前面的来访者例子),以帮助来访者理解他不是唯一经历这个问题的人,促进来访者更坦率地谈论这个问题在他身上是如何表现的。

需要向来访者解释的是,"车前灯下的鹿"反应是一种下意识的焦虑反应,继发于长时间的目光接触,这种反应最有可能发生在陌生人或刚刚认识的人之间。事实上,与回避眼神相比,直接的目光接触已被证明会增强防御性唤起(例如,心跳加快,皮肤电导反应增强)(Coutts & Schneider, 1975; Nichols & champness, 1971)。对目光接触的焦虑反应因人而异、因环境而异(例如,因不同的生物气质、文化背景或关系史而异)。在OC来访者承诺在治疗中要针对"车前灯下的鹿"反应治疗后,RO DBT使用四种有相互重叠的策略来帮助促进改变:

1. 监测"车前灯下的鹿"反应的频率(例如,在日记卡上),并根据需要将其纳入个体治疗的链分析中。
2. 鼓励来访者正念观察"车前灯下的鹿"反应,这是脑身对眼睛凝视的正常反应,这种反应是为促进社会联结和防止物种内部冲突进化而来的,它既是一过性的,也是练习自我探询的机会。
3. 利用在治疗会谈中暴露于眼神接触或其他"车前灯下的鹿"的时刻——引出线索的同时练习社交安全激活技能。
4. 鼓励来访者练习允许自己在体验到"车前灯下的鹿"反应的时候将目光从互动对象的身上转移开,但不是完全避免目光接触。

减压策略是修复联盟破裂的核心部分。当感应到可能存在联盟破裂时,RO DBT个体治疗师被教授如果可能的话,通过身体往后靠向椅子(远离来访者),同时将目光从来访者那里移开(例如,向上)或在放在大腿上的写字板上写字来减压。此外,正如前面提到的,在治疗的早期阶段,知道如何和何时减压尤为重要,因为在这个阶段,一个强有力的有效的联盟不太可能完全建立起来。最后,当你想要强化新的或适应性的行为时,减压策略是必不可少的。在OC患者诚实和坦率地表达情感或脆弱之后（例如，向治疗师承认他不同意或生她的气），治疗师应该简短地感谢来访者坦白的表露，将他的表露与来访者改善人际关系的价值目标联系起来，然后愿意转移话题而不是深入挖掘以加强坦承自己（即 OC 来访者非常不喜欢被关注；因此，进一步的探索可能会起到有害地惩罚坦承自己的作用）。

加压策略

RO DBT 中的加压策略本质上是与减压策略相反的。加压策略有很多形式，但都涉及某种形式的定向关注，让来访者感到他们正在被评估、检查、审视、或处于聚光灯下。OC 来访者通常认为是加压刺激的例子包括直接的眼神接触、给予赞美或表扬、重复追问信息，或出人意料的调侃（例如，不经意地开玩笑）。加压策略帮助 OC 来访者定位自己的痛点或成长的领域，并深化自我探询。一个 RO DBT 治疗师更有可能怀着开放的好奇心问 OC 来访者问题，而不是解释或告诉 OC 来访者她的行为为什么是无效的。例如，在做与她丈夫互动的链分析时，治疗师可能会问来访者，"你是否觉得你可能认为自己已经知道丈夫要说什么了，而这可能会使你不太可能真正开放地听他实际上说了什么？"

当采用加压策略时，大多数 OC 来访者的反应有三种：

1. 他们可能直接回答问题，传递一种愿意开放探讨这个问题的态度，加入和治疗师的讨论。
2. 他们可能会在响应前拖延或暂停、迅速辩护、改变话题、推拒，或表现得无助（见第十章"推拒"和"不要伤害我"的反应），提示可能存在不参与的问题。
3. 他们可能表现出介于前两者之间的行为（也就是说，他们似乎真诚地试图回答或参与讨论，但同时在被询问或随后的讨论中他们的态度似乎发生了改变；例如，"车前灯下的鹿"反应是可能的）。

治疗师应该利用这些机会，让来访者练习更直接地交流。加压和减压策略也可以强化适应性行为。例如，频繁而短暂地暴露在社会关注中，这并不会让人感到难以承受（加压），再加上在坦率或脆弱的披露后战略性地移除社会关注（减压），可以作为公开表达情感的强大激励，从而间接地增强社会联结。

合作性社交信号发送的治疗性应用

在不同的文化中，微笑象征着社会接纳和对他人友好的人际意图、幸福和其他积极的情绪（Horstmann & Bauland, 2006; Lundqvist & Öhman, 2005; Parkinson, 2005）。微笑是强大的社交信号；甚至在我们意识到之前就对微笑做出情感反应（也就是说，在几毫秒之内；见 L. M. Williams 等，2006）。我们善于知道一个微笑是真诚的还是虚假的（Ekman, 1992），我们用微笑来迅速形成对陌生人的性格特征和可信赖性的可靠印象——例如，他们是热情（善良、友好）还是冷淡（冷漠、易怒；见 L. M. Williams 等，2006）。研究表明微笑对成人和婴儿都具有社交奖赏作用（Niedenthal, Mermillod, Maringer, & Hess, 2010）。它们也极具感染力——人们会不由自主地向对自己真诚微笑的人报以微笑。

微笑也可以表示积极或非攻击性的意图，可能不涉及快乐或享受（Cashdan, 1998; Fridlund, 1991, 2002）。例如，羞怯的微笑是尴尬表现的核心组成部分，它可能反映了社会处境的评估，结合了求和信号（回避目光）和友好信号（腼腆的微笑），这个功能既传达了希望原谅，也传达了加入的愿望。尴尬的表现很难伪装，因为它们涉及多个协调的动作（例如，回避目光、低下头并远离、压抑的微笑），还经常伴随脸红。有趣的是，大多数人更愿意用更多的时间和那些会表现出强烈尴尬的人在一起，而不是和抑制尴尬的人在一起（Feinberg，Willer，& Keltner，2012），会脸红的人比不脸红的人更容易得到信任和喜欢（De Jong，1999；Dijk，Voncken 和 de Jong，2009）。因此，一个人表现出尴尬也可以起到证实其亲社会意图的作用。

具有亲社会信号发送功能的微笑的另一个例子被称为*求和微笑*。在大多数灵长类动物中，当微笑者没有伤害的意图时，就会做出一个无声的露齿动作（见图 6.3 右侧图），从而形成一个勉强的微笑，旨在表达不侵犯、不支配或希望加入，它与人类表达从属关系的微笑（Parr & Waller 2006；Niedenthal 等，2010）和带着焦虑的求和与不支配的微笑（"车前灯下的鹿"反应）使用类似的肌肉组织，而图 6.3 左侧图的愉快的微笑所显示的一张"玩乐"的脸，被认为类似于人类表达真诚和愉快的笑（Parr & Waller，2006）。因此，作为社交信号，微笑不仅仅是内心幸福的表达。微笑代表了进化过程中准备好的社交信号，可以用来传达亲社会的意图，这对创建、维持或修复亲密的社会关系至关重要。

真诚的微笑

真诚的微笑［也被称为*杜兴（Duchenne）微笑*（法国解剖学家杜兴·博洛尼发现了真诚微笑和虚假微笑的区别，真诚微笑会动用颧大肌和眼轮匝肌两组肌群，这种微笑被称为杜兴微笑——译者注）、*享受的微笑*、*愉快的微笑*；图 6.4 右侧］反映了娱乐、愉悦、满足或喜悦的感觉。与社交性微笑或礼貌性微笑相比，真诚微笑的开始时间稍慢，持续时间较长，在其他人在场时可能不涉及目光接触。因此，真诚的微笑并不总是代表一种社交信号。然而，快乐的微笑，在别人看来，是极具传染性的；当另一个人表达真诚的愉悦时，很难不大笑或微笑。真诚的微笑，或杜兴微笑，需要同时激活两组面部肌肉——控制嘴角的*颧大肌*和环绕眼眶的*眼轮匝肌*，然而，激活单一肌肉——*颧大肌*，是社交或礼貌性微笑的特征（见图 6.4 左侧）。

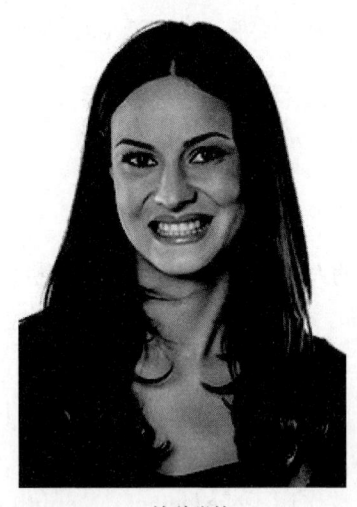 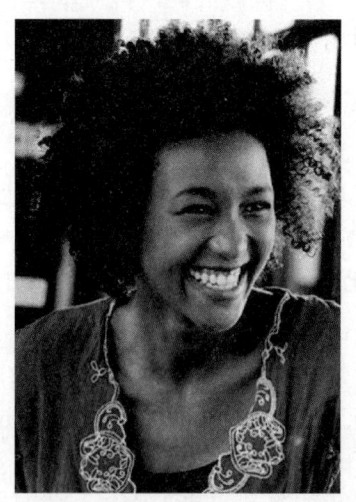

礼貌微笑　　　　　　　　　真诚微笑

图 6.4　礼貌微笑 vs. 真诚微笑

礼貌或社交性微笑

礼貌或社交性的微笑是亲社会的信号，可以在没有快乐的情况下出现，很少在社交环境之外出现（除非我们在镜子前练习微笑）。与自发的真诚或愉悦的微笑相关的缓慢出现和逐渐消失不同，礼貌的微笑很容易通过它们快速出现和快速消失的特征来识别（例如，当偶遇一个熟人时快速闪过微笑，很可能熟人一离开笑容马上消失）。它们与刻意的自我表演高度相关，这些自我表演旨在避免社会反对、掩饰内心感受、奉承上级或讨好占优势地位的他人。这种微笑的特点是明显缺乏*眼轮匝肌*的激活，当持续或僵硬时（牙关紧闭）会被接收信号者认为是不真实的（或"皮笑肉不笑"），且对此刻发生的事情缺乏回应，类似于在大猩猩中看到的求和微笑（见图6.3右侧）。

OC 来访者，尤其是过度讨好的类型（见第九章），很可能在互动中过度使用礼貌性的微笑。不幸的是，对于 OC 来访者来说，尽管他们试图通过增加亲社会信号的持续时间和强度来隐藏他们的负面情绪（如嫉妒、愤怒或悲伤）（例如，露出上下牙齿的咧嘴或灿烂的笑容），但他们的尝试往往会失败，因为大多数人都擅长区分真诚的微笑和礼貌性的微笑（L. M. Williams 等，2006）。长时间礼貌性微笑的微笑者和接收者所经历的那种不真实，类似于当我们被一个拙劣的摄影师要求"保持微笑"时所产生的自我意识的不适。我们最初自发的真正快乐的微笑冻结，然后迅速消失，取而代之的微笑是我们内心知道的对先前快乐的虚弱模仿（这就是为什么我们要求我们笨拙的朋友快点拍下照片）。因此，OC 来访者试图假装一切都很好，而事实并非如此，从其他人那里引发了他们努力控制希望避免的事情——也就是说，人们发现他们过度亲社会的行为令人不快，因此更有可能避免将来与他们互动。

然而，并非所有礼貌或社交性微笑都是有问题的。礼貌性的微笑可以是利他的——例如，对一个身患癌症即将死亡的朋友微笑，你知道他不喜欢流露悲伤的情绪，这是一种善意的行为。它们是传达积极社会意图的重要手段，在与他人建立密切社会联系的最初阶段，常常起到社会润滑剂的作用。例如，当第一次见到一个陌生人时，闲谈和礼貌性的微笑是增进亲密关系的基石；能表明积极的意图，同时让每个人有空间和时间来加深关系，而不会感到明显的压力。礼貌性的微笑也可以缓解冲突（在紧张的谈判中缓和情绪）或表明非攻击性的意图（当警察接近时）。

闭嘴式合作性微笑

解决这一困境的办法就是闭嘴式合作性微笑。与其他刻意做出来的微笑相反，闭嘴式合作性微笑可以保持相对长时间不动，而不会感到做作或虚伪。它避免了与单调、中性或关切的表情相关的问题，同时阻止了 OC 来访者在讨论问题行为或修复联盟破裂时下意识的过度严肃的倾向。另外，闭嘴式微笑更可能会让发送者和接收者都感受为发自内心的愉悦的微笑，从而引发相互的微笑和社交安全反应（Porges，2003a）。闭嘴式合作性微笑（图6.5）包括嘴角上扬，嘴唇在牙面上伸展，但嘴是闭上的，牙齿不会露出来。它几乎总是伴随着直接的目光接触、轻微地收缩或眯起眼睛，及真正快乐的微笑所具有的特征性鱼尾纹（也就是说，眼轮匝肌激活）。

闭嘴式合作性微笑不同于以目光转移和低头为特征的闭嘴求和式微笑或尴尬的微笑（Sarra & Otta，2001）。它也不同于所谓的浅笑（Linehan，1993a）。浅笑的表情较少，也就是说，它不用拉伸嘴唇，笑容没有那么宽，而且不太可能与眼角的鱼尾纹有关。相反，浅笑在生理上更像窃笑（burglar smile）（在本章后面描述），因此很容易被误解。浅笑和窃笑与各种不同的情绪和意图有关，从满足到强烈的厌恶和幸灾乐祸。例如，图6.6所示的高控制性浅笑（窃笑）的吓人特性在看不见嘴时（用手捂住嘴）变得最明显。世界上最有名的浅笑——出现在达·芬奇的画中，被称为蒙娜丽莎（见图6.7）——之所以如此的迷人，是因为女人脸上难以捉摸的笑容如此微妙地隐藏起来，以至于无法确定微笑的确切性质，对它的解释从高兴到不屑（Livingstone，2000）。

治疗师可能需要练习闭嘴式合作性微笑（例如，使用镜子），以便在治疗中自然地运用它们。事实上，对治疗过程的录像进行的分析表明，一些治疗师发现很难打破习得的情绪表达习惯或之前的专业培训（这些培训强调在治疗过程和人际交往中表现出冷静、中立或关切的重要性）。在试图改变这些习得的习惯时，治疗师可能会通过微笑太多或太强烈来矫枉过正。大多数情况下，这就会变成僵硬的、缺乏反应的、张开口的微笑，露出上面的牙齿。治疗师的目的是交流真正的感情和合作；然而，持续露出牙齿（即缺乏反应）的微笑很快就会被发送者和接收者体验到。这种感觉就像我们被要求对着镜头微笑，但被一个笨手笨脚的摄影师耽误了拍摄——我们发自内心的快乐的微笑很快就变成了僵硬的礼貌性的微笑，越久越觉得虚伪。

好消息是，有几个自动的指标可以帮助验证微笑的真实性。例如，人们通常会在闭嘴式合作性微笑后立即自动地深呼吸或心满意足地叹气，这意味着PNS-VVC激活。PNS-VVC不仅调节我们的社交信号肌肉（头和脸），还调节抑制性的迷走神经纤维，它加深和减缓呼吸，减少心输出量，这对在

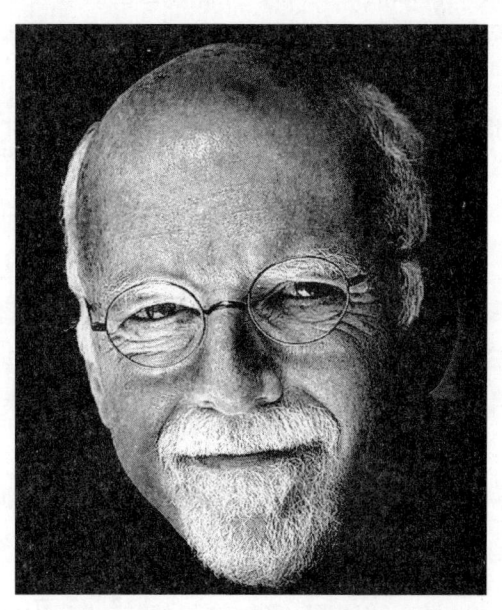

图6.5 闭嘴式合作性微笑

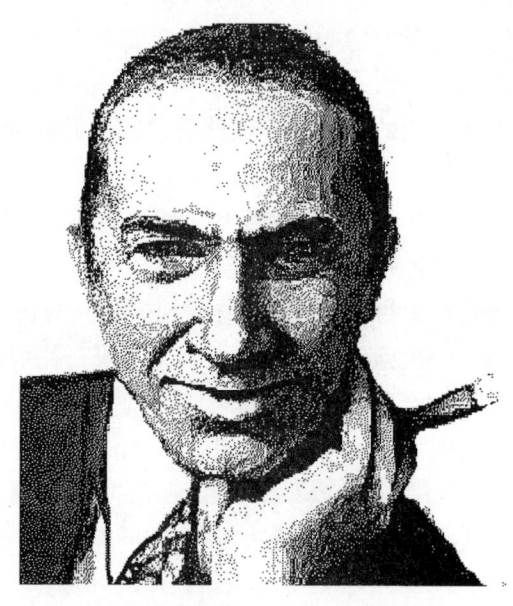

图6.6 高控制性的浅笑（窃笑）

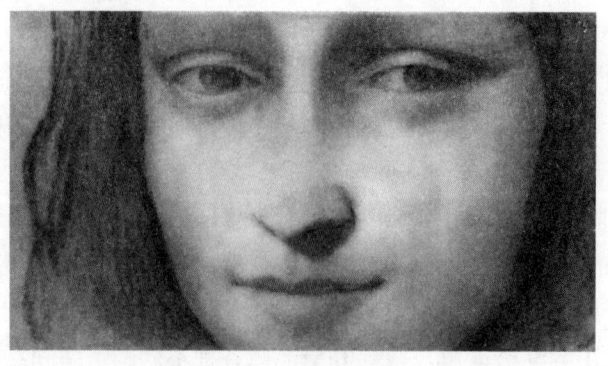

图6.7 神秘的浅笑

互动中传递真正的温暖和平静的友好是至关重要的。当微笑伴随两根眉毛同时向上移动时，社交安全反应通常可以得到增强（见本章后面的"扬眉"）。因此，在学习闭着嘴的合作微笑时，治疗师可以利用他们对社交安全的本能或身体经验来指导闭嘴微笑的大小。此外，无意识的深呼吸或叹气的存在可以作为附加证据，证明微笑成功地激活了治疗师的社交安全系统，使来访者更有可能产生类似的感觉（通过激活镜像神经元系统）。

作为部落大使的治疗师

RO DBT 不是修复、纠正、限制，或改善一个过于完美主义的 OC 来访者，而是通过鼓励治疗师采取一个类似于部落大使的立场优先处理社会联结。一个部落大使对被社会排斥的 OC 来访者表现出友好、合作和感情，他说："欢迎回家。我们欣赏你希望达到或超越期望的愿望，以及你所作出的自我牺牲。你辛苦了，应该休息一下。"然而，大使们也认识到，有时善意意味着以一种承认自己也可能犯错的态度告诉一个好朋友令人痛苦的真相，以帮助他实现他的价值目标。

大使也是保全面子的人——他们允许一个人（或一个国家）承认自己的错误，而不想令人难堪。此外，他们学习外国的语言和习俗，而不指望异国他乡的人也能像他们自己一样思考、感受或行为。他们能够做出自我牺牲来修复一段受损的关系，而不总是期待回报。因此，大使们认识到，当我们伸出援手时，我们同时也向我们所帮助的人传递了一种强有力的社会联结的信息，这种信息本质上是在说："你不欠我什么。"这个简单的善举是我们人类的核心优势之一——那就是，我们在一起会更好。

大使与来自另一个国家的人交谈，就像他们是好朋友一样。当和朋友在一起时，我们会自然地较少感到不自在；我们放松下来，放松警惕。在治疗的背景下，放下警惕意味着放下一个人的专业角色（至少在某种程度上）。研究表明，当我们和朋友在一起的时候，我们可能会伸伸懒腰，躺下休息；我们的肢体动作和面部表情更丰富，语言的使用也不那么正式；我们不太礼貌，可能会使用俚语或脏话来渲染我们的讲话。例如，朋友之间不会试图改变对方；他们信任彼此会做正确的事，尊重彼此的差异。因此，通过采取一种通常保留给亲密朋友或家人的方式，我们向 OC 来访者表明，我们认为他们是我们部落的一部分（回忆一下，OC 来访者是一种以孤独为特征的疾病）。一种随和的方式，不需要说一句话，就能传达"我喜欢你。我相信你会做正确的事。我相信你的能力。我对你要说的话很感兴趣。我不是来伤害你的。我不比你强多少，我愿意接受犯错"。

然而，表现出一种轻松的态度可能与治疗师的专业训练背道而驰。一些治疗师发现，在与来访者进行心理治疗时，向后靠在椅子上、暂时转移视线或扬起眉毛是很困难或尴尬的。这通常反映出之前的训练强调了坐直和保持眼神交流的重要性。它也可以反映治疗师的性格；例如，研究表明，大多数治疗师倾向于 OC 的个性风格，或者受到 OC 家庭、文化或环境的影响（例如，"不要无精打采"）。幸运的是，我们的研究和 RO DBT 中培训治疗师的经验已经表明，绝大多数最初在如何示范轻松态度上挣扎的治疗师可以通过少量的实践就学会怎么做。

重要的是，轻松的态度不意味着如履薄冰，或者把来访者当成脆弱的人，马上去认可、安抚、调节或找到问题的解决方案。相反，它把责任归还给了来访者，不假定让来访者感觉更好或者解决来访者的问题是治疗师的工作，同时治疗师也表示愿意伸出援手。因此，轻松的态度中蕴含的非指导性让来访者有足够的空间认识到，在某种程度上，是她在选择如何对生活中的事件做出情感上的回应（例如，没有人能强迫一个人感到愤怒或悲伤），并开启对自己的生活负责的过程，而不是崩溃或严厉地指责这个世界。这个过程有时是痛苦的，但大多数时候是自我解放的。

扬眉

扬眉（eyebrow wag）或挑动眉毛是一种普遍表达社交接纳的信号，包括双眉同时向上移动，通常伴随着真诚的微笑、亲切或快乐的眼神和悦耳的声调。扬眉是用自然的方式表达"我喜欢你"或"你是我们自己人"。扬眉发生在广泛的社交场合，包括问候、调情、赞许、寻求确认和感谢；它是一种强大的社交信号，发生在不同文化之间，通常是无意识的（Grammer, Schiefenhovel, Schleidt, Lorenz, & Eibl-Eibesfeldt, 1998）。这是一种友好的姿态，被认为是作为非亲属之间合作的非语言信号进化而来的，表明互惠利他交流的亲社会愿望（R. H. Frank, 1988）。此外，当遇到不喜欢我们的人或者在与竞争对手的互动中，扬眉动作就明显少见。不过没有扬眉的动作不应被看成是不喜欢的确凿证据。例如，对方可能处于痛苦或困扰中（痛苦和威胁都会关闭社交安全反应和亲社会信号），或者这个人可能跟谁都很少会做扬眉动作，这是许多OC来访者中常见的社交信号发送缺陷。

扬眉不仅表明合作意图，还通过激活社交安全系统（通过微模仿和镜像神经元系统）促进对新信息或批判性反馈的开放和接受。因此，一个RO DBT治疗师在挑战OC来访者的时候，无论是说还是听的时候，都更有可能采用扬眉（图6.8），而不是采用一种关切的表情。这标志着情感、兴趣和开放，同时使治疗师和来访者更有可能本能地把这种互动体验为新的学习机会。

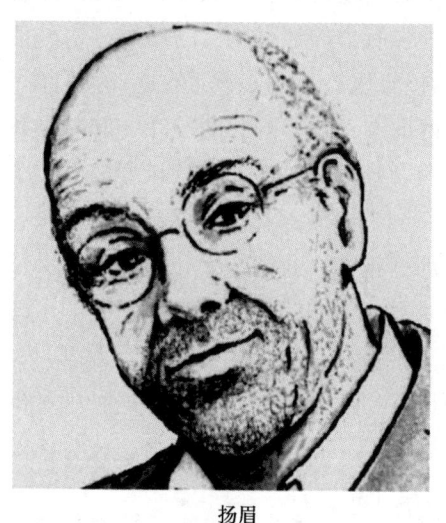
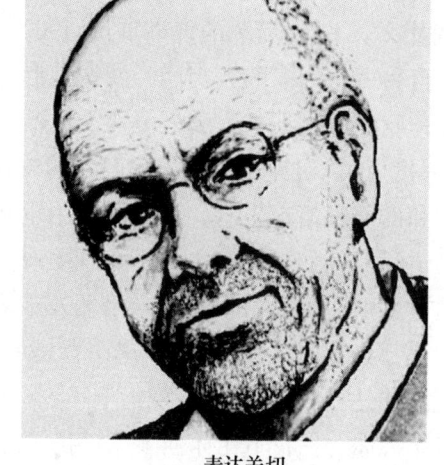

扬眉　　　　　　　　　　　表达关切

图 6.8　扬眉 vs. 表达关切

传达开放和轻松的态度

OC来访者在生理上倾向于将微小差异和不确定性作为潜在的威胁做出反应；也就是说，他们往往内心紧张，但对外说他们很好。不幸的是，无论是治疗师还是来访者，试图抑制或掩盖情感表达，都会对关系产生负面影响，即使这种尝试发生在自我意识之外（回想一下，我们会在几毫秒内对面部表情或缺乏表情做出反应；见 L. M. Williams 等，2004年）。因此，如果治疗师在内心感到紧张时假装放松、嬉戏或随和，来访者可能会本能地感觉到事情不太对劲，并会变得警惕和犹豫："如果我的治疗师做不到，那我还有什么机会？"好消息是，与轻松的态度相关的身体姿势、手势和面部表情可以自动触发社交安全反应（通过 PNS-VVC 激活；见第二章），从而使真正的轻松感和社交参与感对双方来说似乎都更容易实现。

在 RO DBT，发出轻松的社交信号（图 6.9）需要治疗师通过非语言方式调整他们的姿势、眼神交流和面部表情，通常是通过以下方式：

- 向后靠在椅子上，以增加与来访者的距离
- 将离来访者近的一条腿搭在另一条腿上，以使肩膀微微转开
- 做个缓慢的深呼吸
- 短暂地移开目光
- 扬起眉毛
- 闭嘴式微笑，同时将目光转回到来访者

最后，当在对 OC 来访者策略性地使用轻松的态度时（例如，帮助减压），治疗师应该抑制向来访者解释自己在做什么的冲动，主要是因为这会重新给来访者加压，或者可能会促使来访者试图合理化或为他们的行为辩护。

刚才描述的一切都发生在几秒钟内。其他可以进一步加强传递轻松态度的附加元素还包括在来访者说的每段话后稍作停顿，让来访者有时间说更多的话，放慢说话的速度，用更柔和的语调说话。如果治疗师已经靠在她的椅子上，她应该适当移动身体，而不是一直不动（特别是在房间里感到有张力存在的时候）。解决这个问题的最好办法是，在不引起过度注意的情况下，让治疗师在身边放点喝的东西（例如，一杯咖啡；别忘了在咨询开始的时候也问问来访者是否想喝点什么）。从本质上说，治疗师应该利用这个简单的道具，身体前倾，喝一口她的饮料。这打破了冻结的身体姿势，同时发出正常的信号。在喝了一小口饮料后，治疗师可以再次向后靠在椅子上，然后重新开始同样的步骤（只是这一次，治疗师可能会发现靠在椅子上比之前感觉更放松）。

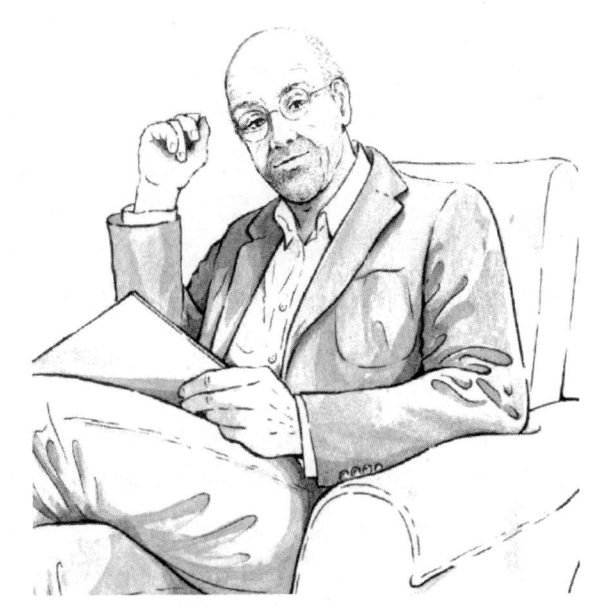

图 6.9 传达轻松的态度

最后，治疗师在第一次学习如何表达一种轻松的态度时也应该注意不要矫枉过正（例如，不管来访者说什么都保持微笑，或者永远不要身体前倾）。有一些通用的原则可以帮助最小化这类问题。首先，当发送轻松态度的信号有困难时，特别是当第一次学习 RO DBT 时，治疗师可以利用他内心的不适作为一个自我探询的机会。他应该把自己的挣扎告诉他的咨询师团队、督导或另一个治疗师，并练习对由此产生的任何反馈全然开放。其次，避免过于看重，或者不管会谈中发生了什么都一味地应用"轻松的态度"。当来访者参与到会谈中——自由地回答问题、保持话题、积极倾听、表露内心体验时——非语言信号可能不那么重要（例如，身体前倾或进行眼神交流并不重要，因为来访者没有感觉到威胁）。

联结的姿势和触碰

联结的姿势包括在不打断说话者的情况下使用微笑和点头，表明听话人认为说话人属于自己的部落。当社会联结的姿势和表达感情或同情的语言与触碰结合在一起时，比如一只安慰的手放在肩膀上，

交流会更有力地传达出来。一般来说，只有那些我们最熟悉或最亲密的人（例如，朋友、家人、爱人和宠物）才会触碰。如果使用得当，触碰可以作为一种增强积极治疗联盟的有力手段。对倍感挣扎的来访者，简单地触碰其肘部就可能是传递真诚的关心所需要的一切。

然而，当与OC来访者合作时，治疗师不应该假设任何一种触碰都会得到预期的接受。首先，气质上的高威胁敏感性使OC来访者更有可能对个人空间有更大的需求，他们可能会对相对来讲很轻微的个人空间侵犯产生负面反应（尽管他们不太可能说出感到的不适）。个人空间是一个人在心理上认为属于自己的周围区域，当个人空间被侵犯时，大多数人都会感到不适、愤怒或焦虑（除非环境使得不被打扰是不可能的，比如拥挤的地铁）。此外，过去的创伤（例如性虐待或身体创伤）会进一步加剧恐惧或对被触碰产生强烈的反感。同时，回想一下，当PNS-VCC介导的社交安全系统被下调时（就像大多数OC来访者经常做的那样），触碰或被触碰的欲望就会减弱。此外，大多数OC来访者很少有触碰或被他人触碰的经历（例如，拥抱、牵手、亲吻和抚摸），这使得他们更有可能不确定如何应对他人的触碰（例如，在派对上给他们一个拥抱）。

因此，OC来访者可能更容易将治疗师的触碰理解为令人困惑的、侵犯性的、威胁性的甚至性挑逗性的（尤其是在治疗早期）。在治疗OC来访者时，当决定何时以及如何使用治疗性触碰时，保守的方法通常效果最好。例如，当不确定触碰是否会被积极接受时（例如，治疗师希望在一个特别困难的会谈结束时拥抱一位来访者），治疗师应该宁可不去触碰。有时只需告诉一个OC来访者，"我对你刚刚告诉我的事情感到非常高兴，我有一种强烈的冲动要给你一个拥抱"，这就可以传递一个积极的亲和信息。而且这也在双方是否要拉近身体距离以及发生触碰上给了来访者主导权。有趣的是，研究表明，当治疗师的社交性触碰达到一定程度时，来访者的喜好和连接度评分会上升，但当触碰以一种被接受者体验为过度的方式进行时，则评分会下降（Montague，Chen，Xu，Chewning，& Barrett，2013）。

尽管有这些警告，但治疗师与OC来访者工作时不应回避讨论触碰的话题。就像其他潜在的敏感话题（比如性和创伤）一样，关于触碰的讨论应该以一种就事论事的方式进行，治疗师向来访者表明与触碰有关的困难是常见的，没有什么可羞愧的。某些OC来访者可能需要指导如何接触他人（例如，如何拥抱，如何握手，根据关系来看什么类型的触碰合适），甚至如何触碰自己（例如，他们可以通过手臂在胸前交叉练习拥抱自己，抚摸自己的脸或脖子，或者把热水瓶抵在肚子上；见技能训练手册，第五章，第3课）。最后，触碰可以代表传递关心信号的核心方式。治疗师应注意不要矫枉过正，规定自己永远不要触碰OC来访者。相反，治疗师应该认识到，围绕着触碰的问题在不同的来访者之间会有很大的不同，因此，应该相应地调整他们的行为。

联结的姿势也包括通常在RO DBT中被称为大姿势或扩展的姿势。扩展和开放的姿势表示接受、安全、愿意，通常与积极的情绪状态有关。它们不是后天习得的，表达方式也不因文化而异。例如，盲人运动员在他们的生活中从未看到过他人的面部表情或姿势，在他们获胜或失败时，他们与非盲人运动员表现出相同的扩展的面部表情和姿势（Matsumoto & Willingham，2009）。相反，当我们不信任某人或经历损失时，我们会不由自主地收紧我们的姿势和肢体动作；我们姿势更小，我们防御性地将手臂靠近身体。治疗师应该养成在治疗中使用更大或更扩展的姿势的习惯，特别是当房间里气氛紧张的时候。

调侃、非支配和玩笑式的不敬

当安全信号（如微笑的母亲）与危险信号（如玩躲猫猫游戏）结合在一起时，婴儿的第一次笑就会出现。同样,友好的调侃也包含着危险和安全信号的结合,通常伴随着相互的欢笑和轻轻触碰。朋友们总是互相开玩笑,亲切地调侃对方。研究表明,调侃和开玩笑是朋友间非正式地指出彼此缺点的方式,而且不会太过严厉。学会如何调侃和被调侃是健康社会关系的重要组成部分,而善意的调侃是部落、家庭和朋友之间相互反馈的方式。另外,能够公开倾听并根据批判性反馈采取行动提供了一个巨大的进化优势,因为我们的个体生存不再仅仅依赖于我们个人的感知。这有助于解释为什么我们如此关心别人的意见。

好的调侃总是善意的。通常它开始于一个意想不到的挑衅性评论,伴随冷漠的语气(面无表情或傲慢)或恐吓的面部表情(如无表情的凝视)、手势(如指指点点),或身体的姿势(如双手叉腰),立即紧随其后的是笑声、目光移开或姿势垮下去。因此,善意的调侃会暂时引起冲突和社会距离,但通过发出非支配的友好信号,很快就会重新建立起社会联结。非支配信号对于调侃能被轻松地对待是至关重要的(也就是说,当成一个友好的调侃;见 Keltner 等,1997 年)。调侃是玩笑式的和相互的,会让关系更牢固。事实上,调侃是调情的一个重要组成部分(Shapiro,Baumeister,& Kessler,1991)。不介意被调侃的人举止很轻松;他们不把自己或生活太当回事儿,可以(和朋友们)自嘲自己的缺点、失态和不幸。

> 好的调侃总是善意的。

在 RO DBT 中,玩笑式的不敬是前面说的朋友间调侃的治疗性表亲。玩笑式的不敬是 RO DBT 中辩证策略的一部分,用于挑战来访者的非适应性行为,同时传达治疗师的喜爱和开放。最常见的玩笑式不敬,是在来访者做出了不一致的、奇怪的或不合逻辑的评论或行为后(例如,来访者口头表示他无法说话,或者,他说他对一位同事完全没有敌意,可之前已经承认为了让她被解雇而撒谎),治疗师用非语言或语言表达出怀疑或被逗乐的困惑,并同时传递开放和喜爱的非支配性信号。非支配性的身体姿势和面部表情,加上同时或紧接着的玩笑式不敬表达的是我们无意伤害;也就是说,不必把我们的行为看得太重。当调侃或玩笑式不敬的人处于权力

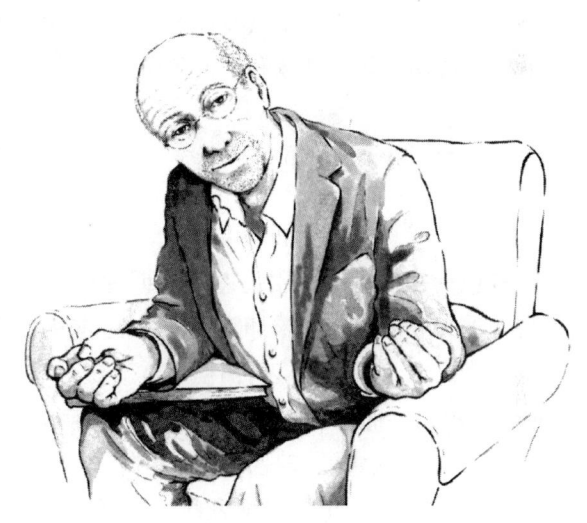

图 6.10 表达非支配性

地位时(如在治疗师-来访者关系中),这样的姿势和表情尤其重要,因为它们表明处于权力地位的人渴望平等的关系,并愿意接受其他人的反馈。非支配性信号结合了求和信号(轻微点头、轻微耸肩、张开双手)和合作友好信号(热情的微笑、扬眉、眼神交流;图 6.10)。

举一个玩笑式不敬的例子,一个高度投入的 OC 来访者带着一份打印的清单来参加她的第三次 RO DBT 会谈,上面列了她在前一周做过的 117 个新奇的活动,她的治疗师回应说:"哇,117 件新事儿!太厉害了!好了,那现在可以好好补一觉了。让我们都低下头打个盹吧!"治疗师只模仿了一会儿睡觉的姿势,然后热情地笑着,重新坐好(也就是说,他从玩笑式的不敬变成了富有同情心的严肃);接着,治疗师放慢他的语速,降低他的语调,然后在闭着嘴微笑、扬了扬眉毛之后,问来访者:"那么……你认为我为什么会那样说?"补觉代表着一种玩笑式不敬(或友好的)的调侃,而关于补觉的问题告诉来访者,治疗师正在使用隐喻来帮助来访者认识到,她想要修复她的 OC 的善意尝试实际上可能代表了 OC 问题本身的另一种表现形式。

在鼓励来访者进行坦诚的表达时,治疗师也应把非支配性和合作友好的信号结合起来使用。例如,

当注意到一个来访者似乎没在参与的时候，治疗师可能会说（她先是做了个稍长的耸肩缩颈的动作，同时温暖地闭嘴微笑，轻扬眉毛，目光直视来访，用非语言的方式传递信号——她愿意听到任何来访者可能要说的任何话，即使这是对治疗或治疗师的批评），"我注意到有些事情似乎发生了变化。你能告诉我此刻在想什么吗？"类似地，当向来访者提出一个困难的要求时（例如，要求他在会谈中进行角色扮演），治疗师应通过结合友好的信号和低强度的非支配性信号来传达尊重和积极的关注。

非支配性信号也是 RO DBT 面质策略的一个核心特征。在 RO DBT 中，面质通常以一个跟主题相关的提问开始，该问题旨在鼓励 OC 来访者自己发现她潜在的症结，而不是直接告诉来访者她的问题是什么或她需要如何做一些不同的事情。根据患者的治疗阶段，面质的使用有所不同（即早期阶段还是晚期阶段）。如前所述，在治疗的早期阶段（即在第 9 次治疗之前），鼓励治疗师采取一种模拟他们在治疗之外结识新朋友时如何处理类似问题的立场。例如，面对一个刚认识的朋友，当问到他对某事感觉如何，他嘴上说很好或还好，但我们觉得他说的不是真的时，大多数人都不会立马去面质他。相反，我们很可能只在此模式在多次互动以及多种情况下出现后才会去讨论我们的担忧。只有当这种不直接的社交信号反复出现，治疗师才会向来访者反馈自己的困惑。这是一种疑罪从无不下判断的立场，除非有充足的证据，例如，说："我注意到，在很多情况下，每当我问你感觉如何，特别是关于困难的话题，你似乎总是回答说你很好。我的问题是，你真的每次都很好吗？"这样做的目的是在我们了解来访者的过程中，对他们传达信任和尊重的信号，就像我们对待那些刚认识的人一样。非支配性姿势信号通过传递平等、开放和友好的信号来帮助导引会谈中的 RO DBT 式面质。

求和、降服与尴尬

当受到威胁时，我们可以逃跑、躲藏、攻击、请求附近其他人的帮助或求和。人类表示降服的普遍信号包括：低下头，用手遮住脸或埋住脸，松垮的姿势，眼睑下垂，眼睛向下看，避免眼神接触，肩膀下垂和姿势收缩。求和姿态的发展是用来降低攻击性，引起同情，并在犯下严重错误、威胁到另一个部落成员或整个部落的福祉后重新获得部落的入场券（Keltner & Harker, 1998; Tsoudis & Smith-Lovin, 1998），而轻微的社交违规行为（例如，表现出糟糕的餐桌礼仪或忘记了你认识很久的人的名字）则会引发尴尬的表现，而不是降服。尴尬表现不同于与羞愧相关的求和及降服表现。两者都涉及低头和回避目光。尴尬表现还包括闭嘴微笑和摸脸；相反，求和表情包括皱眉，有时会用手遮住脸。

研究表明，当一个人试图弥补过失时，必须要有求和的姿态。如果没有典型的羞耻的身体表达（姿势收缩、目光低垂、脸红，见 Ferguson, Brugman, White, & Eyre, 2007），人们就不会相信内疚的言语表达（比如说"对不起"）。在道歉过程中，非语言的羞耻或尴尬的表现表明违反者重视这段关系，因为他对自己的行为感到发自内心的痛苦，这使得受到伤害的人更容易相信他不会再犯。因此，当治疗师试图修复联盟破裂时，尤其是当破裂是治疗师所做的某件事的结果时（回想一下，修复联盟破裂是治疗师的责任），求和姿势是必不可少的。

治疗性叹息

当谈到社交中的情绪健康时，叹气是很常见却最常被忽视或被认为无关的现象。频繁叹气与慢性焦虑和创伤后痛苦（Blechert, Michael, Grossman, Lajtman, & Wilhelm, 2007; Tobin, Jenouri, Watson, & Sackner, 1983）及负面情绪（McClernon, Westman, & Rose, 2004）有联系。叹气也与压

力的释放（Soltysik & Jelen，2005）有联系。然而很少有研究将叹气与情绪的交流功能联系起来。

RO DBT 认为，在其他人在场的情况下，叹气发出的声音可以作为一种社交信号发挥作用。在痛苦或绝望时，叹气可以作为信号"帮帮我"或"我受够了"或"我累坏了"，而压力源结束后伴随放松而来的叹气可能会向其他部落成员发出一切都很好的信号。在关系密切的人之间的互动中（例如，治疗师和来访者），叹气也可能表示满足、满意，或者希望从对方的角度看世界。因此，治疗师可以用叹气向来访者表示希望和他建立连接，或者希望不要卷入冲突之中。

处理适应不良的 OC 社交信号发送

治疗师在 OC 治疗中进行治疗对焦的关键是在治疗访谈中不断地自问：*这个来访者的社交信号发送如何影响了社交联结？* RO DBT 认为社交信号发送缺陷和开放性低是维持 OC 被孤立、孤单和心理痛苦的核心因素，而不是将适应不良的认知、内部情绪失调或逃避应对作为主要的治疗焦点。然而，要针对社交信号发送缺陷，治疗师必须知道它们是什么。下面的内容概述了一些比较常见的方法，用于观察和询问在会谈中发生的社交信号发送的不一致。

窃笑

窃笑，或高支配性浅笑（见图 6.6），包括嘴角迅速向上翘起，形成一个浅浅的笑，它不容易被自己控制，大多数是在无意识的情况下发生的。这种类型的微笑最有可能发生在一个自己暗中拥有的信念、愿望或知识被暴露或突显出来时，如果公开表达或以此为乐，会被认为是不道德的、不礼貌的或不适切的。例如，如果你认为自己聪明，你不太可能自夸，因为你知道你的自我评价是主观的，而且智力有很多种类型。即使你最近因为特别聪明而获得诺贝尔奖，你可能会认识到，相比于获得赞赏，对同行吹嘘自己的成就更有可能引发嫉妒以及希望你将来遭遇不幸的秘密愿望。因此，当一位同事出乎意料地向你表达她对你才华的赞赏时，你可以用一个轻轻的低强度但却很真诚的微笑来表达你的感激之情，这种微笑可能很难被察觉（窃笑）。在这种情况下，窃笑是亲社会的，因为它避免了显得自负。

然而，并非所有的窃笑都是亲社会的。例如，许多 OC 来访者对自己卓越的自我控制能力暗自感到自豪，这种态度有时会让他们相信自己比别人更明白事理或更优秀（见"谜团困境"，第十章），这可能会加剧他们的差异感和孤独感。治疗师可以通过称赞一个 OC 来访者拥有卓越的自我控制能力并观察是否出现窃笑，来测试是否存在暗自的骄傲。当我们发现自己听说对手的不幸，为了个人利益成功地操纵了环境，或者逃脱了若罪行被发现肯定会受到的惩罚或反对时（如欺骗或撒谎），很可能出现窃笑。例如，OC 来访者可能会在成功地将话题从他不想讨论的事情转移开之后，或者在他看似无辜的问题惹恼了他不喜欢或想惩罚的人之后，表现出窃笑。这种支配性的浅笑不会给周围人带来积极体验，而是发现与触发接收者的消极情绪有关，而不是积极的情绪（Niedenthal 等，2010 年）。

OC 来访者的问题是，窃笑不仅仅是低水平的情绪泄露；尽管其强度低，持续时间短，但它们是强有力的社交信号，影响着他人对我们的感觉。回想一下，我们的大脑天生就会在几毫秒内对最轻微的微笑或皱眉做出情感反应。因此，如果一个窃笑源于希望看到另一个失败、暗自的骄傲或类似的非亲社会的行为，很有可能其他人会觉察到微笑者的邪恶意图，会想要回避他，尽管他们不太可能告诉微笑者，因为他们不再信任他了。

教给 OC 来访者有关窃笑的知识是减少那些可能对来访者的福祉没有好处的行为的第一步，尤其是那些可能以能够控制他人为荣或经常嫉妒他人的来访者。来访者可以通过在日记卡上记录什么时候、和谁在一起、这种微笑发生的频率以及什么引发了这种微笑，来提高他们对窃笑的觉察。价值观的澄清可以用来帮助来访者，有时仅仅是意识到窃笑就足以减少它们的频率；当你认识到这种幸灾乐祸有悖于公正的核心价值观时，就很难再偷偷地对别人的不幸感到幸灾乐祸了。治疗师可以在第十四次治疗时开始将目标放在"窃笑"上（也就是说，当真正的治疗联盟更有可能发挥作用的时候）。

模糊、低强度和间接的社交信号

OC来访者是间接沟通的专家。间接或经过伪装的社交信号之所以强大，是因为它们让发送者在影响了他人的同时还可以不承认这回事；也就是说，它们包含了看似合理的推诿。例如，许多OC来访者擅长使用间接沟通以避免透露个人信息。他们可能会改变话题，用一个问题来回答一个问题（例如，"你怎么看？"），提供一个含糊的回答（例如"我不确定"或"可能"或"看情况"），报告他们不知道，或提供冗长而含糊的解释，却根本与回答问题无关。不幸的是，间接沟通往往导致误解或不信任，因为很难知道发送者的真正意思或意图是什么。

例如，当被问及是否可能对某事感到苦恼或不开心时，OC来访者报告"我很好"的情况并不少见。这就是所谓的"我很好"现象。习惯性地最小化个人需求和坚忍是OC来访者中常见的应对策略。然而，在治疗早期，在建立工作联盟之前，对此进行直接面质可能会导致过早退出，因为来访者认为这是不尊重、批评或社交不当的表现。

然而，间接沟通并不是OC的核心难点。例如，告诉一个即将死于癌症的朋友，她看起来很好，这可能代表一种善意的行为，或者在激烈的讨论中谨慎地改变话题可能会阻止争论。相反，间接言语的负面社交后果可能与其说是与一个人做了什么有关，不如说是与他没有做什么有关。亲社会信号的明显缺乏通常被大多数人解释为不赞成、不喜欢或欺骗。以下是一些间接的或缺乏亲社会信号的例子，这些信号可能被他人解释为社交排斥：

- 问候或互动时没有微笑
- 明显缺乏亲社会的触碰（例如，拒绝握手）
- 缺乏肯定的点头
- 在问候或交谈时，没有眉毛的挑动或上扬
- 张开双手或舒展姿势的频率较低
- 缺乏眼神交流
- 在互动过程中缺乏面部表情或情绪表达
- 没有做出相应的回应或没有与他人表现出的情绪表达水平相匹配（例如，当别人笑的时候，你不会笑）

微妙的、低强度的信号也可以反映的是表达习惯或情绪泄露，而不是出于表达反对的目的（例如，发送者在别人说话时有闭上眼睛的习惯，或者发送者受到牙痛的影响）。

沉默的对待是另一个强大而间接的社交信号的很好的例子，这种信号被接收方视为惩罚性的，并对人际关系造成损害（K. D. Williams, Shore, & Grahe, 1998）。它最常发生在与别人发生分歧或当一个人不能符合期望时。它标志着不同意或愤怒而不公开表达，包括言语行为的突然减少、面部表情单调以及避免眼神交流。如果被接收者问及社交信号的突然变化，发送者通常会否认这一变化，然后面无表情地说"不，我很好"或"一切都很好"。这种沉默对待的突然性和看似合理的推诿，正是让接收信息方如此恼火、如此伤害人际关系的原因。

在 RO DBT 中处理间接沟通（即经过伪装的要求）涉及三个步骤：

1. 个体治疗师在治疗的导入和承诺阶段介绍隐藏内心感受的问题（理想的是在第三次会谈中）。这样做的作用是在大多数 OC 来访者高度投入的时候，引入一个在治疗中经常会遇到困难或敏感的主题。
2. RO 技能培训课程明确教授来访者最常见的适应不良的 OC 间接沟通的类型，以及改变这些类型所需的技能。明确的技能培训让以前保守得很好的秘密变成了公开的知识。这使得有社会责任心的 OC 来访者更难继续假装（对他人和自己）其适应不良的发送间接信号的行为要么不存在，要么是合适的。从本质上说，来访者失去了他们看似合理的推诿，他们的社会责任感可能会迫使他们使用更亲社会和更直接的沟通方式。
3. 个体治疗师寻找可能对重新加入群体和实现价值目标产生负面影响的间接沟通模式。就像"我很好"现象一样，一般来说，个体治疗师只有通过多次访谈，在多次观察到后，才会指出来访者的间接沟通可能是一种适应不良的方式，而不是在问题第一次出现时就冲进去解决它。这使得来访者不太可能感到她受到了不公平的批评，同时也使来访者更难否认这种行为的发生。

言语韵律和腔调

*言语韵律*这个术语是指讲话的非语言成分，如语速（一个人说话的快慢）、音调（相对音频——高或低）、语调（讲话时的音调变化）、节奏（讲话是如何常规断句的）和响度（音量；见 Reed, 2011）。一个人的语速和语调可以告诉我们很多关于她当前的情绪状态和她是哪种类型的人的信息（热情或冷淡，恐惧或平静，支配或服从）。例如，研究表明，人们可以准确地从一个人的声音中察觉出紧张感（Pittam & Scherer, 1993），甚至是在电话中。我们评估一个人是否值得信任的一种方法是，他所说的是否与所表现出来的相符。例如，一个人用平淡、单调的声音说他在聚会上玩得很开心，很可能会让人不相信。

研究表明，抑郁症患者在说话时更有可能使用平淡、单调和呆板的声音；比别人说得慢；在对话中出现更长时间的停顿（这是在 OC 来访者中经常观察到的一种说话模式）。抑郁症的患者也更有可能用降调而不是升调来结束一句话，这意味着情绪低落、无聊或不感兴趣。不幸的是，高威胁敏感性的生物气质使 OC 来访者更有可能出现单调和呆板的声音。为了弥补这一点，一些 OC 来访者已经发展出一种过于起伏或夸张的语调，但并不反映内心体验（如感到愤慨时用的是欢快起伏的声音）或者不符合情境（比如报告丈夫有外遇时使用欢快起伏的声音）。

有趣的是，共情性反应是包含了言语韵律的匹配的；也就是说，语言交流的接收者会像照镜子一样呈现出与说话者相同的声音质量（Couper-Kuhlen, 2012）。然而，韵律匹配有时会无意中强化适应不良的行为。RO DBT 会教授治疗师有意识地依情景使用声调、语速或音量，以修正患者的行为。例如，在一个来访者报告自己都无法下床后，一个 RO DBT 治疗师不是使用关切或同情的语气，而是更有可能带着一种怀疑的语气和面部表情（玩笑式的不敬）说："真的吗？真让人吃惊，因为不知怎的，你现在在这儿跟我说着话，而且据我观察，你似乎没有躺在床上。"然后，带着温和的微笑和扬眉，说："你认为这可能会告诉我们什么？"

反常的韵律反应（声调、节奏、速率和音量）是 OC 语言行为的特征。例如，一些 OC 来访者会陷入一种过度习得的讲话模式，其中包括长篇大论的解释，却似乎一个问题也没回答，或者讲话漫无边际，没有明确的要点或结尾。这种模式忽略了对话中的韵律节奏和轮流发言的惯例，即说话者偶尔停顿一下，让听者有机会说话。OC 患者的冗长独白很少（如果有的话）是由欲望影响或高回报状态驱动的（这在控制不足的疾病中很常见，如自恋型人格障碍或双相情感障碍）。相反，对于 OC 来访者来说，不轮流说话通常反映出他们出于焦虑而试图控制谈话主题（"请不要打断我，让我说完"），或者希望不显得焦虑（"只有焦虑的人才安静"）。在回答问题或被要求提供信息时出现长时间的停顿和延迟是另一种反常的 OC 韵律反应，通常与防御反应和焦虑有关。这对治疗师（和其他人）来说有时是一种折磨，因为来访者经常将长时间的拖延与拒绝手势结合在一起（例如，掌心朝外快速向上移动双手，有效地发出"不要靠近"或"不要打断"的信号）。治疗师应该使用与处理"我很好"现象相同的原则（在本章前面有概述）作为何时和如何针对 OC 言语韵律缺陷的指导。

部落很重要

与其他动物相比，人类是高度合作的。我们能够共享资源，共同工作，并以一种动物世界中前所未有的方式与基因不同的人建立紧密的联系。为了实现这一目标，我们的物种已经发展出一种高度复杂的社交信号发送系统，允许我们交流意图和感受（怒目而视就能联系到攻击的欲望），而无须百分百地表达实际的倾向本身（打某人）。间接表达意图（例如，通过面部表情、姿势或发声）可以减少不必要的精力支出，并提供了一种更安全的方式来解决冲突或与他人展开合作，而不必把整个人都搭进去。此外，向我们物种的其他成员透露意图和情感对于创建强大的社会纽带至关重要，而这正是人类部落的基石。当我们向另一个人透露我们的真实感受时，我们发出了一个强大的社交安全信号，这个信号的作用通常是增加信任和社会联结，因此，其他人更有可能为了我们的利益做出自我牺牲，或与我们合作，以完成任务和克服那些一个人不可能克服的障碍。然而，我们高度合作的天性也伴随着一些缺点。

例如，对于我们早期生活在恶劣环境中的祖先来说，察觉不到真正的反对信号的代价太高，不容忽视，因为部落放逐基本上就等于被判了死刑——因饥饿或被捕食而死。因此，我们不断地扫描别人的面部表情和声音，以寻找反对的迹象，从生物学上讲，我们倾向于把别人的意图解释为反对，特别是当社交信号是模棱两可的时候。这意味着我们本质上是一个社会焦虑的物种。面无表情、皱起的眉头或者轻微皱眉通常被理解为反对，而不管发送者的实际意图如何（例如，有些人在认真听的时候会皱起眉头）。另外，被部落拒绝是很受伤的；研究表明，社交排斥触发的脑区与我们经历身体疼痛时触发的脑区相同（Eisenberger & Lieberman, 2004）。因此，我们害怕被社交排斥的痛苦，我们的情绪幸福很大程度上取决于我们在多大程度上感到自己是部落的一部分。

此外，人类并不总是亲社会的。作为一个物种，我们可以对那些我们不喜欢的人，或者对另一个部落的竞争对手冷酷无情和欺骗。而作为一个个体，我们不能简单地决定不玩社交信号游戏。我们在别人身边时会不断地发出社交信号（通过微表情和肢体动作），就算想刻意不这么做。例如，沉默可以和不停地说话一样有力量。事实上，有效的社交信号总是双向的，既需要内部经验或意图的准确传递，也需要对他人信息的准确接收和开放。

最后，本章中列出的社交信号建议并不是作为严格的规则来应用的。例如，治疗师应该避免矫枉过正（例如，得出结论说，在与 OC 来访者合作时绝不应该表达关切）。治疗师应该使用情境线索来帮助指导他们在治疗过程中如何和怎样发出社交信号。而且，当 OC 来访者在治疗中是投入的状态时，治疗师的社交信号发送行为如何可能没那么重要。不过，话虽如此，RO DBT 社交信号策略是有基本原则的。简单来说，鼓励一个 RO DBT 治疗师停止像一个治疗师的行为，开始像一个朋友的行为，以便教会情感孤独和隔离的 OC 来访者如何与他人建立真正的联系（通常是在他们的生活中的第一次）。

这就是为什么将RO DBT治疗师比作部落大使。大使与其他文化的互动方式是其他大多数人只会与亲密的朋友或家人互动的方式。当治疗师采取这种立场时，她会下意识地向OC来访者发出信号，她认为他们是她的部落的一部分。无须言语，来访者就会收到一份善意的礼物，这礼物本质上是在说："我相信你，我信任你，我和你一样。"

> **现在你知道……**
>
> ▶ 对于我们这个物种来说，语言和非语言的大量和多样的社交信号增加了我们的社交信号被误解的可能性，特别是当它们含义模糊时。
> ▶ OC来访者的社交信号发送缺陷使他们特别容易被误解，甚至被排斥。OC来访者也倾向于将高强度的社交参与体验为压倒性的、侵入性的或威胁性的，包括治疗师表达的关切。
> ▶ RO DBT治疗师向OC来访者教授社交信号发送技能，这些技能已被证明可以增强社会联结。治疗师还会调整他们在会谈中的非语言行为，以促进来访者参与治疗以及激活来访者和他们自己的社交安全体验，从而提高治疗效果。

第七章

全然开放和自我询问：个人实践、治疗性示范、督导以及团队咨询

全然开放是 RO DBT 的核心哲学原则和核心技能。全然开放的生活不仅会影响我们对世界的看法（我们更容易接受批评性反馈），而且也会影响别人如何看待我们（人们喜欢心智开放的人）。因此，它既是一种心智状态，同时也是一种强有力的社交信号，能够影响个体及他人的感知。本章的主要目标如下：

- 提供 RO 核心概念的概述
- 强调治疗师练习 RO 技能的理由，并描述如何发展自我询问的个人实践
- 描述向来访者示范 RO 的原则，以及如何将自我询问整合到治疗当中
- 简要介绍使用录像强化督导的方法，以及如何在督导和团队咨询会议中使用 RO 和自我询问原则

本章从部落黏合剂开始（编者按：小心点，Lynch 博士——我们的律师给出忠告，这可是个棘手的任务。）

开放性是部落黏合剂

为什么我们喜欢心智开放的人？人类作为一个物种，我们本能地认识到开放性给关系带来的价值。例如，我们倾向于信任心智开放的人，因为在冲突当中，他们更有可能表达而非隐藏内心感受。我们渴望与心智开放的人合作，因为他们谦逊——在互动过程中，他们更有可能选择相信他人，他们不会自动假定自己的方式是最好的、正确的或唯一的。RO DBT 将心智开放看作一种存在状态、一种亲社会的人格特质（关于心智开放的其他好处详见"开放特质的特征"一节）。因此，根据 RO DBT，开放既是一种瞬时存在状态，也是一种习惯性应对方式。

本质上，开放是一种强有力的社交安全信号。它有助于确保合作意图的传达，特别是处于潜在冲突的时期。它是治疗傲慢、自私和缺乏同理心的良药，它通过将他人的需求置于与我们自己的需求同等位置上，以帮助抑制我们的自我中心。无须言语，开放让社交信号的接收者可以放下防御，因为它意味着承认发送者有犯错的可能，并表示愿意从外界所提供的东西中学习。作为社交信号的接收者，我们能够在互动过程中本能地识别（在我们的身体里感觉到）心智开放的行为信号，即使对方说着不同的语言或来自不同的文化。事实上，开放性不一定要通过响亮、清晰或具体的表达才能被

> 我们倾向于信任心智开放的人，因为在冲突当中，他们更有可能表达而非隐藏内心感受。

听到；表达开放性的方式有许多种。在非语言方面，心智开放行为通常与表情和手势联系在一起，这些表情与手势普遍与友好、好奇和非支配性有关——扬眉、微笑、张开双手、耸肩、赞同地点头、音乐般的语调，及交谈中的轮流发言。

此外，通过向他人公开我们的观点、感受和想法，我们创造了与他人互惠的学习机会或对话，这不仅对参与其中的个人，而且对整个部落都可以进一步完善想法，改进应对策略，并增强社会联结。因此，RO DBT认为开放是一种部落黏合剂——它在进化过程中成为我们与基因不同的个体建立牢固合作关系的核心手段，是所有新知识的基石。

"开放特质"的特征

"开放特质" 这个术语指的是面对新的或不一致的信息，以及混乱或模棱两可的信息，一个人跨背景以及时间点的习惯性反应方式——即一个人在多大程度上接受新想法、新情况和意料之外的信息。开放特质程度高的人可以被认为是心智开放的人，这体现在以下类型的行为和态度上：

- 心智开放的人能够倾听否定性反馈信息并在必要时调整自身行为，以便学习、遵循自身价值观，或是适应不断变化的环境。
- 心智开放的人会以一种承认自己并不完美的方式来陈述自己的观点。他们并不认为自己的思考方式是唯一的或正确的。
- 心智开放的人不会把自己或生活看得过于严肃。他们可以对个人的缺点、怪癖和习惯报之一笑，而不会刻薄地责怪自己或他人。
- 心智开放的人愿意参与（和重新参与）冲突，以便从中学习和解决问题，或改善关系。他们认为冲突是成长的机会而不是威胁。
- 心智开放的人能够承认自己的行为给他人造成了伤害，并在必要时道歉。
- 心智开放的人乐于学习新事物，在新奇的情况下更容易表现出高度的好奇心。
- 心智开放的人崇尚多样性。
- 心智开放的人在互动中愿意选择相信他人。
- 心智开放的人不需要证明自己是正确的（即使他们是正确的）。
- 心智开放的人会为自己对世界的反应负责，而不是下意识地指责别人、崩溃或期待世界发生变化。
- 心智开放的人会谦逊地公开表达他们的感受或想法。
- 心智开放的人允许他人（以及他们自己）不必立即理解和解决问题。

开放、合作和服从

合作给我们人类带来的好处随处可见。例如，当我写这篇文章时，我正坐在一艘横渡英吉利海峡的夜间轮渡上。我透过船舱的窗户向外看到一排灯火通明的货船，每艘货船在大小、形状、货物类型、原产地和照明风格上都是独一无二的。尽管有这些不同之处，当他们等待港长许可进入法国的卡昂港口时，他们表现出协调一致、合作、有目的的行动。没有任何物理障碍迫使这些船只轮流航行，但每艘船都照做了，想必是因为每个船长都认识到这样做比其他选择（比如当海盗）更有价值。因此，服从性很重要。事实上，服从性是如此重要，以至于大多数社会都会采用一些令人厌恶的方式，例如羞辱性仪式或监禁，以迫使人们服从。然而，对社会有益并不总是意味着对个人也有利。此外，盲目服从会导致灾难性后果（见技能训练手册第五章第30课中的"米尔格拉姆实验"）。有时，为了避免道德错误或制止不公正，不服从是必要的。

从社交信号发送的角度来看，服从是一种非支配信号。它要求服从者屈服或服从他人的愿望、欲望、期望或要求（或者至少看起来是这样做的）。然而，发送服从意愿的社交信号只是故事的一部分。理解是什么促使我们服从也很重要，特别是因为我们的动机或行为并不总是亲社会的。在RO DBT中，四个广泛的功能或动机被认为是服从反应的基础：

1. 我们出于恐惧而服从。基于恐惧的服从通常是由以下两种可能的意外事件之一驱动的：我们害怕来自我们群体以外强大他人的惩罚（如边防警察、入侵军队、敌对帮派、持枪抢劫者），或者我们害怕来自我们群体内部强大他人的惩罚（社会不满、社会排斥、羞辱仪式、单独监禁、死刑）。

2. 我们出于在未来占据主导的目的，而在当下服从。这总是涉及某种类型的有意欺骗或伪装。我们承认失败，同时暗中策划复仇。我们赞美竞争对手以掩饰我们的嫉妒。我们逢迎讨好使别人喜欢我们，只为将来能利用对方。我们试图让自己看起来和别人相似，或表现得更有魅力，以获得青睐。我们通过提及名人来提升自己的地位。我们对他人报以微笑（并非发自内心）或肢体接触以获得信任。

3. 我们出于遵循逻辑、理性或规则而服从。我们屈服于优越的推理，在意识到自己不可能赢的国际象棋比赛中认输；或是点头表示赞同，因为这是礼貌之举。

4. 我们出于善意、热情或爱而服从。出于爱的服从以三种不同的方式出现，第二种和第三种方式与全然开放有关。首先，服从可能是出于对另一个人或信仰体系的信任、钦佩或尊重。这种情况下，我们不需要理解为什么服从。我们盲目地接受一个充满魅力的领导者的承诺、预言或指示；或者我们因为相信对方有更好的判断力或才智超群而在争论中让步；或者我们为了事业或出于奉献而牺牲自己。其次，服从可能是出于好奇心或对学习的热爱。这种情况下，我们为了理解一种新的文化而放弃我们的世界观，有目的地寻求新的思维方式或行为方式来促进自我成长。出于爱的服从的这部分与全然开放的实践是一致的，因为这要求我们放弃自己的观点，向新的观点开放。最后，服从可能是出于对亲密、亲近或相互理解的渴望——一种与另一个人融为一体的渴望。出于爱的服从的这部分与全然开放的实践也是一致的，因为它要求我们变得善良——为另一个人做出牺牲，而不总是期待有所回报。

RO DBT将健康的服从和真诚的开放视为同一枚硬币亲社会的两个面，服从代表公开的社交信号，开放则是其潜在机制。

开放、群体和学习

人类天生就是群居动物。人类的生存依赖于人与人之间能够形成持久的社会纽带，与没有血缘关系的人分享宝贵的资源，在部落或群体中一起工作。例如，部落为其中的个体成员提供工具性支持（如部落成员在暴风雨后帮助一名邻居修理屋顶），也为作为一个整体的部落提供支持（如部落成员集体修筑城墙以抵御外敌）。此外，部落为个体提供了获得大量知识和技能的机会，而这些无法通过个体而获得。社交学习有两种类型——被动的和主动的——两者都需要学习者的开放性。被动（或观察性）学习包括指导性教学（听讲座）、模仿（观察骑马的人）和反馈（批评或表扬）。主动（或互动）学习使观察性学习更上一层楼：在互动式学习中，个人不仅仅是被动的信息接收者，而是既要公开地观察，又要公开地向他人揭示他的观察结果，以激发进一步的反馈。向别人揭示我们对世界的观察（"这个蘑菇看起来很好吃——试试只咬一点点"），然后接受（或不接受）部落中另一名成员对我们的看法的验证（"不，它是致命的——快吐出来"），这种模式为人类提供了巨大的进化优势，因为个体的生存不再仅仅依赖于个人的认知。这有助于解释为什么我们如此在意别人的看法。

事实上，从部落的集体智慧中获益而不必须通过个人经验，这种能力可能是人类这一物种的一个核心定义特征。然而，这一前所未有的向他人学习的能力并不是一夜之间出现的。它要求人类的早期祖先发展出越来越复杂的方式来*传达意图*（通过面部表情和手势）、*交流对自然的观察*（通过凝视方向、手的指向和打手势），及*模仿复杂的动作*（如在工具制造中），所有这些行为都被认为是人类语言的进化先驱（Arbib, 2012）。社交话语、故事、神话、建议和反馈日益成为我们学习的主要来源，随着语言和书面语言的出现，我们可以将积累的知识传递给下一代（一年中的什么时候种植玉米，驯鹿群的迁徙模式，如何制作面包或修建水渠）。我们的生存不再仅仅依赖于试错学习，社交学习成为我们进化的解决方案，通常表现为以下几种方式：

- 观察性学习，或模仿其他成功人士（观察或模仿投掷长矛的人）
- 明确的指示（被告知如何投掷长矛）
- 直接反馈（纠正投掷长矛的错误动作："你没有击中目标，因为你握得太紧了"）

然而，我们向他人学习的能力也带来了一些负面影响。随着我们象征性地表达和交流内在体验、意图以及观察的能力的发展，这一能力从哑剧发展到洞穴绘画，从区域特定手势发展到编码手势，从口语发展到书面语，从数学方程式发展到计算机编程。潜在重要新信息的绝对数量和可用性对任何一个人来说都变得太多了以至于不可能完全理解，更不用说掌握了，最终导致了当代社会中经常听到的信息过载的抱怨。此外，社交学习要求一个人放下自己的观点（至少是暂时的），以便吸收新的观点，同时信任新信息或集体智慧的来源（朋友的意见、部落长老的记忆、书面记载）。令人担忧的是，消息来源可能是错的（"当谈到投掷长矛的准确性时，你的握力并不重要——最重要的是在投掷过程中始终保持枪杆靠近你的身体"），或者有意欺骗（"我所谓的朋友故意给我错误的建议，这样他就能赢得部落长矛投掷比赛"）。

此外，当谈到治疗过度控制的问题时，大多数 OC 来访者不仅觉得很难去信任他人——他们更喜欢被动学习（独自学习）而不是互动式学习（寻求帮助和反馈）——他们还可能会觉得互动式学习令人疲惫或恐惧。互动式学习令人疲惫，因为它需要合作、开放的倾听并认真对待他人的观点。这令人感到恐惧，因为它不仅需要公开对话（有时还需要辩论），而且需要依赖他人来实现预期的结果。另外，互动式学习几乎总是涉及接收某种形式的否定性反馈，这有时会导致分歧或冲突。大多数 OC 来访者宁愿放弃一段关系，也不愿直接处理人际冲突，这使得他们不太可能从经验中认识到，分歧往往会带来新的发现，而冲突可以增强亲密感。

RO DBT 假定存在一条前进的道路。它包括创造一种暂时的自我怀疑状态，但并没必要对每一个新信息的来源进行效验，或者为每个给我们提供建议的人寻求一个身份背书。这种暂时的心智状态在 RO DBT 中被称为*健康的自我怀疑*。它基于这样一种假设，即"我们所见之事，皆因自身而异，而非事物本来面貌"。它基于这样一个概念，即我们永远无法完全摆脱我们的个人背景或生物遗传倾向的影响（见表7.1）。

表 7.1　健康的自我怀疑 vs. 不健康的自我怀疑

当我们处于健康的自我怀疑中时……	当我们处于不健康的自我怀疑中时……
我们处于一种暂时的开放状态，以学习为目的，接受否定性或意料之外的刺激	我们害怕自我反省
我们能够考虑到自己的行为或思维方式可能是不准确的或无效的，不会崩溃或严厉地指责别人	表面上看，为了成长，我们似乎愿意质疑自己或承认错误，但在内心深处，我们确信自己是正确的
我们不把自己看得太重，而且我们有幽默感。我们可以善意地嘲笑自己的弱点、奇怪的习惯或独特的怪癖。我们承认，所有的人类都会犯错	我们可能会感到不公平的指责或被针对，对于我们认为是引发不确定性或迫使我们进行不必要的自我反省的人或事件，我们可能怀有隐秘的愤怒或怨恨
我们对自己的行为和情绪负责，在遇到挑战时不放弃	我们隐秘地希望不做改变和不被挑战
我们表明向世界和他人学习的意愿，从而增强我们的关系	我们不健康的自我怀疑可能是以一种被动的方式表达的（通过生气、噘嘴、走开、放弃或表现得无助），但这仍然是强有力的社交信号，它们往往会阻碍进一步的反馈，从而对我们的社交关系产生负面影响

健康生活的秘诀之一是培养健康的自我怀疑

RO 的一个核心原则是，只有当我们封闭自我的时候，我们才需要开放。虽然这听起来很简单，但确定我们目前的心理状态是否封闭的实际任务可能非常困难。例如，你有没有注意到，你经常认为自己是开放的，但后来才发现你实际上是封闭的——而且你的朋友似乎总是在你之前注意到这一点？（编者按：不是我们的朋友）有时候，我们感觉自己的方式如此正确，以至于质疑它几乎是错误的。我逐渐意识到，大多数情况下，当我发现自己试图说服别人（或我自己）相信我是开放的时候，我并不是真的开放。我们的信念体系是我们的一部分，以至于我们常常无法认识到那是"信念"；这有点像让鱼觉察到它们正游于其中的水。以及，我们倾向于关注符合我们信念的东西，忽视不符合的东西，我们不知道什么是我们不知道的，这使注意到自己的心智封闭变得加倍困难，因为我们会感觉自己的思维方式如此正确。下面是一个例子，说明 OC 来访者的世界观如何使他对儿子行为的解读产生偏差：

> 我希望我儿子每两周打一次电话，时间是周日下午2点整。在这些电话中，重要的是我们及时了解最新的家庭新闻。因此我提前把最近正在做的事情列成清单，在电话中说一遍，然后请他说他的情况。但他通常没有准备好清单，而是漫无目的地谈一些琐碎的事情。在他讲完之后，我会再回顾一下有没有什么忘记说的，最后以"我认为我已经把一切事情都告诉你了"作为结束。最近，我儿子问我对自己所说的这些新事儿感觉如何。我告诉他，我觉得让彼此了解最新情况对我们来说很重要。他的反应似乎很激动。他告诉我，我的回答不是一种感受，然后他抱怨说，他觉得和我不亲近。我不明白他想要什么。毕竟，他知道我身上发生的所有事情。还有什么要说的呢？

一般来说，当我们遇到新的或不确定的情况时，当我们感到被否定或批评时，或者当我们对世界、对自己和对他人的期望和信念受到挑战时，我们更有可能心智封闭。然而，心智封闭并不总是意味着感受到威胁；正如刚才提到的例子，对于许多 OC 来访者来说，心智封闭可以是被规则框定的，相对来说是非情绪化的。的确，OC 在注重细节的加工过程中的生物气质优势，虽然主要是非情绪化的，但可能会加剧 OC 来访者的心智封闭。发生这种情况的原因是，对细节有超强洞察力的人不仅比大多数人更快地注意到环境中的细微变化和模式，而且他们所观察到的更有可能是正确的，因此他们自然倾向于相信自己的观察而不是别人的观察。事实上，大多数社会依赖于拥有卓越的注重细节的大脑的人来发现其他人可能忽视的错误——贸易协定中看似无辜的遗漏单词、人行桥上松动的石头，或者喷气式发动机中磨损的电线。对于注重细节的人来说，令人恼火的不仅是其他人经常没有注意到一个错误或一个微小的差异，而且即使他们确实注意到了，他们也可能会质疑它的相关性。

重要的是要记住，卓越的聚焦于细节的加工并不等同于有效，甚至不等于正确。另外，这不仅影响我们所看到的，也影响我们没有看到什么。例如，一个注重细节的人可能会准确地记下一页文章中混合隐喻或悬挂分词的确切数量，但相对的对作者真正所说的内容却一无所知［编者按：作者提供的聚焦细节的来访者案例与任何真实的人（无论健在还是已故）之间，所有的相似之处都纯属巧合，尤其是关于无知的指控］。因此，OC 来访者学习心智开放的挑战是多方面的：他们不仅必须学会克服自己的生物气质倾向，即在情境线索表明关注大局更为有效时，仍旧更倾向于关注细节加工而不是关注全局；他们还需要警惕在被证明自己是正确的之后，变得自负或傲慢。

> 当我发现自己试图说服别人（或我自己）相信我是开放的时候，我并不是真的开放。

心智封闭也可能在与克服障碍、击败对手或成功实现长期目标相关的积极情绪状态下发生。根据 RO DBT 神经调节模型（见第二章），当我们为一项成就感到兴奋、喜悦或自豪时，我们的交感神经系统（SNS）兴奋性趋近/奖赏系统被激活，由于副交感神经系统（PNS）和交感神经系统之间的神经抑制关系，兴奋性趋近/奖赏系统也会下调或损害由 PNS 腹侧迷走神经复合体介导的社交安全系统（PNS-VVC）。兴奋性奖赏情绪状态是充满活力的，与喜悦、自信和胜券在握的感觉相关。当我们处于积极的情绪状态时，我们更可能变得自信、傲慢和固执己见。尽管我们感受到巅峰状态，但却失去了以同理心解读他人发送的微妙社交信号的能力，也不太能意识到我们的行为可能会对他们产生怎样的影响。例如，我们可能没有注意到与我们交谈的人很痛苦，他对谈话内容或正在发生的事情感到尴尬，他想发表评论或转移话题。在谈话过程中，我们可能没有意识到自己语速过快，没有给对方时间说话，或者经常抢先说话或打断对方，我们更可能高估自己的能力而低估他人的能力。如果受到挑战，我们可能会开始感到烦躁，或者试图通过反复表达自己的观点来说服对方或主导对话。本质上，在高兴奋性奖赏状态下，我们可能会更有表现力，但不那么有同理心和开放性（通过下调 PNS-VVC 社交安全系统和上调 SNS 兴奋性奖赏系统）。

但是让我们停在这里想一想。如果适应不良的过度控制的特点是奖赏敏感度低，就像 RO DBT 所假设的那样，那么 SNS 兴奋性奖赏状态可能导致心智封闭对 OC 来访者来说可能是一个很大的问题吗？简单的回答是肯定的。OC 来访者的生物气质倾向于低奖赏敏感，但是他们仍然有高奖赏体验。然而，请记住，他们超强的抑制控制能力以及过度习得掩盖自己内心感受的倾向，使得他们很可能会自动抑制大多数人在高度兴奋或快乐时会表现出的夸张和戏剧性的表情。因此，OC 来访者在体验快乐时，不会咧嘴大笑也不会尽情跳舞，而更可能是窃笑。此外，OC 来访者的兴奋性奖赏体验通常与抵御诱惑、实现长期目标或击败竞争对手有关，换言之，对于他们来说，奖赏必须是赢得的（也是应得的）。这有助于解释为什么大多数 OC 来访者不太可能对偶然的或者是自身无须付出努力而得到的奖赏感到兴奋或激动，例如赢得一个入场抽奖、观赏美丽的日落或是收到意料之外的赞美。事实上，大多数 OC 来访者相信，如果有选择，他们最好选择最困难的道路，以测试自己的勇气并证明自己的价值（通常是向自己证明），而不是选择阻力最小的道路。简而言之，心智封闭并不总是因为感受到威胁，它也可能是由于获得成功、实现长期目标、克服困难或战胜对手之后的兴奋性奖赏状态引起。因此，全然开放是有帮助的，不仅是在经历防御性唤醒时，在感到高度自信、冷静、掌控或明智时也是如此（过度自信是泰坦尼克号沉没的一个主要因素）。好消息是，尽管我们很难识别自己何时处于心智封闭状态，但我们可以通过一些方法来提高识别的概率（参见"你如何知道自己处于心智封闭状态，尤其是当你不这么认为的时候？"）。

什么是全然开放？

全然开放代表着三种核心能力的融合，这三种能力被认为是情绪健康的基础：

1. 为了学习而接受新体验以及否定性反馈的能力
2. 为了适应不断变化的环境条件，灵活的自我控制能力
3. 拥有和至少一个人的亲密关系和连接的能力

因此，全然开放的生活要求一个人对否定性反馈持开放态度，在调整自己行为的同时也考虑到他人的需求。例如，她可能会努力追求完美（但当反馈表明努力会适得其反或破坏一段关系时，她就会停下来）、受规则支配（除了有必要打破规则时——例如，为了挽救某人的生命）、表现得友好与合作（但如果情况需要，也会表现出坏脾气，例如当安全问题压倒一切的时候）。

全然开放可以追溯到一种被称为"Malâmati Sufism"的精神传统，"Malâmati Sufism"起源于9世纪波斯东北部一个叫作呼罗珊（现在的伊朗）的地区，至今在土耳其和巴尔干国家有大量的追随者。Malâmati 这个名字来自阿拉伯语单词 *malamah*，意思是"责备"，指的是为了理解一个人的真实动机而进行的持续的自我观察和健康的自我批评的做法（Toussulis，2011）。Malâmatis 认为，一个人不能孤立地实现高度的自我意识；因此，强调精神上的对话和友谊（阿拉伯语，*sohbet*）。Malâmatis 对于接受现实或看到没有幻觉的"真相"不是那么感兴趣；相反，他们寻找自身的缺点，质疑以自我为中心的对权力、认可或自我膨胀的渴望[43]。

RO DBT 的一个核心原则是，先天的感知和调节偏差使得一个人不可能在孤立中实现高度的自我意识，我们需要别人指出我们的盲点。RO DBT 认为，真相是真实而又难以捉摸的。因此，例如 Lynch 所说，"如果说我知道什么，那就是我什么都不知道，其他人也不知道"（M.P, Lynch，2004年，第10页）。重要的是追求真理，而不是抵达真理。全然开放并不是假设我们能够了解现实本真的面目，而是假设我们每个人每时每刻都带着感知和调节偏差，这一偏差干扰了我们开放的能力——从新的或否定性的信息中学习的能力[44]。

然而，简单地坦诚或直率地表达我们的观点、观察、感受或信念，并不足以创造开放的对话和平等的地位，而这两者是最佳互动学习体验的特征。因此，RO DBT 认为，不仅向他人表露我们的内心体验或观点是重要的，而且同时承认我们有可能犯错误也同样至关重要。RO DBT 不是直接假设是环境应该改变（"你需要认可我，因为我难受"），或自动把能起到降低唤醒或令人平静作用的调节或接受策略作为最优选，RO DBT 认为*真相就是会痛的*。也就是说，要达到个人自我成长的最高境界，往往需要正视（处理）我们不想触碰的地方。因此，全然开放意味着培养一种朝向相反方向的热情。这不仅仅是正念觉知，而是为了学习的目的，积极寻找我们想要回避或可能感到不适的领域。它包括有目的的自我询问和愿意认错，同时如果需要的话愿意改变。这是实践中的谦卑。

全然开放的实践包括三个连续的步骤：

1. 承认存在不确定的或意想不到的事件，它会引发紧张、抗拒、厌恶、麻木或想要攻击、控制或逃离的欲望。
2. 通过暂时转向不适，并询问自己需要学习什么来练习自我询问，而非下意识地调节、分散注意力、解释、重新评价或接受。
3. 以谦逊的态度灵活应对，做当下需要做的事以有效地控制局面，或为满足他人需求适应变化的环境。

你如何知道自己处于心智封闭状态，尤其是当你不这么认为的时候？

对这个问题的简短回答是，你无法知道，至少没有朋友的帮助你无法知道。更详尽的回答则与一些研究有关，研究表明，你的同龄人在评估你的个性怪癖时往往比你更准确（Oltmanns, Friedman, Fiedler, & Turkheimer, 2004；John & Robins, 1994），如果你认为你的问题比其他人少，你的同龄人则可能认为你比其他人有更多的问题（Oltmanns, Gleason, Klonsky, & Turkheimer, 2005）。因此，要想知道你是否处于心智封闭的状态，可以练习以下这些技巧。

- 当你发现自己在努力说服自己或他人相信你是多么开放的时候，把你对自己开放性的坚信作为你封闭的证据。
- 不要总是相信自己的直觉。在情绪激动的时候，当你正在争论的时候，当你确信自己的心智是开放的时候，不要自然而然地认为你是对的。相反，停下来问与你互动的人，他对你的开放程度有什么看法。要做到这一点，缓缓深吸一口气，短暂地脱离眼神交流（来减轻压力），然后说，"你知道，我有一个问题要问你。"停顿一下，看着对方的眼睛，闭着嘴微笑。"你觉得我现在心智开放的程度有多少？我真的很想知道，因为这是我最近一直在做的事情。我知道这有点跑题，但我很好奇。所以，你怎么看？"在你做出回应之前，给对方时间来完整回答。重要的是，当你在询问时，不要试图感到或表现出平静，而是要表达一种真诚的愿望，想要公开地倾听对方可能要说的话。这是一种很棒的练习，因为你可以立即得到反馈，而询问的行为本身就是一个强大的社交安全信号。
- 不要自动假设你是封闭的。互动结束后，把他人的反馈作为练习全然开放技能的机会。例如，拿出你的技能训练手册，翻到第五章第22课，讲义22.2，练习"灵活心念ADOPTS"，使用讲义的12个问题帮助你确定是否应该接受或拒绝该反馈。
- 当你没有情绪激动时——当他人不在身边时——你仍然可以感觉到你在互动中可能会有多开放或多封闭。例如，问问自己，你多大程度上愿意发现或承认你错了、你不开放、你心怀怨恨或感到嫉妒。问这个问题时你感觉到的能量或阻力越大，你就越不可能真正地开放。
- 练习自我询问（参见本章后文"练习自我询问和坦承自己"）。问问自己，*有什么值得我学习的吗？*
- 记住，对所有人来说，邀请对方给出反馈都会引发自身的焦虑。自我意识、对反对的恐惧和社交焦虑反映了我们的部落属性和对他人的根本上的依赖；正如我们之前所见，被群体排斥基本上是对我们原始祖先的死刑判决，所以不要认为焦虑的存在意味着你一定是封闭

> 的。练习自我询问（*我的焦虑告诉我什么？这里有什么值得我学习的吗？*），同时不要过快给出答案。对于亲密的社会联结来说，影响最大的可能是发出邀请的行为，而不是对方实际给出的反馈。允许你考虑到自己的观点可能是错误的，并通过邀请对方给出坦诚的反馈来向他人传达这种可能性，这一简单行为传递了强烈的友谊、开放和平等的信息。这让你的信息接收者可以放下戒备，因为他可以从内心感觉到你足够开放，愿意倾听他的观点。
>
> 因此，尽管开放性存在消耗能量的缺点（开放需要认知努力），但它被认为是人类独特进化优势的核心部分，这种优势允许基因无关的个体之间进行前所未有的合作。换言之，心智开放性是"部落黏合剂"——它将具有差异性的个体联系在一起，创造出新的、前所未有的协议。

另外，对学习新事物保持开放并不意味着我们必须否定先前的学习。相反，它证实了最常见的是有许多方法可以到达同一个地方（条条大路通罗马），或者做同一件事（土豆的做法有无数种）；而且，因为世界在不断变化，总有新的东西要学。例如，最优秀的科学家是谦逊的，因为他们意识到他们所知道的一切最终都会演变出或转变为更多的知识。当我们发现自己强烈拒绝、对抗或自动认同我们认为具有挑战性或意料之外的反馈时，练习自我询问是特别有用的。然而这个过程可能是痛苦的，因为它通常需要舍弃我们既往坚定持有的信念或自我建构。好的一面是，开放释放了既往用于自我保护的能量。它是伪装、自满、被动或听天由命的反面。尽管它不承诺幸福、平静或智慧，但它承诺的是真正的友谊和对话的可能性。

全然开放并不意味着赞同、轻易相信或是盲目默许。有时封闭在当下是必要的，有时无须改变。例如，如果有其他食物，一个人不喜欢农家干酪的味道时，对吃它保持心智封闭是可以的。当遭遇抢劫犯的袭击或在战争中被俘受折磨时，心智封闭是非常有用的。心智封闭可能有助于保护某些家庭或文化传统，这些传统将群体团结在一起——例如，尽管不再信教，但仍坚持庆祝圣诞节。开放是一种行为。最后，全然开放不是仅仅通过智力手段就能掌握的——它是经验性的。它需要直接和重复的练习，并且随着时间的推移，一个人的理解会随着持续练习而不断发展。

练习自我询问和坦承自己

RO DBT 认为防御性唤醒、身体的紧张或令人不快的情绪是有帮助的，因为它们可以提醒我们注意生活中哪些方面我们可能需要改变或成长。全然开放并不是自动地假设世界需要改变才能让我们感觉更好，而是认为我们经常从那些我们认为最具挑战性的生活领域中学到最多的东西。因此，RO DBT 认为身体不想要的情绪、想法或感觉是一种提醒，通过将我们的注意力重新引导到具有挑战性或威胁性的经历上，并进行自我询问：*这里有什么可以学习的吗？* 自我询问可能最终导致一个人得出这样的结论：没有什么可学习的，或者在特定时间或特定情况下，保持封闭是必要的。然而，全然开放意味着保持重新审视这个问题并再次进行自我询问的意愿——比如，当情况发生变化时，或者身体的紧张感不断围绕同一问题出现时。

> **全然开放并不等同于全然接受**
>
> 需要指出的是，与全然开放相关的技能与作为标准 DBT 的一部分所教授的全然接受技能不同（Linehan, 1993b）。全然接受意味着放弃与现实的斗争，将无法忍受的痛苦变成可以忍受的痛苦，而全然开放则挑战我们对现实的看法。全然开放假设我们所见之事，皆因自身而异，而非事物本来面貌。因此，RO 鼓励培养自我询问和健康的自我怀疑，以示谦逊，并从世界（环境）可能提供的东西中学习。

RO DBT 中，坦承自己（暴露）与 *parrhésia*（译者注：希腊语，指的是"坦率言辞"）的概念相似，如今定义为大胆或言论自由，并被古希腊人（如柏拉图、苏格拉底和辛诺普的提奥奇尼斯）定义为不仅大胆和坦率地说话，而且为了共同利益而说真话的做法。坦承自己的练习通常始于意识到身体的紧张，随后公开描述正在发生的事情（想法、感受、感觉），无论它听起来多么愚蠢、含糊或带有评判性，为的是找到一个人的痛点（one's edge）——即个人成长可能发生的点。大多数情况下，一个人的痛点包括尴尬、不适、想要回避的愿望，或者他不愿在公共场合承认的想法和呈现的形象。自我询问的实践并不一定关于大问题或激烈的情绪。事实上，有时当我们探究一件小事，我们会更了解自己（例如，对下属提出的问题感到恼火，当我们的配偶没有注意到我们重新布置了他/她的桌子时感到不高兴，或者当同事告诉我们一件不幸的事情时感到高兴）。

自我询问通过转向自己想要回避的事情来寻求自我成长，然后将发现的事情告诉同道（或朋友），以定位自己的盲点。因此，自我询问的实践常常会导致尴尬或羞耻感（尽管并非总是如此）。由于自我询问揭示出了我们个性中羞于面对或希望否认的一面，我们会感到尴尬或羞耻，而与自我暴露相关的做法则是做出了与这些感受相反的行为。羞耻其实是不必要的，因为在经历了拒绝承认或害怕别人的反应之后，承认可能犯错是一种勇敢而高尚的追求。通过坦承自己，你在告诉你的大脑没有什么可羞耻的，而向别人隐瞒你的错误或性格怪癖则告诉你的大脑，有个性怪癖或容易犯错是不好的（可耻的）。所有的人都是有缺陷的，而全然开放将我们古怪的习惯视为自我发现的机会，而不是自我贬低的机会。

有利的一面是，坦承自己有助于我们对自己的看法和行为负责。它阻止习惯性回避和否认。对于 OC 来访者，这可能是自我发现的重要过程。许多 OC 来访者避免暴露个人感受或观点，因为这意味着他们可能会受到外界批评，或者承受外界希望他们改变的期待。坦承自己能增强关系，因为它展示了谦卑和从世界提供的东西中学习的意愿。向他人透露个人信息是一个强有力的亲社会信号；它本质上说："我相信你"（我们不会向任何不信任的人暴露我们的脆弱）和"你和我是一样的"（意思是我们都有易犯错误的倾向）。因此，从很多方面来说，坦承自己是真正友谊的基础。例如，朋友之间各自对自己的情绪负责，而不是互相指责。即使带来伤害，朋友之间仍然对反馈保持开放。朋友之间互相保护，但为了帮助对方实现价值目标，也会愿意把痛苦的真相告诉对方（以一种承认自己有可能搞错的方式）。真正的朋友（有亲密联系的人）了解可能令彼此感到脆弱和受伤的事情，但他们不会用这些来互相攻击。

最后，自我询问能够质疑自我询问本身。它认识到，从自我询问的实践中产生的每一个问题（或答案），无论看起来多么深刻、睿智或有洞察力，都有可能出错。此外，自我询问意味着有勇气向他人承认自己的错误，或者承认自己是如何对问题的发生有所贡献，而不是贬低自我，但它对快速产生的答案持怀疑态度。对自我询问问题的快速回答通常反映出陈旧的知识、僵化的规则或信念，认为一切都应该立即解决，或是通过提出解决方案或解释来证明自己的行为是正当的，以此来避免社会反对的强迫性愿望。RO DBT 强调向我们在乎的人展示我们的自我询问得出的见解和观察，这背后的核心原因之一就是这种快速解决或回答的倾向。公开披露自己的个性怪癖或弱点与 OC 来访者想要掩饰内心感受的倾向背道而驰，并可能成为 OC 来访者重新加入部落的有力手段。因此，在治疗 OC 来访者时，这一点的重要性怎么强调都不为过[45]。在咨询团队中进行正式自我询问和坦承自己练习步骤将在以下部分和技能训练手册中概述。

RO DBT 团队咨询和督导

RO DBT 的一个核心前提是治疗师和来访者都将感知和调节偏差带入治疗环境，而这些偏差会影响结果。此外，RO DBT 假设心理治疗的技术方面并不独立于提供心理治疗的人或他们所处的关系环境。因此，RO DBT 治疗师最好在治疗计划中安排一个用来支持他们自己实践全然开放，以便更有效地提供治疗的部分。这个部分通常设计为每周一次的治疗师咨询团队会议，可以现场或通过互联网举行。咨询团队会议有几个重要的功能；它们不仅为治疗师提供了一个实践全然开放的平台，还有助于减轻治疗师的耗竭，增强治疗师的同理心，并促进治疗师对治疗的坚持。RO 是体验性的；它不是一个人单靠智力就能掌握的，需要同道反映我们的盲点。这就要求治疗师将自我询问和全然开放带入他们自己的生活。与正念类似，自我询问需要直接和重复练习。此外，随着时间的推移，人们对 RO 的理解会随着持续实践而不断发展。最后，OC 来访者不太可能认为成年人放松、玩耍或表现出脆弱是合适的，除非他们的治疗师首先做出这类行为的示范，治疗师的 RO 实践有助于促进 OC 来访者这方面的成长。

治疗 OC 问题的治疗师需要支持

大多数 OC 来访者很难表露脆弱的情绪、公开承认错误以及坦率地透露自己的内心想法，这使得治疗师很难理解他们的来访者，也很难感觉到他们与来访者的联结。事实上，这种信息的缺乏可能会让治疗师感到恼火，引发对来访者可能具有欺骗性或操纵性的解读，对如何回应感到不确定，或者对来访者的"固执、敌意或缺乏承诺"感到沮丧和愤怒。研究表明，慢性抑郁症（以高 OC 为特征）患者的治疗师可能会认为他们的慢性抑郁症来访者比他们的非慢性抑郁症来访者更具敌意、更不友好（Constantino 等，2008 年）。OC 中的社交信号发送缺陷可能有助于解释这一点。

此外，OC 来访者可能会巧妙地阻止对重要话题的探索，这种行为可能会导致治疗师倦怠或不确定治疗中的重要目标（见第十章关于"推拒"和"不要伤害我"反应的材料）。例如，治疗师可能会感觉到他的来访者不那么投入，他对情况的感知是基于他对来访者的非语言行为的观察（例如，来访者在治疗师发表评论后稍稍翻了个白眼并转移视线）。然而，如果来访者被问及这一行为，然后始终否认或认为治疗师的问题无关紧要，治疗师可能会感到持续的消沉。治疗师报告的最常见的厌恶或挫折感之一是感到能力不足，或者不确定如何概念化一个病例或应对一种临床情况。在 RO DBT 中，感到不确定、沮丧或困惑是练习自我询问的机会。鼓励治疗师首先面对他们的焦虑（在试图调节或接受它之前），询问他们的沮丧可能试图告诉他们什么，然后，如果可能的话，向咨询团队呈现他们所学到的。可以通过以下问题来促进自我询问：

- 我消沉的体验是不是只有在我和这位来访者一起工作的时候才会出现？

- 我是否总是感到消沉——包括与其他来访者一起工作时、在家时或者与同事在一起时？为了帮助管理这些外部问题，我需要学习或做些什么？
- 如果我的消沉主要发生在我的 OC 来访者身上，它是普遍的还是间歇性的？如果它并不总是存在，那么是什么触发了它呢？例如，在事情发生之前，我在做什么或在想什么？
- 与此来访者一起工作时，我的行为是否有所不同？例如，我语速比平时快吗？在与此来访者工作时，我是否觉得有必要解释或证明我的问题或评论是合理的？这里有什么值得学习的吗？
- 我期待与我的来访者进行下一次会谈吗？在我们的治疗过程之外，我多久会想起我的来访者一次？我有没有在治疗之外故意不去想我的来访者？关于我和我的来访者之间的关系，我的回答可能会告诉我什么？
- 有没有可能我的消沉代表着一场未被识别的联盟破裂？最近有没有联盟破裂？有没有可能破裂从未完全修复过？[46]
- 我是否感到很难对我的来访者持积极态度？如果答案是肯定的，或者可能是，那么这可能会告诉我哪些关于来访者的社交信号风格，或者关于我自己的世界观的信息呢？
- 我的来访者在多大程度上参与了治疗？我的来访者如何通过社交信号表达参与度？我的来访者如何表示不参与？
- 我害怕我的来访者吗？如果答案是肯定的或可能是，那我怕什么呢？
- 在多大程度上，我觉得我有责任治愈我的来访者或者让我的来访者感觉好一些？关于我对我的职业角色、我的来访者或我自己的看法，这能告诉我什么呢？
- 在与我的来访者合作时，我是否感到内疚、羞愧或羞辱？如果答案是肯定或者可能，我的感觉是合理的吗？我可能需要学习或采取不同做法的地方是什么？
- 如果我不是我的来访者的治疗师，我会喜欢花时间和他/她在一起吗？我喜欢我的来访者吗？如果答案是否定或不确定，那么关于我的来访者的社交信号能告诉我什么呢？这能告诉我关于我自己的什么信息呢？
- 我是否对我的来访者感到恼火或生气？如果答案是肯定或可能是，那么我有跟督导或同事分享过我的困扰吗？
- 当我与此特定来访者合作时，我的行为或感觉是否与其他来访者合作时的行为或感觉不同？在与这个来访者打交道时，我发现容易谈论的话题是什么？我觉得哪些类型的讨论或话题更难？有没有什么话题或问题是我在回避或不敢提起的？这能告诉我关于我的来访者或我自己的什么信息？
- 我在多大程度上为我的消沉而责备自己？当我与我的来访者合作时，我对自己作为治疗师、卫生保健提供者或医生的角色的信念可能会对我对治疗的期望产生怎样的影响？我可能需要学些什么？
- 我的消沉在多大程度上源于我的困惑，因为我的来访者没有像我之前的其他来访者那样迅速或以同样的方式做出反应？我是否为自己是一名非常能干或善解人意的咨询师、治疗师或医生而感到自豪？这些跟我对来访者的反应有什么关系吗？我可能需要学些什么？
- 我在多大程度上将我的消沉归咎于我的来访者？这能说明什么——关于我自己、我和来访者的关系、我的世界观？

治疗师的消沉有时可能源于 OC 来访者想要修复或解决问题、掌握主动权、支配他人或环境的强迫性愿望。例如，一些 OC 来访者非常热衷于解决他们的过度控制问题，他们不仅做他们应该做的事情，如完成日记卡或家庭作业，而且逐字逐句地记住每一项 RO 技能（以至于他们比治疗师更了解这些技能），或者他们独立地创建新的任务，以加快或增强治疗进展。这类来访者的勤奋和对改变的承诺令人钦佩，但他们的过度勤奋代表着变相的适应不良的过度控制（即强迫性校正）。治疗师在与意志力超强的 OC 来访者一起工作时可能会变得沮丧不已，因为治疗会开始让人感觉有点像电视真人秀比赛"谁是最佳解题手"？

谁会提出最好的任务、作业、洞见或挑战，并最终彻底改变过度控制？会是治疗师吗？会是来访者吗？来访者会投票让治疗师退出吗？敬请关注下周的会谈！

如果治疗师不能认识到自己永远不可能获胜——不仅因为来访者比治疗师更了解她自己，还因为这一竞争的整个前提是过度控制可以通过更加努力地工作来治愈——他可能会开始感到越来越力不从心。治疗师可以帮助自己和他的 OC 来访者，首先不去竞争，并帮助来访者认识到，她改变过度控制的应对方式的过度动机很可能就是其适应不良的过度控制正在潜入她的生活的另一种方式。从这里开始，治疗师和来访者可以决定他们接下来怎么做——例如，"与其去解决什么，不如我们来练习如何打个盹儿。"

治疗师要记住的主要的一点，大多数 OC 适应不良行为并不一定是明显的。此外，OC 来访者通常擅长阻止涉及改变的反馈（例如，通过提出一个看起来重要的新的讨论话题），当这一点被忽视时，治疗进展就会减慢，治疗师可能会发现自己失去了正常的自我效能感，可能会觉得来访者在主导，或者可能会发现自己在与特定的来访者一起工作时感到无聊或感到恐惧。此外，由于过度控制的人的情绪表露往往是轻描淡写的（尤其是在公共场合），治疗师可能错误地认为与 OC 来访者合作可能比与其他来访者合作要求更低或痛苦更少。然而，事实往往恰恰相反。尽管 OC 来访者的行为相对低调，但他们的行为强烈地影响了他们的社会环境（尽管通常带有似是而非的否认），治疗师也不能幸免于这些影响。与一个沉默寡言、心不在焉的 OC 来访者一起工作可能会让人非常苦恼，而且常常令人困惑。因此，鼓励 RO DBT 治疗师将他们的个人情绪反应呈现给他们的咨询团队（即使这些反应是低强度的），并练习自我询问，这既是为了促进他们自己的个人成长，也是为了帮助他们的来访者做出需要的改变，以实现其价值目标（见"与 OC 来访者工作的治疗师可能的倦怠迹象"）。

来访者与治疗师人格风格之间的交互作用

OC 来访者（像我们大多数人一样）更喜欢他们自己的应对方式。因此，即使治疗师的个人风格正常情况下倾向于有些控制不足，来访者也会巧妙地将其塑形为一种过度控制的行为方式。例如，在与 OC 来访者工作时，治疗师通常会得到微妙的强化：谨慎地准备、计划和行事。此外，由于 OC 来访者是高度受规则支配的，他们通常制订了关于在治疗过程中应该发生什么以及治疗师应该如何行为的规则。例如，OC 来访者可能认为治疗师应该是自我控制的典范，永远不要表达脆弱的情绪，或者永远不要在治疗过程中透露个人信息，他们可能会以微妙的方式表示反对（轻微皱眉，避免眼神接触，明显缺乏兴趣，突然转换话题）。如果忽视这一点，这些反应可能会成为条件刺激，使治疗师回避某些话题，变得不那么真诚，或者不那么好奇；这种条件作用会导致 OC 来访者的疗效不佳和治疗师的消沉。此外，由于 OC 来访者经常发现情绪表达（无论是由谁表达）的困难，治疗师可能在无意识的情况下开始匹配 OC 来访者情绪表达受限的行为风格。这会暗暗地强化来访者的信念，即情绪抑制和自我控制永远是最好的。

因此，对于治疗师来说，找到一种方法来检查自己的个性风格或应对习惯，以及它们是如何影响治疗的，这一点很重要。大多数情况下，这最好是通过督导或团队咨询来完成。例如，一些治疗师发现在人际交往中沉默（一种常见的 OC 反应）令人不安或难以忍受。但如果这种不适得不到处理，可能会导致医源性后果，或者导致治疗师消沉。此外，我们的研究表明，大多数治疗师倾向于过度控制的应对方式，这会使治疗师在治疗过程中更难识别适应不良的过度控制行为，或者这可能意味着治疗师会无意中强化、捍卫或正常化来访者的行为，因为它看起来（至少在表面上）与治疗师的行为相似。例如，一位 OC 来访者向她的有过度控制倾向的治疗师报告了一个精心策划的方案，这是她为了去当地一家酒吧而想出来的。首先，她走近调酒师说："待会儿我要在这里见几个朋友。如果有人进来找人，你能告诉他们我的桌子在哪里吗？"随后她点了一杯饮料，指着一张空桌子说："在此期间，我就在这里等着。谢谢。"她走到空桌前，坐下，开始读一本书。与这位来访者工作的治疗师称赞了她不回避社交环境（走出家门去酒吧），但没有评估她是否真的与任何人（除了调酒师以外）社交过，也没有强调当她到达酒吧时使用虚假借口的潜在负面影响（告诉调酒师她在等朋友）。在咨询团队会议中，讨论了来访者的行为可能存在的不利的方面。治疗师对讨论提出质疑，他说："为什么她一定要和酒吧里的人产生联系？她可能只想坐在那里安静地喝一杯，不被任何人打扰。"咨询团队的进一步讨论表明，治疗师本人在许多公共场合都感到不舒服，并有许多仪式和策略，包括旨在帮助她避免暴露和焦虑的无害欺骗。治疗师承认，挑战来访者去改变她自己都很难改变的行为让她感到不舒服。这一讨论有助于治疗师在以后的治疗过程中与来访者一起识别这种低强度欺骗周围人行为的利弊。来访者因此能够意识到，虽然她的无害谎言帮助她感到安全，但这些谎言也强化了她的隐秘信念，即她是一个不适合社交的人（因为她必须编造借口或撒谎才能参加社交活动）。

与 OC 来访者一起工作的治疗师出现职业倦怠的可能迹象

- 当 OC 来访者缺席治疗或报告想要退出治疗时，感到如释重负
- 在谈论某位来访者时，听起来是恼火的、挫败的、平淡的或沉默的
- 与其他来访者相比，在与 OC 来访者工作之前需要进行更多的规划、准备或排练
- 回避关于特定的 OC 来访者的督导、讨论或团队咨询会议
- 对某个特定的 OC 来访者不会像跟其他来访者那样直接或使用玩笑式的不敬（这可能表明治疗师对 OC 来访者的行为就好像来访者很脆弱一样）
- 不将情感表达或改善与来访者的关系作为目标（这可能表明来访者会微妙地惩罚提出情感话题或人际关系问题的治疗师）
- 发现很难靠近来访者或感受到对来访者的热情（例如如果来访者没有预约治疗，治疗师不愿意打电话询问来访者）

运用咨询团队加强督导和治疗效果

正如前面提到的，我们人类的一个核心特征是我们从群体的集体智慧中获益的能力。同样，治疗师可以通过同行咨询和督导，从同事的集体智慧中受益。此外，由于有效地提供 RO DBT 需要治疗师

自己练习全然开放技能，因此使用外部咨询是实现这一目标的最有效的方法之一。一个运作良好的咨询团队不仅提供支持，而且以开放的心态提供矫正性反馈。然而，考虑到大多数OC问题的不起眼的性质，治疗师仅仅在同行督导下谈论他们的挣扎或口头描述他们所认为的问题是不够的。相反，治疗师应该养成习惯，通过角色扮演和对实际治疗过程进行录像来演示或呈现他们挣扎的内容，特别是因为大多数OC问题都是社交信号发送问题。因此，当涉及理解OC来访者或计划治疗时，RO DBT咨询团队会议优先选择演示而不是讲述。另外，治疗对非语言社交信号的重视突出了在咨询团队会议和督导期间观看个体治疗（或技能课程）录像的重要性。

理想情况下，每次团队会议应该安排15分钟来观看实际治疗过程的录像。团队应该练习在咨询过程中，每当团队中的人注意到来访者或治疗师的适应不良的（或适应良好的）行为时，就暂停播放录像。例如，团队成员可以对控制回放录像的人简单地喊出"停！"，然后标记或描述观察到的内容（例如，翻白眼、厌恶凝视或语气突然改变）。团队成员应该专注于将问题描述为社交信号发送过度（敌意凝视）、社交信号发送不足（回避直接回答问题）或刺激控制有问题（无论情况如何都表情平淡）。团队成员在观看录像时，应该注意来访者的两种行为：

1. 注意来访者的言语行为，或者来访者在互动过程中使用的语言。具体地说，这意味着要注意特殊语言的使用［将感受描述为"塑料"（plastic）；译者注：plastic，塑料，英文里有"假的、虚伪、做作"的意思］；固定回答或重复使用特定短语（"我很好""没关系""我不能"，或者像"这不过是常识"这样的口头禅）；来访者言语的冗长程度（只有一个词的句子、简短的回答、含糊不清、杂乱无章或过于冗长的回答，或者讲故事）；以及来访者实际回答治疗师问题的程度（转换话题，用问题回答问题，滔滔不绝但从不回答问题，报告想法来回答关于感觉的问题，或者频繁地说"我不知道"）。

2. 注意没有说出来的东西——也就是来访者的非语言社交信号。这些非语言信号包括声音（单调的或悦耳的）；语速（很慢或很快，或从正常到缓慢或从正常到快速的变化）；音量的变化（例如，来访者开始低声耳语）；情感的微表情（翻白眼、窃笑）；眼神接触的改变；回答某些问题时反应迟缓或反应过快；身体姿势的变化；来访者与治疗师的身体动作相匹配的程度；以及亲社会信号（如点头表示赞同、微笑）的频率和程度以及是否和环境相适应。有时，如果静音，团队只需要观察来访者和治疗师的非语言行为，就能够更加熟练地注意到微妙的社交信号。

重复播放治疗师或团队认为困难的特定治疗片段会很有帮助，特别是当潜在问题涉及微妙的社交信号时。然而，对于团队成员来说，同样重要的是要避免假设他们对来访者的非语言行为的观察代表着事实；相反，他们应该将他们的观察视为有效的假设。对于观看录像的团队成员来说，考虑到治疗师的语言和非语言社交信号也很重要。通常情况下，困难或问题是交互作用的，发生在情绪加工的感觉受体（前意识）水平。例如，一位治疗师报告说，她和特定来访者工作时有一种模糊的不适感，只有当她和她的咨询团队查看有问题的治疗过程的录像时，她才发现问题的根源，并观察到，在治疗师的每一次防御发生之前，来访者都会表现出一种非语言性的蔑视的微表情。这种观察对来访者的治疗和最终康复起到了至关重要的作用，如果没有录像，这是无法做到的。

最后，练习提高治疗师识别微妙和间接OC社交信号的技能的一个简单方法是，每30秒暂停一次录像带，并询问团队成员，"在这一刻，来访者是否参与了治疗？"RO DBT对注意OC来访者的参与（或缺乏参与）的强调包括两个方面：第一，OC来访者很难（特别是在治疗初期）向他们的治疗师公开表示不赞同、不喜欢或不参与，因为他们觉得有社会义务去努力；第二，当OC来访者感觉难以投入时，他们更有可能退出治疗或不去参加治疗，而从不直接透露原因。通过观看治疗过程录像，治疗师可以越来越敏锐地捕捉到微妙的社交信号，这些信号影响着治疗关系，而且最重要的是，影响来访者的幸福感。

因此，如果尚未对会谈进行录像，与 OC 来访者一起工作的治疗师应该开始将会谈录像设定为临床实践的常规。虽然起初这可能会让治疗师和来访者都感到焦虑，但如前所述，从会谈录像中收集信息的重要性怎么强调都不为过。最好是在第一次治疗或第一次治疗前的评估期间征得来访者的同意。治疗师可以解释说，因为来访者寻求帮助的问题类型（例如神经性厌食症或慢性抑郁症）本质上是复杂的，录制下来的治疗过程将使治疗师（和来访者）从其他专业人员的外部视角中受益，这些专业人员可能会注意到一些重要的事情，或者帮助治疗师以最佳的"剂量"进行治疗。这种方法还在治疗早期植入了全然开放的概念，因为治疗师发出的信号是，她可能出错，并依赖于由一群同行治疗师组成的团队来确保为来访者提供尽可能好的照护。

大多数来访者认识到录像是确保高质量治疗的一种重要和适当的方式，他们很容易就同意了。然而，是否获得同意往往取决于治疗师如何请求同意。对被录像感到焦虑的治疗师可能会不经意地以非语言方式向他的来访者传达他的焦虑（例如，在征求同意时采取过度道歉或殷勤的态度，从而暗示录制过程可能有问题或潜在的危险）。从本质上说，治疗师的任何暗示，即录像是奇怪的、尴尬的，或者不是常态，都会使来访者更有可能拒绝。不过，无论治疗师请求同意的能力有多高，总有一部分来访者仍然会拒绝同意。当这种情况发生时，治疗师可以在治疗的后期阶段，在建立了强大的工作联盟后，重新引入录像的想法。

一旦获得同意，治疗师就应该安排房间，将摄像机放在不是特别明显（例如，把它放在书架上）的位置，并且能够将治疗师和来访者都录下来。如果无法满足同时录下来访者和治疗师，则应将摄像机放在为来访者进行录像的位置。摄像机应该在来访者进入房间之前启动，一般情况下，治疗师应避免提及摄像机或整个治疗过程被录像的事实。随着时间的推移，由于每次治疗过程中都会进行录像，治疗师和来访者都会对此习以为常。对于那些拒绝录像的来访者来说，录音也是可以的；然而，录音不能捕捉到非语言表达行为，而这通常对识别治疗中的卡顿点非常有用。最后，应鼓励来访者将自己的录音甚至录像设备带入会谈，并自己录制会谈以供回放，以强化记忆和学习。

RO 自我询问日记

正如前面几章所概述的，RO DBT 期望治疗师在个人和职业生活中应用全然开放技能，以便向 OC 来访者示范只能通过经验掌握的核心概念（它们无法仅通过理性思维或逻辑而掌握）。这一期望包括持续不断地自我询问练习。技能训练手册提供了许多讲义，其中包括自我询问的问题和练习自我询问的有用提示，治疗师应该熟悉这些问题，并能够根据需要将这些问题融入其自我询问的练习中。促进自我询问练习发展的另一个结构特征是将自我询问练习中出现的想法、画面、感觉和情绪记入日记，或以书面形式记录下来。由于 RO DBT 治疗师必须身体力行，他们也必须记录自我询问日记，这不仅是为了从内到外了解他们的 OC 来访者在记录日常自我询问过程中的体验，也是为了加强他们自身对自我询问的个人理解。

一开始，RO 的自我询问日记就像一张*白板*。它所需要的是能够保留一个人的见解和想法的记录，质地足够经得起时间的考验，并且在审美上让练习者赏心悦目（例如，一本空白的皮面书）。书的内页等待着每个自我询问者的写作，书的外观则因不同练习者的审美或偏好而不同。日记在 RO DBT 中通常很重要，因为它可以作为个人发现的提醒。这是一个积极的提醒，提醒人们在自我发现方面反复出现的主题、持续存在的困扰以及偶尔的胜利；最常见的是，写作或记录的方式随着时间的推移而发展，这是持续练习的结果。它类似于个人日记，但有特定的目的。RO自我询问日记的目的不是记录生活中的日常事件，而是记录个人关于自己、为了自己、针对自己的问题，从而培养一种能够挑战自我的自我意识，能够积极地寻找自己想要回避或可能感到不舒服的事情，以达到学习的目的。RO自我询问日记是私人物品，这意味着它的内容不需要与任何人共享，包括来访者的治疗师。应该鼓励OC来访者不仅记录简短的自我询问练习中出现的情况，而且还应该使用自我询问日记来记录个性化的目标和特别适用于自己的技能。下面的例子显示了一位治疗师连续三天在自我询问日记中记录的事项（请注意，每天都会出现一个新的自我询问的问题）。

1月13日：静默练习。 我选择了一次与我们雇佣的承包商的互动，两周前我们雇了他来为我们可爱的房子设计和建造一个甲板扩建部分。然而，我注意到整个星期都有一种越来越紧张的感觉，因为每隔几天，我们的承包商就会通知我这里一小笔额外花费和那里一小笔附加费用。我注意到我在这上面有些不舒服，所以今天我决定给他一些反馈，结果并不顺利。那么这件事我需要学习的是什么呢？毫无疑问我感到愤怒：他怎么敢挑战我？难道他不知道顾客总是对的吗？我选择这件事做今天练习。我问自己的第一个问题是，我从哪里得到这样的想法，即顾客总是正确的？谁曾说过这是绝对真理？一个父亲的形象闪现——他在工作，告诉我要做正确的事情。我对此感到迷惑不解。我的痛点在哪里呢？我怎么才能回到点儿上呢？哇，出现了！他怎么敢挑战我？这个不想被挑战的"我"是谁？那是我吗？哇——这是受伤的感觉，还是什么别的？最后一个问题——这个坚持不被挑战的"我"是谁？——似乎接近答案了。我能感觉到我身体里有些兴奋。关于被挑战，我需要学习的是什么？到此为止吧。我担心我会重新陷入试图解决问题的境地。

1月14日：静默练习。 今天的这次练习让我很兴奋。我从昨天发现的一个问题开始，这个问题似乎在我身上产生了最大的扰动：这个坚持不能被挑战的"我"是谁？不知道……然后，突然间，我为什么讨厌坚持这个词？接近了……坚持！坚持！我在生活中有多经常会坚持？我觉得自己很少会坚持。我总是觉得自己是个随和的人。哇——一个问题刚刚冒了出来：但我真的随和吗？我到底有多随和？我随和吗？或者这只是我喜欢给自己讲的一个故事？我需要学到些什么呢？我的第一个想法是，我需要学到的是我并不随和，不要再认为自己是随和的。但既然这听起来像一个答案，今天就到此为止。但是哪个问题把我带到了痛点上呢？嗯，好像是这个：我随和吗？我随和吗？

1月15日：静默练习。 我的练习是从重复昨天的问题开始的：我随和吗？我脑子里出现的是一声"不"的呼喊！随后出现的是小男孩时的我的模样，八岁或九岁。我突然感到害怕。现在……挑战别人有什么不对吗？这个想法是从哪里来的？我在怕什么？哇。我从未真正觉得自己是随和的。会不会我其实是害怕这个承包商，而我不想承认，甚至对自己也不愿承认呢？我说他怎么敢挑战我，有没有可能我真正说的是我不敢挑战他？我突然想哭，或者想流泪。为什么我害怕挑战别人？这似乎在接近答案，但我认为实际上开始远离我的痛点。明天我的问题是什么？我认为最接近我的痛点的是，我不敢挑战他。哎哟。我感到受伤。"懦夫"一词出现在我脑海里。我想我应该停止自我询问练习——我意识到自己渴望持续练习。也许明天吧。

例子中的治疗师又坚持了几天的自我询问练习。他报告说，最终的结果对他来说是一次很有效的学习经历。他一直认为自己是一个有爱心的人，但通过这次练习，他有了关于自己的两个新的洞察，这两个洞察成为新自我发现的一个重要领域：*我并不总是有爱心，我出于恐惧而攻击别人*。这位治疗师记录道，他惊讶于他的"邪恶的我"如此频繁地出现在他从未预料到的地方。"邪恶的我"这个标签成了他的 RO 咨询团队的笑柄："小心——他的'邪恶的我'又回来了。"这些洞察也帮助他认识到为什么他不喜欢慈心冥想，这也成为后面几个月里一系列自我询问的问题和洞察的重要来源。在这个例子中需要注意的是，治疗师能够意识到他何时开始尝试寻找答案（而非一个好问题）了，并且他知道在此停止练习并在第二天继续。此外，这是一个很好的例子，说明一个自我询问问题如何经常触发另一个自我询问问题。

咨询团队自我询问和坦承自己练习

我们鼓励 RO DBT 治疗师练习他们所传授的技能，参加 RO 咨询团队是确保练习的一种方式。例如，理想情况下，每个咨询团队直接从技能训练手册中的 RO 正念练习开始。然而，运作良好的咨询团队则更进一步，为治疗师提供机会来解决更为个人的问题，这些问题可能影响他们所提供的治疗的效果。总体思路是咨询团队不仅作为督导工具，也作为治疗师自我成长的重要手段。团队可以通过牢记全然开放和自我询问背后的核心原则来促进这一过程。例如，身体紧张表明我们已经评估到（通常没有意识到）某些东西是具有威胁性的，这会自然而然地让我们不那么容易接受可能是真实但令人不适或否定性的反馈。治疗师应该寻找机会，在团队会议或督导会谈中纳入自我询问和坦承自己的简短练习。以下问题可以促进这一过程：

- 当我在团队会议上感到紧张时，我有多大的意愿向我的团队成员透露这一点？我的答案里蕴含了什么信息，关于我自己的以及关于团队的？我可能需要学习的是什么？
- 有没有可能我的防御或阻抗（至少部分是）表明我不想完全听取别人的建议？有没有可能我是陷在固定心念里？[47]
- 我是不是在暗暗责备我的团队没有给予足够的支持或认可？即使这是真的或者部分是真的，我可能需要学习的是什么呢？我的答案里蕴含了什么信息，关于我自己的以及关于团队的？
- 我是否很快就开始自责、自我封闭或者想要放弃？有没有可能我是陷在宿命心念里了？

团队咨询中自我询问和坦承自己练习方案

当治疗师报告说感到消沉、挫败、不确定、内疚或尴尬时，咨询团队的成员应该鼓励自我询问，而不是自动化地去安慰他们的同事，认可或调节他们的痛苦。主要由于时间上的限制，当治疗师在咨询团队会议期间体验或报告他/她的困扰时，很少有可能进行正式的自我询问练习。然而，好消息是，根据定义，自我询问练习的设计是有时间限制的——不超过 10 分钟，因为任何超过 10 分钟的练习几乎都意味着练习者正在远离自我询问的核心概念，变成试图解决问题或寻找解决方案。一个运作良好的 RO DBT 咨询团队的成员将找到一种方法，定期在一起练习自我询问。以下是在咨询团队的设置下治疗师进行自我询问的方案：

1. 治疗师定位并向团队展示她的痛点（也就是说，她练习坦承自己）。在治疗 OC 来访者时，坦承自己所遇到的困难几乎总是涉及对来访者或自己的某种评判性思考，或者关于治疗师认为不适合体验的情绪（如对来访者的愤怒或强烈的厌恶）。治疗师不应该被迫透露每一个私人想法、感觉或体验；练习目标是展示她能展示的，并认识到"修饰"不仅不可避免，而且也是适当的。

2. 团队询问治疗师，她需要从自己的痛点上学到什么。首要问题是"我需要问自己什么问题才能触及我的痛点？"没有所谓正确的问题；另外，当提出问题时（无论是自我引导的还是由团队提供的），目的都不是解决问题。团队积极地阻止（不带评判地）其他团队成员的反自我询问行为，这些行为会让治疗师远离她的痛点。反自我询问行为的例子包括安慰（"别担心——一切都会好起来的"）、认可（"我也会发现这很难"）、调节（"让我们都深呼吸"）、评估（"你一定在什么地方学到了这一点——你知道在哪里吗？"）、拉拉队（"记住，你真的是一位出色的治疗师"）、问题解决（"你需要与来访者面质这个问题"），或者鼓励接受（"你需要接受你无法解决这个问题"）。治疗师大声回应团队的自我询问的问题，团队倾听治疗师的回答，不做任何评论。

3. 团队会帮助治疗师与她的痛点保持联系。这通常包括每隔60秒简单询问："你仍然处在痛点上，还是做了调整？"治疗师可以用她的内在体验来了解她离痛点有多近（一个人的痛点永远不会是宁静的）。

4. 3～5分钟后，练习结束，团队询问治疗师在练习中是否出现了任何她认为最有可能引出她的痛点的问题。团队鼓励治疗师利用这个问题进行进一步的自我询问练习（理想情况下），承诺在接下来的一周里每天问一次这个问题，每次询问3～5分钟，然后留意她这样做时会发生什么。治疗师应该在她的 RO 自我询问日记中记录由问题引发的画面、感觉、情绪或想法，及记录她所观察到的自己试图调节或回避练习或询问的情况。每一天的自我询问通常都会引发一些新的觉察。

团队应该阻止总结或解析的尝试，因为这些行为的作用通常是为自我询问之窘境提供"答案"或"解决方案"。也就是说，对自我询问问题的快速回答往往是伪装成智慧的回避。这就是为什么 RO DBT 中的大多数自我询问练习都被鼓励在几天甚至几周内持续进行。自我询问的目标不是找到一个好的答案，而是找到一个好的问题，然后允许练习者发现一个答案（如果有的话），并在稍后（理想情况下）与团队分享。一个解决方案或答案的出现可能将成为自我成长的下一个领域。

RO DBT 团队咨询会议的推荐结构

团队咨询会议每周举行一次，根据团队规模的不同，会谈时间从90分钟到2小时不等。还没有归属于某个团队的治疗师应该努力与其他 RO DBT 治疗师建立联系，并基于网络科技形成一个线上团队。我们的经验是，这些方法可以很好地发挥作用，特别有助于加强自我询问练习。在参加团队咨询会议之前，治疗师应该进行一次简短的自我询问练习，了解自己是否对特定来访者有任何情绪，是否担心联盟破裂，或者在与来访者相关的特定治疗问题上挣扎。应该提前准备好 RO DBT 关于 OC 来访者和治疗的核心假设摘要（见第四章），在团队会议期间作为参考资料。

制订议程以及团队带领者的责任

正如前文中提到的，在理想情况下，每次团队会议开始时都会有一个简短的 RO 正念练习，从技能训练手册第五章的课程计划中推荐的练习开始。之后，当天的带领者（可以轮流担任）分配其他团队角色（观察者、记录员和计时员）。然后，带领者使用 RO DBT 治疗目标层次结构来帮助组织议程（参见"个体治疗中治疗靶目标的等级"，第四章）。任何重要业务项目或临床组织问题的讨论都是在团队会议快结束的时候进行，不应成为会谈的主要内容。而与普通临床工作相关的问题最好在团队会议之外讨论。涉及危及生命的行为的来访者问题被给予最高优先级，其次是联盟破裂和 OC 行为主题。带领者提出以下四个关键问题有助于议程设置：

1. 有没有治疗师正在应对来访者迫在眉睫或严重危及生命的行为？
2. 有没有治疗师有与联盟破裂相关的问题？
3. 是否有人需要咨询与社交信号发送靶目标或 OC 行为主题相关的问题？
4. 关于技能培训班有什么重要的问题需要讨论吗？

团队带领者还应该注意与刚才列出的四个关键问题无关的其他问题。以下是一些值得考虑的其他重要问题：

- 有没有治疗师有威胁要退出治疗的来访者？
- 有没有治疗师的来访者不参与治疗——缺席治疗会谈，或者不完成家庭作业？
- 有没有治疗师对与来访者工作感到强烈的不良情绪或消沉？
- 有没有人因为其他原因担心来访者？
- 有没有人有尚未被提及的问题需要咨询？

记录员的角色

记录员确保对决策和行动进行简要记录。团队咨询会议笔记与治疗会谈记录不同。团队笔记比一般的会谈记录要简短得多，因为主要目标只是记录重大决定（例如，治疗师将对自杀倾向的来访者采取的下一步行动要点）或需要在下一次会议上跟进的重要问题。记笔记不应影响记录员充分参与团队会议。

监督团队运作

团队还应警惕作为咨询团队可能出现的失衡。以下是团队失衡的一些迹象：

- 团队避免讨论来访者，或者团队成员花费大量的时间只讨论一个问题或一个来访者。
- 团队专注于尚未承诺进行 RO DBT 治疗的来访者，几乎没有花时间讨论已经承诺并正在治疗的来访者。
- 形成了强调治愈来访者的紧迫性的团队氛围，因此团队专注于问题解决方案，而在治疗关系问题或治疗师的感受上花费的时间更少。
- 团队很少质疑共识驱动的决策或对来访者相关问题的理解，也很少评估团队建议的利弊。
- 团队成员没能讨论对来访者的隐秘的评判性想法（例如："来访者谎称自己没有感受到任何情绪"）。
- 团队过于严肃。例如，团队成员发现很难对个人的小缺点进行自嘲。
- 团队形成了一种冷静的氛围，治疗师负面情绪或评判性想法的表达会被暗暗地否定，或者对团队成员应该保持冷静有着根深蒂固的期待。
- 团队成员很少表达脆弱的情绪。
- 团队成员花费大量的时间来保证规则和议程得到遵守。
- 团队成员之间就谁是最全然开放的人展开了秘密的竞争。

> **现在你知道了……**
>
> ▶ 全然开放是 RO DBT 的核心技能和核心哲学原则。
> ▶ 如果治疗师希望为他们的 OC 来访者树立全然开放和自我询问的榜样,他们自己就必须练习全然开放和自我询问。
> ▶ 意识到自己什么时候是心智开放的、什么时候是心智封闭的可能是困难的。
> ▶ 我们鼓励那些与 OC 来访者一起工作但通常不会定期接受基于团队的咨询和支持的治疗师去寻找或创建和发展这一资源。

第八章

治疗联盟、联盟破裂与修复

本章的目的是详细描述 RO DBT 中旨在提高 OC 来访者治疗参与度的策略。OC 来访者在内心将自己体验为局外人。为了帮助纠正这一点,RO DBT 治疗师的角色是欢迎在情感上孤独的 OC 来访者回到部落中。本章包括以下四个主题:

1. RO DBT 的治疗立场
2. 治疗联盟
3. 治疗联盟的破裂和修复
4. 预防过早退出治疗

RO DBT 的治疗立场

高度关注细节的 OC 完美主义者倾向于在每个地方都看到错误(包括在他们自己身上),所以 RO DBT 不去关注他们的问题是什么——而是从关注(对我们所有人而言)什么是健康的开始,并以此来指导治疗干预。RO DBT 中的心理健康或幸福感假设涉及三个核心交互特征:

1. 对新经验和否定性反馈的接受性和开放性,以便学习。
2. 灵活控制,以适应不断变化的环境条件。
3. 社会联结(至少与一个他人)基于的前提是,物种的生存需要我们与不相关的其他人形成持久的关系,并在群体或部落中一起工作。

和其他许多人一样,OC 来访者在这三个方面也面临着困难。然而,他们最需要的功能也是他们最苦恼的功能——社会联结。

事实上,RO DBT 认为,适应不良的过度控制的主要缺点本质上是社会性的。例如,低开放性和普遍的情感表达限制一再被证明对紧密的社会联结的形成产生负面影响,导致与世隔绝的感觉日益强烈。OC 来访者所遭受的情感孤独——不是缺乏联系,而是缺乏与他人的*亲密联结*。因此,RO DBT 的主要目的不是关注如何做得更好或更努力,而是帮助 OC 来访者学习如何重新加入部落,并与他人建立持久的社会联结。因此,治疗师在 RO DBT 中的角色可以比作部落大使,他通过隐喻式地表达来鼓励社交隔离的 OC 来访者重新加入部落:"欢迎回家。我们欣赏你对达到或超越期望的愿望以及你为此做出的自我牺牲。你辛苦了,该休息一下了。"

作为大使,RO DBT 治疗师采取的立场是友善、合作和游戏,而不是修复、纠正、限制或改进。此外,大使们并不会预期其他国家与之交往的人会以他们的方式思考、感受或行动,或者说同一种语言。他们崇尚多样性，认识到作为一个物种，我们在一起时会更好，不会自动化地推定他们的观点是正确的观点。他们主动接触那些与众不同的人，学习他们的风俗习惯和语言，不期待任何回报。大使们搭建桥梁。他们是面子保全者——他们允许一个人（或国家）承认一些错误，而不会借题发挥（也就是说，不会公开羞辱任何人）。例如，RO DBT 治疗师承认，如果他们认为自己可以完全理解他们的来访者，那就太傲慢了。因此，他们更有可能在治疗中使用限定词（"是否有可能……"或"也许……"），而不是绝对的（"我知道……"或"你是……"）。当协商过程变得十分紧张时，"大使"会给对方（和他们自己）宽限，不要求他们立即理解、处理或解决一个问题或事件，以减轻压力。然而他们也认识到，有时善良意味着告诉好朋友痛苦的真相，以帮助他们实现价值目标，他们以承认自己有可能搞错了的方式来讲述这些痛苦的真相。RO DBT 的首要目标是帮助 OC 来访者创造一种值得分享的生活，这是基于这样一个前提，即我们个人的幸福体验高度依赖于我们在多大程度上感受到社会联结或作为部落的一员。

治疗联盟

RO DBT 不认为治疗依从性、承诺声明或缺少冲突是治疗关系牢固的指征。事实上，联盟破裂（修复后的）被认为是 RO DBT 中坚实的治疗关系的有效证据。联盟破裂提供了实践基础，让人们认识到冲突可以增进亲密关系，表达内心感受，包括表达涉及冲突或分歧的情感，是正常健康关系的一部分。因此，RO DBT 认为，如果到第 14 次治疗时，治疗师——来访者二人之间没有几次联盟破裂和成功修复的经历，那么治疗关系就相对肤浅。然而，要做到这一点可能很困难，因为 OC 来访者不仅擅长掩盖内心感受，而且相比于直接处理潜在的冲突，他们更倾向于放弃一段新的关系（例如，治疗关系）。

我们不应低估与 OC 来访者建立真正有效的治疗关系的难度。OC 的生物气质倾向，加上回避或不屑的依恋风格，以及过度习得的掩饰内心感受和回避冲突的倾向，使得一个真正的工作治疗联盟的发展不仅难以建立，而且难以识别。此外，大多数 OC 来访者不喜欢被贴上标签或归为一类；他们为自己的独特性和心理复杂性而感到骄傲，在大多数情况下，他们更可能认为自己与其他人不同，而不是相同。无论治疗师在提供标准 RO DBT 方面有多熟练，或有多年经验，或治疗师既往培训经历，或治疗师的特殊或独特的天赋（如高度的同理心直觉），都应该预见与 OC 来访者建立有效治疗关系的困难。

此外，很大一部分 OC 来访者（通常没有意识到）共享着某种关于自己的世界观或假设，而这会影响治疗。这一共有的世界观或假设可以广义地翻译为"我之所以这样行事是因为这就是我的方式；因此，我不能为我的行为或情绪状态负责，因为我就是我"。尽管很少有明确的言语表达或有意识地承认，但潜在的前提是"不要指望我会改变，因为我做不到"。这可能很难被识别出来，特别是因为大多数过度控制的人善于提供一系列看似合理和合乎逻辑的解释来说明为什么他们不能做出重要的改变，例如，"由于我没有钱，所以我无法与任何人约会。"如果治疗师认为这是一个合理的解释，那么他很可能会将治疗目标从来访者学习如何约会转移到来访者找到更多的钱上，而忽略了世界各地的穷人一直在约会的事实。RO DBT 治疗师接受的训练是对不做改变的看似合理但根本不合逻辑的原因保持警惕，并将这些作为来访者的自我询问机会。

RO DBT 中加入了其他以人际关系为中心的疗法以及罗杰斯（Rogers, 1959）的论点，即治疗关系的某些特征具有独立的治疗作用，其最可能的机制是共情（Miller, Taylor, & West, 1980; Najavits & Weiss, 1994; Miller & Rose, 2009）。因此，RO DBT 认为在个体治疗期间建立一个强大的工作联盟是治疗的重要组成部分，这一重点是许多不同的心理治疗方法所共有的，仅举几例：例如功能分析心理治疗（functional analytic psychotherapy，FAP；见 Kohlenberg & Tsai，1991）、心理治疗的认知行为分析体系（J.P. McCullough，2000）、标准辩证行为疗法（Linehan，1993a）、动机性访谈（Miller，1983）、以来访者为中心的治疗（Rogers，1959）和短程关系治疗（brief relational therapy，BRT；见 Safran & Muran，2000）等。RO DBT 也与动机性访谈中的治疗性立场重叠（Miller，1983；Miller & Rose，2009）。与动机性访谈类似，RO DBT 提倡合作而不是权威（指导性）的治疗立场，鼓励来访者发现自己的动机，而不是利用外部偶然事件来强迫发现动机，并尊重来访者的自主性（Miller & Rose，2009）[48]。

尽管是独立发展的，但 RO DBT 和短程关系治疗对于使用联盟破裂和随后的修复来强化积极结局的潜在获益方面，二者有着类似的假设。短程关系治疗是从关系心理动力学理论（Ferenczi & Rank，1925；Greenberg & Mitchell，1983）的原则发展而来的。该理论认为反复出现的人际行为适应不良模式是精神病理发展和维持的关键，而治疗关系是治疗成功的关键因素（Safran & Muran，2000）。RO DBT 和短程关系治疗都包括高度关注此时此地的治疗关系；对治疗师和来访者如何共同促进互动进行协作、持续的探索；检查来访者治疗和互动体验的细微变化；并关注治疗师示范情绪和想法的开放性表达的重要性（Satir 等，2011）。关于如何修复破裂的联盟关系，RO DBT 和短程关系治疗之间的主要区别在于 RO DBT 强调生物气质偏差，因为它们与过度习得的抑制情绪表达和避免脆弱地坦承自己的倾向有关。例如，RO DBT 明确概述了特定的顺序步骤和非语言社交信号发送策略，旨在促进习惯回避冲突的 OC 来访者在修复关系期间的参与。RO DBT 还鼓励治疗师限定修复时间（不超过 10 分钟），以塑形 OC 来访者坦承自己的行为（OC 来访者不喜欢聚光灯）。与动机性访谈（Miller，1983）不同的是，动机性访谈优先考虑在"阻抗"发生时不与来访者面质，从而缓和来访者的情绪，而标准 DBT（Linehan，1993a）将联盟破裂概念化为干扰治疗的行为，需要使用改变、认可或调节策略，RO DBT 则认为，联盟破裂和旨在修复破裂的互动是成长和自我询问的机会，而不是问题。这一观点在某种程度上与功能分析心理疗法的原则（Kohlenberg & Tsai，1991）重叠，后者认为治疗师在治疗过程中唤起问题行为以创造改变的机会很重要。功能分析心理疗法的大概观点是，如果在治疗关系之外导致困难的问题行为没有在治疗期间发生，那么就不太可能取得进展。这一想法与 RO DBT 中将联盟破裂视为成长机会的概念相似。对治疗师来说，重要的是学会将联盟破裂和随后的修复视为治疗进展的证据。

总之，与其他不那么冷漠的来访群体相比，RO DBT 对与 OC 来访者建立真正的治疗联盟的容易程度以及需要的时间持更保守或悲观的态度。事实上，RO DBT 教导治疗师，在治疗中途（大约第 14 次治疗）之前，不要期望发展出一个强工作联盟，即使有证据表明这样的联盟已经存在（例如来访者报告对治疗师感到钦佩、尊重或喜爱，以及对治疗的强烈承诺）。这在一定程度上是一种策略，因为它鼓励治疗师使用 RO DBT 自我询问原则来质疑他们与 OC 来访者的人际交往的深度和真实性，而不是假设依从（如按时填写日记卡）、承诺的表达或没有冲突就表明存在稳固的治疗关系。相反，从 RO DBT 的角度来看，当阻抗、分歧、强烈意见或矛盾情绪被公开表达，并且 OC 来访者仍然愿意以开放的心态参与解决这些问题而不是走开时，意味着强工作联盟的形成。

治疗联盟的破裂和修复

识别联盟破裂

RO DBT 根据以下两个标准中的一个或两个来定义联盟破裂：

1. 来访者感到被治疗师误解了。
2. 来访者感到治疗与其特有的问题或议题无关。

这两个问题都是治疗师要负责处理的（也就是说，来访者不会被指责造成了联盟的破裂）。联盟破裂就像海洋中的潮汐：它们不仅不可避免，而且会促进成长，因为用13世纪诗人梅兰娜·贾拉鲁丁·鲁米（Mewlana Jalaluddin Rumi）的话说（ca. 1230/2004，109页），"将自己清理干净 / 去迎接新的快乐。"幸运的是，当谈到修复联盟破裂时，治疗师可以提醒他们的OC来访者放松，因为处理联盟破裂不是来访者的责任（至少在RO DBT中是这样）。

修复联盟破裂的第一步是注意到联盟破裂正在发生（对OC来访者，这比你想象的要困难）。很难注意到联盟破裂的主要原因是大多数OC来访者在多数情况下倾向于间接或迂回的沟通。间接沟通经常被用来逃避责任、欺骗或操纵他人，或者隐藏内心感受（"哦，你没有叫醒我——我得起床去接电话的"），尽管有时间接沟通只是出于礼貌。间接沟通也更容易被误译，使得联盟破裂（以及人际冲突或误解）更容易发生。

几乎任何事情都可能引发联盟破裂——面部表情、语气，或者对许多OC来访者来说，一句简单的称赞。幸运的是，有许多语言和非语言信号会提示联盟破裂的可能性。治疗师应该对提示来访者不参与的突然变化保持警惕，如以下涉及来访者的言语行为的例子（另见"可能表明联盟破裂的陈述"）：

- 来访者突然转变了说话的情绪或语气。
- 来访者迅速改变了正在讨论的话题。
- 来访者的语速突然变慢，这表明她可能正在修饰她要表达的内容。
- 来访者突然变得不太健谈。

嘘！我有一个秘密……关系很重要！把它传递下去

治疗师应该寻找机会引导来访者认识治疗关系在RO DBT中的重要性，包括联盟破裂（和修复）如何被视为改变的核心机制。通常，这些教学要点可以融合到现有治疗会谈的结构中（例如，在链分析期间，或者在成功修复联盟破裂之后）。不论如何，呈现这些微小的教学时刻，它们的主要目的都是建立信任。然而，与一位高度关注细节、过度谨慎的OC来访者、一个暗自为自己难以被打动而颇感自豪的人建立信任，有时会让人感觉是一项艰巨的任务。另外，对于大多数OC来访者来说，信任是挣得的，当谈到治疗关系时，负责挣得信任的人是治疗师（对不起，治疗师——这是你的工作）。此外，火上浇油的是，许多OC来访者通常对心理治疗，尤其是对心理治疗师（通常有充分的理由），以及任何听起来好得不真实的东西（例如，真正有爱心的治疗师或认为"爱是可能的"的观念）都持怀疑态度。

> 对牢固的治疗联盟不能操之过急；建立信任需要时间。

因此，对于治疗关系的好处或修复联盟破裂的重要性，过于热情的声明或冗长的解释往往会遭到怀疑。正如一位OC来访者所说："如果真的这么好，那为什么我的治疗师要如此努力地说服我呢？"稍安勿躁，请放松：对牢固的治疗联盟不能操之过急；信任需要时间。

同样，治疗师应该引导来访者认识到联盟破裂的价值在于成长机会，而对联盟破裂的成功修复是牢固治疗联盟的证明。然而，这并不意味着治疗师应该试图有意制造联盟破裂（例如，故意误解来访者）。这不仅不友善，而且没有必要。此外，它向 OC 来访者发出了错误的信息——即，在亲密关系中，虚伪或操控是可以的，也是有效的。幸运的是，治疗师不必担心得去试图制造联盟破裂——联盟破裂会自动发生，就像魔法一样。

然而，尽管有上述提到的新启示的加持，大多数 OC 来访者仍然对承认人际冲突（即联盟破裂）的存在感到困难，更不用说谈论它了。OC 来访者掩饰内心感受并远离冲突的自然倾向可能会加剧这种情况。他们可能很难想象与治疗师的冲突，或者可能认为关于可能的联盟破裂的讨论在暗示他们没有完全投入治疗（后一种反应提示他们没有感觉到被理解，因此已经在经历一次紧随其后的联盟破裂）。治疗师还应该解释，RO DBT 中强治疗联盟并不意味着治疗师认为来访者会（或需要）与治疗师变得很亲近；相反，最重要的是来访者感到被理解，以及体验到治疗是有价值的。

- 来访者突然开始使用一个单词式的回应，比如"好吧（Okay）"或"是的"（Sure）。
- 来访者从自发的交谈变成被动的回答（即，他回答问题但不去详细说明）。
- 来访者开始说"嗯……"而不是"是"，这一变化可能表示不赞同。
- 一位先前说话啰嗦或热切的来访者突然开始修饰她的回答（"我想是的"，或"我猜是的"，或"是的，但是……"或者"我会试一试"）。

以下一些非语言信号表明联盟可能已经破裂：

- 来访者突然转移视线，或者把目光从治疗师身上移开。
- 来访者微微翻白眼（一种厌恶的反应）。
- 来访者突然隐藏或遮住了自己的脸（一种羞愧反应）。
- 来访者突然一动不动或僵住，或者面无表情或目光呆滞（"车前灯下的鹿"反应；参见第六章）。
- 来访者突然皱起了眉头。
- 来访者的手部或脚部出现不寻常的动作。
- 来访者突然露出明显不合时宜的微笑。
- 来访者的目光瞬间朝中部或向下（"我不确定"）、向上（"你错了"）或向一侧（"你可能是对的，但我不会按你的建议做"）的方向扫视。
- 来访者紧闭嘴唇（"我很生你的气，但我不会告诉你"）。
- 来访者露出窃笑，在一次治疗或多次治疗中反复出现，或当似乎是治疗师付出了代价的时候出现，这是一种微妙的非语言暗示，表明可能存在联盟破裂的情况。

治疗师必须训练自己善于注意到语言和非语言行为的这些微小变化。

最后，联盟破裂经常——或许是*最*经常——是一个简单的误会造成的后果。例如，在一次关于价值目标的讨论中，一位治疗师分享了她自己生活中的一个价值目标的例子［"写作（write）对我来说很重要"］，但来访者听到的却是完全不同的东西［"正确（right）对我来说很重要"］。这次会谈引发的联盟破裂直到下一次治疗才变得明显，当来访者报告说，他在过去一周一直在反思，几乎决定不来参加治疗；实际上，他回来的唯一原因是他已经承诺当面这么做，并在真正这么做之前谈论任何想要停止治疗的冲动。他说，他对他的治疗师的"伪善"感到困惑和愤怒，他说，"当治疗师自己都不相信的时候，他怎么还能道貌岸然地宣扬"不正确"（not being right）的价值呢"？幸运的是，在这一案例中，治疗师和来访者能够一起识别破裂的原因［也就是，说的是"写作（write）"而不是"正确（right）"］，来访者能够利用这一经历来提醒自己一项核心的 RO 技能——即，认识到"仅仅相信某件事是什么样子并不等于这件事就是什么样子"的技能。在这个例子中，治疗师有效地识别了触发因素——但幸运的是，你不必非得知道触发因素才能修复联盟破裂。最后，判断联盟是否破裂的最好方法是在治疗会谈期间经常与来访者进行确认，询问来访者在此刻的体验，以便检查来访者的投入程度。确认的方式包括询问："这样说能理解吗？"或者"你此刻和我在一起吗？"或者"你想要告诉我的是什么？"从本质上讲，确认之所以有效，是因为治疗师允许来访者抱怨，从而让治疗师更容易了解来访者是什么样的（同时，希望了解的结果是能够帮助到来访者）。

可能表明联盟破裂的陈述

含糊其辞的回应、否认或微小的不赞同的信号

- 反复不具体、含糊或不置可否的表达："我想是的"或"可能吧"
- 反复否认痛苦："不，我很好"、"没关系"或"不，我没有心烦"
- 敌意的顺从和违心的让步："如果你这么认为"或"当然，让我们按你的方式做"
- 反复纠正治疗师："你不了解我"或"不完全了解"或"不，不是这样的"或"你弄错了"
- 对之前表示过赞同的内容，说"嗯……"或者"也不是……"

"推拒"反应

- 用问题回答问题："你为什么要问这个？"或者"这有什么关系呢？"或者"这有什么用呢？"或"我为什么要这么做？"
- 讽刺地推拒："肯定是我的错咯，"或"你不会想要一个完全积极的对话，是吗？"或"那就按你的方式来好了"或"那你又有什么建议呢？"
- 宣言和人身攻击："这听起来更像是关于你而不是我，"或"也许你应该考虑自己使用技能，"或"我觉得你的语气开始像我的另一位治疗师了，"或"你的热情是游戏计划的一部分"

"不要伤害我"反应

- 用痛苦的情绪来逃避责任："这太痛苦了""我太焦虑了""我太沮丧了""我感到头痛""我感到不知所措，"或"我不能……""这是不可能的"
- 向外指责："你不理解我的痛苦……我就是不能按照你的要求去做，"或"这不公平，"或"如果你不停止，我会崩溃——那将是你的错！"

"谜之困境式"回应

- 含糊地回答："我不知道""可能吧"或"得看情况"
- 间接表示不赞同："我会试试，但……"或者"是啊，但是……"或者"我想是吧……"
- 秘密的骄傲："我和别人不一样"或"你怎么可能理解？"或者"标签不适用于我"

OC来访者忽视、压抑或掩饰联盟破裂的情况并不少见，如下所示：

- 总是填写日记卡的来访者突然开始不带卡片或日记卡填写不完整。
- 过去严格按照指示行事的来访者报告说他忘了做家庭作业。
- 总是准时的来访者迟到了。
- 从未错过治疗的来访者这一次没有出现。
- 因从未在治疗工作中请病假而自豪的来访者，留言说自己病得太重，无法参加治疗会谈。
- 在没有任何警告的情况下，总是表示喜欢与治疗师联系的来访者，开始屏蔽治疗师的电话，或者不回复治疗师的电子邮件和短信。

上述例子有一个共同的特点——它们都包含着社交信号（无论来访者是否有意使用这些信号），也就是说，它们都发出了一个强有力的信息。例如，治疗师需要考虑的问题是，我的来访者没有完成家庭作业，是想告诉我什么？无论如何，当这些行为出现时，治疗师应该将它们视为潜在的不参与治疗的信号，暗示着可能存在的联盟破裂。

下面这份来自一位治疗师的报告提供了一个临床案例，表明对治疗会谈中微妙行为保持清醒的重要性：

在治疗的早期、建立全面的工作联盟之前，第7次治疗会谈期间，我的OC来访者描述自己在生活中体验不到任何乐趣。我向他指出，尽管他缺乏愉悦感，但他仍然保持着幽默感，他在我们的会谈期间偶尔会笑证明了这一点。我不知道，我的来访者从这句话体验到的是极端的不认可，但在治疗中他严格控制着自己的情绪。在接下来的那次治疗会谈中，我注意到他似乎不太积极参与讨论，我问他是否发生了什么事情引发了这一情况。我的来访者报告说，他几乎要放弃治疗了，就因为我在之前的治疗会谈期间说他通过幽默保留了一些快乐。

在上述案例中，治疗师感谢来访者愿意回到治疗中并表达了他对前一周发生的事情的真实感受。治疗师指出，这代表着治疗的进步和对改变的真诚承诺。然后，她利用来访者的这一披露行为示范了全然开放和灵活性。她花了一会儿时间放慢节奏，和来访者反思她在上一次治疗中可能是如何偏离目标的。她征求来访者对未来如何处理类似问题的反馈，包括鼓励来访者在不同意她的陈述时，随时告诉她。最后，治疗师向来访者询问了他在这次讨论中的体验，问他此刻的治疗与他所面临的特有问题有多大的相关性。

修复联盟破裂

修复联盟破裂的目标不是修复来访者，而是修复关系。因此，当怀疑联盟破裂时，治疗师应该首先放下他的议程（例如进行行为链分析或教授一项新技能），并将注意力转向理解他的来访者（参见"使用开放的好奇心修复联盟破裂"）。通常情况下，这包括放慢会谈的节奏，并询问来访者此刻正在发生什么。处理潜在联盟破裂的基本思路是暂时减轻来访者的压力，最常见的方法是采取以下措施之一：

- 向后靠在椅子上，以增加与来访者的距离
- 将离来访者近的一条腿搭在另一条腿上，以使肩膀微微转开
- 做个缓慢的深呼吸
- 短暂地移开目光
- 扬起眉毛

- 闭着嘴微笑，同时将目光转回到来访者

然后，治疗师应该以不评判的态度询问、强调或说出在治疗过程中观察到的他认为可能与联盟破裂有关的事情。与此同时，治疗师应该私下练习自我询问，问问自己可能做了什么导致了联盟破裂。在讨论联盟破裂的过程中，治疗师应该给来访者时间回答问题，放下直奔主题、立即开始解决问题的欲望。这个建议是要让治疗师意识到，处理联盟破裂和随后的修复至少等同于，甚至可能比他在治疗过程中教给来访者的任何其他技能都更重要。这也意味着治疗师必须通过不责备来访者来练习全然开放。

以下记录提供了一个在第 14 次治疗会谈期间（即治疗进行到一半时）修复与来访者的联盟破裂的例子：

治疗师： 我注意到你稍微改变了话题。是因为你觉得我们正在讨论的事情已经完成了，还是因为你想讨论别的话题？（*注意到话题方向的突然变化，并假设存在可能的联盟破裂*）

来访者： 我改变了话题吗？从哪里改变的？

治疗师： 嗯，我们刚刚在讨论关系和孤独。我分享了我也发现这很困难，尤其是在我母亲去世之后。

来访者： 我有巨大的阻抗（*停顿*）。你不想要一个完全积极的谈话，是吗？（*微微一笑*）

治疗师： 你知道是关于什么的阻抗吗？是因为我的分享表示我们有相似的经历吗？（*询问联盟破裂的可能原因*）

来访者： 我想是的。我觉得……你不了解我。

治疗师： 关于我并未经历过你所经历过的那种痛苦吗？（*延伸来访者的评论并寻求确认*）

来访者： 是的，差不多吧（*点头*）。

治疗师： 你是对的。我无法体会你的痛苦或你的生活是什么感受（*停顿*）。
我会试着去理解，这对你有帮助吗？（*来访者点头表示同意*）

治疗师： 另外，在我看来，你告诉我这次或者任何其他时候你感到的不被理解，实际上是好转的重要一步。你觉得呢？（*认可来访者表露内心感受的意愿，并与治疗进展联系起来*）

来访者： 我不习惯这样做。我通常认为人们要么不在乎，要么根本无法理解，但我能看出这样做可能会带来些不同（*更积极地参与讨论，这一变化表明联盟破裂正在被修复*）。

使用开放的好奇心修复联盟破裂

1. 放下你的既定议程。
2. 短暂（1～2 秒）移开目光，以减轻来访者的压力。
3. 通过向后靠、缓慢深呼吸、闭着嘴微笑和扬眉来发送合作信号（并激活个人社交安全系统）。
4. 在发出非支配性的友善信号时（轻微的低头，轻微的耸肩，张开双手的姿势加上闭着嘴微笑，扬眉和目光接触），询问你观察到的变化。例如，你可以说："我注意到刚刚发生了些变化。"描述一下变化，然后问："此刻你内心发生了什么？"
5. 给来访者时间回答问题，放慢会谈的节奏。
6. 反映来访者所说的话，并取得他/她的确认。
7. 强化来访者坦承自己，自己练习全然开放。
8. 缩短修复时间——在 10 分钟内修复联盟破裂。
9. 与来访者核对，并确认他/她已重新参与治疗。

当来访者感觉治疗和他们个人的问题不相关时也可能引发联盟破裂。治疗师应该负责使治疗与来访者相关，通常是通过双方协商就个体化治疗靶点达成一致，并通过频繁核对以确认商定的靶点仍然是有价值的。唯一的例外是危及生命的行为，它总是优先的。尤其重要的是，治疗师要意识到，靶点是可能会随着来访者的成长而发生变化的。治疗靶点也可能需要调整，以解决可能与来访者的特定时期相关的问题（见第九章中关于个体化治疗靶点的材料）。

> 修复联盟破裂的目标不是修复来访者，而是修复关系。

在评估和修复联盟破裂时，治疗师应该避免对联盟破裂本身进行过长时间的讨论。从根本上说，治疗师应该假设，如果她没有在相对较短的时间内（10分钟内）成功修复联盟破裂，那么这个修复尝试本身就可能以某种方式加剧联盟破裂。关于联盟破裂的冗长讨论可能会无意中导致来访者感到被强迫或被操纵去表露自己尚未准备好与治疗师分享的内心感受。这样的讨论也可能引来来访者的强烈自责，把长时间的讨论看成是他无法与他人沟通的又一个例子。这可能会引发额外的愤怒或加剧焦虑，或者这可能仅仅暗示着在 RO DBT 中，对治疗师的依恋是被强制要求的。不管潜在的原因是什么，对联盟破裂过度激烈的讨论可能会强化来访者过度习得的倾向，导致他们直接放弃关系，并可能会惩罚到他早先试图公开直接地与他人讨论内心感受的尝试。因此，尽管不应该避免对冲突的公开讨论，但应该避免长时间的讨论，因为这对表露内心构成了惩罚。相反，治疗师应该减轻来访者的压力。治疗师应该考虑到，她很有可能在治疗过程中带进来了某种形式的个人感知偏差、过去的学习或假设，这使得她很难完全理解 OC 来访者的观点或行为。

当联盟修复很困难时，治疗师可以与来访者分享他的观察结果，并征求同意在下一次会谈上返回到关于联盟破裂的讨论中，以减轻来访者的压力。因此，治疗师应该准备好向他的来访者承认他自己的行为或看法可能损害了治疗关系，并在必要时道歉。对我们的行为负责意味着开放、不傲慢和对关系的承诺。这示范了全然开放，同时也减轻了来访者的压力：

治疗师： 我不确定这对你是否有意义，但我意识到，不知道怎么的，无论出于什么原因，我都没能完全理解你想要和我交流的东西，或者你现在的感受。一方面，我意识到这不要紧，因为在尝试了解任何人的时候，总是会存在某种形式的沟通信息被漏掉。但同时，去理解你是我的工作。因此，我想，我们现在先停一下，不去试图理清发生的事情可能是明智之举。对我们来说，这可能是一种相互尊重的方式，让我们有一些时间进行反思，然后我们可以稍后再回来，进一步讨论，也许会有新的见解。例如，我们可以把这个问题留到下一次会谈。你觉得怎么样？

然后，治疗师应该让来访者知道，他计划在接下来的一周里对这次治疗以及他可能遗漏的内容做一些自我询问练习，他还应该提出来访者可能也想要做类似的事情。不管实际使用了什么词汇，治疗师的态度应该是轻松的，应该表明愿意接受自己是错的，并且应该清楚地传达出，来访者告诉治疗师自己的真实感受或想法是被允许的（即使这些想法是带有评判意味的）。在此之后，治疗师应该简短地与来访者确认，然后将话题转移到不同的讨论内容上。治疗师不应当就此结束治疗，因为这会强化把放弃作为冲突解决方案。治疗师应该要求来访者承诺下一次治疗回来，再次讨论联盟破裂问题。作为导入和承诺过程的一部分（在前4次治疗期间），来访者已经被要求承诺在没有事先与治疗师面对面讨论的情况下不会退出治疗。任何时候，只要这样的提醒是适当的，就可以提醒来访者这一承诺。

最后，虽然只有当来访者说修复成功时，联盟破裂修复才被认为是成功的，但还是有一些外部指标能提示修复进行得很顺利。最早的迹象可能是，OC来访者开始自然地重新进行眼神交流，使用超过一个单词的句子，不需要治疗师的鼓舞就能参与讨论、停留在当前的主题上、自发地就以前回避或痛苦的话题提出问题。

预防过早退出治疗

OC来访者倾向于在冲突出现时放弃关系，而不是直接处理问题。OC来访者承诺在没有事先与她的治疗师面对面讨论她的想法之前不会退出治疗，这对于防止她提前终止治疗是至关重要的，并允许有机会修复联盟破裂（如果已经发生）。通常情况下，这一承诺很容易获得，因为在治疗的早期阶段，大多数OC来访者都有很强的动力去改变。事实上，治疗师应该预料到OC来访者会抗议，甚至指出她被治疗师的暗示冒犯了，即她可能在没有事先与治疗师面对面讨论这一决定的情况下退出治疗。然而，多年对OC来访者的治疗研究和临床经验表明，看似高度忠诚的来访者突然放弃治疗的情况并不少见，通常是通过电子邮件或信件表明她已经决定放弃治疗。有时书面信件会明确提到联盟破裂（也就是说，来访者会提及感到被误解或体验到治疗与她的具体问题无关）。然而，同样常见的是，书面解释没有提到治疗师或治疗的任何问题。相反，它可能提到看似合理的重要障碍——来访者的新工作或工作安排的变化影响了继续治疗，或者身体疾病导致无法继续治疗，或者来访者感觉"好多了"或已经"治愈"而不再需要治疗，或者来访者决定休一个非常必要的假期——还可能包括对已获得的帮助表示感谢。治疗师必须小心，不要自动化地认为OC来访者表面上看似合理的理由以书面形式表达出来就是真实的。最常见的情况是，当来访者通过书面沟通的方式终止治疗时，在没有亲自与治疗师公开讨论这一决定的情况下，实质上是一种回避，可能是因为联盟破裂，只有面对面的讨论才可能确认任何其他可能性。由于OC来访者有义务遵守先前的协议，因此这一承诺对于防止过早退出具有很大的作用。因此，在第一次会谈结束之前，治疗师应该获得这一承诺。治疗师可以对来访者说："对那些和你有着类似问题的寻求帮助的人的研究表明，在治疗过程中的某个时候，你可能希望停止治疗，或者有时你可能不想参加治疗会谈，甚至可能想要直接退出治疗。这是完全正常的，但我想问你，你能否给我一个承诺，在你实际退出治疗之前，面对面地与我讨论你对治疗的担忧或你想要退出的愿望？你能给我一个你愿意这样做的承诺吗？"治疗师还应该预料到诸如以下异议：

- "我从未考虑过退出！"
- "我真的致力于这一治疗。"
- "我认为你是个有能力的治疗师，所以我相信我不太可能考虑退出。"

治疗师应该注意到，这些陈述实际上都没有对"在实际退出治疗之前，面对面与治疗师讨论退出治疗的愿望"这一承诺的请求做出回应。正如一位OC来访者后来向她的治疗师报告的那样："我知道如果我做出这个承诺，我就有义务遵守它，所以实际上很难做到，尽管当时你问我这件事，我不敢让你知道这一点。"当承诺不清晰时，治疗师应该温和地重复要求，目的是让来访者真正做出回应。大多数情况下，来访者会提供这种承诺（尽管有时不情愿，或者暗示这是不必要的）。重要的是，一旦获得来访者的承诺，当有需要时，就可以提醒来访者这一点。此外，这一承诺应该反复重申，特别是在修复联盟破裂、对抗适应不良行为或讨论引起高度情绪反应的话题的会谈结束之前。

> **与过度控制工作的三个重要承诺原则**
>
> 1. 防止治疗脱落。你可以说:"因为你有时可能不想去接受治疗,甚至想退出治疗,所以我想请你在决定停止治疗之前,亲自回来与我讨论你的想法。你愿意这样做吗?"
> 2. 鼓励坦承自己。你可以这样说:"我只是想让你知道,在我们一起工作的过程中,你有时可能会出于某种原因对治疗感到矛盾,或者感到不舒服。这很正常,也不是坏事。相反,它通常表明你正在参与治疗,因为你在产生疑问,或者它表明你可能在努力做一些不同的事情。我想请你在这些感觉出现时能告诉我。你愿意这样做吗?"
> 3. 鼓励分歧。你可以说:"我意识到你有时可能不同意我的看法。持不同意见并不是一件坏事。事实上,这通常是治疗进步的标志,因为它与掩饰情感相反,可能会帮助我们在共同工作中做出重要调整。你认为你是否愿意在你不赞同的时候让我知道,即使这可能是困难的或者你不确定这样做是否正确时?"

当来访者提前终止治疗时,如果可能,总体目标是让他重新参与治疗。这是在尊重和同情的情况下进行的,无论是在缺席治疗还是正式说明想要退出治疗的情况下,这一过程都遵循类似的原则。当来访者缺席治疗时,无论是个人治疗还是技能培训课程,治疗师或指导员都应该立即尝试给来访者打电话。如果来访者接了电话,就可以对阻碍他参与治疗的问题做一个简短的评估,目的是让他立即回到治疗室进行部分治疗(或回到技能培训教室)。这是基于有治疗总比没有好的原则以及阻断回避的重要性。如果无法联系到来访者本人,则可以留下语音信息或发送短信。语音信息是首选,因为它更人性化。以下是一位治疗师留言的例子,他不确定他的来访者为什么缺席治疗:

治疗师: 嗨,杰恩。我是 RO DBT 诊所的克里斯。我注意到你今天没来参加治疗(*暂停片刻,然后以轻松的方式继续*)。这对你来说绝对是不同寻常的!所以我想我可以给你打个电话看看你是不是一切都好……如果你能给我回个电话我会很感谢的。我的电话号码是 555-555-5555。顺便说一句,你该知道有人牵挂你。所以听到留言后请尽快回电话给我。谢谢。

下面是一位治疗师在他的来访者写信说她想停止治疗后留的语音信箱的例子:

治疗师: 嗨,杰恩。我是 RO DBT 诊所的克里斯。我想告诉你我收到了你的信。谢谢你让我知道你的担忧(*停顿*)。我很认真地看完了(*停顿*)。我真的很想继续与你工作,同时我也意识到你不一定这样想。显然,我们需要做一些调整(*停顿*)。我希望你愿意履行我们的协议,那就是我们将面对面讨论任何可能导致治疗提前结束的问题或顾虑(*停顿*)。所以请给我打电话,让我知道我们本周定期安排的会谈时间是否合适,或者我们是否需要另找时间。我的电话号码是 555-555-5555。顺便说一句,你应该知道我真的很关心你的情况,希望可以再见到你。我期待尽快收到你的消息。谢谢。

退出治疗,无论是预期之中还是意料之外,通常都应该被认为是联盟破裂,因此应该自动触发参与和依恋策略的使用。最好的结果是来访者同意回来接受治疗,或者至少回来接受最后一次治疗。这为修复联盟破裂提供了重要机会。很多因素都可能导致过早结束治疗的愿望;以下是一些例子:

- 治疗师用了一个"错误"的词

- 来访者感到不被理解或感到被误解
- 治疗师被认为太有指导性
- 治疗被认为与来访者的特有问题无关
- 治疗师或治疗被认为过于冷漠或爱发号施令
- 来自治疗师的提问被认为是不恰当的或具有侵入性
- 治疗师打破了来访者对治疗的"规则"或期望
- 来访者感受到情绪泄露后的羞耻感
- 当抑郁或焦虑突然恶化时,来访者变得绝望
- 在会谈期间,来访者感到被批评、暴露或不堪重负
- 来访者开始害怕与治疗师的关系变得亲密

让来访者谈谈她为什么想退出,这有助于她学会如何成功地参与和修复冲突。这样做的目的是与来访者沟通,让她了解到,她是被重视的,她的担忧得到了认真的对待(例如,她的治疗师愿意承认他做了一些无益的事情),而且她没有做错什么(例如,让她知道不同意或不喜欢某事并不是坏事)。严格遵守临床治疗方案或迅速接受来访者终止治疗并转诊的请求(通常伪装成尊重来访者的意愿)有时可能反映出治疗师或团队希望避免与难以治疗的来访者打交道。富有同情心的暂停以考虑各种选择,总是会提供修复联盟破裂所需的空间。

导致退出治疗的联盟破裂并不总是可以预见的。当它在没有明显预警的情况下发生时,治疗师感到惊讶、迷惑或困惑的情况并不少见。当非当面的退出治疗发生时——例如,当来访者写信或电子邮件或留下语音邮件表示他将停止治疗,但避免直接与他的治疗师交谈——治疗师很可能是错过或忽略了可能的联盟破裂的早期预警信号,或者在最后一次治疗期间发生了严重的联盟破裂(要么没有得到处理,要么没有得到充分的修复)。这些信息可以与来访者分享;也就是说,治疗师通过明确向来访者表达他们知道自己可能误解了某事或未能确保治疗与来访者的特有问题相关,示范全然开放的态度。

无论如何,意想不到的、充满个人敌意的或非当面沟通的治疗脱落对治疗师来说都可能是痛苦和令人消沉的。这会让人感觉像是个人的失败。因此,治疗脱落的问题应始终在咨询团队中讨论。团队应该努力理解和认可治疗师的视角(例如,感到背叛或沮丧)和情绪(如愤怒、羞辱、绝望或解脱),同时对来访者保持现象学上的共情。也就是说,团队应该避免通过将所发生的事情归咎于治疗师或来访者而让情况失衡。旨在帮助治疗师的解决方案应该专注于阻止治疗师对自己的苛责,或重新理解此事,对不合理的情绪做相反行为,对合理的情绪决定如何管理,目的是找到一种让治疗师重新与来访者工作的方法。应该考虑多种创造性依恋策略:

- 发送一张明信片要求回电话,询问来访者的健康状况,或表达爱意或关心
- 创造性地利用短信、电子邮件或互联网
- 让个人治疗师以外的人联系
- 发送一张卡片或气球,上面写着"想念你"

如果可能,治疗师还可以提醒来访者之前承诺过在退出治疗前会与治疗师面谈。重要的是要提醒来访者,治疗师坚定地致力于与她合作,并理解不是只有一种行事或谈论问题的方式,每个人都是不一样的。最后,无论治疗师或团队试图重新挽回来访者的强度如何,我们都发现,与来访者保持联系(通常在数月内)而不是放弃,可以作为表达关心的有力手段,让来访者最终重回治疗。保持联系的方式不一定很复杂——例如,可能简单地每个月写一份简短的信,表达希望来访者感觉更好的真诚愿

望（见"保持 OC 来访者参与治疗的小技巧"，第五章）。

> **现在你知道了……**
>
> ➤ 联盟破裂既是情感上的，也是人际关系上的。
> ➤ 在治疗 OC 的过程中，预期会经常发生小的联盟破裂；应将其被视为练习技能的重要机会，而不是感到害怕。
> ➤ 在 RO DBT 中，如果到第 14 次治疗时还没有发生多次的联盟破裂和修复，治疗关系被认为是肤浅的。
> ➤ OC 来访者擅长掩饰自己的感受，不会表现出脆弱或愤怒，当冲突出现时，他们往往会放弃关系，因此，联盟的破裂和修复提供了一个核心手段，让他们能够成功地参与和解决冲突，从而练习建立紧密社会纽带所需的技能。

第九章

靶向治疗和干预：优先处理社交信号发送问题

前面所有章节在诸多方面都为这一章做好了准备。在治疗过度控制问题时，靶向治疗有效的关键是不仅仅把内心体验（例如，情绪失调、认知不良、缺乏元认知意识或过去的创伤记忆）作为 OC 痛苦的来源去关注。相反，RO DBT 将间接、隐蔽和受限的社交信号发送作为 OC 来访者情感孤独的主要来源去关注，其理论基础来自将抑制和受限的情绪表达与社交隔离和难治性的内化问题（如难治性抑郁症）联系起来的有力研究结果。

个体治疗师会把社交信号发送问题作为治疗靶点，对其保持警觉，并与来访者合作，找出与 OC 社交信号发送主题相关的个体化治疗靶点，这一过程早在第四次治疗中就开始并贯穿整个治疗过程。这在 RO DBT 中治疗靶目标等级结构中排在第三优先级。一旦确定并达成一致，就会开始在日记卡上监控目标。本章讨论如何使这些靶目标个体化，并提出解决这些问题的治疗策略。然而，危及生命的行为和联盟破裂总是优先考虑的。我首先讨论了"值得分享的生活"的概念如何指导靶目标的确立，以及如何运用治疗等级来组织会谈。接下来，我将探讨靶目标确立的基本原则，以及在确立治疗靶目标时社交信号的重要性，并给出确立靶目标方案框架。我会回顾一下已经遇见过的常见陷阱，并详细说明 RO DBT 中日记卡的使用。本章最后介绍了一些治疗干预措施，详细内容可以在技能训练手册中找到。

以仁爱为先

在大多数社会中，自私远非美德。然而，慷慨和仁爱的行为很少成为头条新闻。相反，我们被关于道德沦丧、欺骗、贪婪、暴力和残忍的故事和八卦轰炸。然而，还有一线希望——反社会行为之所以如此有新闻价值，是因为它们非常罕见（无论新闻媒体或某些政客希望你相信的是什么）。每天在世界各地，你都可以看到不计回报或赞赏的一些小善举（例如，人们为彼此开门；帮助看起来迷路的人；允许排队的人先走；在公交车上让座；仅仅因为这对另一个人更重要，就让他获胜；或者为无家可归的人提供食物）。小小的善举使我们作为一个物种团结在一起。此外，与好莱坞电影中经常描述的相反，当重大灾难来袭时（例如，纽约的"9·11"袭击，日本的福岛核电站灾难），大多数人的反应不是恐慌或攻击，而是利他主义（例如，团结起来分享资源；见 Boehm, 2012）。事实上，人类的慷慨和仁爱早在 18 个月大的时候就已经表现出来（Warneken & Tomasello, 2006），而且研究表明，3～5 岁的孩子会在未被要求的情况下，给在某项任务上做了更多工作的同伴提供更大份额的奖励，即使这意味着他们自己得到的奖励更少（Kanngiesser & Warneken, 2012）。此外，我们仁爱的能力可以如此强大，以至于超越了个人的生存本能（例如，陌生人不假思索地跳入冰冷的河中去救溺水的孩子，士兵为了保护自己的部队而扑向手榴弹，举报人冒着一切风险揭露不公正），这表明它可能是进化上固有的品质[49]。事实上，将我们仁爱的能力视为人类的一种卓越品质是准确的，因为它使其他一切成为可能。

然而，仁爱不同于慈悲，尽管它们可以互换用来表示相同的意思。广义地说，慈悲是对苦难的回应；"它只有一个方向，那就是治愈苦难"（Feldman & Kuyken，2011，152页）。慈悲包括一种同情理解的感觉状态，这种感觉状态可以指向外（慈悲他人的痛苦）或指向内（自我慈悲）。有趣的是，仁爱需要情感或爱，而慈悲需要同理心、怜悯；例如，法官减轻处罚是因为他们对被告感到怜悯，而不是爱。仁爱并不需要他人受苦才能显现，也就是说，我们可以善待快乐的人，而不仅仅是那些受苦的人。另外，尽管仁爱总是关心的，但它并不总是和气的（有时一个人能做的最好的事情就是说不），而慈悲则总是和气的（也就是说，很少批评）。表9.1概述了仁爱和慈悲之间的一些其他区别。

表9.1 仁爱与慈悲的区别

仁爱	慈悲
社交信号	内在体验
发送爱意、温暖、嬉戏的信号	感到同情、同理心、关切
优先事项是谦逊、公开、透明和愿意公开承认错误或不道德的行为	优先事项是接受、不带评判的思考和认可
方向是对自己提出质疑，并向他人发出开放的信号，以便学习并与他人建立社会联结	方向是通过同理心的理解、认可和不加评判的意识来治愈自己和他人
强调庆祝我们的差异以及我们的群体性质，并在不期待任何回报的情况下为他人的福祉做出贡献	强调以宽容、平和、接纳和慷慨的方式减轻痛苦并承认人类痛苦的普遍性

然而，如果仁爱意味着告诉好朋友一个痛苦的真相，或者帮助某人而不期待任何回报，那么我们干嘛非要这么做呢？——或者更确切地说，这对于人类物种的进化优势是什么？根据RO DBT神经调节模型（见第二章），我们的压力调节系统至少在一定程度上是为了将我们与他人联系起来。当我们感觉与我们关心的人亲近时，不管他们是不是我们的亲属，我们的压力调节系统就会平静下来；而在和外界隔绝和孤独时，压力调节系统会被激活。即使是短暂的单独监禁也会使人精神错乱和身体损伤，因为这会造成压力。在我们的社群中社交隔离的感觉可能会像吸烟一样对健康造成破坏性影响（这也是自杀最常见的预测因素）。仁爱和慷慨的行为是强有力的社交安全信号，它的作用是将我们联系在一起，而不是撕裂我们。不幸的是，尽管大多数OC来访者有高度的良知，然而他们对如何传递仁爱的社交信号一无所知。因此，RO DBT中的治疗目标是一个迭代过程，在这一过程中，OC来访者逐渐被塑形成既遵循他的价值观又学习如何向他人发出亲社会信号（即，友好行事）。实现这一目标的策略构成了本章的基础。

全然开放的生活：发展一种值得分享的生活

全然开放的生活意味着学习如何以一种顾及他人需求的方式，灵活地调整自己的行为以适应不断变化的环境，从而遵循自己的价值观生活，并实现相应的目标。这里提到的"以一种顾及他人需求的方式"被认为是与情感孤独和社交隔离的OC来访者（或许对所有人）工作时最重要的部分。因此，全然开放的生活就是学习如何创造一种值得（与他人）分享的生活，之所以这样做的前提是我们的个人幸福高度依赖于他人，以及依赖于我们在多大程度上感到自己是部落的一份子[50]。可靠的研究表明，当我们感觉与他人有联结时，我们更少感到烦躁、焦虑、沮丧和敌意。值得分享的生活之所以值得分享，是因为它的生活方式与个人存活相关的古老的"自私"倾向相反，其目的是为他人的福祉做出贡献（不总是期望回报）。它的行动是谦逊的，是所有人类利他主义行为的基础。全然开放的生活赞同的是：当我伸出援手时，是因为我选择伸出援手，而不是因为我被迫伸出援手；我的自我牺牲是自由选择的，因此，我帮助的人不欠我的；我要为我的决定负责，是帮忙还是不帮忙；而且，一个人不可能在孤立的情况下实现高度的自我意识——我们需要他人（希望是我们的朋友）指出我们的盲点。因此，值得分享的生活强调开放对话和陪伴是个人成长的核心手段，也是为他人福祉做出贡献的核心手段。值得分享的生活也是勇敢的，它积极地寻找生活中的缺陷，质疑生活的动机，而不会因此而崩溃。另一方面，它不会过于认真，可以自嘲怪癖并与他人分享。此外，当需要自夸时（例如，为了确保自己的辛勤工作被看到），它可以跟最优秀的人去自夸，或者可以与嚣张的人对着嚣张（例如，站出来对抗不公正以保护他人）。然而，从根本上说，值得分享的生活是谦逊的，因为它承认我们每个人都依赖于他人来获得个人的福祉和成功。例如，这可能意味着在互动中即使心存疑虑也选择信任对方，因为它承认我们的感知、信仰和信念可能（而且常常）是不准确的。无论如何，我们每个人都必须自己决定一个值得分享的生活对我们意味着什么，以及怎样体现出来（例如，这是否意味着要去改善长期关系、建立新的关系，还是通过为他人的福祉做出贡献来增强我们的归属感）。

然而，尽管值得分享的生活和社会联结被认为是人类幸福的关键，但治疗师不应该期望每个OC来访者都一定会同意，特别是在治疗的早期阶段。尽管经常暗中渴望社会联结，但绝大多数OC来访者在如何建立亲密关系方面经验很少，或者可能害怕他们会失去独立性或自我意识。有些人可能会试图说服治疗师他们是那种不需要别人的人，他们不值得被爱，或者爱是假的。接下来，治疗师面临的挑战变成了*如何引导某人去做他不愿意做的事情？*一种常见的方法是对不情愿的人施加压力，迫使他服从（例如，通过增加要求的强度，强调不服从的危险，或反复纠缠）。这通常很管用，但不是对每个人都有效。

> 尽管经常暗中渴望社会联结，但绝大多数OC来访者在如何建立亲密关系方面经验很少，或者可能害怕他们会失去独立性或自我意识。

实际上，OC来访者可能特别抗拒积极的劝说；对他们来说，你越卖力气，他们就越怀疑，但如果你不使劲儿，那就意味着你不在乎，或者你从一开始就不相信什么值得分享的生活。治疗师要认识到的重要一点是，大多数情况下，这种类型的混合信息很少是有意的。OC来访者只是普遍的多疑而已（不仅仅是在接受治疗这件事上）。好消息是，相较于向他们施压要求他们立即做出回答，或者假设知道什么对他们最好，他们更有可能对让他们有时间考虑后果并自行决定的人际反馈做出积极回应。因此，相较于"留面子法"，即先提出个很高的要求但愿意退而求其次（通常是秘密的），通过"登门槛法"更可能获得积极的结果，即先提出很低的要求但是期望在之后再提出进一步的要求，唯一的例外是对紧急的危及生命的行为。

运用RO DBT目标等级结构构建会谈

个体治疗的治疗靶目标按等级组织成三大类：

1. 严重且紧急的威胁生命的行为
2. 联盟破裂
3. 与五个OC社交信号发送主题相关的适应不良的OC社交信号发送问题

这种宽泛的治疗目标等级结构为治疗师提供了一种组织个体治疗架构并根据需要进行调整的方法（参见"个体治疗中治疗靶目标的等级"，第四章）。一般说来，个体治疗会谈都遵循类似的结构，但在每次会谈中，治疗师可能会有目的地在不同等级之间移动不止一次，以处理当前出现的问题。危及生命的问题行为被放在最高优先级。因此，当出现紧急的危及生命的行为时，治疗师应该放下他们的既定议程，优先考虑让来访者活下来。与 OC 来访者合作时，评估和处理紧急的危及生命的行为的 RO DBT 协议可以在第五章找到。RO DBT 的第二个最重要的目标是 OC 来访者和治疗师之间的治疗联盟破裂（见第八章）。

虽然威胁生命的行为和联盟破裂是最重要的，但 RO DBT 认为，社交信号发送缺陷是 OC 情感孤独、社交隔离和心理困扰的底层核心问题。因此，理想情况下，绝大多数治疗时间都要花在这些问题上。五个 OC 社交信号发送的主题被认为对 OC 社交信号发送缺陷的发展和维持具有独特的影响。它们提供了一个基于循证的框架，允许治疗师介绍以前禁忌或未披露的话题，并纠正 OC 来访者常常持有的长期信念，即她的困难相对于其他人来说特别诡异、古怪或不正常。这有助于启动帮助社交隔离的 OC 来访者重新加入部落的重要过程。最重要的是，OC 信号主题起到了创建个性化治疗靶目标的背景作用，这些治疗靶目标对于实现值得分享的生活至关重要。找出这些靶目标的实践方面是本章的核心。但是，在人们能瞄准与 OC 主题相关的社交信号发送缺陷之前，先了解社交信号的含义是很有帮助的，这是下面一节的主题。

跳探戈需要两个人：社交信号的定义

RO DBT 将*社交信号*定义为在另一个人在场的情况下发生的任何行为，无论其形式、意图或是否有意识。根据这一定义，即使是从未打算作为信号的行为（如打哈欠），以及那些在意识之外发生的行为（突然叹息），如果它们发生在另一个人面前或被远程观察（如在录像中），也会起到社交信号的作用。因此，我此时此刻正在输入的单词只有在我以外的人读过的情况下才是社交信号。在没有观众的情况下（也就是私下）表达的动作、手势或表情只是外显的行为，而不是社交信号。即使当你在镜子前排练你可能会对你的老板说的话时，你也不是在发出社交信号，你只是在上台前准备台词。

更重要的是，大多数人都非常善于知道何时他们是在台上（被观察）和何时是在台下（完全独自一人），并相应地调整他们的行为（当我们认为有人可能在观看时，我们不太可能挖鼻孔）。此外，研究表明，我们更相信非语言的情感表达（超过了语言本身）。因此，信息发送者面临的问题是了解接收者是否按预期收到了信息，包括完全没有意图的情况（有时打哈欠就是单纯打哈欠）。此外，也许最常被误解、最强有力的非语言社交信号与其说是说了什么或做了什么，不如说是没说什么或没做什么。例如，在互动过程中明显缺乏预期或习惯的亲社会信号（问候时没有微笑，肯定地点头的频率很低）几乎总是被解读为不赞成或不喜欢，而不管发送者的实际意图如何。当我们和别人在一起时（通过微表情和身体动作），我们不断地发出社交信号，即使在拼命控制不这样做的时候（什么都不说也能像长篇大论一样有力）。

明确要瞄准的靶目标：治疗成功的关键

在与 OC 来访者合作时，明确靶目标的困难在于，他们是掩饰内心体验和抑制情感表达的专家，以至于他们可能甚至没有意识到自己在这样做。这并不是说他们没有认识到更有表现力、更真诚或更多地坦承自己的好处，而是不知道如何做出不同的行为（或者害怕如果他们真正尝试就会受到伤害或背叛）。

此外，OC 来访者即使在房子着火的时候，也会非常积极地表现出控制能力（"永远不要让他们看到你流汗"的现象），而他们超强的自我控制能力使这成为可能（至少在大多数时候）。然而，尽管 OC 来访者强烈希望被视为有能力的，但却几乎都表现出矛盾的行为，认为由于过去经历的或当前糟糕的生活状况，改变是不可能的，或者正常的行为预期并不适用于自己。治疗师经常会无意中认同 OC 来访者的悲观观点，忘记了过去的创伤和当前的逆境并不一定等同于绝望和失败。

OC 来访者也擅长屏蔽他们不想听到的反馈，同时掩饰他们的意图（看似披露实则未披露的艺术），让人看不出这是他们正在做的事（例如，假装没有听到，直接忽视，用问题回答问题，巧妙地改变话题，通过问一个看起来无辜的问题来扭转局面）。让事情变得更复杂（并加剧 OC 来访者的自我憎恨）的是，他们通常高度意识到自己控制、取胜或支配的强迫性需求——他们很可能对他人隐瞒这些欲望，并经常私下将其作为自己邪恶和缺陷人格的证据。

间接或经过伪装的社交信号是强大的，因为它们允许发送者影响（控制）他人或得到他想要的东西，而无须承认他们这么做了；例如，通过沉默的处理方式发出愤怒的信号而不需要说一句话，而且这很容易被否认："谁？我吗？不，我没有生气。我只是不想说话。"但同时也为发送者带来了隐藏的成本。间接信号通常会导致人与人之间的误解或不信任，因为很难知道发送者真正的意思或意图（治疗师也难以知道可以瞄准什么靶点去寻求改变）。不管发送者的实际意图如何，间接的、模棱两可的社交信号（扑克脸、毫无情绪的语气、一个假笑、一个哈欠）通常会被接收者解读为不赞成、不喜欢或欺骗（即使不是故意的），这正是为什么它们如此具有人际伤害性。

此外，决定忽略社交信号，转而针对内部过程（如想法或内心情感体验），只会加剧与 OC 来访者合作时的两难境地，因为当外在的公开行为或社交信号模棱两可时，内心体验总是最容易被似是而非地否认或混淆。在与控制不足的个人（例如，患有边缘性人格障碍的人）一起工作时，针对内部体验要容易得多，因为在把椅子扔出治疗师的窗户后，来访者很难表现出可信的"完全没事"（表 9.2）。

表 9.2　过度控制与控制不足人格类型之间的社交信号差异

	过度控制（OC）的社交信号	控制不足（UC）的社交信号
表现	OC 社交信号往往是轻描淡写的、可控制的、可预测的，而且通常不依赖于情绪。有两种不同的 OC 信号类型：①拘谨、含糊和平淡的表达；②过度亲社会、不真诚和虚假的表达。无论是在公开场合还是私下，这两种风格都很少透露或表达脆弱的情绪	UC 社交信号往往是戏剧性的、脱抑制的、不可预测的、和情绪相关的。扑克脸的出现是暂时的，几乎总是情绪失调的结果（例如，极度羞愧、极度愤怒、分离或恐慌）。脆弱和极端的情绪表现（如愤怒和哭泣）是司空见惯的
控制	OC 来访者可能暗自豪于他们天生的超凡的自我控制能力，以及他们在任何情况下抑制冲动、推迟满足、提前计划、忍受痛苦和控制情绪表达的能力；例如，尽管他们内心感到焦虑，但在外表上可能表现得冷静和无所谓	UC 来访者痛苦地意识到自己无法控制自己的情绪表达（可能会感到尴尬或羞愧）。他们通常缺乏在压力或相互冲突的要求下防止情绪爆发所需的抑制能力
场所	OC 个体得到过间歇性的强化，在公共场合或有非直系亲属的人在周围时会抑制或掩盖情绪表达。他们非常害羞，除非有时间准备，否则不喜欢在聚光灯下	UC 个体得到过间歇性的强化，会放大情绪表达。他们抑制表达的能力很低，再加上对奖赏的高敏感性，这使得他们不太能注意到场合因素（即私人或公共的）；例如，当高度兴奋时，他们可能意识不到自己说得太多或太大声。他们通常比公共场合的大多数人更不自觉，喜欢成为注意的焦点，也不太可能在即将到来的社交活动之前花空闲时间准备、计划或排练
变化性	OC 个体在情感表达上的波动性很小，无论是情感的效价还是强度。他们对奖赏的敏感度较低，不太可能自发地表现出兴奋或喜悦	UC 个体的情绪表达是多变的和不稳定的，无论是情感效价还是强度都是如此。虽然一般说来，他们努力抑制或控制极端的负面情绪表达（通常不成功），但很少尝试控制或抑制积极情绪的表达

从本质上说，控制不足的适应不良社交信号的定义是"大"（也就是说，更具表现力、更戏剧性、更不稳定）。与 UC 来访者合作时，治疗靶点会脱颖而出并大声喊叫以示存在；它们的"大"令人很难忽视（也很难否认），而 OC 社交信号几乎总是柔和的、可控的和"小的"（除了发生情绪泄露的情况），这让人很难知道要改变的靶目标是什么。幸运的是，有一种方法可以绕过这一困境。首先要知道当涉及社交信号时，大小并不重要；例如，沉默可以和喋喋不休一样强大。此外，RO DBT 认为，当谈到人际联结时，我们内心想法或感受是什么不如我们如何沟通或传达内心的意图和体验重要。

因此，社交信号很重要，但在一个小时的治疗过程中发生数以千计的微表情、身体动作、手势和言语表达，要知道应该针对哪些展开工作，似乎是一项不可能完成的任务，更不用说在会谈之外发生的多种多样的社交信号了。但不要绝望——有一种前进的方法，它始于认识到我们个人的社交信号发送习惯可能会影响我们所看到的适应不良的社交信号。

我们所见之事，皆因自身而异，而非事物本来面貌

没有正确或最佳的方式来发送社交信号——我们每个人都有自己独特的表达方式。因此，学习如何瞄准间接和模棱两可的社交信号对治疗师来说可能是一个挑战，因为我们每个人都是独一无二的。此外，RO DBT 的一个核心原则是，无论我们走到哪里，我们都会带着感知和调节偏差，包括会带到我们与来访者的工作中（也就是说，我们无法看到世界的本来面目，我们看到的只是我们眼里的世界）。这就是 RO DBT 鼓励治疗师寻求外部督导并自己练习全然开放的原因之一（理想情况下是在 RO 咨询团队中）。

此外，大多数 OC 行为的离散性会导致治疗师对问题行为的真实性产生怀疑——也就是说，它真的有问题吗？例如，每当治疗师在没有意识的情况下自动接受她的来访者的世界观或解释是合理的、正常的或适应性的时，案例概念化问题就会成为问题。因此，一位来访者报告说，"我不能去约会，因为我没有钱。"而治疗师并没有质疑这种回答，而是认为这是合理的（忘记了穷人也都在约会）。或者，一位来访者说，"我不能让自己表露自己的内心感受，因为我很抑郁。"于是治疗师就放下了行为改变的期望，转而专注于首先试图摆脱抑郁，忘记了抑郁源于掩盖内心感受的社交信号发送缺陷。

同样，人们对亲密关系的期望、文化和个性的差异都存在基本的不同（比如治疗师倾向于过度控制的应对或控制不足的应对的程度），这不仅使我们独一无二，而且还会影响我们对世界的感知——因此，也影响我们对靶目标的感知。例如，自己倾向于过度控制的应对方式的治疗师（我们的研究表明大多数治疗师是这种类型）往往会发现更难（而不是更容易）识别适应不良的 OC 社交信号发送缺陷，因为他们自己往往表现出同样的行为（尽管通常不那么刻板）[51]。此外，如果一名倾向于过度控制应对的治疗师主要与风格相同的人生活在一起，那么他自然更有可能认为自己的社交信号风格是正常的，甚至是更好的。询问倾向于 OC 应对方式的治疗师某个特定的社交信号是否适应不良，有点像问一条鱼是游在咸水中还是淡水中——当你没有什么可比较的时候，是无法做出区分的。正如一位做研究的治疗师所说："每当我发现我对自己说，我的来访者的行为似乎合理时，我已经学会去使用自我询问。结果是经常发现我的行为和我的来访者是一样的。"

最后，以社交信号为治疗靶点可能很难学习，因为它需要治疗师（至少在一定程度上）放下先前的培训或其他强调不同的关于改变机制的理论模型，例如，直接改变内心体验的重要性（例如，认知失调、情绪失调或突出的创伤记忆）或改变我们对内心体验的反应方式（例如，改变回避、不接纳、

思维反刍或抑制)。事实上,我们中的大多数人在感到不确定时会回归旧习惯或最了解的事物;因此,治疗师应该预期当他们第一次学习 RO DBT 时,可能会有类似的反应(所以要善待自己)。

好消息是,多年来,我有幸从我的 OC 来访者、朋友、学生和同事那里收到了大量反馈,不仅涉及 RO DBT 背后的基本原则,还涉及我如何努力向他人解释这些原则(例如,在培训或督导期间)。其结果是发展了两种(没错,而不仅仅是一种)锁定适应不良的社交信号的方法,这两种方法可以独立使用或交替使用,也可以组合使用。它们的主要不同之处在于它们在实施时是更结构化、有计划的,还是非结构化和自发的,不过两者都会带来相似的结果——成功确立靶目标。

选定治疗靶目标:好奇的时候最佳

我们既了解又不了解他人。研究表明,在接触到另一个人的非语言行为(即使只是一张照片)的短短几分钟内,我们就能够对陌生人的人格特征、社会经济地位以及可信度和利他主义等道德属性形成可靠而有效的印象(Ambady & Rosenthal, 1992; W.M. Brown 等, 2003; Kraus & Keltner, 2009)。然而,任何真正尝试过从内到外了解另一个人的人都可能会很快指出,这比你想象的要难(或者比刚才引用的数据可能表明的要难)。在我看来,当谈到情感孤独的问题(比如 OC)时,最重要的不是我们的直觉有多准确,而是我们发自内心地对另一个人的感觉——也就是我们希望与他共度更多或更少时间的程度。

因此,当涉及瞄准适应不良的社交信号时,治疗师通常需要重新培训自己,把来访者在会谈中表现出的任何公开行为都视为社交信号,不论对方的意图如何。例如,当来访者开始在治疗过程中反复上下抖动她的腿时,RO DBT 治疗师很可能不会自动化地认为这种行为只是习惯或焦虑症状(因此忽略它);相反,治疗师可能会从社交信号的角度评估抖动的腿,但只有当它发生在多次会谈、多个环境背景中(不仅仅是在治疗中)时,并且只有当它被双方共同确定为妨碍了来访者的社交联结或遵循自己的价值系统(例如希望被他人看作有能力的)来生活时,才会直接将其作为潜在的靶目标与来访者讨论。假设这些标准都满足了,RO DBT 治疗师就可能会在治疗的某个时刻直接与来访者讨论该行为在发送社交信号方面的意义,这是确定其与治疗靶目标的相关性的第一步。治疗师会带着温暖的闭嘴式微笑问道:"你有没有注意到,每当我们谈论某些特定话题而非其他话题时,你的腿会开始很快地上下抖动?你觉得那条抖动的腿想表达什么?"

此外,RO DBT 治疗师不是直接告诉 OC 来访者他们发送的社交信号出了什么问题,而是鼓励来访者通过自我询问来检查他们发出的社交信号对自己有什么用,这个过程可以通过两个宽泛的问题来启动:

1. 我发出的社交信号在多大程度上反映了我的核心价值观?
2. 我发出的社交信号的结果在多大程度上实现了我的初衷?

不应该认为这些问题的答案是绝对的(绝对真理);相反,它们是与治疗师协作分享(或记录在来访者的 RO 自我询问日记中)的工作假设,只有在来访者和治疗师同意这些假设是相关的之后,才会被作为改变的靶点。最好的治疗问题是那些我们认为自己还不知道答案的问题(也就是反映出真正好奇心的问题)。RO DBT 治疗师不是为了改变来访者的想法而问问题,也不是强迫他像我们一样思考,而是通过提问来了解来访者是谁,并鼓励他发现自己想要如何生活。这种方法与其他使用苏格拉底提问的治疗方法(Padesky, 1993)的本质区别在于 RO DBT 对社交信号的重视。

锁定治疗会谈中的社交信号靶目标：基本原则

一旦你理解了在任何给定的时刻人们之间发送了多少社交信号，就会发现在会谈中去锁定社交信号是容易的（呃……我反驳了自己之前说的话，好吧，*相对容易*）。这无非是重新训练你把什么问题作为优先考虑，以及你把注意力放在哪里。正如本书反复强调的那样，RO DBT 优先考虑非语言行为，而不是口头描述或报告。事实上，在第一次与某人见面的几秒钟内，大量的信息被传递、接收、解释和回应，通常是在潜意识水平上。我们不断地扫描别人的面部表情和发声，以寻找不赞同的迹象——即与我们的社会地位、我们的行为在多大程度上符合社会期望，或者其他人有多喜欢我们相关的信息。慢动作胶片分析有力地揭示了在互动过程中，我们在毫无觉察的情况下对他人的身体动作、姿势和面部表情的变化做出的反应。另外，研究表明我们至少需要 17~20 毫秒来有意识地注意到一张情绪化的面孔，然而我们的脑身已经在低至 4 毫秒的时间内给出了生理反应（L.M. Williams 等，2004，2006），而研究人员估计，基于语言的评估甚至要到 200 毫秒才开始（例如，面部表情被标记为微笑）——从进化上更古老的皮层下处理的角度来看，这似乎真的很慢。此外，对自下而上的初级评估进行的自上而下的重新评估（如认知重构）甚至更慢，因为人首先必须给体验贴上标签（例如，皱眉），然后访问广泛的记忆、背景信息和已有知识，以决定中央认知水平的自上而下的调节过程是否同意皮层下水平的自下而上的初级评估。（*呼！*）简而言之，就像 20 世纪 60 年代的热门电视连续剧"贝弗利山人"（The Beverly Hillbillies）中的摩西奶奶所说："这里有很多感受在涌动。"[52]（译者注：《贝弗利山人》是一部美国电视情景喜剧，于 1962—1971 年在哥伦比亚广播公司播出）。问题是，有没有可能训练一个人更好地意识到经常在几毫秒内发生的非语言行为？

幸运的是，有广泛的研究表明，我们在这方面还挺擅长的。也就是说，我们通过别人的社交信号来判断我们是否可以信任他们或是否愿意花更多的时间与他们在一起。大多数治疗师本能地知道信任另一个人或渴望依恋他们是什么感觉。更重要的是，研究表明，从广义上讲，人类是社交安全检测专家。我们的大脑已经进化出可靠的方式来检测另一个人在多大程度上可能参与互惠的合作行为。例如，我们通过带有情感的触摸、微笑和整体水平的情感表达来识别他人的亲社会意图（Boone & Buck，2003；W. M. Brown & Moore，2002；W. M. Brown 等，2003；Hertenstein, Verkamp, Kerestes, & Holmes，2006；Schug, Matsumoto, Horita, Yamagishi, & Bonnet，2010），我们擅长辨别微笑是真的还是假的，并能准确地觉察到一个人声音中的紧张（例如，Pittam & Scherer，1993；Ekman，1992）。事实上，我们对他人最可靠的第一印象之一就是他们是热情（善良、友好）还是冷淡（冷漠、易怒）。然而，正如前面提到的，治疗师应该避免假设他们本能的观察代表了来访者的真实情况。此外，保罗·埃克曼（Paul Ekman）和他的同事们在过去 40 年里进行的研究表明，训练人们成为更好的情绪细微迹象或微表情的检测者是可能的，这项研究主要集中在对欺骗的检测上。例如，研究表明，在识别谎言方面准确率较高的人使用不同和更多样的语言和非语言线索，特别是关注非语言信号和情绪的微表情。准确的测谎者通过练习技能并寻求反馈来提高他们的能力，例如，关于目光的接触（Ekman & O'Sullivan，1991；Ekman, O'Sullivan, & Frank，1999；O'Sullivan & Ekman，2004）。因此，通过一些训练和练习，治疗师可以学会在治疗过程中注意到细微的情绪表达。下一步是如何将其转化为相关的治疗靶目标。

锁定治疗会谈中有问题的社交信号：一个分步的方案

一般说来，无论是从会谈中的行为还是从来访者对会谈外行为的自我报告中识别，锁定社交信号时需要牢记的最重要的问题是，*我的来访者的社交信号可能会如何影响社会联结？*核心理念是让治疗师以她在建立亲密社会关系方面的个人成功经验为模板，评估她的来访者发出的社交信号的潜在有效性（当然，这是假设治疗师自己在建立长期亲密关系方面取得了一些成功）。换句话说，这个评估的实质可以归结为以下几个问题：*如果这个人不是我的来访者，我会喜欢和他在一起吗？* 或者，说得更通俗些，*他是我愿意一起喝啤酒的那类人吗？* 若不愿意，原因是什么？或者，更具体地说，*我的来访者的哪些社交信号可能会让人们不太愿意与他建立联系？*然而，有一些与会谈中的社交信号靶点相关的独特特征，一旦掌握，就可以整合到对会谈外的社交信号靶点的锁定中去（即，无法被治疗师直接看到而只能通过来访者的自我报告来了解的社交信号）。因此我选择从会谈中的行为开始工作。

附录 5 中的临床例子详细总结了整个方案（我亲切地称之为"打哈欠方案"）。它不仅详细描述了来访者的非语言社交信号，可以用来确定来访者是否投入治疗，还详细说明了治疗师如何利用自己的社交信号发送行为来影响来访者，而无须通过言语。

重要的是，不要因为方案中的细节数量或步骤数量（总共有 15 步）而感到沮丧，因为从多个角度来说，这一个临床案例包含了 RO DBT 在选定治疗目标方面的全部精髓，实际上，这让本章几乎成了多余的。此外，可以说的再狠一点儿（让我们大胆一点），当附录 5 中的临床例子与技能训练手册的全面知识相结合时，治疗师基本上就掌握了选什么做靶目标和如何选定（这些原则在附录 5 中可以找到）以及如何干预（这些原则在技能训练手册中可以找到）的核心原则。附录 5 的另一个优点是，它说明了在会谈中会有多少社交信号发生，而我们常常没有注意到、忽略或认为是无关紧要的，或者不知道该如何应对[53]。

附录 5 中的临床案例不应被误认为仅与打哈欠的来访者有关。它旨在作为模板，将选定靶目标的原则应用于其他可能的问题社交信号。用的时候，只需用代表另一个目标的单词或短语（例如"扑克脸"，"翻白眼"或"皱眉"）替换单词"打哈欠"及其变体即可。记住，一般说来，在 OC 来访者中有两种常见的间接社交信号类型，治疗师应该对此保持警觉：*过度*的亲社会性信号和明显*缺乏*亲社会性信号（表 9.3 对不同类型分别做了总结），这也很有帮助。

表 9.3 过度控制的来访者中亲社会性信号的缺失与过多

缺乏亲社会信号	过度亲社会信号
表情平淡、面无表情	经常露出僵硬刻板的、礼貌的露齿微笑
缺乏点头或微笑	过于频繁地点头
缺乏友好、合作的信号	过分关注、逢迎讨好或奉承等不必要或不适当的行为
目不转睛	经常表现出顺从或退让

注：无论该行为表征的是亲社会信号的缺失还是过度，它都是非回应性的、广泛出现的、与环境背景不适切的

重要的是，你作为工作靶目标的社交信号应该是有意义的——它是不是把来访者挡在了部落之外？有时甚至可能包括来访者的着装方式或她佩戴的珠宝类型，因为这些也是社交信号。此外，语言的非语言成分——语速（一个人说话的速度）、音调（相对声音频率的高低）、语调（讲话过程中出现的音调变化）、节奏（如何让语言形成有规律的时间间隔）和响度（音量）也可能成为重要的靶目

标。例如，平淡、单调或不带情感的声音，回答问题之前或说话时长时间不必要的停顿，语速比别人慢得多，以及在交谈中表现出更长的停顿，这些都是OC来访者常见的说话模式。抑郁的来访者也更有可能以向下而不是向上的音调结束一句话，这可能意味着情绪低落、厌倦或不感兴趣。这些中任何一个都可能成为有意义的靶目标。然而，你一次只能选择一个进行工作，所以重要的是寻找最强的一个社交信号——也就是说，最有可能给来访者在建立社交联结方面造成困难的一个。

> 你作为工作靶目标的社交信号应该是有意义的——它是不是把来访者挡在了部落之外？

沉默是另一个有力而间接的社交信号的好例子。它最常发生在与某人意见不合之后，或者当一个人不符合期望时。它表示不公开的不同意或愤怒，涉及言语行为的突然减少，扑克脸，对眼神接触的回避。如果接收者问到社交信号的突然改变，发送者通常会否认这一改变，并以一张茫然的脸和冷静的语气说，"不，我很好"或"一切都好"。此外，正如前面提到的，"推拒"和"不要伤害我"的反应（在第十章中描述）是如此普遍，以至于当它们在会谈中发生时，都有对它们的完整的目标和干预方案，而且整个RO技能培训课程都是专门针对它们的（参见技能训练手册，第五章，第16课）。最后，尽管附录5中的临床例子无须额外加以说明，但许多治疗师发现方案中有一个特别的步骤很难执行，部分原因是感觉这与他们之前接受的培训非常不同。您可能已经猜到了是什么——我指的是第六步（即向来访者演示可能的适应不良的社交信号）。下面将回顾这一步骤背后的一些基本原则。

演示，而非仅仅讲述

治疗师应该演示适应不良的社交信号，而不是仅仅口头说说。这是经典的RO DBT的重要原则。基本原则是让治疗师将社交信号发送缺陷付诸行动或示范，而不是理智地描述它们的样子。这使得OC来访者可以切身体验身处社交信号接收方的感觉。治疗师应该避免事先对OC来访者进行解释、辩护或让来访者做好准备；这不仅占用宝贵的治疗时间，而且没有必要，甚至可能导致来访者不愿参与角色扮演，因为他们感到难为情。相反，正如附录5所示，与其解释，不如简单地要求来访者向你展示他的社交信号，以便确定它的严重程度。

此外，与许多治疗师的预期相反，在演示时夸大社交信号是很重要的，而不是为了保护来访者或避免个人的尴尬而弱化它。如果做得好，夸张的功能是确保来访者在角色扮演过程中注意到社交信号，并明确治疗师不是在嘲笑或批评自己，相反，对来访者的社交信号的认真和写实的描述更可能被视为批评，因为来访者可以在治疗师的写实描述中痛苦地看到自己。夸张的描绘就像观看哑剧或喜剧节目，从而使其不那么个人化，同时仍然呈现出重点——也就是说，被描绘的社交信号如何可能起到适应不良的作用。夸大社交信号也表明表达是可以的（回想一下，OC来访者不会认为一个人玩耍、放松或公开表达情绪是社会可以接受的，除非他们首先从治疗师这里看到这样的行为）。当我们自由地表达自己、相互取笑或者允许自己在别人面前犯傻时，我们就传递了一种强大的非支配的、平等和友谊的亲社会信号。对OC社交信号发送行为的夸张、愚蠢地演示不仅让来访者清楚地看到了信号的任何潜在不利之处，而且还提供了一个机会，让来访者切身体验一下身处信号接收方的感觉。因此，RO DBT治疗师不是谈论社交信号问题，而是演示它，然后与来访者合作，以确定该社交信号对来访者的社交联结产生负面影响的程度，或者多大程度上准确反映了来访者的价值目标。

避免安慰或表达担忧

同样重要的是，当来访者在角色扮演过程中表现出尴尬时，治疗师不要做出强烈的反应，也不要表现出明显的担忧或安慰。这不仅是正常的，而且尴尬的表情几乎总是亲社会的，表明愿意自我反省。人们喜欢并信任那些表现出尴尬的人。我们觉得与那些表现出尴尬（比如脸红）的人联结更紧密，因为这表明他们关心社会违规行为（比如踩到别人的脚趾或不体恤他人）。

长话短说

最后，治疗师在与OC来访者进行演示或角色扮演时经常犯的一个错误是持续时间过长（最常见的原因是来访者似乎不能迅速领会社交信号的影响）。然而，正如前面所描述的，我们所希望的那种亲身体验式学习通常只需要几毫秒就能发生。因此，请保持演示的简短。如果治疗师充分夸大了这种表现，那么来访者的皮层下情绪加工系统就能捕捉得到。换句话说，如果治疗师发现自己在向来访者解释她"本该"体验到的事情，就该考虑以下三种可能的选项：

1. 治疗师展示的社交信号没有被夸大到足以让来访者体验其影响，在这种情况下，治疗师应该简单地再试一次，并增加信号的强度（这几乎总是最好的第一选择）。
2. 来访者没有参与，并且通过假装没有看到或体验到这一社交信号的问题来间接表达出这一点，此时应该触发修复联盟破裂的方案。
3. 该社交信号并非适应不良或有治疗价值的，这意味着大多数人不会觉得它令人苦恼或令人不快。

第三个选项发生的可能性较小，尽管如附录5的例子所示，至少在一开始，打哈欠的来访者会非常乐意治疗师简单地接受最初的假设：来访者只是累了。因此，坚持不懈很重要。在进行下一步之前还有最后一点——值得注意的是，在附录5所示的例子中，治疗师没有一次尝试校正、解决或改变适应不良的社交信号。在选定治疗靶目标期间专注于解决方案或技能（即如何改变行为）会发送出错误的信息：这不仅暗指你已经理解了行为的含义（即，它是适应不良的，因此需要改变），而且还强化了OC来访者强迫性修正的倾向。记住，OC来访者需要学会如何放松。

接下来，我将概述如何将OC社交信号主题融入治疗靶目标选定的过程中。这些主题很有帮助，因为它们确保了靶目标的广度（这样核心问题不会被忽视）。这些主题在治疗的早期非常有用，因为这个时期需要选定靶目标，可在会谈中适应不良的社交信号出现的次数还不足或重复性不够，治疗师还无法使用会谈内的靶目标锁定方案（见附录5）。

利用OC社交信号主题来强化目标：基本原则

有五个OC社交信号主题。理想情况下，到第四次或第五次治疗时，治疗师应该已经开始了确定个性化靶目标的过程（尽管如前所述，非正式的治疗靶点筛选理论上可以早在第一次治疗时就开始）。靶目标应该在治疗过程中修改和完善，部分是因为新的目标出现了，旧的目标得到了改进，或者仅仅是因为更好地了解了来访者。因此，治疗师不应该错误地认为，一旦他找出了一个与五个OC社交信号主题之一相关的靶目标，他的工作就完成了——远远没有。在RO DBT中，治疗靶目标的选定是一个持续的过程，随着来访者变得更善于揭示而不是掩盖内心体验，并且有与他们的治疗师协作修复联盟破裂的经验，RO DBT的治疗靶目标会变得越来越详细和具体（回想一下，RO DBT假定只有在多次联盟破裂和修复之后才能建立起强大的治疗联盟；见第八章）。

OC主题本身并不是靶目标；作为靶目标，它们过于宽泛和不够具体。相反，它们确保了在治疗过程中涵盖OC来访者最常见的主要相关问题领域。因此，尽管本章后面描述的议程可能看起来是正式的或结构化的（实际上，它被贴上了这样的标签），但这并不意味着应该严格遵循它。正如前面提到的，治疗师应该可以自由地将正式和非正式的确定目标的方法结合起来（这通常被证明是理想的方法）。大多数治疗师报告说，在最初学习 RO DBT 时，发现更正式的方法最有帮助，因为它确保了他们不会无意中忽视潜在的重要目标。然而，随着经验的增长，大多数治疗师自然会变得更加灵活，最终往往会根据他们在治疗过程中观察到的内容和来访者的需求，将正式和非正式的方法整合起来用于选定靶目标。重要的不是锁定靶目标的形式（也就是正式或非正式的），而是结果——治疗师是否能够识别来访者特有的相关社交信号靶点？以下是与每个 OC 主题相关的一些特征和社交信号缺陷的示例：

- 情绪表达抑制（不开心时说"我很好"；面无表情；生气时微笑；"永远不要让他们看到你流汗"；很少使用情绪词汇；很少使用大手势和合作信号，如扬眉、说话时的手势、点头、眼神接触）
- 过于谨慎和高度警觉的行为（在每次活动前都要强迫性地做计划；强迫性排练该说什么；回避新情境；只愿意承担可以预计到的风险；强迫性地检查行为）
- 僵化的、受规则支配的行为（无论在什么情况下，行为都受先前经验和规则的支配，如"永远保持礼貌""永远努力工作""总是三思而后行""永远坚持"和"从不抱怨"）。
- 冷漠而疏远的关系（当人们觉得难以理解他时他会暗笑；很少向他人透露个人信息或弱点；放弃关系而不是直接处理冲突）
- 嫉妒和怨恨（经常进行社会比较；对竞争对手说三道四；赌气噘嘴；进行报复行为；在竞争对手受苦时暗笑；拒绝别人的帮助，或拒绝帮助别人）。

最后，主题和靶目标在行为上的表现在个体之间有很大差异。治疗师应该尽可能地在行为上具体化；也就是说，识别与主题相关的行为的形式、频率、强度和功能。例如，在"冷漠而疏远的关系"主题下，一个来访者的冷漠可能表现为暗暗转变谈话话题，以避免泄露个人信息；另一个来访者的冷漠可能会因为他向正在做他讨厌的事情的人投去严厉的反对目光而彰显；而另一个来访者可能会在每当话题涉及个人时，就让其他人说话来保持他的疏远。为了确保干预是针对性的，很重要的一点是准确确定冷漠和疏远是如何在社交上表达出来的（例如，每当谈话涉及个人时，习惯性地改变话题的人需要的干预不同于回避冲突的人所需要的干预）。但在*正式*回顾正式方案之前，我将提到我多年来观察到的一些常见陷阱。如果从一开始就避开这些问题，治疗师就可以节省时间并防止所有人产生不必要的困惑。

治疗靶目标的锁定：常见的陷阱

信息过载

避免一次性把五个 OC 主题都讲给来访者的冲动。虽然导入和承诺策略是 RO DBT 的核心部分，但当涉及锁定治疗靶目标时，过早和过快给出太多的信息往往会制造更多问题，而不是解决问题（而且可能是医源性的）。其中之一就是，治疗师被置于一个需要解释、证明或捍卫关于 OC 应对模式的宽泛概念的处境，而这些概念并非按照完全涵盖每个 OC 来访者的复杂性而设计的。OC 的主题是宽泛的描述，目的是帮助提高治疗师去锁定治疗靶点，它们不是关于所有 OC 来访者的事实陈述。因此，一次只引入一个 OC 主题（即每次会谈引入一个）[54]。

在确认靶目标时很费力

尽管治疗师的学习曲线有时很陡峭，但大多数 OC 来访者（在真正参与时）不仅可以立即掌握社交信号的重要性，而且可以不怎么费力地在锁定治疗靶目标的过程中想出几个与特定 OC 主题相关的例子。当他们感到费力但看起来是在参与的时候，应该重新评估他们对社交信号内涵的理解，并澄清任何误解。然而，当一个来访者很费力，而且显示出不参与的迹象时（例如，转移视线、喃喃自语、反复说"我不知道"），治疗师不应仅仅重新评估来访者对社交信号的理解，还应考虑联盟破裂的可能性；也就是说，这种行为的变化是（对治疗师的）社交信号。问题是，来访者试图发出的信号是什么？这意味着要放下治疗议程（即确定社交信号靶目标的议程），转而使用修复联盟破裂的方案（见第八章）——例如，通过直接询问行为的变化："我不知道你怎么了。但我注意到，当我们开始谈到识别与这个主题相关的社交信号时，你的行为似乎就发生了变化。此刻在你这里发生了什么？你想告诉我什么？"一旦联盟破裂得到修复，困难通常就会消失。

需要更多洞察力

当来访者将你认为是适应不良性的社交信号看成是适应性的或正常的时候，鼓励他们自我询问。向来访者提出以下自我询问的问题，以帮助促进这一过程（但不要觉得必须全部提出）：

- 我在多大程度上对自己的行为方式感到自豪？我会鼓励其他人或年轻的孩子在与我互动时也这样做吗？这都在告诉我些什么呢——关于我的价值观或者我对自己的行为或思维方式的感觉？我可能需要学习的是什么？
- 如果我为自己的行为或思维方式感到自豪，那么是什么阻止了我，让我不能更直接地向他人传达我的真实意图或感受，而是如此间接或模棱两可呢？
- 如果我以这种方式发出信号的真实原因被披露或公之于众，我会感到尴尬、痛苦或恼火吗？那么我可能需要学习的是什么？

倾向于讲述而不是演示

养成向来访者演示社交信号缺陷看上去或听起来是什么样子的习惯，而不是仅仅口头谈论它。如前所述，这是 RO DBT 治疗的重要组成部分，也是大多数治疗师需要学习和练习的技能。它让来访者有机会接收到自己的社交信号，而不是仅仅谈论它，然后自己决定这是否是她想要的行为方式。这可能会带来很多乐趣和欢笑，几乎任何类型的社交信号都可以做到这一点，从翻白眼到皱眉，再到耳语，或者长篇大论、漫无边际地回答一个从未真正得到回答的问题。治疗师不要过分担心来访者对演示的反应，这一点至关重要，主要是因为演示唯一的目的是向来访者提供反馈。回想一下，在 RO DBT 中，每当我们感到被否定时，我们就有机会练习自我询问，问问自己，*我可能需要学习的是什么？* 而不是自动化地期待世界做出改变来认可我们。如果没有充分的演示，治疗师就必须通过说服来让来访者认识到适应不良的社交信号是一个问题（例如通过诉诸逻辑或口头描述或讲故事）。这不仅是一项艰巨的工作，而且很少（如果有的话）能像一个好的演示那样产生强有力的发自内心的冲击。

对快速解决问题的渴望

阻止来访者（和你自己）下意识想要快速解决问题的渴望。一般说来，大多数 OC 来访者都是强迫性问题解决者，一旦他们认识到过度控制是一个问题，就很容易陷入试图修正强迫性控制的陷阱中。当来访者看起来强迫性地急于恢复时，治疗师应该自如地放慢选择治疗靶点的节奏（但也不要太慢）。例如，一位 OC 来访者在她的第五次会谈上带着一份书面清单，上面列出了她决定应该立即处理的 18 个治疗靶点。治疗师认可了来访者对治疗的承诺（目标清单），同时询问来访者修复自己的强烈动机是否实际上代表了更多相同的东西（即经过伪装的 OC 行为）。这样做是在隐性输入一种理念，即生活中的大多数问题不需要立即解决——理想情况下，在整个治疗过程中，选择治疗靶目标的过程节奏就反映了这一点。

用 OC 社交信号主题进行治疗靶目标筛选的正式步骤

第一步：介绍会谈主题

- 会谈开始时，在议程设置期介绍你想要工作的 OC 主题（例如，冷漠和疏远的关系），但记住每周只就一个主题展开工作。
- 如有必要，简要提醒来访者 OC 主题的总体目的；例如，"OC 主题是帮助我们改进治疗靶目标选择的指南。"关于这些主题的冗长解释或详细讨论是不必要的，而且往往是无益的。
- 提醒来访者确定社交信号靶目标的重要性："过度控制的问题通常与感觉像个局外人、情感上与他人疏远和孤独有关。我们发出社交信号的方式强烈影响着社会联结。因此，RO DBT 不会优先考虑你内心的感受，也不会优先考虑你可能在想什么，而是优先考虑你如何与他人交流你的内心体验，因为我们如何发送社交信号不仅会影响我们对自己的感觉，也会影响别人对我们的感觉。"

第二步：询问脑海中浮现出哪些与特定 OC 主题相关的词语

这有助于在你和来访者之间建立一种共享语言，并让你了解来访者对主题概念本身的看法。它还让来访者的靶目标（和治疗）更具个性化。把来访者的话记下来，为以后的对话做好准备。然而，重要的是不要在这一步上恋战；在进入下一步之前，您只需得到几个词语就够了。

第三步：将 OC 主题与价值目标联系起来

例如，问一问："嫉妒和怨恨这个主题适用于你的生活吗？对象是谁？它阻碍了你在生活中实现或遵循哪些价值目标？"

第四步：询问来访者你如何能识别出他/她的 OC 主题行为

例如，你可能会说，"如果我是墙上的一只苍蝇，我怎么才能知道你是在以冷淡和疏远的态度行事呢？"这个问题的作用是帮助来访者和治疗师确认适应不良的社交信号在外部观察者看来是什么样子的。因此，治疗师应该鼓励他们的来访者想象，当他们做出这种行为时，其他人可能会看到什么——也就是说，当问题行为出现时，如果就像墙上的苍蝇在看一样，会看到什么。由于苍蝇不能读懂来访者的心思，这个比喻帮助治疗师和来访者都专注于寻找与这一主题相关的社交信号靶点，然后就最能描述这一现象的词语达成一致（也就是来访者日记卡上的行为标签）。苍蝇是无法看到想法或内在情绪的。

要确认识别出的社交信号是否有意义（如阻止来访者实现其价值目标）和普遍（如习惯性、频繁或在不同情境中发生）。因此，如果社交信号是高度可预测或不频繁的（例如，它只出现在周日上午 9 点），或者这种情况只发生在一个人（例如，一个特定的邻居）身上，尽管可能仍然是一个问题，但可能不够有意义或不够普遍，不足以作为一个治疗靶目标来进行干预。通常，要做到这一点，最好的方法就是简单地让来访者"证明"为什么该社交信号真的是适应不良——比如，你可以说，"是啊，但告诉你丈夫他不知道如何正确堆放洗碗机有什么不对吗？也许他真的就是不会，"或者"但是当你感到你的丈夫无聊的时候，打哈欠也许就是诚实的表现——这有什么不好吗？"主要的一点是，不要自动假设来访者自我报告的社交信号靶目标一定是准确的或有意义的。这种方法还有一个额外的好处，那就是让目标更精确，同时评估来访者对改变的实际承诺（因为来访者必须让治疗师相信，适应不良的社交信号是一个问题，而不是反过来）。另外，再一次强调，要向来访者演示社交信号缺陷看上去或听起来是什么样子，而不是仅仅谈论它。

第五步：就描述该社交信号的行为标签达成一致

例如，"假装关心"的标签可能被用来表示不真诚地表达同情或关心（与OC主题"抑制性的情绪表达"相关的行为）。"表面参与"的标签可以用来表示使用一个问题来回答另一个问题（与OC主题"冷漠和疏远的关系"相关的行为）。"假谦虚"的标签可能被用来指来访者在别人之前批评自己（这种行为与OC的"嫉妒和怨怼"主题有关）。或者，"一走了之"的标签可以用来表示她在冲突发生时突然离开（这种行为与OC主题"冷漠和疏远的关系"有关）。

第六步：确定与社交信号靶目标相关的认知和情绪

最常见的情况是，这意味着确定与刚刚确定的社交信号靶目标相关的一种想法和一种情绪。例如，一位来访者在同意把一个共同标识为"一走了之"的社交信号（来访者突然结束不喜欢的谈话，比如走开、放弃关系或打电话时挂断电话，所有这些行为都与OC主题"冷漠和疏远的关系"相关）作为靶目标后，被问到她在离开之前注意到脑海里出现了哪些类型的想法。这位来访者报告说，她经常想到："我不需要这些。难道他们不知道我做了多少事来帮助他们，却从来没有要求过任何回报吗？"这种行为被贴上了"成为牺牲者"的标签（顺便说一句，来访者对这个靶目标又恨又爱）。然后，来访者和治疗师又确定了一种情绪（怨愤），并将其贴上标签，这种情绪既与一走了之有关，也与成为牺牲者有关——并决定至少在一开始追踪这三个靶目标（即，一走了之、成为牺牲者和怨愤），然后随着时间的推移，根据需要对其进行细化或修改。

第七步：监测新靶点，阻止修复缺陷的冲动

使用RO DBT日记卡监测新靶点，并阻止立即修复社交信号缺陷的本能冲动。鼓励来访者将自己视为一名科学家或独立的观察者，练习在尝试改变问题之前，先观察潜在问题的程度。因此，至少在一开始，任何新确定的社交信号靶目标在确定后的第一周就应该对其进行监测（频率和强度），以及与之相关的协变量（想法和情绪），然后再试图对其采取行动。这也有助于传递这样一种观念，即不是生活中的每个问题都需要立即解决，并有助于确保靶目标确实是重要的。因此，如果在监测一个新识别的社交信号一周后，发现它在前一周一次也没有发生，治疗师和来访者也许应该决定探索它是如何突然变成如此罕见的事件的，或者对如何定义或监测目标进行调整，而不是仅仅自动地继续监测该目标。正如前面提到的，低频和非普遍性的社交信号，尽管当它们发生时可能会造成破坏，但可能与获得值得分享的生活不太相关。唯一的例外是危及生命的行为；由于与这些行为相关的后果严重，无论频率、严重程度或普遍性如何，监控这些行为仍然很重要（特别是如果来访者有自杀行为或自残的历史）。

第八步：主题和靶目标按等级排序

OC主题和个性化靶目标应按等级排序（灵活地）。由于有五个广泛的OC主题，治疗师预计将需

要多达五次会谈来讨论所有五个主题，并为每个主题确定个性化的靶目标。理论上（和数字上），这可能导致在第九次治疗结束时为高度勤奋的治疗师和同样勤奋的 OC 来访者产生 15 个或更多的个性化目标。所以，冷静！目的是探索社交信号，而不是拘泥于任何方案。好消息是，与主要社交信号目标相关的次要目标（情绪和想法）几乎总是重叠的——例如，愤怒可能是与被称为"沉默的回应"的社交信号靶目标以及被标记为"一走了之"的社交信号靶目标相关的情绪——这样，日记卡片上监控的条目数量自然就会减少。此外，不必立即或同时监测所有靶目标。相反，治疗师应该与他们的来访者合作，决定哪些目标最重要，需要首先改变，然后专注于这些目标，而不是试图一下子解决所有问题（也就是说，对他们如何应用旨在改变适应不良的僵化行为的方案僵化应用）。质量比数量更重要，而对治疗靶目标选定质量的最佳测试是来访者持续的进步和改变。

基于 OC 主题的靶目标锁定：一个临床实例

在下面的会谈记录中，一名治疗师使用刚才描述的步骤和来访者自我报告的完美主义，围绕僵化行为的 OC 主题对靶目标进行个体化：

治疗师： 好的，就像我们之前讨论的那样，今天会谈的议程之一是介绍一个新的 OC 主题，称为"僵化和受规则支配的行为"，目的是确定新的治疗目标。你准备好继续了吗？
（*来访者点头确认*）

治疗师： 好的。那么，当我说到"僵化和受规则支配"时，你的脑海中浮现的是什么？出现了哪些文字或图像？

来访者： 我首先想到的是我还是个小女孩时，当我妹妹重新排放我收藏的瓷马时，我对她大发雷霆。我一直更喜欢结构和秩序。其他浮现在脑海中的还有"完美主义""过度计划"以及"正确"等字眼。

治疗师： 你说的其中一件事是，你从小就注意到对秩序和结构的渴望，以及像"完美主义""计划"和"正确"这样的词。
（*来访者点头确认*）

治疗师： 你认为僵化和受规则支配的行为主题如何在你现在的生活中体现？它阻止了你实现或遵循哪些价值目标？

来访者： 嗯……我不太确定。我妹妹总是说我很注重细节，这似乎让她很烦（*停顿*）。我知道我在工作中绝不被认为是一个控制狂，但我认为这是一种美德。

治疗师： 好的，那么关于控制狂，控制事物，高度组织化，也许是结构化——关于这一点——你认为这种僵化的行为可能会让别人烦心？
（*将僵化与负面的社会后果联系起来*）

来访者： 不是烦心，他们只是好像不喜欢。

治疗师： 如果我是墙上的一只苍蝇，在看着你，我会看到你做了什么让别人烦或不欢迎的事情？墙上的苍蝇怎么才能知道你在做别人不喜欢的事情呢？苍蝇会看到你做什么动作？（*帮助来访者细化靶目标*）

来访者： 我不知道——也许他们是嫉妒吧（*微微一笑，停顿，看着治疗师*）。我想有人告诉你该做什么是很烦人的。这是我的工作，不过对我妹妹倒确实不是。我只是认为大多数人不知道如何把事情安排得井井有条。

治疗师： 所以墙上的苍蝇会注意到你告诉别人该做什么或如何安排某件事吗？我发现自己在想

象的是，这种指导并不是在别人要求你帮忙或提建议时给出的，对吗？（*通过忽略有关嫉妒的评论，将重点放在完美主义和僵化行为的话题上；记录来访者使用了"嫉妒"这个词，在后面讨论 OC 的嫉妒和怨怼主题时可以用到；提出如果别人没有请求帮助或建议，来访者就去告诉对方怎么做，在对方看来可能就是有问题的。*）

来访者： 是的，就是这样。

治疗师： 那么也许我们可以开始监测你告诉别人做什么或如何安排事情的频率。我们是不是应该把这种建议别人做什么的行为贴上标签，并使用日记卡，观察它在接下来的几周里出现的频率？

（*来访者点头表示同意*）

治疗师： （*微笑*）这应该会帮助我们更好地了解这种告诉别人该做什么的行为是否真的阻碍了你实现重要的目标，比如你提到的那个改善关系。例如，你会想到人们会觉得你这么做很烦人。那你有什么证据证明这一点吗？（*使用来访者自己的话来描述要监测的靶目标，并要求澄清来访者如何知道其他人感到烦人，以帮助验证目标的重要性及其后果。*）

来访者： 嗯……这是个好问题（*停顿*）。我妹妹会直接告诉我，她会说"我已经知道该怎么做了"或者"好了，已经知道了——我明白你的意思了！不要再试图纠正我了！"诸如此类的事情（*停顿*）。但在工作中，情况要微妙得多。有时候人们就直接走开了。即使我发了四次邮件，他们也不回复！这真的很令人沮丧，因为我的工作是确保质量控制的政策和程序得到遵守。人们不理解这件事的重要性。

治疗师： 听起来你觉得自己的工作不受赏识。

（*来访者点头表示同意*）

治疗师： 也许我们可以看看赏识是如何与这一切联系在一起的。当你感到没有被赏识的时候，你体验到的情绪是什么？（*寻找与告诉他人该做什么的外显问题行为相关的非社交信号行为和靶点*）

来访者： 嗯……不确定。我感到挫败，为自己是那个总是得确保一切顺利的人感到恼火。是的，你这回说明白了，我根本就没有被赏识！

治疗师： 好的，很好。让我们从这三种行为开始怎么样？第一种是公开地告诉别人该做什么。第二种是想法，包括觉得自己不被赏识，以及总是需要负责任，或者类似的想法。第三种是愤怒或恼火的情绪。真的，这应该很有趣。我们的想法是让你在接下来的两周里开始对这三种行为进行评定，然后，当我们发现有一天你有高强度的发号施令或告诉别人做什么的时候，我们可以围绕着"告诉别人做什么"做一些分析，看看我们是否能理解这一行为，并在必要时做出改变。你愿意这样做吗？（*强调两个适应不良的非社交信号性行为和靶点，它们与告诉他人做什么有关——一个与认知有关，另一个与情绪有关——并评估来访者在治疗中锁定这些行为的意愿。*）

来访者： 是的，听起来不错。我确实觉得保证事情做对是我的工作，但我可能非常专横——这不是我最可取的品质之一（*微微一笑*）。

治疗师： 好的，你觉得这样怎么样？我们在日记卡社交信号行为下面，写上"告诉别人做什么"的行为，从 0 到 5 分评分，0 分意味着那天完全没有发生，3 表示那天你相当频繁地告诉人们该做什么，5 表示你那天真的是个控制狂（*停顿*）。

（*来访者点头同意*）

治疗师：（*向来访者展示日记卡*）然后，在非社交信号或私下行为和靶点下面，我们监测愤怒或烦恼，以及不被赏识的反刍想法，贴上"人们忘恩负义"的标签，看看我们的假设，即高频地沉思或思考人们有多么忘恩负义、高度恼火或愤怒，及高度专横（告诉别人做什么）是否发生在同一天，并与当天的特定互动有关。你觉得这听起来怎么样？（*在标记与 OC 主题的僵化行为相关的三个目标时，使用与来访者描述的相同或相似的词语；回顾如何对目标进行打分，向来访者展示将在日记卡上的哪个位置进行打分，并解释打分可能实现的目标。*）

治疗师有意不对目标进行解决方案的分析，而是鼓励来访者首先通过观察而不是解决潜在问题来练习体验自我询问。此外，治疗师故意没有去追问与探索僵化行为的 OC 主题无关的其他潜在目标（例如，嫉妒和羡慕）。相反，治疗师暗自记录下来，作为未来的治疗会谈中可能讨论到的靶目标。

在回顾了所有的 OC 主题并为每个主题确定了靶目标后，治疗师和来访者要一起决定哪些靶目标在阻止来访者实现其价值目标方面是问题最大的。在这个案例，来访者的排斥感、孤立和孤独感被认为是她难治性抑郁背后的核心因素。治疗师和来访者一致认为，最重要的目标是与 OC 主题冷漠和疏远的关系相关的，有两个社交信号靶点——从冲突中"一走了之"和"在他人身边保持沉默"，或者在被惹恼的时候变沉默。由于不存在自杀行为，治疗师和来访者达成一致，他们的首要任务是围绕这两个社交信号靶点进行监测以及链分析和解决方案分析（参见"OC 行为链及解决方案分析：一般原则"和"逐步进行链分析"，第十章）。

僵化和受规则支配的行为主题在这位来访者中排在第二位，因为它显然与孤立感联系在一起。选择监测的社交信号目标是"专横"（告诉别人该做什么），它与怨恨和愤怒的感受，以及不被赏识的想法有关。第三和第四个主题——抑制情感表达，嫉妒和怨恨——对这位来访者来说被认为是同等重要的，这两个主题都与来访者的主要 OC 主题有关，即冷漠和疏远的关系。这些主题的个体化目标包括假装、"我很好"现象、秘密骄傲和复仇冲动。

对于这位特定的来访者，最后一个 OC 主题——过度谨慎的行为和高警觉性——被评估为相关性较低；尽管如此，通过强调激活来访者的社交安全系统（PNS-VVC）的技能，在社交互动中间接地针对了这个主题，这有助于她以一种不那么戒备或警觉的方式进入社交场合。

用日记卡监测治疗靶目标

日记卡是设计用于来访者在一周内每天记录靶目标行为的出现、频率和强度的一种方法。通常是在第四次会谈期间，应向来访者解释日记卡的治疗原理（见"介绍 RO DBT 日记卡"，第五章）。每周在个体治疗会谈开始时回顾日记卡（包括技能的使用），并在每次会谈结束时向来访者提供一张新的卡片（包括任何新的目标或目标的修改）。在介绍日记卡时，重要的是要强调，日记卡上监测的信息将是无须多言，治疗师就可以了解来访者过去一周发生了什么的核心工具。

然而，当第一次学习 RO DBT 时，许多治疗师错误地以为灵活性意味着完全缺乏结构，或者轻松的态度意味着没有观点。这从来不是 RO DBT 本意，我认为它与真正的 RO DBT 相去甚远。尽管 OC 来访者经常是隐藏痛苦的专家，但他们的生活往往是痛苦的，尽管这并不总是显而易见的。像我们所有人一样，OC 来访者经常需要被推动做出重大的生活方式改变。改变旧习惯很难，而保持不变往往感觉更容易、更安全。我的观点是：与 OC 来访者进行有效的治疗需要治疗师高度投入、高度灵活和高度结构化，才能真正发挥作用，而日记卡则是这一过程中结构化的重要组成部分。

关于日记卡：要记住的三件事

1. 日记卡必不可少

日记卡是必不可少的，尽管做起来常常令人挫败。日记卡不是治疗，但是使治疗有效进行的核心组成部分之一。它们减少了对过去一周发生的事件的叙述和冗长的解释，没有日记卡，则需要通过来访者的讲述来了解，治疗师才能知道如何组织治疗过程，并定义问题行为作为当前治疗过程行为链分析的重点。因此，日记卡为解决问题的工作节省了宝贵的会谈时间。研究表明，它们提高了获得信息的准确性。事实上，如果一切按计划进行，只有 6 分钟左右的时间用于在会谈期间回顾日记卡。主要的一点是，如果没有日记卡，要找出来访者前一周发生的最适应不良、最重要的社交信号缺陷，就变得有点像大海捞针。

2. 不完成日记卡是一个强烈的社交信号

大多数 OC 来访者的治疗依从性都很高；他们可能觉得有责任和义务按照要求全面填写日记卡，有时会提供过多细节，以至于治疗师很难在既定的 6 分钟内完成日记卡的审查。因此，如果来访者没有完成日记卡，那是在向治疗师发出一个强大的社交信号，表明他不参与治疗。RO DBT 治疗师应将不完成日记卡视为联盟破裂的迹象，而不是自动认定来访者应该更投入、更努力或者做得更好[55]。因此，那些在获得日记卡方面遇到困难，或发现自己在让来访者完成日记卡方面缺乏动力的治疗师，应该利用这一机会进行自我询问，如果可能，向其他 RO 同行（例如 RO 咨询团队）练习坦承自己。治疗师应该练习自我询问，以确定他们可能是如何造成问题的，并采用修复联盟破裂的方案，以解决任何潜在的裂痕或激发来访者的自我询问。以下问题通常可以促进这一过程：

- 是什么让我渴望放弃日记卡？有没有可能我有倦怠或消沉？如果是，或者可能是，我有没有和别人分享过这些？我可能需要学习的是什么？
- 我对日记卡的概念或想法有多投入？我是否从一开始就没有完全致力于使用它们？如果是或可能是，这可能告诉我什么？
- 我认为在多大程度上遵循方案或治疗手册是重要的？这在我使用日记卡上面的影响是什么？
- 有没有可能是我的来访者在塑形我的行为？我可能需要学习的是什么？
- 在我的专业实践中，我会发现自己普遍很难从来访者那里获得日记卡或类似的信息吗？如果不是或很少，那么这可能会告诉我关于当前来访者的什么信息？如果是，或者经常是这样，那么这能告诉我关于我自己的什么信息呢？
- 当我问自己这些问题时，我的身体里有多少能量在涌动？这意味着什么——关于我个人对使用日记卡的承诺？关于我自己？关于我的专业实践？

因此，从广义上讲，OC 来访者没有完成日记卡被认为是联盟破裂的证据，从而触发了修复联盟破裂的方案。这是一个强烈的社交信号，特别是当来访者在之前的会谈中同意完成的时候，或者甚至也许来访者在开始的时候完成得很好，而后来突然中断或开始马虎了事，就更说明出现了联盟破裂。未完成常常意味着不重要（例如，来访者无法看到监测靶目标对自己有什么帮助）。当问题无法快速修复，或者尽管来访者保证不再有困难，却仍然持续出现日记卡的问题时（例如，他总是忘记将日记卡带到会谈中），治疗师都可以提供以下问题的复印件，以引导来访者进行自我询问（还应建议来访者在其自我询问日记中记录任何观察结果）：

- 我没有完成日记卡，是在试图向我的治疗师（或其他人）传达什么信息吗？如果我以前有完成日记卡，那是发生了什么变化吗？我跟我的治疗师说过这些吗？是什么阻止我这么做的？这里有什么值得我学习的吗？
- 在多大程度上，我为自己没有完成日记卡而感到自豪？我会鼓励另一个人做出类似的行为吗？关于我的价值观，这说明了什么？关于我对治疗或好起来的承诺，这又说明了什么？
- 我是否发现自己想要下意识地解释、辩护或忽略任何关于日记卡完成得怎样（或没有完成）的问题？如果是，或者可能是，这可能意味着什么？
- 我觉得我在多大程度上了解使用日记卡背后的原理？如果我不确定或不同意这个理论，我有没有让我的治疗师知道这一点？这可能说明了什么？
- 我是否发现自己不喜欢这种关于日记卡的自我询问的练习？关于我对治疗的承诺，以及关于我自己，这可能说明了什么呢？
- 我是否相信日记卡对我的治疗是重要的？我有让我的治疗师了解我的想法吗？如果没有，这可能跟我对治疗的承诺有什么关系？
- 我有觉得日记卡上监测的治疗靶点很重要吗？如果没有或可能没有，我有没有告诉我的治疗师这件事？如果我没有告诉治疗师我的担忧，那是什么阻止我这样做？
- 我是否在利用这段经历作为又一次抨击自己的机会，或是向自己或他人证明我毫无价值或不值得？我可能需要学习的是什么？
- 我是否在任何角度上有感到要求我完成日记卡是不公平的？关于我做出重要改变的自觉意愿，这能告诉我什么？
- 我是否认为——因为我遭受了特殊的痛苦、创伤性的经历或之前的牺牲——让我完成一张日记卡片是不公平的？我希望我的治疗师在多大程度上将我视为特殊或不同于其他的来访者？这能告诉我什么呢？我需要学习的是什么呢？
- 我在多大程度上认为别人应该知道我在想什么、想要什么或期望发生什么，而无须我告诉他们，从而使日记卡变得不必要？
- 我是否有任何暗暗希望治疗失败的想法？我是否故意选择不完成日记卡以惩罚我的治疗师、自己或其他人？
- 我是否根本不相信日记卡，无论我的治疗师说什么来试图说服我？这在向我说明什么呢——关于我对治疗的承诺，或者更广泛地说，我的世界观？
- 我是否对我的治疗师或治疗本身怀有怨恨或不满？如果是或可能是，这是否影响了我完成日记卡？我可能需要学习的是什么？

3. 重要的是社交信号

最后，日记卡的实际形式并不是很重要——手写、电脑记录，或智能手机记录（使用手机上的应用程序）。在治疗OC来访者时，最重要的是找到准确的方法，每天记录社交信号缺陷的发生情况；其他都是次要的。因此，适应不良的社交信号是重要的，因为这被认为是使来访者无法融入部落的原因。一张除了3~4个社交信号靶目标之外没有其他任何内容的卡片，远比没有卡片或一张虚假卡片（为了取悦治疗师而在会谈前匆匆完成）要好得多。

RO DBT 日记卡的结构特征

图 9.1 和图 9.2 所示的日记卡模板可以复印。治疗师可以根据需要修改模板，以满足特定来访者或临床人群（例如，被诊断为神经性厌食症的青少年）的特定需求。

许多来访者发现，将日记卡放在床边可以起到备忘的作用，帮助他们在入睡前完成当天的事件记录。以下是两种最常见的评分方法：

1. 简单记录某种特定行为的存在或不存在，通常通过在相关栏中写上 Y（是）或 N（否）来表示，以表明该行为在特定日期是否发生
2. 行为强度的维度评分，包括对频率的总体评估以及与其他时间该行为发生情况的比较

评分范围从 0～5：

0 ＝行为不存在
1 ＝行为轻微存在（低频率和低强度）
2 ＝行为确实存在，但在低水平
3 ＝行为中度存在
4 ＝行为严重或强烈存在［高频率和（或）高强度］
5 ＝行为是来访者经历过的最强烈的，频率极高（频率和强度极端异常或严重）

一般来说，对于特定来访者，维度评分的变化如果比通常报告的高出 3 分或更多，则应予以强调并进行分析。这意味着治疗师必须熟练地指导来访者如何准确地使用维度评分表。例如，来访者是极少会在一周中的每一天都一致地报告某一特定行为为 5 分的。这样评分意味着来访者无法注意到强度和频率的差异，或者在试图向治疗师发出关于行为的重要信号（例如，来访者可能觉得她永远无法完全改变这种行为，或者她可能希望治疗师更多地关注这种行为）。当这种情况发生时，治疗师必须小心，不要强化可能使来访者陷入困境的适应不良性反应（例如，来访者认为改变是不可能的）。大多数人的行为、情绪和心境状态都会随着时间的推移而变化（例如，在睡眠期间恐惧和抑郁会消散）。此外，大多数人可以改变他们的行为，即使在高压下（抑郁的来访者仍然可以足够活跃，从着火的建筑物中救出一个孩子）。

卡片最好设计成双面，一面是靶目标，另一面是技能使用情况。应该圈出使用特定 RO 技能的日期，使来访者和治疗师了解来访者使用最频繁的一项技能，以及她仍然需要学习的技能（并且，如果认为对特定的来访者至关重要，哪些技能应该在个体治疗中非正式地进行教授），以及来访者对技能使用的总体承诺。从日记卡模板中可以看出，卡的最左侧列（向下）列出了一周中的星期一到星期日，每天都有相应的行。可以看到两个大的空白栏，一个用来记录次要的非社交信号行为和靶目标（想法、感觉、情绪），另一个用来记录主要的社交信号行为或其他外显行为。这些栏留空，以便治疗师和来访者可以个体化目标。另有三个列，分别说明来访者自杀的冲动、来访者对处方药的依从性以及来访者使用非处方药和乙醇的情况。但是，所有这些都可以根据来访者（或项目）的需要进行修改。因此，例如，针对进食障碍的治疗项目可能希望添加几个额外的预先标记的列，以记录与进食障碍有关的高风险行为。治疗师可以保留每周日记卡的复印件，作为来访者治疗记录的一部分，并作为监测进展的手段。

第九章 靶向治疗和干预：优先处理社交信号发送问题

全然开放 RO DBT 日记卡		姓名缩写/姓名： 编号：			本周主要 OC 主题	会谈期间填写：是/否 开始记录 日期：__/__/__	过去一周记录频率： __ 每天 __ 2～3 次 __ 4～6 次 __ 1 次
循环开始 日期：	自杀冲动	内在行为：想法、感觉、情绪	药物使用情况		社交信号或其他外显行为：		
			处方药	其他药物或乙醇			
	0～5		是/否	具体内容			
星期一							
星期二							
星期三							
星期四							
星期五							
星期六							
星期日							
备注/评论/链分析：				本周寻求的价值目标：		新的自我询问问题：	

图 9.1 日记卡正面（空白），记录治疗目标

全然开放技能（圈出一周中你实践了特定技能的时间）	讲义或作业单	工作日	工作日	工作日	工作日	工作日	周末	周末
灵活心念 DEF：全然开放社交安全系统	1.B	星期一	星期二	星期三	星期四	星期五	星期六	星期日
大3+1：激活社交安全系统	3.A	星期一	星期二	星期三	星期四	星期五	星期六	星期日
慈心冥想训练：最大程度激活社交安全系统	4.1	星期一	星期二	星期三	星期四	星期五	星期六	星期日
灵活心念多样化：做新奇的行为	5.1	星期一	星期二	星期三	星期四	星期五	星期六	星期日
灵活心念 SAGE 技能：应对羞耻、尴尬以及被拒绝或被排斥的感受	8.A	星期一	星期二	星期三	星期四	星期五	星期六	星期日
灵活心念 DEEP：利用社交信号来实现你的价值观	10.2	星期一	星期二	星期三	星期四	星期五	星期六	星期日
练习对固定心念保持仁慈	11.2	星期一	星期二	星期三	星期四	星期五	星期六	星期日
练习从宿命心念中学习	11.3	星期一	星期二	星期三	星期四	星期五	星期六	星期日
练习"宽察连续体"	11.B	星期一	星期二	星期三	星期四	星期五	星期六	星期日
正念训练"什么"技能：开放地观察	12.1	星期一	星期二	星期三	星期四	星期五	星期六	星期日
正念训练"什么"技能：中正地描述	12.2	星期一	星期二	星期三	星期四	星期五	星期六	星期日
正念训练"什么"技能：无计划地参与	12.2	星期一	星期二	星期三	星期四	星期五	星期六	星期日
正念训练"如何"技能：带着自我询问问	13.1	星期一	星期二	星期三	星期四	星期五	星期六	星期日
正念训练"如何"技能：带着对严苛评判的觉察	14.1	星期一	星期二	星期三	星期四	星期五	星期六	星期日
正念训练"如何"技能：一心一意地觉察	14.1	星期一	星期二	星期三	星期四	星期五	星期六	星期日
正念训练"如何"技能：有效而谦逊	14.1	星期一	星期二	星期三	星期四	星期五	星期六	星期日
练习识别"抵拒"和"不要伤害我"反应	16.1	星期一	星期二	星期三	星期四	星期五	星期六	星期日
灵活心念 REVEAL：带着人际真诚回应	16.2	星期一	星期二	星期三	星期四	星期五	星期六	星期日
灵活心念 ROCK ON：增强人际间的仁爱	17.1	星期一	星期二	星期三	星期四	星期五	星期六	星期日
仁爱置顶	17.B	星期一	星期二	星期三	星期四	星期五	星期六	星期日
灵活心念 PROVE：带着开放的心清晰有力地表达	18.A	星期一	星期二	星期三	星期四	星期五	星期六	星期日
灵活心念 ALLOW：增强社会情境的信号	19.A	星期一	星期二	星期三	星期四	星期五	星期六	星期日
灵活心念"匹配+1"：建立亲密关系	21.1	星期一	星期二	星期三	星期四	星期五	星期六	星期日
灵活心念 ADOPT：对反馈保持开放	21.3	星期一	星期二	星期三	星期四	星期五	星期六	星期日
灵活心念 DARES（放手）：管理无益的嫉妒	22.1	星期一	星期二	星期三	星期四	星期五	星期六	星期日
灵活心念 LIGHT：改变怨恨天尤人	27.A	星期一	星期二	星期三	星期四	星期五	星期六	星期日
灵活心念 HEART：学习如何宽恕	28.A	星期一	星期二	星期三	星期四	星期五	星期六	星期日
	29.A	星期一	星期二	星期三	星期四	星期五	星期六	星期日

图9.2 日记卡背面（空白），记录来访者使用 RO 技能的情况

RO DBT 日记卡模板简介

如前所述，RO DBT 日记卡应被视为工作示例或模板；也就是说，它可以按原样使用或根据需要进行修改。该卡的一般特征如下：

- 姓名缩写或 ID 号：来访者姓名缩写可用于保密。如果来访者是研究的一部分，他 / 她可能会被分配到一个 ID 号。
- 表明日记卡是否在会谈期间填写：如果来访者在会谈期间填写了日记卡，则圈出是；否则圈否。
- 标注前一周填写卡片的频率：来访者应记录他在过去一周内填写日记卡的频率（例如，每天、2～3 次、4～6 次，或者只是 1 次）。
- 开始日期：来访者应记录与完成该日记卡的一周开始相对应的日期。
- 本周的主要 OC 主题：来访者应记录他本周主要关注的 OC 社交信号主题。
- 自杀冲动（评分从 0～5）：在任何一天，来访者都应该对自杀冲动进行评级，评分反映了自杀念头的频率和自杀冲动的强度。空白部分可以用于个体化地追踪不同来访者的其他自杀相关行为（例如，自我伤害的冲动、公开的自我伤害行为、自杀意念等）。
- 来访者对处方药医嘱的依从性：日记卡的这一部分与来访者正在服用的任何当前处方药有关，这可能对监测（例如抗抑郁药）很重要。来访者应填写 Y（是）或 N（否），说明是否按处方服药。
- 来访者使用非处方药或乙醇：对于乙醇饮料，来访者应说明类型（啤酒、鸡尾酒或其他混合饮料、威士忌、葡萄酒等）和数量（杯数）。对于非法药物，来访者应该说明使用的药物类型（大麻、海洛因、兴奋剂、可卡因等）。一般来说，大多数 OC 来访者不会滥用非法药物，因为他们往往是受规则支配的，并有动力让自己表现得体、符合社会期待。
- 来访者的备注、评论和链分析：此部分旨在允许来访者记下任何其他可能相关的想法或观察。
- 本周追求的价值目标：这一可选部分旨在帮助提醒来访者专注于追求价值目标。如果发现这一部分没有特别的用处，治疗师可以随意修改它，甚至完全删除。
- 新的自我询问问题：这是日记卡上非常重要的一部分。它帮助来访者记住练习自我询问，同时为来访者提供了一种结构化的方法来练习坦承自己。当这一部分留空时，治疗师应该认为来访者没有完成是一种社交信号，可能反映了联盟破裂或对自我询问的困惑。无论如何，当这一部分留空时，治疗师不应该忽视。

会谈期间 RO DBT 日记卡回顾方案

在接下来的第十二次会谈记录中，治疗师查看了一位有自杀意念和慢性抑郁症病史的 OC 来访者的日记卡；这位来访者的重要目标是改善与家人（她的妹妹和女儿）的关系，找到一段健康的恋爱关系，并学习如何更多地放松、减少工作。这位来访者和治疗师之前已经确定了几个社交信号靶目标：沉默以对（不与某人交谈以示惩罚，并且不承认自己正在这样做），假装（来访者说她感觉良好，而实际并非如此），一走了之（在谈话变得令人不适时不做预警突然离开，放弃对话），以及情绪泄露。他们还确定了两种习惯性思维：①人们都是互相利用的；②为什么我必须做所有的事情？这些情绪和想法被作为非社交信号行为靶点。

治疗师：（*看着日记卡*）好的，让我们看看日记卡的其余部分（*停顿*）。嗯……没有自杀的念头

或冲动。真棒！（*温暖地闭着嘴微笑，强化了没有危及生命的行为。*）嗯……让我们看看（*停顿，出声读记录的行为强度的评分值*）。周二，你给愤怒打了高分——是4分。嫉妒/怨恨更高——是5分。另外，你对责备他人也打了很高的分——是5分。但在周三，你有一些很高的羞耻感——这是4分。当你回过头想时，你认为上周哪一天是你最糟糕的一天——你问题最大的一天是哪一天？（*致力于确定要更详细地讨论哪一天和具体行为，并进行链分析*）

来访者：星期二，我妹妹和她丈夫来看望我。有时我就是觉得他们喜欢让我感觉不好——在我面前总是表现得特别开心。

治疗师：嗯……是的，我们以前也注意到过这类想法，特别是当涉及你妹妹和她丈夫的时候。我也看到了，在星期二，你圈出了"沉默以对"和"一走了之"。你注意到了所有这些行为，做得很好！（*强化了自我询问，短暂微笑，停顿*）到底发生了什么事让星期二这么艰难呢？

来访者：嗯，我决定请我妹妹和她丈夫过来吃晚饭，以改善我和妹妹的关系。我花了一整天做她最喜欢的食物。这太让人抓狂了。她阿谀奉承的丈夫所能做的就是点点头，同意她说的每一句话。她一次也没有对食物发表评论。相反，她所谈论的都是她的新工作有多棒。我真的是受够了，所以我决定离开。

治疗师：即使是在你的房子里？（*澄清事情发生的背景*）

来访者：我实在无法忍受继续待在那里。我假装想去散步。但我太激动了，没有穿外套就离开了。尽管我很冷，我还是一直对自己说，*我宁愿死也不回去*。

治疗师：嗯……哇，那似乎真的很难熬。这是我们运用新开发的链分析技能的绝佳机会（*停顿片刻*）。我们应该把一走了之作为问题行为目标吗？

来访者：是的，我想是的。我想我对发生的事情仍然感到沮丧。

治疗师：嗯……是的，也许情绪低落是这样的事情的自然结果，特别是因为你最重要的目标之一就是和你妹妹重新建立联系（*将目标问题行为与价值目标联系起来*）。也许我们的链分析可以帮助我们理解这一点（*停顿片刻*）。在我们开始链分析之前，让我们快速浏览一下日记卡的其余部分。

然后，治疗师迅速检查了日记卡的其余部分，确保没有其他主要问题需要解决，并了解来访者使用RO技能的情况（日记卡的回顾应该在5～7分钟内快速完成）。一旦这项工作完成，会谈议程就定好了，然后开始进行链分析，以检验一走了之的社交信号行为问题，以及它与嫉妒、怨恨和责备他人等非社交信号靶点之间的联系，并检查它们如何成为来访者实现改善与妹妹关系的目标的障碍。

价值目标、OC主题和靶目标

表9.4～表9.6共同概述了如何整合价值目标、OC主题和靶目标，以形成案例概念化。来访者是一名45岁的女性，有25年的慢性抑郁症病史和强迫型人格障碍。她已婚（丈夫是一名工程师），没有孩子，也没有工作。关于这位来访者的OC主题，最高优先级是与他人冷漠、疏远的关系；其他主要主题是嫉妒和怨恨，抑制的情感表达，以及僵化的、受规则支配的行为。表9.4显示了来访者的价值观和目标；表9.5和表9.6分别显示了她的非社交信号性靶点和社交信号行为，以及与这些靶点和行为相关联的特定感受、行为和结果。

表 9.4　来访者的价值观和目标

来访者的价值观	来访者的具体目标
紧密的社会和家庭联系	与丈夫和其他家庭成员，尤其和她的妹妹的关系更亲密
自给自足 胜任的 成就 富有成效的工作	找一份能发挥她的技能并能为她的家庭收入做出贡献的工作或志愿工作
公平 仁爱 尊重和关心他人	善待他人 提供帮助而不求回报 接受他人的帮助

表 9.5　来访者的非社交信号性靶点

非社交信号性靶点	OC 主题 / 行为
情绪	
愤怒、怨恨	嫉妒、怨恨 冷漠、疏远的关系
孤独	冷漠、疏远的关系
感觉	
精疲力竭	僵化的、受规则支配的行为 冷漠、疏远的关系 强迫清洁，照顾他人
想法	
我的小人……[a]	嫉妒、怨恨 复仇幻想 怨恨 耗竭 冷漠、疏远的关系
我没有得到欣赏和感激	受规则支配的行为 嫉妒、怨恨 精疲力竭
他们为什么不能更好地理解呢?	冷漠、疏远的关系

[a] 这是该来访者日记卡上的一个标识，会联系到某些特定的行为

表 9.6　来访者的社交信号行为

社交信号靶目标	OC 主题 / 行为
对别人沉默以对	冷漠、疏远的关系 怨恨 不被欣赏和感激的想法
一走了之（通常是因为与丈夫的冲突）	冷漠、疏远的关系
生气时微笑	受抑制的情绪表达 怨恨 嫉妒、怨恨 僵化、受规则支配的行为（例如，遵循"始终保持礼貌"的规则）

(续表)

社交信号靶目标	OC 主题 / 行为
拒绝帮助	痛苦 怨恨 疲惫 悲伤
过度道歉	僵化、受规则支配的行为（例如，遵循"始终保持礼貌"的规则） 怨恨 疲惫
表达诚实的观点	改善社会联结（通过增加诚实地分享观点而不掩饰真实感受）

从锁定靶目标到干预：治疗策略概述

在确定阻碍来访者实现价值目标的问题行为之后，下一步是决定如何处理它。在大多数心理治疗方法中，最常见的情况是转向帮助来访者改变或接受问题行为（或两者的某种组合）。然而，RO DBT 在识别问题和某人对问题采取的措施之间增加了一个额外的步骤——即自我询问的练习。因此，在匆忙采取改变或接受策略之前，不要忘记鼓励你的来访者进行自我询问。此外，以下各节中概述的干预措施只是干预措施的一部分。治疗师应该非常熟悉 RO 技能，最好是自己练习 RO 技能（参见技能训练手册），并根据需要将其融入他们的个体治疗中（也就是说，无论是正式的还是非正式的）。最后，以下各节中描述的解决方案旨在增补 RO 技能培训课程中教授的技能，而不是取代它们。

针对 OC 主题的 RO DBT 治疗策略

情绪表达抑制

正如本书其他章节所概述的那样，RO DBT 将情感表达的沟通功能与形成和维持紧密社会联结的核心 OC 缺陷联系起来。该主题分为两个子主题：

1. 抑制的或不真诚的表达（例如，僵住的、空白的、平淡的或没有真实反映其内在体验的假装的、不真诚的表达）：普遍存在的试图隐藏、掩饰或抑制情绪表达，或模拟/假装展现真实的情绪表达，是 OC 的核心问题。它们对人际关系有巨大的负面影响。因此，把抑制的或不诚实的表达作为靶目标是治疗成功的重要组成部分。
2. 情绪体验减弱和情绪觉察不足：在大多数其他人会报告为情绪高度紧张的情况（例如，葬礼、生日派对、退休庆祝活动或与配偶意见不合），OC 来访者经常报告情绪体验和觉察弱。情绪衰减是对情绪的体验减弱或无法区分，这可能是由于对情绪性的感觉、想法或表象觉察不足；标识情绪的经验少；存在动机上的因素（例如，不给情绪贴标签或讨论情绪），这样可能会减少激烈的冲突或减少遭到反对的可能；情绪反应的生物气质差异；以及 OC 来访者中常见的情绪状态（如心境恶劣、怨恨、焦虑和易激惹），这可能使 OC 来访者难以检测到新的情绪何时出现（即 OC 可能缺乏对比效果；如果一个人在几分钟前经历了快乐，则更容易注意到悲伤）。治疗师应该记住，情绪衰减并不意味着来访者没有情绪，尽管他们可能真的无法察觉情绪或将自己的体验贴上情绪的标签。例如，如果没有基于恐惧的反应，OC 来访者早就被公交车碾过了。

因为情绪允许在有意识之前对相关刺激做出快速反应。当来访者报告情绪减弱时，治疗师应该保持开放的、好奇的立场，这种立场传达了对来访者自我报告的相信，同时也挑战他们去深入探索。

子主题 1 的治疗策略：抑制的或不真诚的表达

讲授自由情绪表达的好处

治疗师必须反复引导、教导和向来访者示范自由表达情绪的好处。例如，自由表达情绪可以增强创造力，认可个人的内心体验，并向他人表明开放和不欺骗。它是与他人建立真正亲密关系所必需的黏合剂。自由表达情绪增强了亲密感，因为这向别人表明你信任他们（因为你在展示你的内心），而且你值得信任，因为你没有隐瞒任何事情。尽管大多数人认为脸红是一种非常不受欢迎的反应，因此试图控制或抑制它（Nicolaou，Paes & Wakelin，2006），但研究表明，脸红并公开表现出尴尬的人更有可能得到他人的信任，得到更积极的评价，观察者报告说，与在类似背景下不脸红的人相比，他们更愿意和脸红的人建立联系（Feinberg 等，2012；Dijk，Koenig，Ketelaar & de Jong，2011）。治疗师还必须描述微模仿是如何激发同理心的；也就是说，我们理解他人情绪的一种方式是通过面部微模仿来体验那些情绪。例如，如果一个人看到另一个人因疼痛而面部肌肉扭曲，观察者会立即微微扭曲面部肌肉。这会向观察者的大脑发送信号，通过体验这种情绪，观察者此刻能够理解另一个人的感受。要说明有意识地掩饰面部表情也在传递信息（Adler & Proctor，2007）。观察者可能会意识到另一个人的内心正在体验某种情绪，即使这种情绪被否认或掩盖（J.J.Gross & John，2003）。与来访者探讨表达情绪的利弊，并提醒他们情绪的表达是与情境相关的（例如，玩扑克牌时，一张面无表情的脸有助于下注）。要求来访者给出一个努力学习如何自由表达情绪的承诺。

在社交互动之前改变生理唤醒

治疗师应该复习技能训练手册中的讲义 3.1（"通过改变生理来改变社交互动"）[56]。关于"猎狗、盾牌和剑"的教学要点，请参阅技能训练手册第五章第 3 课，并讲述"不受欢迎的朋友的故事"。以合作的姿态与 OC 来访者探讨将特定的情绪状态或行为（猎犬、盾牌和剑）带入社交场合是如何让情况变得更糟的。在社交之前回顾一下改变生理状态和进入社交安全系统的基本原理；当我们发自内心感到安全时，我们就能够自然而自由地表达我们的情绪。治疗师应该寻找机会在治疗过程中练习改变生理唤醒，并布置旨在提高这一技能的家庭作业。最后，治疗师应该鼓励使用 RO DBT 慈心冥想（loving kindness meditation，LKM）作为一种社交安全情绪诱导，自然地导引自由和开放的表达。

打破过度习得的抑制性屏障

OC 个体已经形成了阻碍自由表达的抑制性屏障。要打破这些过度习得的屏障，治疗师必须小心，不要去确认来访者的信念，即情绪应该总是受到调节或控制。治疗师需要全身心地投入旨在增强自发性、嬉戏和无拘无束的情感表达的练习中，以示范这种理解；参阅技能训练手册的第五章第 5 课"非常有趣的极限表达工作坊"和名为"The Oompa-Loompa"的正念练习，或第 30 课的"模仿游戏"。治疗师应该教授特定的身体姿势、面部表情和手势如何影响生理唤醒以及如何传递给他人非常重要的非语言信息；在技能训练手册的第五章第 3 课中，请参阅名为"大 3 + 1"的练习。创造力和趣味性可能很重要（例如，观看会谈中的图像或视频，展示不同情绪的面部表情，同时一起模仿这些表情）。治疗师示范的重要性怎么强调都不为过；治疗师的自由表达表明这是一种社会适切的行为。家庭作业可以进一步强化这一点（例如，练习在镜子前做表现不同情绪的表情，或者尝试用夸张的手势来表达合作，比如眉毛上扬加上张大双手向外扩展）。总体目标是通过逐渐接触到越来越具有挑战性但不是压倒性的表达机会来塑形增加情感表达的行为。

利用后果管理来塑形"我很好"现象

如前所述，"我很好"现象是指许多来访者在口头上倾向于低估或错误报告他们的真实情绪状态。通常，对"我很好"现象的功能分析表明，这种行为是被负强化的；例如，通过否认感到不安，来访者能够避免讨论潜在的冲突。治疗师可以通过改变行为后果或强化物来影响这一点。例如，治疗师可以告诉来访者，每当他们说自己很好时，就会被认为他们实际上并不好。在这里，治疗师会停下来，并让来访者重新描述模糊的情绪措辞或明显的低估，通过暂停会谈，突出来访者使用的语言（"我很好"），然后要求来访者用情绪词汇更详细地描述他的体验。这种玩笑式的不敬策略为无差别的标签提供了一种温和的厌恶性后果，同时塑形了来访者更详细地描述真实体验的行为。让来访者统计自己一天中说"我很好"的次数可以起到类似的作用。

子主题 2 的治疗策略：情绪体验减弱和情绪觉察不足

使用行为暴露

对一些人来说，情绪衰减、麻木、疏离感或宕机（shutdown）的感觉可能是经典的条件反应。RO DBT 背后的神经调节模型假设，经典条件的宕机反应是通过激活副交感神经系统（PNS；见第二章）的背侧迷走神经复合体（dorsal vagal complex，DVC）介导的。PNS-DVC 是由压倒性的威胁触发的生理状态，与麻木、降低的疼痛敏感度和情感平淡相关（Porges, 2003a）。治疗师在治疗过程中必须警惕这种反应的迹象（例如，来访者的面部表情变得空洞，或者来访者发现很难说话、理解或听清治疗师的话）。当出现这种情况时，治疗师应该放下她的议程，转而探询来访者行为上的变化或切换。这一探索过程的目的是识别触发宕机反应或麻木反应的线索，并确定此反应的功能（即，它是应答性的、操作性的还是两者的某种组合；有关应答性和操作性行为的讨论，请参阅第十章）。因此，至少在一开始，对宕机反应的评估与治疗师评估联盟破裂的方式相同或相似——也就是说，放下原定议程，对突然的行为变化进行探询。两者之间的区别在于如何处理它们。

经典条件反应的宕机反应最好用暴露技术来进行治疗。行为暴露包括暴露在引发条件反应的线索中，同时阻止回避或逃跑行为（Foa & Kozak, 1986; Barlow, 1988）。暴露理论的假设涉及新经验的获得，通常是关于安全信号的经验（T.R.Lynch, Chapman, Rosenthal, Kuo, &Linehan, 2006; Bouton, 2002）。然而，据我们所知，针对情绪衰减的暴露治疗尚未在行为暴露相关的研究文献中受到太多关注。传统的暴露疗法针对的是交感神经系统（sympathetic nervous system，SNS）的唤醒，包括自动战斗或逃跑反应；例如，蜘蛛恐惧症（对蜘蛛的极度恐惧）涉及 SNS 介导的恐惧和回避。

对于 OC 来访者来说，宕机反应的诱发线索或条件刺激可能很简单，比如要求提供个人信息、征求意见或受到表扬。这种性质的中性刺激成为经典的条件刺激是因为在过去要求提供信息或表扬之后跟随的就是严厉的惩罚（例如，如果来访者的回答不正确，或者如果她表现得过于快乐）。宕机反应是保护性的，因为它阻止了对即将到来的刺激的感知和敏感性，但它也阻止了新的学习发生。因此，每当受到表扬或赞美时，来访者就会自动麻木或宕机，这样就不太可能知道赞美并不危险。

针对情绪衰减的暴露疗法包括首先向来访者介绍刚才描述的原则，并在继续进行之前获得承诺。其次，情绪衰减的暴露疗法包括通过同时激活有拮抗作用的自主神经系统（autonomic nervous system，

ANS）反应（例如，SNS 的食欲唤起）来防止 PNS-DVC 介导的反应。从本质上说，治疗师应该将暴露原则与有拮抗作用的 ANS 唤起程序结合起来（例如，在来访者蹦跳着、笑容满面，或者挥舞双臂、眉飞色舞的同时，反复称赞来访者）。据我所知，马丁·博胡斯（Martin Bohus）和他在德国的同事是唯一一个研究这种暴露干预的研究小组。在他们防止边缘型人格障碍（borderline personality disorder, BPD）来访者解离反应的暴露程序中，来访者一边骑着固定的自行车，一边听带有过去创伤线索的录音（此信息来自私人通信交流）。对于一些来访者来说，交感神经系统的激活可能不是必要的，因为他们的宕机反应仍然允许他们注意到传入的刺激；在这种情况下，简单地呈现线索（即赞美），同时阻止回避，可能足以产生类似的效果。也就是说，目前迫切需要对这种反应的作用机制假说进行研究，临床医生在将这些原则应用于情绪衰减的治疗时应该考虑到这一点。

监测麻木和身体感觉

提高对身体感觉变化（或突然失去知觉）的觉察有助于提高对情绪的觉察（例如，心率加快，感觉脸红或发热，出汗，颤抖，感觉麻木或平淡，尿意）。为了精确，通常最好将感觉缺失（麻木）和感觉变化（感觉热）分开监测，日记卡上监测的具体内容因来访者而异。然后，可以将这些情绪信号纳入链分析。

利用外显的行为来辅助标识情绪

通过使用与情绪体验相关的外显行为作为一种辅助标识情绪的手段，可以提高人们对情绪的认识。例如，对某人的人身攻击（比如严厉的批评）表明来访者感到愤怒（愤怒的行为冲动就是攻击）。低下头或遮住脸意味着羞耻（羞耻的行为冲动是隐藏）。通过了解哪些行为与哪些情绪有关，来访者可以学会像其他人一样给内心体验贴上标签。给情绪贴上标签可以更容易识别与情绪相关的可能的想法、感觉和行为倾向，并预测一个人随后的行为。此外，使用其他人用来描述情绪体验的词汇可以增强社会联结，因为它标志着一种共享的或共同的连接。当第一次开始这种练习时，来访者可能缺乏情绪词汇。例如，一位 OC 来访者在第一次描述被认为是内心情绪体验的东西时，只能使用"塑料的""原始的""新鲜的""干巴的""圆滑的"和"整洁的"这样的词（译者注：这些英文原词都不是直接的情绪词汇，与中文用法差距很大，翻译也比较生涩）。其他 OC 来访者不喜欢基本的情绪标签（愤怒、恐惧、厌恶），因为对他们来说，这些标签太极端了。他们可能愿意承认他们感到沮丧，但可能会发现很难说出他们很生气，因为对他们来说，愤怒等同于大喊大叫。在技能训练手册的第五章第 2 课中，治疗师可以阅读到如何教授情绪与五种神经基质相联系的方式；第 6 课和第 22 课展示了如何更广泛地教授情绪。治疗师应该在治疗过程中为来访者寻找机会练习给情绪贴标签；例如，治疗师可以在治疗过程中定期向来访者询问："你现在感觉如何？"

帮助来访者学会哀伤

OC 来访者可能会发现很难体验和标记脆弱的情绪；例如，当哀伤时，他们可能会将自己的哀伤贴上疲惫的标签。在治疗的导入和承诺阶段，治疗师评估创伤、长期怨恨和其他可能阻碍来访者成长的重要障碍的存在是很重要的。哀伤工作可以成为帮助来访者摆脱这些痛苦经历的重要手段。成功的哀伤需要大脑认识到以前的一切都已经过去了。哀伤工作意味着感受失落，然后放手（练习调节）。随着时间的推移，大脑会适应不断变化的环境；也就是说，我们放弃寻找已经失去的东西，从而开始建立新的生活（参见技能训练手册，第五章，第 29 课）。

鼓励自我询问

重要的是，治疗师不能只专注于改变令人厌恶的情绪。RO DBT 强调自我询问的重要性——即在应用调节策略（如接纳、分散注意力或重新评估）之前，停下来质疑自己的反应，以便促进学习。RO DBT 不是将注意力从厌恶情绪上转移（例如，通过关注中性的、非基于情绪的身体感觉），而是鼓励来访者将注意力转向厌恶情绪（即使是低强度的情绪），并首先使用自我询问。例如，悲伤可能标志着一个人生活中重要的事情发生了变化，或者他需要做一些不同的事情。自我询问情绪意味着停下来问问自己，*这种情绪可能会告诉我什么？我对感受这种情绪有多开放？我是想摆脱这种情绪，否认它，还是立即调节它？如果是或者可能是，那么我在回避什么呢？这里有什么值得学习的吗？*自我询问不是反刍性的，因为它不是为了解决问题，也不是为了调节或避免不适。实际上，快速回答通常被认为反映了旧有的知识和想要回避因没有解决方案而产生的痛苦。因此，自我询问可以与其他正念方法区分开来，因为它是主动找不快、想要从中学习、阻止即刻的回答，而不是优先考虑冷静的观察，元认知上与想法保持距离，并等待体验消失。这就是为什么鼓励大多数自我询问练习持续几天或几周的原因。鼓励来访者保持每周一次的日记，他们可以在一本小本子上记录自我询问的问题和在自我询问练习中发生的事情。

培养非评判意识

正念训练也会影响我们对情绪的评价或想法。我们有时将这项技能称为"体验但不沉浸"一种情绪——即允许自己不带评判地充分体验一种情绪中涉及的感觉、意象和想法，然后放下（例如，使用改变策略），同时保持允许情绪再回来的意愿。此外，还可以提醒来访者，他们的想法或评价会影响情绪体验。我们在情感体验中所想的会延长这种情绪或引发另一种情绪（例如，*我讨厌生气*的想法可能有点像火上浇油，可能会重新点燃同样的情绪）。正念教会一个人观察情绪事件的反应倾向（例如，当恐惧时，不加评判地观察逃离的冲动）。T.R. Lynch 和他的同事（2006）提出，这种方法能自动改变与情绪相关的意义或评价（例如，从坏事变成平常的事），而不需要使用执行控制来重新评价或修改一个人的原始情绪感知。通过不带评判地体验情绪（暴露），就获得了新的关联关系（情绪只是情绪，想法只是想法，记忆只是记忆）。随着反复的练习，有情绪唤起性的刺激与新的行为或思维方式之间的关联越来越占主导地位，因此，诸如恐惧之类的情绪就不太可能因为被评估为坏的或危险的而重新点燃（见 T.R.Lynch 等，2006）。这种方法——即冷静地观察情绪性的感觉、冲动、想法和记忆——是大多数传统正念疗法的核心（J. M. G. Williams, 2010; Segal, Williams, & Teasdale, 2002）。RO DBT 同时重视冷静的觉察和热情的参与。

布置旨在培养情绪正念的作业练习

应该布置家庭作业来帮助来访者提高对内心体验的正念觉察和标识能力（例如，正念洗热水澡，对感觉、想法，以及与体验相关的任何情绪练习"开放地观察"和"中正地描述"技能；另请参阅技能训练手册第五章第 12 课中的觉察连续体）。然而，很多 OC 来访者刻意安排他们的环境和活动，这样他们就很少遇到强烈的情绪（例如，每天上班都一样，每天吃同样的食物，去商店之前仔细计划）。因此，治疗师必须鼓励来访者参与唤起情绪的行为（例如，表现得更亲社会，更多微笑，与他人分享脆弱的或个人的经历，选择不同的路线步行回家，加入教堂唱歌，或参加舞蹈活动），同时不带评判地观察他们旧有的反应倾向（如沉默、看向别处或早早离开）。通过反复练习，来访者对以前回避的情境和内在情绪体验会产生新的（中性的、更积极的）关联。

过度谨慎和高度警觉的行为

OC中过度谨慎和高度警觉的行为被认为源于生物气质的倾向，即高威胁敏感性和低奖赏敏感性。因此，当思量一项重要的活动（例如，参加女儿的婚礼）时，OC来访者可能不会体验到预期的愉悦，而当他们实际参与活动时，他们可能体验到比其他人更低水平的兴奋或愉悦。趋近动机和谨慎也会受到家庭和环境因素的影响；例如，害怕犯错误或成为关注的中心可能源于童年早期惩罚差异或不够准确的经历。尽管如此，至少在表面上，一些OC来访者可能看起来并不害怕社交或新奇的情况。他们会尽职尽责地按时参加教堂、学校、工作或预定的社交活动，并为社区活动做出重要贡献（例如，公开反对不公正，组织会谈，记录会谈纪要等），而非选择回避。然而，当被问及他们的亲社会贡献时，他们可能是出于一种责任感，而不是预期的快乐或社会联结。事实上，他们可能认为追求快乐或享受是颓废的、反常的或自我放纵的。因此，在治疗OC来访者过度谨慎和高度警觉的行为时，治疗师必须考虑到刚才提到的因素，并相应地调整他们的干预措施，这一点很重要。此外，这一主题的生物气质基础表明了RO DBT策略的重要性，这些策略旨在激活不同的神经基质，尤其是社交安全系统（PNS-VVC；见第二章）。

过度谨慎和高度警觉行为的治疗策略

在从事新行为之前激活社交安全系统（PNS-VVC）

生物气质偏差造成的高威胁敏感性使OC来访者更有可能将新的或不确定的情况视为威胁（即，防御性唤醒）。因此，治疗师在布置行为激活任务作为家庭作业之前，必须教会OC来访者如何激活社交安全系统。个体治疗师不应认为技能培训课程就足以帮助OC来访者学会这些技能。社交安全激活的教学指导和故障排除承诺是个体治疗的重要组成部分，最好在第六次会谈之前完成，并使用与技能课程相同的讲义。这保证了在治疗早期至少两次教授社交安全技能（即一次在个人治疗中，一次在技能课上）。治疗师也不应该仅仅因为来访者在治疗过程中接受了技能使用指导或排练过这些技能，就认为OC来访者在社交安全激活方面是有能力的。许多OC来访者没有意识到这些技能的重要性（至少在一开始是这样），通常是因为他们认为这些技能应该很容易，暗地里认为这些技能是不切实际的或愚蠢的（例如，慈心冥想、扬眉），或者可能没有完全掌握它们背后的科学。因此，治疗师不仅必须评估对练习社交安全激活技能的承诺，还必须评估他们做的是否合格。如果不合格，来访者可能会尽职尽责地去做发送社交信号的作业，但却无法从中受益，因为他们无法下调负责防御唤醒的生物气质倾向。问题不是来访者缺乏改变行为的意愿，而是来访者在激活社交安全性方面缺乏足够的经验，无法发自内心地将其与积极的结果联系起来。

教授灵活心念 VARIE

灵活心念VARIE（参见技能训练手册，第五章第5课）旨在促进成功尝试新事物，采取与回避相反的行为。虽然这些技能是在技能课上正式教授的，但个体治疗师应该非正式地教授它们，并通过个性化的家庭作业练习来加强它们的使用。练习可以从一些简单的事情开始，比如来访者重新布置家里的家具，穿不同的衣服（例如，更鲜艳的颜色），开车去商店时选择一条新的路线，或者尝试一种新的食物。引入截然不同的东西是为了让生活变得有趣。在OC来访者熟练地激活社交安全系统之前，不应该教授或安排灵活心念VARIE技能练习。随着时间的推移，随着越来越多的成功练习，治疗师可以增加接触以前回避的情况、地点或人的强度。

僵化和受规则支配的行为

僵化和固执的信念是 OC 的典型特征，尽管 OC 来访者不透露内心的想法和经验的自然倾向不总是能立即显现出来。僵化被定义为对改变信仰、态度或个人习惯的抵触，而受规则支配的行为指的是基于语言的习得行为。语言规则描述了一种行为（如公开表露脆弱的情绪）和潜在后果（例如，开放和脆弱的人更有可能受到伤害）之间的关系。每当规则支配变得如此主导，以至于大多数人的反应是由过去的学习而不是现在的经验决定时，就会出现问题。大多数 OC 来访者既固执又受规则支配，最常见的表现是对秩序和结构的强迫性需求、强烈的想要正确的愿望、超完美主义、强迫解决问题、适应不良的囤积、过度规划、过度排练，及坚持一致性。

每当来访者遇到与自我构建或世界观不一致的环境反馈，或者与预期不符的情况时，僵化和受规则支配的行为问题就会变得十分明显。通常，僵化的信念有一个间歇性强化的历史（也就是说，观察、规则、想法或信念在过去有效地解决了一个问题）。针对僵化和受规则支配的行为的治疗策略可以归结为以下基本方法：

- RO DBT 全然开放和自我询问练习，旨在质疑一个人对现实的感知，并鼓励对否定性反馈持开放态度（参见技能训练手册，第五章，第 1、11 和 13 课）
- RO DBT 神经调节技能，旨在激活不同的神经基质，特别是与腹侧迷走神经复合体和社交安全相关的神经基质（参见技能训练手册，第五章，第 2 课）

僵化和受规则支配的行为的治疗策略

询问，而不是告知

OC 来访者对批评非常敏感，害怕犯错误，而且经常有与僵化信念相关的间歇性强化的长期历史，这使得他们不太容易接受正常的说服或逻辑。一种僵化的思维可能会出现，当受到挑战或暴露时，这种思维会变得更加强大；就像形成珊瑚礁的海洋生物的坚硬外部骨架一样，直接干扰会使坚硬的沉积物变得更厚。

RO DBT 首先假设治疗师在理解问题的方式上可能是错误的或不正确的，以此来处理僵化的信念和行为。这为来访者提供了喘息的空间，也为来访者和治疗师提供了学习的机会。因此，治疗师应该以开放的心态询问来访者他的信念是什么或他的行为对他有什么好处，而不是告诉 OC 来访者他僵化的行为或信念是错误的、歪曲的或无效的。通过这样的方式治疗师树立了一个全然开放的榜样，鼓励来访者练习自我询问和坦承自己。例如，一位治疗师指出，他的 OC 来访者将半夜醒来为她生病的丈夫拿止痛药的行为描述为"自私的"和"控制的"，而不是"善意的"。在这种情况下，"询问而非告知"这一方法可能会涉及询问这样的问题："如何理解以这种方式帮助你的丈夫是一种自私的行为呢，你可以帮助我理解这件事吗？"这种类型的询问有助于来访者练习揭示内心感受，避免提供可能影响来访者回应的引导性信息。

由于强大的工作联盟可能要到治疗中期（大约第 14 次会谈）才能形成，在此之前，OC 来访者可能倾向于报告他们认为治疗师想要听到的东西。当 OC 来访者似乎在描述某件事方面遇到困难时，迅速介入提供有用的提示（治疗性读心）或治疗性解析将不会给来访者以自己的语言描述她的经历（或她的挣扎）的空间和时间。例如，通过开放式问题（"是什么阻止你给自己的行为贴上善意的标签？"），或者没有明确正确或社交适切答案的问题（"当你在半夜帮助你的丈夫时，这种行为会让你更有可能还是更不可能实现生活中对你来说重要的事情？"），而不是通过解析（"也许你对自己太苛责，以至于不能允许感受到自己的善意"），可能会学到更多的东西。治疗师不能矫枉过正，认为称职的 RO DBT 只包括提问。相反，指导式教学、治疗性读心、回顾案例概念化和明确的改变要求也是必要的组成部分。

允许自然变化，减缓来访者的强迫性修正

个体治疗师应该寻找机会，帮助他们的 OC 来访者放弃在问题出现时立即修正或解决问题的固执愿望。例如，一位 OC 来访者在她的第三次 RO DBT 会谈中带来她前一周尝试过的 117 件新事物的清单，这项任务并不是她的治疗师要求的。这一行为虽然代表了她强烈地试图纠正对新鲜感的回避，但也代表了在耐受不确定性方面存在的核心问题。来访者正在应用适应不良的控制努力来纠正另一个适应不良的 OC 问题。一般来说，治疗师在与 OC 来访者合作时应该采取不急迫的态度，而不是采取严肃的问题解决态度，特别是当涉及僵化问题时。治疗师应该鼓励 OC 来访者（以及他们自己）练习允许问题存在，而不是假设每个貌似是问题的部分都需要立即得到解决。这可以作为对不确定性和模糊性的一种非正式的行为暴露。可以在日记卡上监控强迫性解决（修正）行为，治疗师应该利用这个来帮助来访者认识到，有时表面上的解决（修正）会让事情变得更糟。一位 OC 来访者回忆说，她在发现旧洗碗机里全是脏水之后立即订购了一台全新的洗碗机。直到第二天早上，当新的洗碗机到达时，她才发现了真正的问题——一根堵塞的排水管，甚至不是洗碗机的一部分。她对快速控制的渴望不仅导致了时间和金钱的损失，而且导致她知道自己的解决方法不合适而感到恼怒。如果她允许自己不试图立即解决问题，她可能会在第二天早上发现问题是排水问题，而不是机器故障。对这种模式的认识成为该来访者能够允许自然变化发生并放弃强迫性修正的重要转折点。

鼓励无用的艺术

治疗师应该寻找机会让 OC 来访者练习不要一直处于工作状态。OC 来访者已经忘记了玩耍和欢笑在健康生活中的重要性。治疗师可以提醒来访者，作为孩子（例如，在三岁时），他们能够无意识地玩耍。每天做一些新的或不同的事情有助于打破旧习惯并自然地鼓励自发性。治疗师应该为他们的来访者寻找方法来练习不那么专注于工作，且不会为此感到难过。例如，应该鼓励 OC 来访者阅读以幻想为导向的、娱乐性的、非严肃的或虚构的杂志或书籍，而不是阅读另一本自我提升的书。家庭作业可能包括每周提早下班一次，和同事出去喝杯啤酒，打盹，做白日梦，看喜剧，泡长时间的澡，或者在完成一项任务上只花费固定的时间。

利用玩笑式的不敬来挑战僵化的信念，阻断强迫性的受规则支配的行为

玩笑式的不敬加上故事和隐喻，可以非正式地传递关于问题或治疗策略的重要信息，否则，如果更正式地呈现，这些信息可能会被忽视。例如，治疗师可以开玩笑地利用 OC 倾向来遵守规则，通过创建一个必须遵守的新规则来阻止强迫性处理——具体地说，新规则是"在问题首次发生 24 小时内，你不能试图解决或处理它"。将强迫性处理行为推迟 24 小时对 OC 个体有几个好处：

- 它为有关问题的新信息自然出现提供了时间，并阻止了事后才发现是错误的或不必要的仓促决策。
- 强迫性处理是由恐惧和对不确定性或模糊性的回避所驱动的，但将决定或解决方案推迟 24 小时可以确保这个人已经睡过觉（在睡眠期间，线索驱动的情绪反应会消退，因此更有可能在早上出现对问题的新视角）。
- 它为来访者提供了一个不那么努力工作的机会，并练习培养对自己和个人缺点一种不带评判的幽默感（参见技能训练手册，第五章，第5课，关于无用的艺术的教学）。

这一策略应该以玩笑式不敬的态度（也就是略带戏谑的方式）来表达。开玩笑地坚持必须遵守关于延迟处理的24小时新规，同时以非语言方式交流情感，鼓励来访者与治疗师一起试验改变旧习惯的新方法。

以下是治疗师记录的例子，展示了如何使用玩笑来挑战对文字刻板的信念，并帮助来访者放松规则导向的思维（有关玩笑式的不敬的更详细讨论，请参见第十章）：

治疗师： 昨晚，我用新鲜的马苏里拉奶酪、烤西红柿和大蒜做了一个美味的芝士比萨，上面撒了一点新鲜的胡椒和欧芹，还有一个淋了橄榄油的脆皮。我迫不及待地想今晚回家，把它放进烤箱里加热！（停顿，看着来访者）但我为什么要告诉你这些？
（来访者耸耸肩）

治疗师： 事实是我撒谎了。我从没做过比萨！关键是，如果你和我一样，现在在流口水，那么我们可以确定一个事实，那就是想法不一定非得是真的才能影响我们。所以，仅仅因为你这么想，并不意味着这是真的（*利用这一经验帮助来访者理解——想法，即使不是事实，也会在生理和情感上产生强大的影响*）。

治疗师： （戴着眼镜）我没有戴眼镜。
（来访者僵住了）

治疗师： 不，我是认真的。我没有戴眼镜！（他扶了扶眼镜，停顿一下，看着来访者）你相信我吗？
（来访者摇头表示不相信）

治疗师： 我关于眼镜的说法就像你脑海中的想法——听起来很有说服力，但不一定是真的（*利用这一经历戏谑地挑战来访者对想法的字面信仰，并利用这个故事来促进教学*）。也许是因为想法在我们内心，我们倾向于相信它们，即使我们很容易忽视我们头脑之外的想法。例如，我们很容易忽视收音机里坚持说的话："把你的钱寄给我，否则世界末日就到了。"或者当一个孩子宣称"我是一个7英尺高的巨人"时，我们知道这些话都是幻想。但是我们不会轻易忽视我们内心的言语——我们自己的言语和思想（*融合了其他例子，展示了将想法视为想法，而不是不折不扣的事实的重要性*）。所以我的建议是，我们应该开始练习观察自己的想法，而不是把它们当真。我们的目标是能够像看电影一样观看他们。当你在这方面做得更好时，你可能会发现，你对自己或他人的一些负面看法对你的影响力会开始减弱。你觉得这听起来怎么样？（*与来访者核实以确认同意*）

强调固执对人际关系的负面影响

僵化的受规则支配的行为、完美主义以及对结构和控制的强迫性愿望会对人际关系产生负面影响。例如，一位OC来访者报告说，如果她认为别人的工作可能做得不好，她会觉得有必要重做一次。治疗师和来访者认为，来访者在出色完成工作后的自豪感或成就感极有可能强化了这种行为。然而，她强迫重做的行为对她的人际关系产生了负面影响；也就是说，她的家人和同事认为她的重做是令人沮丧的，因为他们的努力似乎很少达到她的完美主义标准。此外，给来访者带来的后果往往是精疲力竭（重做别人的工作需要额外的努力）和越来越多的怨恨和痛苦，因为她觉得自己是唯一一个在做所有工作的人（她的家人在大多数家务上都已基本放弃了帮忙）。对于其他来访者来说，僵化的行为可能更多地与社交礼仪（"总是表现得有礼貌"或"总是寄圣诞卡"）或责任心（"总是及时回复所有电子邮件"）有关。正念练习可以关注在人际关系中不加评判地参与的重要性，同时放弃对应该发生什么或其他人应该如何行事的无益反思。

对结构和控制的强迫性愿望做冲动冲浪练习

RO DBT 将对结构和控制的强迫性愿望概念化为有着可预测的行为倾向的内在体验（本质上是短暂的行动倾向或冲动）。可以教来访者如何正念地体验控制、解决或纠正的强迫性愿望，而不陷入与冲动相关的想法或盲目地屈从于与之相关的行动倾向（例如，反复思考解决方案或急于解决表面问题）。通过反复练习，来访者能够了解到，冲动就像波浪一样，先达到顶峰，然后回落消失（Marlatt & Gordon, 1985）。请参阅技能训练手册，第五章第 12 课，了解冲动-冲浪正念脚本。

学会热爱完美主义倾向

治疗师应该避开试图改变完美主义的陷阱。RO DBT 鼓励 OC 来访者练习包容自己犯错的可能性，而不是总在试图提升自己。因此，治疗适应不良的完美主义必须从爱自己的缺点开始。当 OC 来访者要求一位 RO DBT 治疗师以完美主义为靶目标时，一位 RO DBT 治疗师以一种玩笑式不敬的方式回答道："我很抱歉，从道德上来说，我不能治疗你的完美主义。如果我这么做了就意味着我同意了你认为自己永远都不够好的信念。也就是说，如果我试图帮你摆脱你的完美主义，就从根本上同意了你，认为你是有缺陷的，我认为这不符合伦理。不过，假设你可能感兴趣，还有另一种解决办法。这条路很难走。它没有改变你的完美主义倾向，而是要求你首先要全心全意地爱它们或欣赏它们。有趣的是，一旦你真正做到了这一点，在那个时刻，你就不再是完美主义者了，因为你已经停止尝试提升自己了。"

冷漠而疏远的关系

由于 OC 基本上被认为是一种社交隔离和孤独的问题，治疗的首要目标是帮助 OC 来访者建立或加强一到两段长期高度亲密的关系（例如，浪漫的伴侣关系或婚姻）。大多数 OC 来访者渴望一段健康的、长期的浪漫关系，尽管很多 OC 来访者可能已经变得痛苦、愤世嫉俗，或者彻底放弃追求这一目标。治疗师应该对来访者现有的长期关系（或缺乏关系）进行深度的亲密度评估，并获得来访者改变的承诺。治疗师应该解释的是，如果来访者想要真正过上值得分享的生活，并从治疗中长期获益（例如，不再经历慢性抑郁），这方面的真正进展是至关重要的。在 RO DBT 中，真正的进步不仅仅是计划或谈论关系；它被定义为参与新的行为（例如，进步可以定义为来访者在第 18 次会谈之前开始约会）。这一目标的重要性应在头 4 次导入和承诺会谈上简要介绍，然后经常重提。治疗师应该小心，不要认同 OC 来访者关于人际关系的世界观（例如，长期的浪漫关系要么是不可能的，要么是不想要的，或者来访者目前拥有的就很好）。来访者对这个主题的抵触是可预期的（参见第十章中"推拒"和"不要伤害我"反应），但并不意味着应该放弃这个主题的工作。

冷淡和疏远关系的治疗策略

将联盟破裂的修复与增进关系的技能联系起来

由于 OC 来访者是厌恶风险的，他们在建立新的关系时倾向于表现得警惕、谨慎和不那么信任，从而使建立治疗联盟变得更加困难（见第五章）。幸运的是，跟与 OC 来访者建立强大的治疗联盟相关的问题与来访者在现实世界中经历的和他人的问题相同或相似。例如，OC 来访者会考虑把放弃关系作为解决人际冲突的方法。然而，冲突在所有亲密关系中都是不可避免的。应该鼓励来访者将个体治疗视为练习冲突解决技能的理想（也是安全的）场所，而不是一走了之。可以向来访者解释（用玩笑的方式），好的治疗的一部分是提供矫正性反馈（否定适应不良的行为），治疗里会有大量这种练习机会。这就是为什么在治疗 OC 的 RO DBT 中，联盟破裂会优先于其他行为靶目标（仅次于危及生命的行为），它本身不是问题，而是练习技能的机会。第八章提供了处理联盟破裂和修复的细节。

强化分歧

对于许多 OC 来访者来说，冷漠表现为过度认同的行为，可能表面上看会增强亲密。例如，来访者可能会尽职尽责地遵守家庭作业（例如，花几个小时详细填写日记卡），可能永远不会或很少公开地反对治疗师，但在内心深处，来访者可能不理解填写日记卡的重要性，尽管已经解释过了，或者可能认为日记卡是浪费时间或与她的问题无关。尽管如此，她可能永远不会透露这些担忧，而内心仍然对治疗感到幻灭或对治疗师感到愤怒。因此，治疗师应该将依从性、同意或承诺的表达（特别是在治疗的早期阶段）视为不一定反映了来访者真实内心体验的信息。相反，治疗师应该鼓励来访者表达不赞同、不适感、矛盾或分歧，将其重新定义为代表治疗进展而不是问题，并将其定义为增进亲密关系的重要步骤。

因此，如果来访者向治疗师表达他不同意治疗师刚才说的话，治疗师应该采取以下三个步骤：

1. 感谢来访者诚实地表达自己的感受，并指出这样做与 OC 掩盖内心感受的自然倾向相反。
2. 认真考虑反馈可能是准确的，并练习自我询问（即，寻找治疗师可能促成问题的方式），而不是自动假设批评反映了来访者的病理状况。
3. 与来访者一起决定基于这个反馈要做些什么（例如，继续观察问题、改变行为方式或保持不变）。并以此为契机，讲授与灵活心念相关的原则（见技能训练手册，第五章）

通过增加对批判性反馈的开放程度来加强关系

对于一些 OC 来访者来说，冷漠和疏远的人际风格是被间歇性强化的，因为它能帮助他们避免痛苦的人际反馈。看起来冷淡或难以接近会给人一种人际反馈无关紧要或不重要的印象。随着时间的推移，其他人可能会停止提供反馈。全然开放意味着放弃必须是正确的，而不是失去自己的观点。这需要愿意有弹性和可能会犯错。治疗师应鼓励 OC 来访者使用灵活心念技能，作为鼓励他人提供人际反馈的一种手段（参见技能训练手册，第五章，第 22 课）。

教授认可技能以表达社交包容信号

许多 OC 来访者的主要技能缺陷是表达理解和接纳——也就是认可他人的感受、想法、愿望、行动和体验。认可增强了亲密关系，因为它向他人传达了他们的反应是被接纳、被重视的，并且他们本身就很重要。个体治疗师应该清晰地将认可技能教授给 OC 来访者，并寻找机会在治疗过程中进行练习（参见技能训练手册，第五章，第 19 课）。

教授匹配＋1 技能，促进个人坦承自己

大多数 OC 来访者避免展示脆弱或向他人暴露个人信息，这使得亲密关系的建立变得更加困难。亲密的人际关系包括相互披露潜在的破坏性、尴尬或社交不适当的感受、想法或体验，而不仅仅是亲社会或积极的经历。治疗师应该帮助他们的 OC 来访者认识到，与他人分享脆弱或过去的错误，会向接收者表达发送者认为他们值得信任。这使得接收者更有可能做出类似的反应。个体治疗师应该教授匹配＋1 技能（参见技能训练手册，第五章，第 21 课）来促进这一点。匹配＋1 技能基于一个简单的

人际关系原则：披露个人信息可以让我们更接近另一个人，这个互惠的过程为所有亲密的人际关系提供了基础。匹配＋1技能可以在会谈中练习（例如，通过角色扮演），也可以作为家庭作业，从与来访者感情不强的个人（例如，杂货店店员、邮政工人或邻居）练习相同的技能开始，并观察它们带来的影响。然而，对于治疗师来说，重要的是要记住，匹配＋1技能的主要目标是建立或加强长期和高度亲密的关系（即浪漫的伴侣关系或婚姻）。

带有嫉妒或怨恨的高度社会比较

OC来访者是以成就和表现为中心的；表现得有能力不是可有可无的，而是必需的。因此，他们必须经常进行社会比较，以确认他们的表现比其他人更好，或者至少是相当的。寻找证据证明他们比其他人更好、更快、更聪明或更健康，这可能成为调节负面情绪和增强自尊的一种强迫性方式。虽然社会比较可以确认个人的成功，但当证明不了这一点的时候，社会比较就会带有隐性的代价。当一个人对与他人的比较结果不认同，并认为他人的优势是不公平的时候，就会产生无益的嫉妒。这是一种需要理解的重要情绪，因为它会引发消极的攻击行为，有时还会引发公开的攻击行为。

在经历亲密关系背叛后的一个月内，与抑制能力低的人相比，抑制性控制能力高的人报告了更多的创伤、抑郁、压力、尴尬症状和更少的宽恕（Couch & Sandfoss，2009）。研究表明，人际关系过错（即认为另一个人以痛苦或道德上错误的方式伤害了主体；见M.E. McCullough, Root, & Cohen, 2006）可能会对心理健康产生负面影响。例如，研究发现羞辱的经历与患严重抑郁障碍的风险增加70%相关（Kendler, Hettema, Butera, Gardner, & Prescott, 2003）。正如前面提到的，我们的研究表明，预期大约一半的OC来访者有过往的创伤，或者他们报告说对另一个人怀有怨恨。在OC来访者中，较高水平的社会比较是很常见的，这是嫉妒和痛苦的前兆。虽然对伤害我们的人感觉不那么积极是正常的，但能够放下怨恨或过错并原谅的人表现出不那么逃避，不那么心存报复，对伤害他们的人更仁慈（见M.E. McCullough等，2006）。以下文字记录表达了一位OC来访者与痛苦和复仇有关的经历：

> 周五早上我不得不去给车加油，这本身就很恼人，因为这浪费时间。当我到达加油站时，那里排了很长的队，我记得我在想，这些蠢货干嘛加个油还要花这么长时间？终于轮到我了，我意识到我必须把软管抻长了跨过我的车上，因为油帽在油泵的对面。这需要时间，而后面车里的人一直盯着我看。我觉得很丢脸。所以我对自己说，让他们等着吧。一边这么想着，我就按自己的常规操作了，在后备箱里找到了我的橡胶手套，用布擦了擦软管和喷嘴，仔细检查了收据，总而言之，确保我处理得很好。这个过程需要花时间的事儿就不重要了。我干脆不理睬喇叭，到最后我也觉得自己没问题，因为我是在坚持自己的立场。

这件事发生后，这位来访者的背部疼痛加剧，他反反复复想着这件事，对人们的愚蠢感到愤怒。他还想办法要报复加油站的老板。个体治疗师与来访者合作，通过链分析，找出情境中的功能失调环节，并得出更有效的应对方式。这包括给他经历的情绪贴上标签，并检查他的行为的后果，比如背部疼痛的加剧。治疗师利用这段经历来培养来访者的承诺，即学习放下无益的愤怒和怨恨的技能。这包括原谅自己把车停在加油站错误的一边，以及同情加油站其他人表达的沮丧。

无益的嫉妒包括羞愧和怨恨的痛苦交织，我们称之为隐秘的愤怒。此外，屡次未能得到自己认为自己有权得到的东西，或者反复得出别人处于不公平优势的结论，都会导致一种被称为怨怼的情绪状态。怨怼的特征是悲观、愤世嫉俗和不懂感恩。怨怼和嫉妒都会对人际关系产生负面影响，使他人不愿靠近。就像一位OC来访者描述她未经治疗的OC母亲时所说的那样，"很难和她待在一起——她总是在别人高兴的时候泼冷水。"

嫉妒和怨恨的治疗策略

教授相反行为技能应对嫉妒和怨恨

治疗师应该在个体治疗过程中教授应对嫉妒和怨恨的相反行为技能，尽管这些技能也包含在技能培训课程中。采取相反行为技能应对嫉妒，需要采取与两种不同的冲动——躲藏的冲动和攻击的冲动——相反的行为，而与怨恨相反的行为则包括帮助他人和允许他人帮助，反思人们之间的共同点，并练习感恩。

以仁爱为先

仁爱是 RO DBT 的核心行为方式。它鼓励其他人加入我们，而不是反对我们或远离我们。仁爱意味着通过承认我们在世界上的位置和欣赏万物之间的联系来践行真正的谦卑。仁爱意味着在我们获得更多信息之前，即使心存疑虑也依然优先选择信任他人，并表达自己可能是错误的态度。严格来说，这并不意味着对他人"好"。事实上，有时候一个人为另一个人做的最仁爱的事就是说不或表现出强硬的态度。治疗师应该对来访者展示仁爱，鼓励有助于加强仁爱的家庭作业练习（参见技能训练手册，第五章，第 17 课）。

教授慈心冥想

治疗师应该向来访者解释，当慈心冥想技能被用来帮助应对嫉妒和怨恨时，其练习目的与 RO DBT 通常练习的慈心冥想不同。慈心冥想的主要目的是激活 PNS-VVC 介导的社交安全系统。当慈心冥想被用来帮助有高度嫉妒或怨恨的来访者时，主要目标从激活社交安全系统转变为增强同情心和与群体的联结。当以这种方式使用时，慈心冥想技能练习可以扩展到让来访者将爱意、温暖和善念不仅指向他们已经关心的人和中立的其他人，还指向他们感到苦恼（例如，感到嫉妒）的人，指向自己和整个世界。与仔细匹配的对照组相比，短短四分钟的慈心冥想练习被证明能显著增加对陌生人的积极情绪和社交联结的感觉（Hutcherson, Seppala, & Gross, 2008）。治疗师可以使用技能训练手册（第五章，第 4 课）中提供的慈心冥想脚本作为针对嫉妒和怨恨练习的基础，最好在个体治疗期间对练习进行录音（录音可以给来访者在家使用）。最后，需要提醒治疗师的是，嫉妒和怨恨的慈心冥想练习是可选的，仅在需要的基础上使用，而旨在激活 PNS-VVC 介导的社交安全系统的慈心冥想练习则是必需的（即，标准 RO DBT 方案的一部分）。

教授原谅技能

大多数 OC 来访者发现很难原谅自己和他人的过错、误会或过去的伤害。重要的是要认识到，无论我们是谁，我们都会被原谅的困难所苦。原谅是一个过程，它包括一个放下痛苦的决定，一个改变我们惯常反应方式的承诺，以及一个愿意练习技能以帮助我们变得更有同情心和原谅的意愿。这并不是说，如果我们原谅，痛苦就会消失。原谅训练是 RO DBT 最有力的临床手段之一。它提供了重新加入部落和重新获得对自己和他人的同情的必要手段。虽然原谅训练是在技能培训课程中正式教授的（见技能训练手册，第五章，第 29 课），但个体治疗师也应该将原谅原则作为个体治疗的一部分来教授（通常在第 14 次会谈之后）。治疗师应该提醒来访者，原谅并不是对过去的赞同或否认，而是要照顾好自己。原谅是一种选择；它需要持续不断的承诺，放下过去的伤痛，以便成长和保持精神健康。最后，原谅是一种解脱，因为它意味着放下过去的委屈、积怨或报复的欲望，以便照顾自己，按照我们的价值观生活；然而，作为一个过程，它需要时间和持续的练习。

利用社交信号亚型来辅助治疗靶点的锁定过程

正如第三章所提到的，有两种 OC 社交信号亚型——*过度讨好型*和*桀骜不驯型*——它们主要的区别在于每个亚型的特征所描述的人希望被社交环境中的其他人如何看待（也就是说，这些亚型与 OC 个体的公众形象有关）。OC 的核心社交信号缺陷涉及对自己内心感受的广泛掩盖——也就是说，外部表现出来的（公开展示的）往往不会准确地反映内在感受（私下的体验）。因此，仅仅通过了解来访者的公众形象（即 OC 亚型）就可以帮助锁定治疗靶点，因为这个形象的反面通常代表着来访者需要解决的核心问题，以便重新加入部落并减少情感孤独感。

这两种亚型的动机都是为了显得有能力；然而，桀骜不驯型对社会认可或礼貌的关注较少。"讨好的"和"桀骜不驯的"这两个词指的是一个人在受到挑战时最常表现出的外在面具或性格，而不是指他/她的内心情感状态本身。两种亚型同样在内心体验人类所有的情绪和心境状态（如愤怒、敌意、焦虑、恐惧、羞耻和内疚），但他们如何表达自己的内在情绪体验取决于他们的自我控制倾向（有关 RO DBT 的神经调节模型的信息，请参见第二章）。因此，在压力或面对否定性反馈和意料之外的事件时，桀骜不驯型的人的个性或外在表达方式可能会显得意志坚强、教条、冷漠、轻蔑或怀疑。相比之下，过度讨好型的人更有可能显得恭顺、顺从、亲密或讨人喜欢。

桀骜不驯型

属于这一类型的人会被认为是有能力但不服从、奉承或顺从。他们的讲话方式可能是公事公办的，他们的面部表情往往是严肃的、关注的或平淡的，特别是在压力下。他们往往重视拥有坚强的意志，也许能够生动地回忆起他们曾反抗不公正或抵制要求他们以他们认为不道德的方式遵守的社会压力的时代。他们的倾向是特别不喜欢热情或善于表达的人，以及他们认为软弱、爱发牢骚、虚伪或无能的人。有趣的是，尽管他们愿意就道德上的错误行为与他人对抗或强烈宣称做正确事情的重要性，但在更亲密的人际冲突中，他们通常宁愿一走了之或放弃关系，而不是直接处理问题[57]。然而，为了实现目标，即使这会损害重要的关系，他们也愿意表现出不友好或脾气暴躁的样子。例如，当面对不想要的反馈时，桀骜不驯型的人更有可能做出"推拒"反应（比如用问题回答问题），而不是"不要伤害我"的反应（比如表现得软弱或脆弱）。尽管如此，这些人通常是高度亲社会和友好的，特别是当他们与他们不太了解的人在一起的时候。因此，在治疗的早期阶段，治疗师应该预料到桀骜不驯型的来访者会表现出礼貌和亲社会的态度，直到第一次联盟破裂。

尽管外表看起来很强硬或自信，但在内心里，桀骜不驯型会感到不安全、担忧、不确定和脆弱，这些体验是这些人不太可能向其他人披露的。他们可能会暗地里认为，他们坚硬的外在掩盖了一个从根本上有缺陷和脆弱的内在自我。事实上，他们很可能认为必须向他人隐瞒这一弱点，并可能认为任何暴露个人脆弱性的人要么是傻瓜，要么是操纵者。这通常会导致他们无法让自己快乐、休息或自我安抚，因为这可能意味着他们需要这些。这种立场会导致倦怠和愤世嫉俗的怨怼。

因此，针对桀骜不驯亚型的治疗强调了披露脆弱性的重要性，而不是隐藏脆弱性，以建立和改善与他人的亲密社会联结。个体治疗师应该专注于强调 RO DBT 的认可技能（参见技能训练手册，第五章，第 19 课），并帮助这些来访者学会做以下事情：

- 变得更活泼、自然，不那么执着于高效（第五课）
- 带着开放的心清晰有力地表达（第 18 课）

- 向他人暴露脆弱性（第21课）
- 开放地处理冲突，而不是放弃关系（第21课）
- 修复受损的关系（第21课）
- 犯错后道歉（第21课）
- 接受批评性反馈（第22课）
- 放下嫉妒和怨怼（第28课）
- 原谅自己和他人（第29课）

以下是一些个性化作业任务的例子，我发现这些任务在与一个桀骜不驯型的人一起工作时很有用：

- 完成一项任务时不要回顾细节，也不要重复检查工作。
- 练习懒惰，或减少过度工作的行为；例如，与他人同时下班，周六下午小睡一会儿，或者阅读一本娱乐杂志或书籍，阅读这些书籍不是为了提升你自己或让你成为更好的人。
- 练习玩耍，培养兴趣爱好或休闲活动，目的不是提升自己。
- 只花一定的时间完成一项任务，如果你无法在这段时间内完成任务，练习接受这项任务总是可以稍后完成的事实；允许你只能第二天再去做这项任务。
- 培养一种自豪感，为有能力放下僵化的工作欲望以及不总是必须正确而自豪。
- 练习休息的艺术；例如，每天打个20分钟的盹。
- 练习散漫和松弛，找到能少一些严肃的方法；为放下了总是要修正或解决问题的刻板愿望而奖励自己。
- 练习犯些小错误并观察结果，注意错误并不总是意味着坏事会发生；有时，貌似错误的东西可能会带来新的学习或意想不到的有益结果。
- 练习与不同的、不那么严肃的或不那么专注于工作的人互动；例如，去参加嬉皮士们出没的集市。
- 放弃囤积行为；例如，每天扔掉一份报纸。
- 在完成一项出色的工作之后进行强化，而不是自动进入下一项任务；例如，清理完车库后，抽出时间读一本有趣的小说或晒一小时日光浴。
- 在不确定或模棱两可的情况下，练习表达你的不确定，而不是总是假装一切尽在掌控之中。
- 练习放下告诉另一个人该做什么或如何处理问题的冲动。
- 练习向他人吐露心声。
- 增加亲社会行为；例如，每周进行三次闲聊，对表扬说声谢谢，并练习在犯错后道歉。
- 减少对可能发生积极情绪的情境的回避；例如，买一只小狗。
- 降低对所有不满都应该被处理或错误应该被纠正的期望；例如，注意那些尽管你意图很好，但无法解决或修正的情况。

过度讨好型

属于这一亚型的个人会被认为是有能力的、受外界欢迎的。"过度讨好"一词指的是他们的公众形象或公开的互动方式，以及一种常见的情绪状态。过度讨好型的人害怕社会的反对或逆流而行。他们强烈希望避免冲突，在公共场合表现得正常或得体。他们保持着一副社交礼貌的面具，只有在私下（例如，在家人身边或独处时）才会摘下面具。他们倾向于在社交互动中强迫性地排练或计划他们将说什么或做什么，并可能会练习一些看起来像是自发的或有趣的行为。维持这种亲社会的形象是令人精疲力竭的，因为他们总是在表演，而不是做自己。因此，他们可能会报告更高的病假率、偏头痛和其他躯体问题，这些问题往往发生在他们感到更大的需要表现的社会压力之后（例如，在婚礼上或在异地的全天工作务虚会上）。

尽管过度讨好型的公开行为具有表面上的合作性和亲社会性，但他们经验了高频的愤怒、怨恨和嫉妒，他们可能会否认或努力掩盖这些情绪。他们倾向于沉迷于自己的社会地位或在同龄人中的地位，并会偷偷地审视他们的社会环境，寻找不尊重、不赞成或欣赏缺失的迹象。他们更有可能相信自己对他人行为或表情的解释是准确的，尽管没有证据支持或存在支持相反情况的证据。他们可以在几天或几周（有时是几年）的时间里反复思考感受到的轻视或背叛，而从未与对方核实过他们看法的准确性。通常只有他们的直系亲属可能知道他们愤怒的程度，这种愤怒可以在家庭这一私密场所中强烈地表达出来（例如，发脾气或挖苦贬低）。家庭以外的人可能会把这个过度讨好型来访者描述为一个很棒的人，总是彬彬有礼，体贴他人。然而，在符合社会期望的面具下，过度讨好型来访者会感到社交上的无能、不如别人和不真诚。他们可能会觉得自己像骗子，因为他们外在表达的关心和在意往往与他们的内心状态不符。例如，他们可能经常对他人产生负面的想法，可能暗中喜欢看到他人遭遇不幸，可能主动想办法给其认为轻视自己的人搞破坏，或者可能陶醉于苛刻的八卦。同样，他们可能倾向于淡化或贬低个人成就，同时又暗地里渴望表扬或认可某方面的才华。此外，他们可能坚持承担责任，或者在冲突发生时表现出自嘲的态度，但可能内心却在责备别人，或者内心充满义愤。因为他们善于向别人掩饰自己的愤怒、怨恨或嫉妒，所以他们倾向于相信别人的行为与他们相似。因此，他们很可能不信任他人，并可能认为他人的坦率或情感表达具有操纵性或欺骗性。这种感觉通常延伸到他们的治疗师和技能训练讲员，特别是在治疗的早期阶段。

与这一类型的人最常联系在一起的面部情感和说话方式涉及亲社会表现，考虑到当时的环境或情况，这些表现可能经常显得不合时宜或夸张（例如，对他们几乎不认识或可能再也见不到的人过度礼貌、关心或同情），或者与内心感受和想法不匹配的情感表达（例如，在痛苦时微笑）。他们可能已经制订了一些策略来减少社交尴尬（在互动过程中坐着而不是站着，吸烟，因为这让他们有理由远离团体，询问对方的生活以避免谈论自己，假装对某些事情感兴趣或兴奋以改变话题）。然而，在谈话中，他们可能表面上在认真倾听，但内心封闭，在责备自己，排练如何反应，或在评判对方（另请参阅第六章"车前灯下的鹿"反应中的材料）。他们可能会努力表现友好，可能会报告有很多朋友，或者可能会描述一种能够让别人向他们吐露心声的天赋。然而，当更深入地审视时，很少有人真正知道他们是谁（例如，很少有人意识到这些人内心的怀疑或恐惧，很少有人了解他们愤怒的爆发，很少有人在他们身边感觉到亲密感或社交安全感）。

过度讨好型的人在面对不想要的反馈时更有可能做出"不要伤害我"的反应（参见第十章），他们可能比桀骜不驯型的来访者更难治疗，恰恰是因为他们对社会认同的强烈渴望可能会让他们更难表达自己的真实感受或想法。此外，一旦他们确定灵活性可能是社会所期望的，过度讨好型来访者可能很快就会熟练地说服他们的治疗师，他们确实是具有灵活控制能力的。这可能涉及让治疗师相信他们没有否认，或者引导谈话远离热点话题，或者他们不想听到的微妙的惩罚性反馈或问题。治疗师应该参考 RO DBT 关于 OC 来访者的假设（见第四章），以帮助在与过度讨好型的人合作时保持现象学上的同理心（例如，回忆一下，尽管倾向于避免暴露脆弱性，但这些来访者内心是挣扎的，被他们自我控制的努力所耗竭，大多数人都渴望学习如何与另一个人建立真正的亲密关系）。

一般来说，当与过度讨好型的人一起工作时，治疗师应该将真实地披露自己的批评性想法、怨怼和非亲社会的行为作为实现真实性的重要一步设定为靶目标。对符合过度讨好亚型的个体，治疗靶目标、技能培训和家庭作业要聚焦于帮助他们学会做以下事情：

- 真诚地玩耍而不假装（参见技能训练手册第五章第 5 课）
- 披露批评性或评判性的想法或情绪（第 19 课和第 21 课）
- 对批评性反馈保持开放而不崩溃（第 22 课）
- 放下不必要的社会比较（第 28 课）
- 原谅自己或他人（第 29 课）

在与可能是过度讨好型的人一起工作时，我发现有用的个性化家庭作业任务包括以下几项：

- 每天至少一次，练习不事先排练就说话。
- 每周三次，练习向别人表达你对某事的诚实看法，不再粉饰你的观点或试图让它听起来有很愿意配合的感觉。
- 练习大胆和对抗；在个体治疗期间，向你的治疗师大声说出你对他人的三种评判性想法，不要试图淡化任何评判，也不要因有了评判而感到羞愧（换句话说，不要评判你的评判）。
- 每天练习两次，变得更关注自身，做一些可能只会让你自己而不是别人受益的事情；例如，看你喜欢的电视节目，晚上关掉电话，去你想去的餐厅吃你想吃的食物，或者确保你的老板知道你最近的成就。
- 练习欣赏和重视你想要以社会可接受的方式行事的愿望（社会需要个体合作才能存在下去）；同时，练习不合作的艺术，说不，为自己挺身而出，而不是为了避免冲突而自动同意或顺从他人（例如，每周三次，练习不同意而无须道歉）。
- 练习全神贯注地倾听另一个人，而不是排练你接下来要说的话，并相信自己会知道该说什么。
- 培养你的反叛精神；练习在感到有异议时就表达出来；直接表达你的担忧，然后对反馈持开放态度。
- 不要传他人难听的闲话，用相反行为技能应对嫉妒。
- 当你经历痛苦或负面情绪时，练习将它表达出来，当你不快乐或不关心时，不再假装快乐或关心。
- 练习相信别人说的话，姑且信之；练习信任而非不信任，只有在三次或三次以上的互动提供了证据证明有理由不信任之后，才允许自己不信任。
- 练习直接表达合理的愤怒、烦恼或沮丧，同时传递理解对方观点的意愿。
- 放下不信任的想法和认为别人想要对付你的假设。
- 提醒自己，在如何表达自己的问题上，别人的看法和做法可能跟你不一样（许多人会自由地表达情绪或内心体验，而没有多加考虑；例如，一个控制力不足的人不太可能抑制他的情绪表达）。

现在你知道了……

➢ 有效治疗过度控制问题的关键是锁定间接的、掩饰的和受限的社交信号发送问题，将其作为 OC 来访者情感孤独、孤立和痛苦的主要来源。

➢ 个体 RO DBT 治疗师会不断地询问来访者的社交信号可能是如何影响他/她的社会联结的。

➢ RO DBT 假设治疗师和来访者都将感知和调节偏差带入治疗环境，这些偏差影响着治疗关系和治疗结果。

➢ 最高效的治疗师既谦逊又开放，这意味着，除了紧急的危及生命的行为外，他们让来访者最终判断对自己来说什么是适应不良的。

第十章

辩证与行为策略

RO DBT 的治疗策略是以原则为基础的。他们不仅有神经生物学和进化理论的支撑（见第二章），还有 RO DBT 中的核心哲学原则或思想的支撑——包括辩证法、行为主义、全然开放和自我询问——这些原则和思想强烈影响着治疗师提供治疗的方式。全然开放和自我询问在前面的章节有论述，本章的主要目的是回顾其余两个哲学原则——辩证法和行为主义——重点放在用来最大限度地灵活应对、改善社交信号和最大限度地提高社会联结的策略上。

为什么选择辩证法？

RO DBT 中的辩证策略源于存在主义和辩证哲学，同样的哲学基础在格式塔疗法（Perls，1969）中可见，而指导标准 DBT 干预的辩证原则（Linehan，1993a）则最是深深扎根其中。辩证思维包括三个发展阶段：一个引起反应的命题（例如，"抑制是有用的"），一个反命题（"去抑制是有用的"），与命题相矛盾，似乎否定了命题，而这两个对立观点之间的紧张关系是通过两者的统合来解决的，理想情况下，这会导致更高的功能，而不是简单的妥协（关于抑制与去抑制的价值的两极分化的陈述之间的综合可能涉及在情况需要时愿意灵活地放弃自我控制）。

黑格尔辩证法包括五个关键概念或假设：

1. 一切都是短暂和有限的。
2. 生活中一切重要事物都是由矛盾（即对立的力量）组成的。
3. 当一种力量战胜了相反的力量，累积的变化就引发危机或转折。
4. 世界是整体的，一切都是相联的，是在关系之中的。
5. 变化是持续的和相互影响的（即，对立的视角相互影响，并随着时间的推移而演变）。

在 RO DBT 中，治疗师使用辩证原则来鼓励认知僵化的 OC 来访者以更复杂和更灵活的方式思考。

在自我询问的 RO 正念技巧中可以看到一个辩证思维的例子。正如第七章详细描述的，自我询问需要愿意质疑自己的信念、认知、行动冲动和行为，而不是崩溃或简单地屈服。其中辩证的张力包括了平衡对自己的信任和不信任。大体来说，问题是*我能在多大程度上相信自己在任何时刻的感知都能够准确地反映现实？* 也许永远不会，至少从绝对意义上来看是这样。RO DBT 中的统合则包括了能够公开听取批评或反馈，而不是立即否认（或同意），以及愿意敞开心扉体验新事物，又不会失掉自己的价值观。

辩证思维对松动 OC 来访者的僵化倾向也非常有帮助，包括僵化的受规则支配的行为、僵化的固定心念和高度的道德确定性（"做某事或思考某事只有一种正确的方式"），这种倾向可能会妨碍他们灵活适应变化的能力和形成紧密社会联结的能力。例如，许多 OC 来访者认为"依赖"是一个"脏字儿"（就像一个 OC 来访者报告的那样，"依赖让你变得软弱，很容易受到虐待"）。然而，不管我们的个人喜好如何，所有的人类都依赖于某事或某人，至少在某些时候是这样；例如，我们依赖杂货商为我们提供新鲜牛奶，依赖朋友告诉我们真相，依赖攀岩教练告诉我们如何正确打结，依赖父母在婴儿时期的关爱。此外，我们对他人的依赖并不否定独立生活的价值，比如站起来对抗道德错误，努力去别人没有去过的地方，为退休存钱以避免给别人带来负担，或者发表不受欢迎的观点。因此，辩证思维是 RO DBT 的重要治疗工具。它允许治疗师真正认可来访者的观点（"独立使你不会受到伤害"），同时保留对立的观点（"依赖是生存的关键"），从而为出现一种新的思维和行为方式（一种新的统合）创造了可能性。最后，辩证思维也会影响治疗师与来访者互动时的行为。

在与 OC 来访者的工作中，我发现最有可能出现两种辩证的两极：

1. 不动摇的中心立场与顺势放手
2. 玩笑式的不敬与富有同情心的严肃（图 10.1）

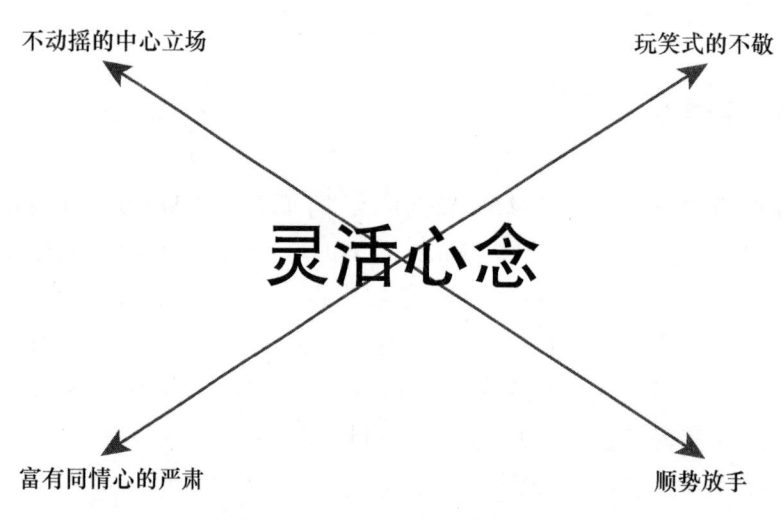

图 10.1　RO DBT 中的辩证思维

本章接下来的两节描述了如何在 RO DBT 中使用这两种极性来加强治疗。

不动摇的中心立场与顺势放手

不动摇的中心立场与顺势放手，指的是治疗师在与 OC 来访者工作时的一个辩证困境：知道什么时候应该坚持（而不是放手）对他/她的个案概念化、理论见解或个人信念，以便能够示范核心 RO 原则、维持来访者参与度、修复联盟破裂或激发新的成长。这个困境是基于一个主要的 RO DBT 原则，该原则假设治疗师和来访者都将感知和调节偏差带入了治疗环境，并且这些偏差会影响治疗关系和治疗结果。因此，就以下治疗任务而言，能够认识到偏差并知道何时放下偏差是治疗师面临的一个重要的辩证困境：

- 最大限度地提高结成强大治疗联盟的可能性（RO DBT 假设，在多次会谈成功修复多个联盟破裂之前，不太可能与 OC 来访者建立强大的工作联盟）
- 有效地为 OC 来访者示范全然开放

- 为来访者的习惯性行为和思维方式提供替代方案

这些都不是小任务！然而，意识到这一困境并不一定会带来统合，也不一定会减轻治疗师试图解决这个问题时可能带来的情绪困扰（也就是说，放弃坚定的信念和坚持自己的信念都可能是痛苦的治疗选择）。此外，让事情更复杂的是，治疗师需要有所偏重，至少在一定程度上是这样；也就是说，医疗服务提供者的角色需要就来访者出现的问题和最佳治疗方案提供专业意见（这些意见也被称为个案概念化）。事实上，个案概念化被描述为"循证实践的核心"（Bieling & Kuyken，2003，53 页）。接受过培训的治疗师通常认为他们做出的个案概念化是可靠的，能大致准确地描述来访者的行为，尽管研究表明，不同的治疗师为同一来访者做出的个案概念化常常有着相当大的差异（Kuyken，Fothergill，Musa，& Chadwick，2005）。然而，尽管有这些困难，但 RO DBT 认为有一条前进的道路。这条路包括当来自环境或来访者的反馈表明个案概念化可能有误时，治疗师主动创造一种暂时的自我怀疑状态。

健康的自我怀疑是 RO DBT 的一个核心结构（见第七章）。它为治疗师提供了一种合乎逻辑的方法，在不放弃专业责任，也不必放弃先前观点的情况下放弃控制。举一个说明顺势放手好处的例子，在我们的一项研究试验中，一位治疗师向他的咨询团队报告说，他正受困于如何解决与一位 OC 来访者之间潜在的联盟破裂。这位来访者一再驳斥治疗师的任何说她是一个正派的人，或者有亲社会的意图的说法，来访者说："你就是不了解我。我是个邪恶的人。我很抗拒加入人类。我本质上不是一个很好的人，我的过去就是我的证明，尽管我和你分享的很少。"治疗师曾试着指出与来访者的信念不符或部分不符的因素，但每一次尝试似乎都只会让来访者更加坚持她天生就是邪恶的。此外，这位治疗师报告说，他感到越来越焦虑，因为在他的世界观中，人类不可能天生邪恶。该团队鼓励治疗师练习自我询问（即创造一种暂时的自我怀疑状态），这最终导致治疗师发现，他认为世界上没有任何人有可能天生就是邪恶的，这是他的傲慢，这一洞察让他能够对来访者的观点全然开放，尽管这会带来痛苦。在接下来的治疗中，这位治疗师向来访者披露了他的洞察——他在之前的治疗中假定了他关于邪恶的世界观是唯一正确的，这是种傲慢的行为。他对于自我所做的工作和他愿意披露自己的意愿立即改变了治疗关系的动力，令治疗师感到惊讶的是，几次治疗后，这位来访者自主地暴露了自己的想法："我最近一直在想，也许我其实并没有那么邪恶。"这个临床例子证明了能够彻底让步或放下坚定的信念的治疗价值，无论它们看起来多么合乎逻辑或本质上是正确的。创造一种暂时的自我怀疑状态（通过自我询问）并不意味着赞同，也不需要治疗师永久放弃先前的信念；相反，它承认心智封闭也是可能有治疗效用的（即，不动摇的中心立场）。

因此，不动摇的中心立场是顺势放手的辩证对立面。它指的是 RO DBT 治疗师不顾来访者或环境的强烈反对，坚持个人对来访者的看法或信念的重要性。这一立场的理由可能最好地体现了 RO 仁爱至上的原则，正如前面几章所讨论的那样，仁爱有时可能意味着为了帮助某人实现一个其价值目标，需要告诉她一个艰难的事实（以一种承认自己也可能搞错的方式）。因此，RO DBT 治疗师认识到，为了促进成长，他们可能需要与 OC 来访者意见相左，不过绝大多数 RO DBT 的对质是询问（而不是告诉）来访者他们明显的问题，并结合非语言的、非支配性的社交信号（轻微地低头和耸肩，以及张开双手的手势、温暖的微笑、眉毛上扬和直接的目光接触，以传达平等和对批评性反馈的开放）。当一个人处于上位状态（具有权力的一方），但又想要亲密的关系时，非支配性信号尤其重要（就像治疗师和来访者的关系一样）。在辩证困境中，为了阻止紧急的危及生命的行为，也允许发送不那么开放（或紧迫感）的信号，使用支配性的自信断言。

玩笑式的不敬 vs. 富有同情心的严肃

玩笑式的不敬和富有同情心的严肃是 RO DBT 的核心辩证法。它代表了治疗师在与情感孤独和社交隔离的 OC 来访者合作时面临的根本辩证困境：欢迎他们回家，但同时又要挑战他们。这种辩证法中顽皮、不敬的部分是朋友之间善意调侃的治疗表亲。朋友们总是顽皮地、深情地互相开玩笑。轻松和开玩笑是朋友们相互指出对方缺点的非正式方式，而不是过于严厉。例如，研究表明，开玩笑是指家庭和群体就轻微违反社会规范的行为向个人成员提供非正式反馈的方式（"噢……你刚刚放屁了吗？"）、自私的行为（"有人做了爆米花却忘了清理——我想知道那会是谁？"），及对社会地位的错误判断（"当然，陛下，我们很乐意为您服务"）。

正如第六章所描述的，一个好的玩笑总是善意的，通常之后是微笑和其他表示友好、缓和和非支配性的信号。一位采取顽皮、不敬风格的治疗师是在以谦逊的态度挑战来访者，这种方式是我们最亲密的关系所独有的。因此，治疗性调侃向情感孤独和社交隔离的 OC 来访者发出了一种强烈、有力的社交安全信息，本质上在无言地表达："你是我的部落的一部分。"

然而，人类并不总是友好的，调侃也不总是善意的。作为一个物种，我们可以冷酷无情地欺骗那些我们不喜欢的人，或者对付另一个部落的竞争对手。非善意的玩笑最常见于开玩笑的人对反馈毫无反应，也就是说，即使被调侃的人（无论是语言还是非语言表达）明确表示，这个玩笑已经持续了太长时间，她并不享受，她也不觉得哪里好笑，她希望停止开这个玩笑，开玩笑的人也没有停下来的意思。因此，当微笑或其他求和的信号来得太晚时，玩笑突然变得更像是一种贬低。非善意的玩笑类似于欺凌，但更可怕，因为它有着貌似合理的否认："别担心——我喜欢你。我听你的笑话从来不笑的原因很简单，因为我觉得它们不好笑。"在 RO DBT 中，我将不友善的玩笑称为*抬杠*，一种报复别人、惩罚某人或破坏竞争对手努力的方式，而不必承认自己的邪恶意图或为自己的邪恶意图承担责任："谁，我吗？不，我不是想让你难堪。你就开不起玩笑吗？"（正如我们将在本章后面看到的那样，抬杠也与"推拒"反应有关）。这是肮脏战斗的本质，也是秘密快乐的来源（类似于嫉妒的幸灾乐祸，或者当对手痛苦或遭受损失时体验快乐）。抬杠很有力量，因为它们的功能是暗中控制他人，然而，它们被间接表达的方式让开玩笑的人似乎可以否认在这样做："我真的不知道你为什么这么生气。这只是个玩笑。"事实上，被抬杠者越是心烦意乱，抬杠者越有可能感觉到自己的权力。然而，我们对别人（常常对我们自己）否认自己在抬杠，是因为我们内心知道，抬杠是一种间接的表达不赞成或不喜欢的方式，代表着一种欺骗形式；看似无害的笑话或评论是为了伤害他人，而不是帮助他人，我们也不希望别人以类似的方式对待我们。

好在治疗性的玩笑并不是抬杠，所以治疗师们可以放松下来。然而，我意识到，所有人（假设他们曾经与另一个人互动）至少偶尔会把善意的玩笑误认为是挖苦或故意的贬低，而其实并非如此。因此治疗师可能会担心，他们试图对来访者戏谑、开玩笑或顽皮不敬的做法可能会被误解。我对这个担心的评论，用我最接近布朗克斯口音的方式来说，则是"Fuhgeddaboudit"（忘了它吧）（这是一个玩笑；你只是看不到伴随它的微笑和眉毛的摆动）（译者注：布朗克斯是纽约最北部的区，口音很特别，与其说是口音，不如说是一种态度，给人的感觉像不屑于对话）。但是，现在说真的，你觉得我为什么会这么说？其原因构成了很多 RO DBT 治疗风格之精髓的基础。但在我们谈原因之前，我想先介绍一下我所说的*富有同情心的严肃*是什么意思，因为这样做将有助于理解我要说到的原因。

> **抬杠和自我询问**
>
> 当抬杠似乎是 OC 来访者的一种重要行为模式时，治疗师应该鼓励来访者练习自我询问。以下几组问题可以促进这一过程，并帮助来访者确定这种类型的间接社交信号在多大程度上反映了他的核心价值观：
>
> - 我有没有暗暗地喜欢跟人抬杠？我有没有暗暗地感到自豪，因为我可以表现得不加评判，而实际上我是高度评判的？我是否曾经有目的地利用抬杠来控制或支配他人，阻止不想要的反馈，或者实现一个目标？
> - 我是否暗自为自己有跟人抬杠的能力而感到骄傲？这能说明我如何看待这个世界和其他人吗？
> - 我会鼓励一个年幼的孩子在事情不如意或不喜欢他人的时候去抬杠吗？如果不会，那么这能说明我什么样的价值观吗？
> - 我喜欢被抬杠吗？如果不是，那么这会让我对自己的抬杠行为有何感想？
> - 如果我突然发现在我跟人抬杠的时候，对方其实知道我的真实意图或秘密想法，我会作何感想？我对这个问题的回答可能说明我哪些核心价值观，或者我对自己对待他人的方式的真实感受？我可能需要学习的是什么？

富有同情心的严肃是玩笑式不敬态度的辩证对立面。它的目的不是玩笑和怀疑，而是寻求理解和展现清醒和冷静（也就是说，它表明治疗师在认真对待来访者的担忧或报告的经历）。这也是一种给来访者减压的方法，而玩笑式的不敬则是加压（见第六章"加压策略"和"减压策略"）。一种富有同情心的严肃姿态旨在放慢互动的步伐，并向来访者传达社交安全。以下是伴随着富有同情心的严肃姿态的最常见的非语言行为：

- 放慢说话节奏
- 用更柔和的语气说话
- 每次来访者讲话后稍作停顿，以便给来访者时间多说几句（如果对方想要的话）
- 温暖的目光接触（而不是盯着看）
- 温暖的闭嘴式微笑
- 满意的治疗性叹息

这些非语言信号的治疗性使用模仿了我们在最亲密的时刻与我们所爱的人交谈的方式。它们起到了强大的社交安全信号的作用，无须说话就能加强来访者的参与度。以下是一些附加的非语言信号，它们通常伴随着一种富有同情心的严肃立场：

- 向后靠在椅子上
- 听来访者（或说话）时眉毛上扬
- 展现非支配性和愿意承认错误，特别是在联盟破裂修复期间，可以通过轻微低头、轻微耸肩、张开双手、闭嘴式微笑来表示

富有同情心的严肃姿态也象征着开放和谦逊。例如，一位能够承认自己容易犯错误，或者他的个人世界观可能干扰了他对来访者观点的理解的治疗师，就是在练习富有同情心的严肃。事实上，富有

同情心的严肃总是成功修复联盟破裂的关键部分，或者它可以帮助平衡玩笑式的不敬言语，以确保治疗性的玩笑不会被误解。总体目标是传达愿意从来访者的角度去了解来访者的真诚愿望。

富有同情心的严肃和玩笑式的不敬都是强有力的社交安全信号；一个好的调侃可以让一个人感到宾至如归，就像一句富有同情心的评论一样。然而，在这个辩证的两极中，富有同情心的严肃对大多数治疗师来说更容易操作，而且这通常是他们在有疑问时的默认选择（也就是说，大多数治疗师在不确定该做什么的时候，会尝试去认可、安慰或共情），而玩笑式的不敬会让治疗师觉得他们做错了什么。通常情况下，这种错误的感觉是治疗师先前临床培训的结果，或者是关于治疗师应该如何行为的普遍信念（在我看来是迷思）的作用（"总是要假设来访者是对的"或"总是要富有同情心"）。RO DBT显然也有类似的价值观；否则，我为什么首先要用"富有同情心"这个词呢？不同之处在于，一般而言，RO DBT在帮助情感上受到排斥的OC来访者学习如何重新加入群体时，会将仁爱置于慈悲心之上（见表9.1）。

对于治疗师来说，重要的是要记住，不管他们的个人经历或过去开玩笑或被开玩笑的历史如何，研究表明，玩笑是朋友、家人和群体一直给彼此反馈的方式，它不会导致严重崩溃或个人危机。人与人之间的玩笑是一种亲密和信任的声明，而不是出于邪恶的意图或恶意的欺骗（也就是说，玩笑不是抬杠）。它只发生在朋友之间，总是以非支配或友好的信号结束，如微笑、低头或求和手势。这种非支配和友好的信号在不同的文化中普遍存在，从刚果森林俾格米人（Turnbull, 1962）先是嘲弄的笑声，然后以食物赠送结束，到南美洲雅诺马诺部落（Chagnon, 1974）的恶作剧和欢庆的傻笑（Chagnon, 1974），到日本人常见的装模作样的攻击性咯咯笑，然后是厌恶的凝视，紧接着微笑，再到英国文化中常见的先是面无表情的挖苦，以微笑和肯定的点头结束（另见Mizushima & Stapleton, 2006; Keltner, Capps, Kring, Young, & Heerey, 2001）。也就是说，在同一种文化中，在被认为可以接受的玩笑类型（如讽刺性的评论或往别人头上泼一桶冷水）、被认为适合开玩笑的场合（在葬礼上，一些家庭通过戏谑或玩笑来庆祝逝者的生命，而另一些家庭会认为这种行为是不尊重或粗鲁的），及谁被允许被谁取笑方面，存在着广泛的个体差异（例如，在一些家庭或文化中，儿童取笑大人被认为是不合适的）。玩笑还受到个人的生物气质、社会地位和个性或应对方式的个体之间差异的影响。

治疗师也不能幸免于这些影响。此外，治疗师是如何接受培训的，以及他们对什么是适当的或不适当的职业行为的信念（基于之前的专业培训），也会影响他们对和来访者之间玩笑式的不敬感到自在的程度。因此，当第一次学习RO DBT时，治疗师可能会发现自己对治疗性的调侃和玩笑式的不敬会产生焦虑或不适感。然而，大多数情况下，经过反思（自我询问），发现他们对玩笑的不适反映的是个人喜好、个人信仰和过去的训练，而不是玩笑本身就是可怕或伤害性的；否则，为什么朋友们会热烈地相互开玩笑，但仍然是朋友，为什么玩笑会发生在所有文化中，以相似的方式发生，为什么这么多人真的觉得好心的玩笑好玩或有趣，为什么玩笑会成为调情的核心部分？

然而，大多数治疗师发现治疗性调侃很困难，因为他们的OC来访者擅长微妙地惩罚任何形式的反馈，无论它是如何表达的。例如，在会谈中任何试图调侃、开玩笑或玩耍的行为都可能立即导致面无表情的回应。回想一下，扑克脸对他人产生的强大影响不仅仅是面无表情的结果。相反，它的力量来自于期望或习惯的亲社会信号（微笑、肯定的点头）在呼吁自由表达情感的环境（如治疗会谈）中明显缺失或频率较低。另一种常见的反应可能是"不要伤害我"的反应，其特征是眼神躲闪和姿势收缩，这意味着治疗师玩笑式的不敬正在伤害来访者，应该立即停止。问题是，如果治疗师立即停止这种玩笑式的不敬行为，就会强化来访者的行为，而这个行为正是她试图通过使用治疗性调侃来提供矫正性反馈的。事实上，人类学研究对部落内部玩笑的使用情况进行了研究，结果表明，只有在部落中犯错误的成员承认自己的错误并发出信号表示愿意修复自己造成的损害，玩笑才会被取消（参见《特恩布尔》中佩佩的故事，1962）。因此，部落既强硬又仁爱，因为他们的生存有赖于每个成员的贡献。

同样，作为部落大使，RO DBT 治疗师愿意亲自承受看到部落同胞（来访者）挣扎的痛苦，以促进成长，而不会在来访者一出现不适的第一个迹象时就移除学习的线索或机会。也就是说，正如我们将在本章后面看到的，需要辩证的原因就在于两极都很重要。

从本质上说，OC 来访者不仅对待自己非常严肃，他们还会潜移默化地强化他们周围的每个人也要行事严肃。大多数情况下，当任何人（包括治疗师）敢于做出 OC 个体不赞成、不喜欢、觉得有挑战性或认为不合适的行为时，这些反应就会出现，惩罚通常是间接或非语言的（例如，面无表情、轻微皱眉、意想不到的尴尬沉默、躲避或翻白眼或突然低头）。这并不意味着 OC 来访者是有意识地投入到这种行为中；相反，他们承受着巨大的痛苦，不确定如何改变（这就是他们寻求治疗的原因）。然而，像我们大多数人一样，OC 来访者对自己的了解比他们可能愿意承认的要多，真正的改变是痛苦的。

因此，在我看来，治疗师对 OC 来访者最仁爱的行为是允许他们自己和来访者之间有发自友谊的互动，而不是立即停止治疗性的玩笑并表现出严肃的态度。也就是说，治疗师应该像与朋友相处时一样放下防御。在治疗的背景下，这意味着放弃他们的专业角色（至少在一定程度上），以帮助情感孤独和社交孤立的 OC 来访者了解拥有一个好朋友的内心感受，以游戏的方式进行对话，体验属于一个部落的自信，以及从属于一个部落中产生的安全感。

> 对于 OC 来访者，治疗师最仁爱的行为是允许他们自己和来访者之间有发自友谊的互动。

在我们继续之前，让我们回到我早先的评论中，我建议治疗师不必担心他们试图调侃、开玩笑或对来访者玩笑式不敬的尝试可能会被误解（参见我之前的"Fuhgeddaboudit"调侃）。我留给我们思考的问题是："你认为我为什么会这么说？"从本质上说，我的玩笑是否不仅仅是一个玩笑？简而言之，答案是肯定的，确实是这样。我的玩笑是有目的的，目的是促进学习。它的目的是示范一种治疗性的玩笑，同时凸显玩笑式的、不敬的姿态如何通过不总是一下子揭示所有事情来吸引注意力。希望它能起到我想要的作用（假设您还没有睡着，感谢您的等待）。接下来，我将描述与辩证法相关的一些更实用的特征。

治疗师怎么知道什么时候应该是玩笑式的不敬，什么时候应该表现出富有同情心的严肃呢？

简单来说，来访者的社交信号越多地表现出隐藏的意图或经过伪装的要求，治疗师就越要用玩笑式的不敬（或调侃），而来访者越真诚、坦率和开放，治疗师就越倾向于表现富有同情心的严肃。治疗师需要熟练地知道何时从玩笑式的不敬转变为富有同情心的严肃，反之亦然，原因有两个。首先，这种来回切换（从玩笑到严肃，然后再回到玩笑）反映了正常、健康的社交话语的潮起潮落，从而为 OC 来访者提供了练习技能的重要途径。其次，它有助于防止不必要的治疗联盟破裂。请记住，尽管 RO DBT 将联盟破裂视为成长的机会，但它们并不是故意创造出来的，因为这将是虚假的。冲突在所有亲密的关系中都是不可避免的；因此，治疗师不应该试图让破裂发生；相反，他们应该做自己，然后突然出现联盟破裂，就像魔术一样！此外，特别是在治疗的早期阶段，OC 来访者不太可能暴露负面反应。大多数适应不良的社交信号都是间接表达和暗示的；它们是变相的要求，其功能是阻止不想要的反馈或秘密影响他人的行为，提出要求的人永远不必承认这一点（参见本章后面的"间接社交信号与经过伪装的要求"）。因此，无论是在现实生活中还是在与 OC 来访者的工作中，能够从玩笑式的不敬转变为富有同情心的严肃（例如，从调侃到认可）都是一项非常有用的技能。

然而，与现实生活不同的是，治疗师有一项工作要做，这不仅要求他们尽可能地去理解来访者，还要求他们愿意为来访者提供矫正性反馈（即指出那些可能阻碍来访者实现其价值目标的令人痛苦的真相）。因此，治疗性调侃的用处在于它提供了矫正性反馈（例如，当来访者承认为了让一个同事被炒鱿鱼而撒了谎，同时却说自己对他没有敌意，或者用言语告诉治疗师自己说不出话来的时候，治疗师可以表示难以置信和引人发笑的困惑），这方面的一个例子就是"啊？真的吗……？"反应，一个经典的 RO DBT 治疗性调侃。这是一种社交玩笑或质疑的形式，当一个朋友突然讲述自己的行为或思维方式与之前说的相反或不同，但不承认这个突然的变化时，大多数人就会自动使用这种形式（例如，一位总是说感觉受到父母批评的朋友突然说父母很温暖，很关爱）。"啊？真的吗……？"回应旨在突出社交信号中存在的差异。它最有效的时候是伴随着一个暗示不相信的信号（表示震惊或惊讶的表情，或者嘴唇翘起并歪头），紧随其后的几乎总是一个非支配性的信号（一个轻微的耸肩和一个温暖的微笑）。它意味着友好的怀疑，并让来访者有机会更好地解释他这种突然的变化，而不会让治疗师显得过于多管闲事、严肃或专横。治疗师可以利用来访者对"啊？真的吗……？"的反应来进一步探讨这种差异：

治疗师： 就在上周，你还告诉我你恨你的父母，把一切都归咎于他们。现在，这周，你告诉我你从来没有责备过他们。这不是很神奇吗？你觉得这能告诉我们什么，你是怎么改变的呢？（*表现出眉毛上扬、温暖的闭嘴式微笑*）

作为 RO DBT 玩笑式不敬的另一个例子，对于来访者报告的焦虑（例如，参加技能培训课程）或发现习惯很难改变，治疗师可能会平静而微笑着说："这不是很棒吗？"这是不敬的，因为治疗师的说法不太可能是来访者想要的，同时它又是玩笑的，因为治疗师的微笑和语气中的温暖传递的是友好的信号，同时也在隐性输入 RO DBT 的核心原则，而没有小题大做（例如，一个人可以在感到焦虑的同时继续履行先前的承诺，而发现新的生活方式改变很难，应该被当成新的成长和承诺的证据来庆祝）。

因此，玩笑式的不敬是具有挑战性和对质性的，无论是口头的（通过一个突显来访者行为差异的意外问题或评论），还是非语言的（通过惊讶的表情、质疑的语气或翘起的嘴唇），紧随其后的几乎都是非支配性的身体姿势和友好的面部表情（温暖的微笑和轻微地耸耸肩），这些都会向来访者发出信号，表明治疗师实际上喜欢他，并将他视为部落的一部分。玩笑式的不敬也可以被用作一种轻微的厌恶性后果，其功能是惩罚（减少）OC 来访者的被动和间接的社交信号（通过治疗师的行为，就好像间接或伪装的需求没有被看到一样），直到来访者更直接地透露她的意图或愿望。例如，当 OC 来访者被问到她不想听到的事情时，她转身、皱眉或低下头，玩笑式的不敬不会下意识地去安慰或认可，而是会继续对话，就好像一切都很好的样子。这迫使 OC 来访者升级被动社交信号的表达，从而使适应不良的行为更明显，治疗靶目标更容易锁定（极端的恼火反应会让人更难以否认）；或者，理想情况下，来访者决定（通过语言）明确传达她不喜欢或不高兴的事情（代表治疗进展，也可能是修复联盟破裂的机会）。

综上所述，基本法则来了〔（我知道在 RO DBT 中我们不应该受规则支配，所以看在我的份上，请大家保密哈）编者按：我可听着呢〕，指导在会谈中使用富有同情心的严肃和玩笑式的不敬的原则本质上是这样的：OC 来访者的社交信号越是非适应性的，治疗师就变得越玩笑式不敬，OC 来访者在会谈中的参与度越高，治疗师就越富有同情心和互惠（治疗师不需要提供矫正性反馈，因为来访者自己在努力工作）。从行为学的角度来看，玩笑式的不敬的作用表现在以下几个方面：

- 当治疗师表现得好像从未观察到间接信号时，它就会把一个适应不良的社交信号列入消退时间表。
- 它有助于确定行为是操作性行为还是应答性行为（见本章后面的"区分操作性行为与应答性行为"）；如果行为是操作性的，治疗师可以预测，在应用消退计划后，适应不良的社交信号一开始会增加强度。
- 它让治疗师无须小题大做，就可使坦率地表达内心体验和情感成为表达观点的最有效方式。

虽然富有同情心的严肃的作用是认可来访者，并传达出一种朴实无华的温暖和关爱的感觉，但为了增强来访者的参与度和加强治疗变化，玩笑式的不敬是欢迎与社会隔离和孤独的来访者重新加入部落的重要组成部分。

当治疗性调侃失败时，转向富有同情心的严肃

无论何时使用治疗性调侃，治疗师都应该预见到痛苦、困惑、不确定和抵抗的迹象，因为玩笑式不敬不是用于帮助来访者缓和、平复或调节自己。事实上，治疗性调侃的目的是玩笑式地提供矫正性反馈，以帮助来访者学习。此外，OC来访者可能对治疗性调侃反应不佳的原因有很多。也许第一个问题是"你怎么知道来访者的反应是积极的？"判断来访者是否对反馈（如治疗性调侃）做出积极反应的最好方法是检查来访者在调侃过程中和调侃过后保持参与的程度。如果对以下问题的回答是否定的，提示来访者没有参与：

- 来访者是否紧跟主题？
- 来访者是否回答你提的问题？
- 来访者是否保持目光接触？
- 当你调侃时，来访者是否大笑、微笑或咯咯笑？
- 来访者在说话时会使用完整的句子，而不是单字回答吗？
- 来访者会不会在你没有问的情况下，自发地给出重要的或与坦承自己有关的新信息？

无论治疗师在与他们的来访者建立联系或提供有用的矫正性反馈方面多么能干，他们应该总是想到治疗性调侃可能会失败（好吧——不用总是）。有时，治疗性的调侃会因为表达太弱而失败，而另一些时候则会因为表达太强烈而失败。不管发生了什么，或者为什么，当你感觉到你的玩笑起到预期的作用，或者它造成了更多的困惑时，简单地放下玩笑——也就是，停止玩笑式的不敬，转向一种富有同情心的严肃立场，鼓励来访者和你一起发现自我。

"你觉得我为什么会这么说？"

好消息是，治疗师可以在使用玩笑式不敬策略时放松下来，因为不管来访者的反应如何，在一次不成功的调侃之后，总有可能通过以下三步妙招来修复任何困惑或误解：

1. 给来访者减压（例如，短暂地脱离目光接触1～2秒钟），用非语言的方式发出同情的信号（例如，向后靠，同时闭上嘴巴微笑和治疗性的叹息；见"加压策略"和"减压策略"，第六章）。
2. 鼓励来访者自己探索治疗性调侃背后的原因，问来访者："你认为我为什么会这么说？"同时使用非支配性的（例如，微微低头、微微耸肩和张开双手的手势）和合作友好的信号（如热情的

微笑、眉毛的摆动、眼神的接触、放慢的语速和柔和的语气），以鼓励坦率地暴露（见"传达开放和轻松的态度"，第六章）。

3. 如果来访者继续发出不参与的信号，请使用联盟破裂修复方案（见"修复联盟破裂"，第四章）。

步骤 1

方案的第一步，通过给来访者减压而不是小题大做，来转向富有同情心的严肃。重要的是要记住，减压信号能起作用是因为你并不是一直在发送这样的信号。因此，尽管本书不断提醒你在与 OC 来访者打交道时要采取轻松的态度，但这并不意味着你应该总是看起来很轻松闲适，总是向后靠在椅子上，总是微笑，总是扬起眉毛，等等。如果总是这样，那就是假装，你的身-心和来访者都会知道这一点，尽管没有人会说破（你不会，因为你会以为你就该这样做，而你的来访者也不会，因为他会以为你知道你在做什么。生活是不是很有趣？）举止轻松也取决于环境背景。微笑、调侃和轻松并不总是合适的，生活中的许多情况都需要严肃和关切的表达。如果你总是表现得轻松闲适，你不仅会显得有点奇怪（虚伪），还会失去与来访者联结的重要机会。此外，你将不再能够利用核心的 RO 策略：只有当你一开始时身体前倾，向后靠在椅子上才能发出社交安全的信号；只有在你事先进行过眼神交流的情况下，短暂移开目光才能起到减压的作用。

此外，别忘了动一动——无论是向后靠还是向前坐，都要避免保持同一个姿势太久。在现实生活中，我们会改变位置、抓挠、调整姿势、扭动手指、跺脚、挥动手臂、改变表情，这取决于当时发生的事情（那些坐在静止状态或很少调整姿势的人会被别人解读为有点奇怪或怪异，除非大家是在禅宗寺院里冥想）。所以，向前倾、向后靠、在陈述观点时做伸展的手势、微笑、皱眉、关切的表情、喝一口水——这是真人在现实生活中互动时会做的事情，我猜，当你和朋友在一起的时候，也是这么做的。坐着不动是治疗师做的事情（我们经常被训练要坐着不动，为了避免影响来访者或为了显得专业），谁会想要像治疗师那样坐着[58]？坐着不动就像我们被要求对着相机微笑时的感觉——照片被笨手笨脚的摄影师耽误了——真诚快乐的坦率微笑很快就变成了僵硬、礼貌的微笑，微笑的时间越长，感觉就越假。它会向你的大脑传递一个信息，那就是危险可能存在，而不是安全（当兔子看到狐狸时，它做的第一件事就是停止所有的身体运动）。在现实生活中友好交流的真人不会坐着不动，也不会显得僵住——除非他们在吸毒！此外，在 RO DBT 中，我们认为不可能靠说服或谈话让被社会排斥和孤独的 OC 来访者回到部落；作为治疗师，我们的工作是向他们展示如何重新加入部落，方法就是像我们对待朋友一样对待他们（唯一的例外是当有迫在眉睫的危及生命的行为出现的时候）。我的主要观点是：当你的来访者在参与的时候，你的社交信号如何并不重要。身体前倾、关切的表情、目光接触和严肃的语气都无关紧要，因为你的来访者正忙着呢！治疗性社交信号的重要性主要体现在你的来访者没有参与时，或者当你直接挑战你的来访者时（使用询问而不是告知的 RO 策略）。所以或放松，或紧张，或皱眉，或微笑，无论你做什么，都要让它真实地发生。

步骤 2

方案的第二步是带着一种开放的好奇心，把压力放回来访者身上。在一次明显不成功的调侃之后，不要立即安慰、辩解或道歉，而是问："你认为我为什么这么说？"将这个问题与非支配性和友好的非语言信号结合起来，可以鼓励坦率的披露，并减少无意中强化适应不良的间接 OC 信号发送和经过伪装的要求的可能性（参见本章后面的"推拒反应"和"不要伤害我反应"）。你可以通过明确解释你讲的玩笑背后的治疗原理来深化富有同情心的严肃——但最好是在来访者尝试自己探索可能的原因之后。有趣的是，尽管OC来访者对这个问题最常见的回答之一是"我不知道"，但OC来访者通常知道的比他们愿意承认的要多。因此，尽管他们经常声称不知道，但他们通常对发生的事情有所了解（为什么你要开他们玩笑），但他们只是不想让你知道*他们*知道（直到他们更了解你）。尽管如此，他们通常并不知道正在发生什么。重要的是，当治疗性调侃不成功时，来访者是否意识到你在干什么并不重要：真正重要的是，这种调侃是否真的有助于来访者更接近他的价值目标。

步骤3

当提示来访者不参与的语言和非语言指征（如目光回避、持续间接和含糊的回答，或者缺乏互动的笑声或微笑）持续存在，表明可能存在联盟破裂时，方案的第三步是用来确保来访者参与和相互理解。当这种情况发生时，治疗师应该使用以下问题来鼓励坦诚的表露，并启动联盟破裂修复方案（见第四章）：

- 你现在想对我说什么？
- 你介意再说一遍吗？我不确定我是不是真的听懂了。
- 我不知道你怎么想，但在我看来，有些事情发生了变化。当你像现在这样低头看着地板时，你想告诉我什么？

好消息是，无论来访者如何回答这类问题，你都处于双赢的境地。通过询问，而不是告诉，你避免了做出假设，同时也为来访者提供了一个机会，让他们练习更直接地揭示自己的内心体验（这是治疗的核心目标）。治疗师应该养成加强他们的OC来访者坦率和公开地坦承自己的习惯，特别是涉及批评性反馈的坦承自己，因为这是他们了解来访者的方式。我有时开玩笑地把来访者坦率的坦承自己（而不是掩饰）称为"真相的礼物"，这是治疗师和来访者之间鼓励的一种开放、诚实、直接的沟通过程。大多数OC来访者喜欢这样命名他们的坦承自己，因为这与诚实和正直的重要目标相关。此外，真相礼物可以被用作一种治疗性调侃（治疗师寻求来访者的许可，通过向来访者提供并接受真相礼物来回报对方），也可以作为一种隐喻，鼓励来访者进一步坦诚披露，以及从治疗师那里获得坦率的反馈。最后，要把坦率的坦承自己看作治疗进步的标志，也是健康亲密关系的重要组成部分，这一点很重要。

OC来访者是掩饰内心感受的专家。因此，不要仅仅因为你没有得到任何反馈，或者因为反馈看起来是负面的，就自动假设你的调侃或玩笑式的不敬没有奏效或没有得到预期的效果。例如，那个盯着你、面无表情的来访者——你开始认为他可能非常讨厌你——实际上可能在努力不微笑或崩溃，可能内心深处对你的滑稽动作感到高兴、挑战和惊讶，但他不敢让你知道你正在接近他，因为他花了一辈子的时间说服自己和其他人，他没有能力感受到快乐或愉悦（这是一个相当常见的反应）。如果他允许自己大笑或微笑，哪怕只有一次，这将向他证明，他的生活完全是一场骗局，因为幸福和积极的社会关系是可能的。当来访者公开表达他的困境时，要强化他的坦承自己（感谢他，说出与他变得更亲近让你感觉如何，并跟他想要更亲密的关系的价值目标联系起来），然后，不去试图解决这个困境或让它消失，而是鼓励来访者把他的难题（"这正好证明我是个失败者"）作为本周自我询问练习的靶点。这样做的作用是暗暗传递两个关键的RO原则：

- 来访者和我们所有人一样，对选择如何看待世界和自己（至少在很大程度上）负有责任。
- 不是所有问题都需要立即解决。

此外，或许最重要的是，玩笑式的不敬，当被富有同情心的严肃所平衡时，可以让来访者亲身体验在一个健康的人际关系里面是什么感觉，它反映了亲密朋友之间自然的予取和互惠分享的类型。因此，当治疗性调侃未能引来对方的微笑或参与的咯咯笑声时，治疗师不应该绝望——来访者离发出参与信号的距离可能比治疗师所知道的要近。一般来说，由于治疗性调侃是后果管理的一种形式，理论上，它应该只有在来访者停止使用适应不良的社交信号，转而使用更亲社会或更有社交能力的行为之后才能停止（这可能包括明确要求停止调侃——当被明确要求时，好朋友就会停止调侃）。同样重要的是要记住，治疗性调侃针对的是适应不良的操作性行为，而不是应答性行为（见本章后面的"区分操作性行为与应答性行为"）。最后，对治疗师来说，重要的是要记住，并不是每个反常或令人讨厌的社交信号都是适应不良的或一定是操作性的；PNS-DVC宕机反应和"车前灯下的鹿"反应就是两个常见的OC来访者的应答性行为。

辩证思维有助于松动僵化思维

辩证思维允许同时存在两种看似对立的观点（例如，"独立和依赖都有价值"），这在与OC来访者合作时往往非常有帮助，这些来访者往往倾向于更多地从绝对的角度思考（"做任何事情或思考任何事情只有一种正确的方式"）。因此，在处理与OC社交信号主题（僵化和受规则支配的行为）相关的问题时，它特别有用。两种观点都具有实用性。辩证思维允许治疗师承认来访者视角中的真相（"独立是必要的"），同时提出相反的看法（"依赖是生活的一个事实"），而不是假设其中一个比另一个更好，从而为来访者找到自己的个人统合观念留出空间。下面的临床例子显示了一位OC来访者的早期治疗；治疗师刚刚开始努力争取来访者将思维反刍和苦思冥想作为可能的治疗靶点的承诺，这是与OC的社交信号主题"伴随嫉妒或怨恨的高度社会比较"相关的（见"处理OC主题的RO DBT治疗策略"，第九章）：

来访者： 我真不觉得这对我是个问题。我的苦思冥想反映了深度思考。漫不经心的思考是让我们的世界分崩离析的原因。

治疗师： 我明白你的意思。细致地把事情考虑透彻真的很重要，我们当然不想改变你的这一点（*认可反思的重要性，同时向来访者保证，这个部分的改变不会成为治疗的重点*）。事实上，如果要变的话，我们可能是需要让你想得更多。我的意思是，毕竟，深度思考的精髓是什么？（*停顿*）。也许是质疑事物或自我的能力。不把事情当成理所当然——这是一种自我询问的形式。你认为如何？（*采取一种玩笑式不敬的姿态，将深度思考与自我询问联系起来，并通过提议深度思考是如此重要，所以来访者需要想得更多，以此挑战来访者——这一视角是来访者不太可能预料到的；在继续之前，先核对一下来访者的看法*）。

来访者： 是的，有道理。大多数人想得都不够——到处都是白痴。

治疗师： 是的。因此，一方面，我们需要让你增加你的自我询问——你深入思考的能力（*忽略来访者的评判性评论，以便专注于辩证法*）。另一方面，我们希望尊重这样一个事实，即深入思考的核心意味着质疑一切，对吗？（*看着来访者，微笑*）。意思是，不要把事情看成理所当然。

（*来访者略微点头表示肯定*）

治疗师： 因此，如果我们真的想成为不把事情视为理所当然的专家，似乎我们需要练习质疑我们自己的信念——甚至可能是我们对深度思考的个人信念（*将苦思冥想和反复思考重*

新定义为一种信念，同时通过使用"我们"暗示治疗师和患者都需要练习这种类型的提问，并保持合作的立场）。也就是说，如果我们深入思考，谁知道我们会发现什么呢？至少，我们可以为实践我们所宣扬的东西而感到自豪（*停顿；闭嘴式微笑和眉毛上扬*）……甚至不把我们自己对深入思考的信念视为理所当然。听起来挺有趣的（*微笑，眉毛上扬；用玩笑式不敬和逻辑来挑战来访者对检查习惯性苦思冥想的抵触*）。因此，一方面，我们需要重视苦思冥想、深度思考、反复思考。我的意思是，毕竟，他们可能带来伟大的发现。另一方面，我们需要成为更好的思考者，利用深度思考的精髓来挑战我们最基本的信念——也许甚至挑战我们对深度思考本身价值的信念（*提出了对"苦思冥想总是好的"和"苦思冥想总是不好的"这两个辩证两极的统合*）。当我对你说这些的时候，你脑海中会浮现出什么样的想法和感受？（*闭嘴式微笑和眉毛上扬；与来访者进行核实，以确定他此刻参与的程度，以及继续用这个思路工作的意愿*）。

尽管这位来访者报告了一些不安，但他同意，学习如何质疑自己对深度思考和苦思冥想的个人信念可能会被证明是有用的。当被问及他的不安时，他透露，他不愿把反刍性思维作为靶目标反映出对失败的恐惧（在之前的抑郁症治疗中，他无法成功地停止或控制自己的思维反刍）。治疗师感谢来访者的坦率，然后得到来访者的同意，解释 RO DBT 是如何对待无益的思维反刍的。这位治疗师解释说，首先，RO DBT 没有专注于减少反刍性思维或调节情绪（也就是把内在体验作为靶点），而是受到情绪和情绪健康的集体主义（而不是个人主义）模型的启发，认为个人的福祉与更大的群体或社区的感受和反应是分不开的。因此，在 RO DBT 中，一个人内心或私下的感受或想法（如反刍性思维）不太可能成为改变的靶目标，而一个人如何沟通或发送内在体验的社交信号，以及这如何影响他的社交联结，则被给予更高的优先级。我们的想法是，当我们感觉到自己是部落的一部分时，我们会感到安全，因此我们自然会减少担忧。此外，由于 OC 主要是一个情感孤独的问题，所以重点是帮助来访者学会如何重新加入部落。这位治疗师解释说，从 RO DBT 的角度来看，感觉快乐是很棒的，但当你孤独的时候，无论你如何努力接受、重新评估或改变你的环境，或者你如何努力保持忙碌、锻炼、练习瑜伽或分散自己的注意力，都很难感到快乐。

这对来访者来说成了一个重要的治疗转折点。在接下来的几个疗程中，来访者和治疗师一起工作，以确定来访者的苦思冥想可能如何表现为一种社交信号。这位来访者很快发现，他经常在别人身边愁眉苦脸，并开始注意到一个共同的触发因素——那就是，他的苦思冥想行为最常见的触发因素似乎是被察觉到的轻蔑和未被赏识或未被认可的感觉引发的，于是他会通过紧缩双眉、向别处或向下看来间接地向他人表示他的不喜欢。其他与苦思冥想有关的社交信号包括，当对方讲笑话时故意不笑（或者当对方说话时故意打哈欠），用问题回答问题，提及他见过的名人的名字，背诵诗或书中的台词，发表冗长的演讲或独白。这些社交信号被作为一个合集放在日记卡上进行监测，标签是"我的小教授"。（RO DBT 优先用口语给治疗目标贴标签，最好是带幽默感的，以便向过于严肃的 OC 来访者传递这样的想法，即嘲笑个人缺点是健康的）。

其他常见的 OC 辩证困境

在与 OC 来访者的合作中，一个常见的辩证困境是围绕着情感体验和自我认可的问题。作为一个群体，OC 来访者倾向于否认情绪（如悲伤、羞愧、愤怒、恐惧和焦虑）的体验。他们可能认为情绪是不安全的、破坏性的、无法忍受的，或者是软弱的表现。因此，他们会经常否定或批评他们的个人情绪体验，特别是那些他们认为社会不能接受的情绪。此外，当 OC 来访者体验到情绪泄露，也就是在不经意间的情绪表达超出了他们期望的强度时，他们很可能会因为缺乏自制力而严厉地评判自己。实际上，OC来访者倾向于全面地不重视或否定情绪体验的功能，不管其效价如何（例如，同时否定积极情绪和消极情绪的功能），而高估解决问题的策略或逻辑手段。

几乎自相矛盾的是，OC来访者也可能看起来享受、浪漫化或沉浸在特定的情感状态或情绪中。当处于这个极端时，OC来访者可能会在悲伤或忧郁中体验到秘密的享受，可能会表现出沉浸在自怜中，或者可能会享受绝望的感觉。这可以通过多种方式表现出来。例如，他们可能会写悲剧故事和诗歌，将绝望或忧郁描述为理智上的纯洁和高尚，通过听单恋的悲伤歌曲来品尝怀旧的渴望。他们可能喜欢虚无主义思想或玩世不恭，喜欢阅读讣告，并将自杀或死亡浪漫化。他们可能喜欢孤立或疏远，因为这强化了没有人关心、理解或欣赏他们的信念。对于治疗师来说，重要的是要意识到，当来访者在这种情绪笼罩的状态下运行时，自杀风险可能会更高，有必要仔细评估自杀风险。同样，忧郁、痛苦和绝望往往表明OC来访者将自己视为受害者、替罪羊，或不公平或不公正世界（或不公正家庭）的殉难者。来访者希望自己的自我牺牲被看到的合理愿望——他们经常长时间工作，放弃短期的快乐，在别人不遵守规则的时候遵守规则——可能会发展出一种苦涩的渴望。这种对感激的渴望在许多方面都是合理的，但可能会导致无处不在的怨恨，加剧与他人的隔离感和距离感。OC来访者的问题是，他们没有允许自己间断地休息和放松，而这正是缓解因强迫性自我控制而产生的倦怠的关键解药。

在这个辩证困境中，与OC来访者一起工作的治疗师需要意识到两个问题，这两个问题可能会使寻找中道变得困难。首先，在处理OC倾向于对情绪体验的否定时，治疗师必须记住，许多OC来访者对情绪体验的感觉跟其他人不一样，可能缺乏给情绪贴上标识的能力。此外，OC来访者中常见的静态情绪状态（如持续的紧张、焦虑和易怒）可能会使他们很难注意到情绪，因为它们缺乏对比效果（如果一个人刚刚经历了快乐，就很容易注意到悲伤）。因此，治疗师应该注意放下隐藏的评判或信念，即来访者可能故意歪曲或谎报情绪体验。这为OC来访者提供了她可能需要的空间来探索可能与情绪相关的感觉，而不会感到压力。其次，当OC来访者看起来是在情绪笼罩的状态下运行时，治疗师应该记住，对于努力成为最好的人、总是行为得体、放弃快乐和总是遵守规则的人来说，感到未被感激和赏识是自然会有的结果。此外，严格控制自己的欲望、冲动和情绪是一项艰苦的工作，经常令人精疲力竭；然而，由于OC来访者往往不喜欢把自己的成就看得太重，他们的自我牺牲也就往往被忽视。RO DBT通过自我询问来解决这一困境，让来访者探索是什么促动他们去帮助他人，以及他们的自我牺牲在多大程度上符合他们的核心价值观。从RO DBT的观点来看，辩证统合最希望达到的是让来访者认识到，她自己有责任决定是否帮助另一个人。她的自我牺牲是自由选择的，因此她决定帮助的人不欠她任何东西。然而，与此同时，来访者能够认识到，自我牺牲和互惠互利在长期的健康关系中是同等重要的。一位OC来访者通过自我询问的练习开始认识到，她所描述的所谓"圣洁"的自我牺牲往往叠加着强烈的期待，期待他人也应做出类似的回应。当其他人没有回应时，她就会默默地感到愤怒。此外，她的自我询问使她认识到，她没有表达出自己对欣赏和感激的渴望或得到他人帮助的渴望以让他人了解（因为这样做会"自私"）。与她的治疗师一起，她能够认识到她害怕依赖他人阻止了她寻求帮助。这种自我发现成为她修复受损关系的重要一步（通过练习展示脆弱和依赖他人），同时帮助她减少整体疲劳感（因为她现在可以让别人帮助她而不是自己做一切）。

谜团困境

OC来访者被塑造成相信自我控制是必不可少的，犯错误是不可容忍的。避免被批评的一种方式是采取"我的问题与别人的问题根本不同"的立场，或者暗示"我的问题太复杂了，没有人可能理解它们——我不像其他人"（顺便说一句，这是真的，但是这对所有人来说都是真的，不仅仅是 OC 来访者）。我把这称为谜团困境，这之所以是个问题，是因为它的作用是微妙地维持了 OC 的社会隔离、冷漠和与他人的距离，并可能对治疗关系产生负面影响，或使治疗师感到意志消沉；正如一位 OC 来访者透露的那样，"从来没有一位治疗师真正理解我。"与谜团困境相关的四种立场（见图 10.2）被认为是最重要的，因为它们对 OC 来访者的社交信号发送产生了负面影响，并加剧了冷漠和疏远的人际风格：

1. "我和别人不一样"
2. "没有人能够理解我"
3. "永远有应答，即使回答本身是个提问"
4. "别给我贴标签"

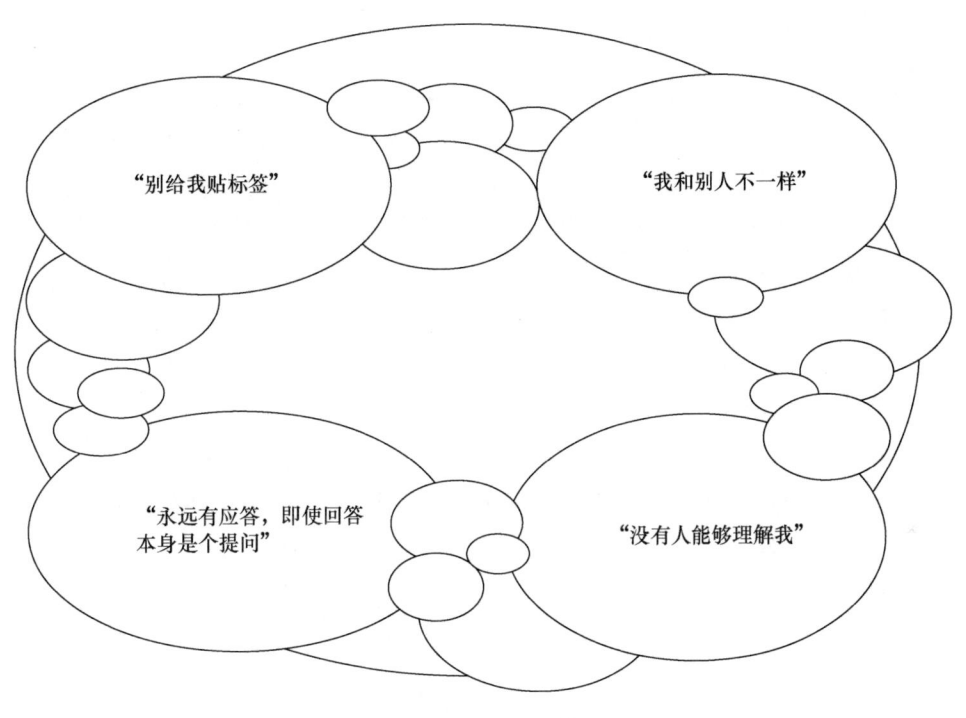

图 10.2　谜团困境

"我和别人不一样"

这一立场的实质是，OC 来访者从根本上是不同的或特殊的。这意味着回避社交场合和批评性反馈是一种恰当的反应。正如一位来访者所说，"我和大多数人不一样。他们似乎渴望有其他人在身边。我很久以前就知道，这些废话大部分都是假的。"另一位来访者透露，"我从来没有和任何人有过一段成功的亲密关系，是因为我既挑剔又要求苛刻。大多数人满足于较低的要求。"这也是 OC 来访者有时被误诊为自恋型人格障碍的原因之一，因为大多数人对这样的说法会立即反应为高度傲慢（和令人反感）。

治疗师在面对"我和别人不一样"这一谜团困境工作的时候，应该寻找机会让他们接触到 OC 来访者倾向于自动回避或认为无关紧要的人际刺激（如赞美、表扬、主动帮忙和正常化他们的行为），从而提供一些小型练习的机会。这样做不仅会阻止适应不良的回避，从而保持冷漠和距离，还会提供重要的矫正性反馈、新的学习，及与他人练习依恋和参与行为的机会。例如，当OC来访者被告知他们的行为是正常的、常见的或可以理解的（因为在类似情况下的任何人都会像他们那样），结果往往是"推拒"反应或联盟破裂。然而，治疗师不应将OC来访者对此类评论的频繁反感理解为他应该停止与OC来访者分享他对正常状态的观察结果，因为回避这种类型的反馈会维持冷漠和距离。以下文字记录说明了其中一些原则：

治疗师： 我注意到好像你现在感觉被误解了。对吗？（*注意到潜在的联盟破裂，并询问这一点*）。

来访者： （*在椅子上转*）不，算不上。

治疗师： 嗯。你会因为感觉被误解而感到被误解吗？（*闭嘴式微笑和眉毛上扬；使用治疗性调侃来舒缓情绪，鼓励坦率地坦承自己*）。

来访者： 是的，我想是的（*咯咯地笑着，表示正在投入*）。我很难承认我感觉被误解了……（*停顿*）……或者任何其他感受。

治疗师： 是的，我能明白（*略有停顿；转向富有同情心的严肃姿态，以强化坦率的披露*）。同时，当你谈到你妈妈坐在轮椅上时会眼中含泪我也是能理解的。对这样的事情感到难过是正常的反应（*认可来访者在谈论情绪方面的困难，并使用辩证法将对话引回到来访者可能不认可的事物上*）。

来访者： （*直视治疗师*）我不是正常人。

治疗师： （*注意到潜在的联盟破裂*）嗯，据我所知，你没有第三只眼睛（*展示温暖的微笑和扬眉，表示开放和玩笑式的不敬，以维持加在来访者身上的压力，并温和地挑战来访者的立场，即她与其他人不同；停顿一下，以便让来访者有时间做出回应*）。

（*来访者保持沉默*）

治疗师： （*靠在椅子上，短暂地脱离目光接触，做个缓慢的深呼吸*）我想我想说的是，不管你喜欢与否，你都是正常的，或者至少在某些方面与其他人相似（*通过解释他玩笑背后的原因，从玩笑式的不敬转变为富有同情心的严肃，同时保留来访者经历的是正常人类反应的观点*）。正如我们早些时候达成的一致，我们工作的一部分是让你重新成为人类的一员。每次你屏蔽我关于提示你是群体的一部分的评论，在我看来，这只会让你更少而不是更多地感觉到自己是某个群体的一部分。如果说能做什么的话，那就是也许我们需要共同努力，让你更好地接受这样一个事实，即你的一些反应，比如你对母亲的悲伤，正是告诉我们你有能力加入人类——因为你的反应是正常的！至少在我看来是这样。我想我的问题是：至少在某些时候，做一个普通人或像其他人一样（*稍微停顿一下*）有什么错？（*微笑，扬眉；提醒来访者改善关系的事先承诺；使用"我们的工作"和"我们"来表示合作；使用询问而非告诉的策略来表示谦卑和鼓励自我询问*）。

在这种互动之后，治疗师和来访者同意将来访者对正常状态的回避视为适应不良的，因为它的作用是保持她的冷漠和与他人的距离。双方同意，他们将利用暴露的行为原则来促进这一领域的变化。治疗师取得了来访者的同意，要在治疗过程中指出她的反应看起来正常的时刻。而这些时刻将被用来作为来访者练习给出不同的回应的机会。此外，非正式的暴露，甚至仅仅暴露于"正常"这个词也被介绍给来访者，这是一种有趣的方式，用来帮助她克服对与其他人相似的想法的厌恶。例如，在讨论某个无关的话题时，治疗师可能会突然停下来，用愚蠢的声音开玩笑地大声说出"正常"这个词，然后再重复两次（只是声音更大）。在其他时候，治疗师会要求来访者和他一起重复"正常"这个词，多达 20 次（这个版本很快就演变成了喊口号，有一次还变成了一首歌——这让两位参与者都很高兴）。这些短暂的暴露让来访者对"正常"这个词产生了新的联想，帮助她学会了如何对她的一些个人弱点报之一笑，使得她"成为外星人"（她的原话）的愿望产生了幽默感。通过自我询问的练习，她能够认识到，身为社群的一份子，与他人相似，或正常，并不意味着她做错了什么，或是她很无聊，或者她必须放弃所有的自我意识。例如，这位来访者认为闲聊是浪费时间和愚蠢的，但她确实同意社交礼仪或玩笑在一段关系的初期可能是必要的，直到关系中的人更好地了解了对方。因此，她的家庭作业之一包括每周练习三次与她不太熟悉的人聊天。此外，这位来访者被鼓励在会谈之外寻找机会随大流，或像其他人一样行事，然后检查她社交信号的这种变化如何影响她的人际关系。从这些练习中产生的对新的社交信号的洞察随后被相关的 RO 技能所增强，比如匹配＋1 技能（参见技能训练手册第五章第 21 课，"灵活心念 ALLOW"的材料）。

谜团困境的这个方面也可以表现为对自我控制的秘密骄傲。正如本书中反复提到的，OC 个人擅长在痛苦时抑制呻吟、抱怨和哭泣；善于提前计划；擅长坚持不舒服的任务；擅长忽视短期的愉悦回报，以实现长期目标。大多数社会对自我控制的重视可能会强化这些来访者的信念，即他们是特殊的或优越的；事实上，他们的骄傲往往是合理的。与此同时，大多数 OC 来访者从小就有社交焦虑，而且觉得自己与同龄人相比，在社交上是笨拙的、古怪或不真实的（Eisenberg, Guthrie 等，2000；J.J. Gross & John，2003）。因此，一方面，OC 来访者对自己的自控力感到自豪，但另一方面，在内心深处，他们感到自卑、被社会排斥或不成功。

然而，有时与 OC 来访者讨论骄傲可能会很困难——他们可能认为骄傲在道德上是错误的，或者承认骄傲是不合适的，因为这意味着一个人比其他人优越，或者可能被视为一种形式的吹嘘——因此，秘密骄傲是最有可能的结果。例如，正如一位 OC 来访者所说："这真的很难承认，但在内心深处，我觉得自己比大多数人更能控制自己，这帮助我保持了一种信念，即我的冷漠不是问题。"当谈到秘密骄傲时，一些 OC 来访者可能会抗拒；正如一位来访者所说，"如果我把自己看得这么高，为什么我会这么沮丧？" RO DBT 治疗师利用这一时刻探索来访者多大程度上是出于真正的好奇心才提问，而不是试图向治疗师发送一个隐藏的信息，他说："嗯。"然后，治疗师停顿了一下，向后靠在椅子上，扬了扬眉毛，说："这个问题很有趣。你觉得你把自己看得很高吗？"这向来访者发出信号，表明治疗师已经听到了问题，它还使用了询问而不是告知的 RO DBT 策略，目的是评估来访者在将秘密骄傲视为一个潜在的问题进行讨论的过程中，多大程度上是真的在参与，而不是在使用"推拒"行为或发出潜在联盟破裂的信号（参见本章后面的"推拒反应"和"间接社交信号与经过伪装的要求"）。

"没有人能够理解我"

谜团困境的这一组成部分使其他人更难渴望与 OC 来访者交往或了解他们，因为这意味着没有人有足够的智力或同理心来真正理解他们内在的挣扎、痛苦或动机。一方面，确实没有人能真正理解他人的内心体验；另一方面，人们时时刻刻都会体验到被他人理解的感觉，而这种体验是社交联结感的重要组成部分。一味地以神秘或不可理解的姿态行事，很可能会打击试图去理解的人。最终，人们可能会放弃尝试去理解，这只会证实 OC 来访者一开始的假设（没有人能够理解他们）。

上述立场不仅加剧了社交孤立，还可能阻碍成长的机会。例如，每当讨论来访者不喜欢的话题时，他/她就可能暗示治疗师没有能力理解。于是，治疗师就可能倾向于避免讨论某些话题或抑制某些反应，以避免惹恼来访者。一位来访者在一次讨论中显得很不高兴，之后被问及他的情绪反应，他说："这听上去更像是你想了解，而不是我想。"这意味着治疗师想更深入地理解来访者的情绪体验的愿望是反常的，或者反映了不适当的需求。治疗师不带防御地、开放地回答了来访者经过了伪装的问题，然后使用了询问而非告知的 RO DBT 治疗策略。"嗯，"她说。"事实上，我意识到你可能会觉得我们之前的讨论有点让你难受，所以我想确定我给了你一个机会让我知道你的感受……如果你想的话。你是在告诉我你现在不想谈这件事吗？"这个问题措辞谨慎，是为了向来访者发出信号，表明如果需要，他可以控制谈话的方向，理想情况下，也是为了帮助来访者认识到，他对自己在生活中所做的决定负有责任。这也为来访者提供了一个练习改进社交信号的机会，方法是直接表达他的需求、愿望和内心体验，而不是间接地发出这些信号，要么假设其他人理解了，要么在他们似乎不理解的时候去指责他们。

在评估这种模式时，治疗师要区分"没人能理解我"和"你不理解我"，这一点很重要。与大多数人在感觉被误解时所经历的痛苦不同，如果 OC 来访者的行为受到谜团困境的影响，那么如果被误解了，他可能不会特别痛苦。事实上，被理解反而可能更令人苦恼，因为它证明了被理解是可能的，并挑战了保持神秘形象所需的核心前提。例如，一位 OC 来访者在说"我看过十多位治疗师，没有一个能帮我"（见"窃笑"，第六章）时，这位来访者露出的窃笑表明，他暗地里对自己难以治疗的地位感到自豪，因此也暗示了一个谜团困境。要处理这个问题，治疗师必须把治疗顺序中包含的因素考虑进去。例如，如果这位来访者的陈述和窃笑发生在治疗的导入和承诺阶段，治疗师会默默地记下这一行为，但暂时忽略它（见附录 5）；治疗师在治疗早期的主要目标是与来访者建立良好的工作联盟，而不是涉及每一种潜在的适应不良行为。如果确定了这位来访者在会谈期间的反应是继发于感到被治疗师误解或否定（也就是说，继发于治疗师所做的事情），那就应该将来访者的说法和窃笑视为可能的联盟破裂的迹象，并努力修复破裂。如果同样的行为在联盟建立之后发生了，如果已经确定行为的功能是让来访者避免参与、加入或与他人联结，那么治疗师要么会忽略这一行为（为了不强化它），要么直接挑战这一行为（使用询问而不是告知的策略）。举例来讲，治疗师可能已经明确定义了来访者的窃笑最常出现的方式和时间，然后进行了简短的行为链分析，以确定这种社交信号行为的功能，以及它对来访者的社交联结的影响程度。

"永远有应答，即使回答本身是个提问"

通过总是对几乎所有事情做出某种回应或回答，OC 来访者希望保持知识渊博、参与社会和能力强的外部形象或自我意象。谜团困境的这一组成部分可以在一系列微妙的行为中表现出来。例如，一位 OC 来访者报告说，她已经变得非常善于通过专注于另一个人来把任何对话从自己身上引开，最常见的方法是通过提出她称之为关于另一个人生活的"富有同情心的"问题。这有助于她避免讨论自己的个人议题，暴露自己的真实观点，避免显露脆弱或处于低人一等的位置，同时也保持了一种外向或亲密的样子。在极少数情况下，当有人评论她缺乏个人坦承自己时，她会否认有任何需要披露的重大问题，一笑置之，然后改变话题，或者她可能会通过指出对方似乎过于担心了来扭转局面，或者突然注意到她约会要迟到了。

谜团困境中"永远有应答"的部分通常表现在假装感兴趣（问问题而不是对答案真正感兴趣）、假装关心（假装同情）、假装参与（用问题回答问题以使他人离题），或者假装敞开心扉（在别人批评自己之前自我批评；正如一位来访者所说，"只要我先发现一个弱点，我就很乐意公开它"）。伴随着谜团困境的这一部分的社交信号行为通常是事先仔细排练的。一般说来，这样做的目的是创造一种开放、联结和谦逊的外在形象或外表，同时通常秘密地保持封闭、脱离或高人一等。

"别给我贴标签"

通过回避标签或类别，逃避公开承诺，OC 来访者可以避免为自己的行为承担责任，并可以将负面结果归咎于他人。如果不清楚一个人的信念或感受，那么就很难批评或追究他的责任。这一立场的表现方式多种多样。例如，一位来访者表示，如果被追问对某一问题的看法，他通常会说，"我之后会联系你就这一点进行回复"，他完全知道自己绝对不会这样做，并希望问题会消失。尽管一些来访者明确承认了过度控制的特征，但他们抗拒"过度控制"的标签，因为承认这一点可能意味着他们将不得不做出一些改变。其他来访者可能会抵制一般的诊断标签（如"抑郁"或"人格障碍"）、某些术语的常规用法（例如，"正常"一词作为他们行为的标签）或坚定的改变承诺（他们总是说"我会试一试"）。这些社交信号的间接性使它们难以被挑战，然而，如果它们得不到处理，就会因让别人难以知道他们的真实信念而起到维持OC来访者的孤立感的作用。

在与OC来访者一起工作时，一般不推荐在个体治疗中使用书面讲义的原因之一是谜团困境中的"别给我贴标签"（尽管讲义和作业单对于在技能培训课程中教授RO技能是必不可少的）。在一位好意的治疗师试图通过提供一份讲义来描述五个OC社交信号主题来加快治疗靶目标的锁定之后，一位OC来访者问道："这个疗法到底假模假样地要干什么？我是个独一无二的个体，而这种疗法不允许任何差异性。感觉自己就像被强塞进文件格子里。"[59] 从来访者的角度来看，她内在体验的复杂性不可能用一页纸来概括。很酷的是，来访者的观察是正确的，但同时，任何形式的书面文件，无论是一页还是一千页长，都不太可能充分描述任何一个人的复杂性。尽管如此，我们的大脑天生就有分类的能力。我们非常擅长注意和创造模式（例如，一朵蓬松的云突然变成了一只兔子），这个过程是如此自动化，以至于大多数人在它发生的时候都没有意识到。当描述符具有共同的文化、部落或上下文含义时，使用1～2个单词的描述符来标记复杂的行为模式，而不是概述每一个可能的细微差别，可以节省时间并产生相互理解。

有趣的是，谜团困境中的"别给我贴标签"这一部分可能演变成一种普遍避免发表意见的做法，尤其是在公开场合。正如一位来访者报告的那样，"每当人们问我的看法时，我总是说，'这要看情况'，然后我会问他们的想法。这让我不必表明立场，也让我有时间弄清楚他们想干什么。一旦我了解了他们的观点，我就可以通过指出他们观点中的一个缺陷来减轻自己的压力，而不必暴露出我真正的想法。"这些经过伪装的社交信号非常微妙，足以给OC来访者提供合理的否认，或者避免来自信号接收方的直接评论。

这种态度的另一种表现形式出现在治疗的早期阶段，每当治疗师描述或反映她从来访者那里听到的内容时，来访者会听着，脸上几乎没有表情，然后通常会简单地回答"这不是我的问题"，然后静静地坐着，直到治疗师提问或鼓励他说话。治疗师使用联盟破裂修复方案后，确定了来访者突然沉默的目的是传达——她的反馈或描述虽然大致准确，但不够精确，不足以得到他的完全首肯。然后，她在碗中向他展示了三个卵石，并问他看到了多少个物体。来访者回答说有三个。治疗师点头说："是的，但假设我们房间里有一位物理学家，他看着这个，说碗里有三万亿个物体或电子。"她给来访者一个微笑并扬起眉毛，然后问："哪个是正确的或更精确的答案——三个还是三万亿个？"来访者不好意思地笑了笑，回答说："你想表明一个观点，对吗？"然后他不情愿地承认，在所描述的条件下，没有正确的答案。这个最终被称为"物理学家隐喻"的故事成为了他们治疗中的一个内部笑话，并提醒来访者在所有情况下都去练习放下对精确的刻板追求。此外，这个比喻成为来访者在如何表达分歧上做出重大改变的推动力；也就是说，他学会了保持谦卑的同时更直接地去表达。以下记录是又一个示例，展示"别给我贴标签"成分的表现形式：

治疗师： 所以你感觉很难受，非常抑郁。你认为现在是不是该尝试使用技能的时候了？（*评估来访者的参与度*）。

来访者：	当你这么抑郁的时候，你想不出什么可以做的。
治疗师：	我知道这真的很难，但我的问题是，你认为尝试使用一些技能有可能会有效吗？（*掌握着主动权*）。
来访者：	你有什么建议吗？（*用问题回答问题*）。
治疗师：	我不太确定（*停顿*）……但在我们今天结束之前，我们一定要把这件事弄清楚（*以开放的方式直接回答来访者的询问，同时通过不立即提供解决方案来保持刺激*）。我的问题更多的是关于你的承诺水平——当你抑郁的时候，你是否认为尝试使用技能是值得的（*使用"询问而非告知"策略；引导来访者聚焦在问题上*）。
来访者：	不太清楚（*避免采取任何立场，表明可能存在"推拒"*）。
治疗师：	让我们假设你有一个好朋友，他和你的情况一样，患有抑郁症（*假设来访者可能想要避免这种讨论，决定使用一个关于好朋友的比喻来调整方法*）。你会告诉她试着做点什么来改善感受吗？还是会说："抑郁着吧——你什么也做不了"？
来访者：	我一点儿也不知道。我想，应该同情地听对方说（*仍然模糊不清*）。
治疗师：	（*微笑*）所以你确实有一个你会建议他使用的技能（*使用开放的好奇心、玩笑式的不敬和轻松的方式让来访者聚焦在评估她对使用技能的承诺的目标上*）。
来访者：	我有吗？（*说明她没有意识到*）。
治疗师：	是的。你刚才说了。你说你会同情地倾听（*停顿*）。所以，如果你使用谈论问题的技能，你的抑郁也许会有所改善（*以实事求是和轻松的方式指出来访者说的话，以确定来访者的参与度*）。
来访者：	谈论问题会让事情变得更加、更加糟糕（*说明她没有参与到治疗中*）。
治疗师：	那么（*稍微停顿了一下*）……谈论问题会让人感觉更糟吗？（*评估来访者先前说法的含义*）。
来访者：	对我来说，是的。但对于其他人来说，这似乎让他们感觉好些。在社区中心，人们总是和我谈论他们的问题。
治疗师：	你喜欢听他们说吗？
来访者：	不太清楚。我最后确定他们是极其的无聊（*停顿*）。例如，有这样一个人——她喜欢抱怨，她的手疼，背疼（*避免发表坚定的观点*）。
治疗师：	所以你觉得这个人很烦人。
来访者：	不，也不是（*保持模棱两可的立场，似乎否定了她早先的说法*）。
治疗师：	哦，这么说你真的喜欢和她聊天。
来访者：	不，她是在利用别人。她就像一只骨瘦如柴的小猫——"我好可怜"（*通过转变先前的暗示，避免加入治疗师的行列*）。
治疗师：	这么说你不喜欢她。也许我们应该练练让她别再跟你说话的技能！（*使用玩笑式的不敬态度；保持焦点在评估来访者的参与度*）。
来访者：	不，我有点喜欢她（*停顿*）。她只是个可怜的老东西（*再次切换了她明显的观点*）。
治疗师：	嗯。我开始注意到这里发生的一些事情。你注意到了吗？（*停顿*）。我开始担心我是否漏掉了一些东西，因为似乎每次我试图反映从你这里听到的内容时，你的回答都像是跟我说的正好相反。你能告诉我你认为可能发生了什么吗？（*决定探讨潜在的联盟破裂应优先于讨论任何其他议题*）。

总而言之，谜团困境的问题在于，它通过阻止他人真正了解来访者的内心感受、想法、怀疑或愿望来保持来访者的冷漠和距离。为了与某人发展亲密的关系，有必要表露私下的想法，表达脆弱的情绪，暴露缺点；事实上，真正的友谊和联结需要脆弱地坦承自己，并对他人的反馈或不同意见持开放态度。然而，尽管如此，治疗师不太可能立即挑战或锁定似乎与谜团困境有关的间接社交信号，特别是在刚开始了解来访者的时候。如前所述（见第九章"锁定治疗会谈中的社交信号靶目标：基本原则"），只有在适应不良的社交信号在多次会谈中反复出现之后，一个间接社交信号才会在会谈中成为靶目标。RO DBT 不是优先处理与谜团困境有关的反应相关的各种情绪、心境、信念系统或认知图式，而是着眼于这些内部经验和信仰是如何在外部表达出来的，以及这些社交信号在多大程度上损害了来访者的社交联结，妨碍了他实现自己的核心价值目标。

行为原则和策略

行为原则和认知行为策略是 RO DBT 的核心部分之一。它们既用于帮助理解 OC 问题，也用于干预 OC 问题。行为强化理论被用来解释某些适应不良的 OC 社交信号缺陷和过度是如何随着时间的推移而被间歇性地强化的（例如，"推拒反应"起到了阻止不想要的反馈或要求的作用；见本章后面的"推拒反应"）。本章这一部分的目的是提供行为原则和策略的基本概述，重点强调那些在处理 OC 问题时最突出的原则和策略[60]。

然而，在继续之前，可能需要注意的是，尽管强化定律相对简单，但用于描述它们的技术语言并不总是直观地清晰。例如，即使是受过行为训练的治疗师也经常错误地使用*负强化*这个词来指代惩罚物（但实际上负强化是增加某种反应的可能性，而惩罚则是降低它）。此外，更令人困惑的是，专业行为学家经常使用不同的术语来描述相同的原则，或者使用相同的术语来描述不同的原则（例如，强化训练被不同地称为*操作性条件作用、行为矫正、塑形、后果管理*和*工具性学习*）。为了避免进一步混淆，以下部分提供了一些核心术语的定义，并适当地提供了临床实例。

基本学习原则的定义

强化

重复的行为通常是被强化过的行为。事实上，任何重复发生的行为都是这样，因为它的作用是（至少偶尔）产生想要的结果（尽管这个人可能没有意识到这一点）。例如，强迫性处理在方案奏效时就得到了强化；宕机反应和放弃在有人承担了问题的责任时就得到了强化；假装听不到不想要的反馈的行为在他人停止提供反馈时就得到了强化；过度工作的行为在职位晋升时就得到了强化。

强化物是任何能够增加先前行为在未来再次发生的概率的后果性事件。重要的是，并不是所有的强化物都是奖赏性的（感觉良好）；有些强化物是让人松了一口气，因为它们涉及消除令人厌恶的事件（负强化）。同样，并不是所有能降低行为反应的因素都是令人厌恶的；有些是令人泄气的（消退），有些则是惩罚性的（负性惩罚）。此外，对一个人来说属于强化或惩罚的东西可能对另一个人则不是；例如，一个人可能会学着假装听不到来应对不想要的反馈，当其他人停止给予反馈时，这种行为就会得到强化，而对另一个人来说，同样的没有反馈却可能会起到厌恶性后果（惩罚物）的作用。

强化是一种后果，大体而言，它会导致特定情境中某个行为的增加。正强化通过提供积极或奖励的结果来增加行为的频率：

来访者示例： 当严厉的自我批评引来他人的关心或安慰时，它就被正强化了。

治疗示例： 在 OC 来访者诚实而坦率地表达情绪或脆弱性之后，短暂感谢来访者坦率披露的治疗师就是在正强化（或试图强化）开放的情感表达。

负强化通过移除或停止令人厌恶的刺激来增加行为的频率：

来访者示例： 来访者可以通过假装听不见来学着回避不想要的批评性反馈（操作性反应），而当对方停止给出批评性反馈（厌恶刺激）时，这种行为就被负强化了。

治疗示例： 由于几乎所有的 OC 来访者都非常不喜欢待在聚光灯下，移除审视或注意是一种强有力的（负）强化物。RO DBT 的减压技术就是治疗师如何策略性地运用注意力来塑造适应性行为的例子（见"减压策略"，第六章）。

惩罚

惩罚是一种后果，大体而言，它会导致特定情境中某个行为的减少。正惩罚通过给出令人厌恶的后果来降低行为的频率：

来访者示例： 来访者使用敌意或面无表情的凝视（"眼神"）有意地惩罚她不想听到的反馈或批评。

治疗示例： 由于 OC 来访者不喜欢聚光灯，治疗师可以策略性地使用加压技术作为一种厌恶性后果（见"加压策略"，第六章）。大多数情况下，这涉及治疗师给出某种形式的定向关注，从而让来访者暂时感觉到被审视（例如，直接的目光接触、重复一个请求或治疗性调侃）。

负惩罚通过移除或停止积极的刺激来减少行为的频率。因为它移除了一个奖赏性的事件，所以是有惩罚效应的：

来访者示例： 当有人在预约时间迟到时，来访者会停止使用温暖的语气。

治疗示例： 在住院部里，当一个来访者滥用电话特权后，病房取消了他的使用权。

消退

消退降低了一种行为的可能性，因为在特定情境下不再提供强化。消退原则在 RO DBT 中经常使用，最常用于减少间接的社交信号和经过伪装的要求：

来访者示例： 一个从不回应他人微笑的来访者，很可能会消除他人的微笑行为，特别是来访者经常遇到的人。

治疗示例： 当治疗师忽略"推拒"或"不要伤害我"的反应，就像什么都没发生一样地继续他的议程时，他就是把这些反应放在一个消退的时间表上了（参阅本章后面的"推拒"反应和"不要伤害我"反应）。

消退爆发

消退爆发指的是当最初强化物被撤走时，目标行为在频率和强度上暂时增加的现象。对大多数 OC 来访者来说，消退爆发涉及一个间接的社交信号或经过伪装的要求的强度的逐渐增加。消退爆发就好比是社交信号当中的发脾气——对发脾气最有效的回应方式就是忽略它：

来访者示例： 当治疗师未能以来访者希望的方式对其移开目光的动作（最初的间接社交信号）做出反应时，她几乎瞬间就低下了头，肩膀下垂，双手捂脸（见本章后面的"不要伤害我"反应）。在这个案例，消退爆发是来访者非语言信号强度的突然增加。

治疗示例： 治疗师忽略来访者的消退爆发，直到来访者采用了一个更具适应性的社交信号，即直接表达她想要或需要的东西。

然而，重要的是要注意，如果消退爆发持续而来访者没有更直接地表达她的需求、愿望或渴望，治疗师应该转向联盟破裂修复方案，开放地询问正在发生的事情。好消息是，这两种方法——要么继续忽视消退爆发，要么询问正在发生的事情——都将减少间接社交信号和经过伪装的要求出现的频率。

塑形

塑形是使用朝向目标行为的逐次逼近法进行强化的过程。

来访者示例： 早期的家庭和环境经历过度强调控制的重要性，这可能反复强化了来访者掩饰内心感受和限制情感表达的做法，以至于他不动声色的样子成为他人钦佩的原由："你在危机中看起来如此冷静。这真是太棒了！"。然而，对于来访者来说，不幸的是，在建立和维持亲密关系方面，总是保持冷静、无反应和不表达并不是特别有益的。

治疗示例： 想要鼓励过于害羞的OC来访者给出意见的治疗师可能最初会强化来访者任何与给出意见哪怕只是略微相似的表达，然后可能再逐步塑形更有效的"给出意见"行为。

自然强化与任意强化

自然强化与期望的行为反应有着内在的联系，而任意强化则不是在来访者正常生活环境中自然发生的事情：

来访者示例： 一个来访者会为她新认识的每个人都买礼物，或者每次参会都带蛋糕，这就是在使用任意强化。

治疗示例： 如果一个治疗师在每次他的OC来访者坦率地透露内心感受时都说"谢谢你"，那就是过度使用强化策略，很快就会让来访者觉得随意和做作。相反，治疗师应该优先使用非语言的社交安全信号，比如张开双手的手势、悦耳的语调或扬眉，因为它们对大多数人来说都是自然的强化，无论文化背景或学习历史如何。

固定（稳定的）强化与间歇性（变化的）强化

在学习的早期阶段，需要固定或持续的强化。然而，一旦获得了新的行为，变化的或间歇性的强化计划更有可能维持住它。例如，拉斯维加斯的老虎机通过偶尔出人意料地吐出强化物（响亮的铃声和口哨声伴随着硬币撞击金属篮子的叮当声）来间歇性地强化玩家插入硬币的行为。被间歇性强化的行为是最难消除或改变的（这就是赌博如此容易上瘾的原因）。

从社交信号分析行为

什么是行为？从激进行为主义者的观点来看，行为是一个人在公开或私下做的任何事情，包括思考、感觉和行动；也就是说，B（behavior，行为）= R（response，反应）。同样，RO DBT 不认为内隐行为（如思考、感觉、冲动或情绪）与外显行为有质的不同，因为内隐和外显反应遵循相同的行为原则。然而，RO DBT 与其他疗法，包括所谓的第三浪潮行为疗法（Hayes，2004）的不同之处在于，它强调社交信号的发送，认为这既是改变的主要机制，也是改变需要锁定的主要问题。为什么强调社交信号的发送？简单来说，社交信号代表了一类独特的外显行为，它们强有力地影响着社交联结。社交信号发送缺陷被认为是 OC 孤独、孤立和情绪困扰的核心源头。

那么，什么是社交信号呢？RO DBT 将社交信号定义为一个人在另一个人在场的情况下表现出来的任何行为，无论是有意图还是无意图的（例如，有时打哈欠只是打哈欠），也不管是有意识还是无意识的（例如，无意识的叹息）。在没有观众的情况下（也就是私下）做出的动作、手势或表情只是外显的行为，而不是社交信号。即使当你在镜子前排练你可能会对老板说的话时，你也不是在社交上发出信号；你只是在上台前准备台词。因此，社交信号（social signal，SS）= 公共 R（反应）。

根据 RO DBT 的理论，人类社交信号发送行为的演变不仅是为了交流意图，也是为了促成无血缘关系的个体之间形成牢固的社会联结。这种促成作用导致了互不相关的个体之间前所未有的合作——这是人类的独有特征，至今在动物界是无与伦比的。当我们和别人在一起时，我们是在不间断地发出社交信号（例如，通过微表情和身体动作），即使我们故意试图不这样做（例如，沉默可以和长篇大论一样有力）。因此，大多数 RO DBT 行为干预侧重于减少妨碍社交联结的因素，RO DBT 中的所有技能都旨在以某种方式处理 OC 的核心社交信号发送缺陷。

因此，在治疗过度控制问题时，有效锁定治疗目标的关键不是仅仅把内在体验（如失调的情绪、适应不良的认知、缺乏元认知性觉察或过去的创伤记忆）作为 OC 痛苦的来源去关注。相反，RO DBT 将间接、隐蔽和受限的社交信号作为 OC 来访者情感孤独、孤立和痛苦的主要来源。间接的社交信号会妨碍社交联结，因为它们会让人更难知道发送者的真实意图（例如，眉头紧锁可能反映出强烈的兴趣或反对）。此外，虽然语言可以帮助我们，但在建立亲密关系方面，只靠语言是不够的。重要的不是说什么，而是怎么说（例如，一个人说"我爱你"的方式有可能让接收者产生相反的想法）。人们相信他们的观察所见。因此，针对 OC 来访者的社交信号问题，而不是针对内部体验，有一个额外的好处，那就是不可否认，因为社交信号从定义上讲，是一种公众可以观察到的行为，使得人们更难忽视其后果或假装一切都很好。

从根本上讲，当社交信号成为靶目标时，OC 来访者失去了看似有理的否认的盾牌。即使当一个社交信号（如打哈欠）非有意地或无意识地出现时，如果它会损害或可能损害关系，就应该把它作为一个潜在的靶目标来检查。例如，一位 OC 来访者可能有一种皱眉的习惯，每当他集中注意力或专心倾听时，他就会皱起眉头；然而，不幸的是，大多数人会将皱眉解释为不同意或不喜欢的信号，而皱眉往往会引发接收者相应的皱眉和减少亲近的愿望。要记住的主要一点是，来访者自我报告的发送一个社交信号的意图或对该社交信号的意识并不是有效确定靶目标的必要条件；相反，社交信号的适应不良性质是由它对社交联结和人际关系的妨碍程度来定义的（参见"锁定治疗会谈中的社交信号靶目标：基本原则"，第九章）。

此外，社交信号发送行为可能在表面上看起来是相同或相似的，但实际上它们在功能上可能截然不同。例如，为了照顾他人而忽略自己的需要可能会对第一个人能起到维持关系的作用，对第二个人起到引发对方的关爱的作用，对第三个人起到减少厌恶情绪的作用，对第四个人则起到自我惩罚的作用。因此，与第三浪潮行为疗法类似，RO DBT 认为最好从语境和功能上来理解心理行为（Hayes，Follette，& Follette，1995）。

最后，社交信号靶目标可以根据其是否出现得太频繁（是为过度）、不够频繁（是为代表缺陷）或者在错误的时间或地点（是为刺激控制出错的结果；见表10.1）进行大致分类。区分有问题的社交信号的这三个特征有助于治疗师确定什么是应该被强化（或不强化）的，并确定最有可能有效的后果管理原则。

表 10.1 从行为上定义社交信号问题

问题	描述	举例
社交信号过度	该行为是不受欢迎的	一走了之
社交信号缺陷	期望行为是缺失的	不参与脆弱的坦承自己
刺激控制出错	行为发生在错误的情境中或没有发生在恰当的情境中	无论什么情况下均表现得平淡、面无表情

区分操作性行为与应答性行为

对于与 OC 来访者工作的治疗师来说，一项重要的任务是确定适应不良行为是应答性的还是操作性的，因为这样做有助于指导使用干预措施：

- 这个适应不良性行为是*应答性*的吗？也就是说，它是由行为之前的刺激控制的吗？例如，在厌食症来访者中普遍观察到的平淡、麻木、空白的面部表情通常反映出对长期饥饿的应答性反应。极度营养不良会触发进化准备好的宕机反应，旨在保存能量和最大限度地提高存活率（见第二章）。在这种情况下，应答性行为是麻木和扑克脸。这是适应不良的，因为 PNS-DVC 激活产生的情感平淡使得生物学上更难发出真正亲社会和友好的意图的信号（即使一个人非常想这样做），其结果是对社交联结产生了负面影响。应答性行为可以是无条件的（自动的），也可以是条件性的（习得的）。例如，在大多数人类中，一个意想不到的巨大声音会引起无条件的惊吓反应，而"车前灯下的鹿"反应（见第六章）就是治疗师长时间眼神接触引发的无条件焦虑反应的一个例子。相比之下，一旦之前的中性刺激（比如被问到意见）与无条件反应（极度恐惧，因为来访者的母亲在她敢表达不同意时就把她锁在壁橱里）配对在一起，（经典的）条件反应就会发生。一般来说，应答性的行为是不容易控制的（例如，一旦脸红的过程已经开始，就很难抑制住）。好消息是可以去习得新的反应（参见本章后面的"利用行为暴露来增强社交联结"）。
- 这个适应不良性行为是*操作性*的吗？也就是说，它是由行为之后可能出现的强化或惩罚性刺激后果控制的吗？例如，噘嘴的动作是一种适应不良的社交信号，当接收到信号的人去抚慰他的时候，这个行为得到了强化。
- 这个行为是操作性和应答性条件刺激*共同*的产物吗？例如，有时打哈欠只是打哈欠（疲劳引发的应答性行为），而在其他时候，打哈欠不仅仅是打哈欠（一种操作性反应，当它起到帮助来访者避开不想要的话题的作用时，这种反应就被负强化了）。

治疗不起作用？从行为的角度去思考！

适应不良的 OC 行为之所以持续存在，是因为它得到了强化。然而，强化了适应不良的 OC 行为的强化原则同样会影响治疗师提供不太有效的治疗。因此，当治疗师发现自己很难理解来访者、搞不准靶目标是什么，或者对个案感到沮丧时，她应该在评估中把自己的行为也纳入进来做个功能分析（理想情况下，通过观看会谈的视频，与督导或咨询团队一起做这件事）。例如，OC 来访者最初可能会对治疗师提出的具有挑战性的问题做出反应，比如噘嘴或看向别处。如果治疗师停止问这个具有挑战性的问题，那么将来每当来访者感到受到挑战时，这种噘嘴的行为就更有可能再次发生，因为治疗师移除了一个令人厌恶的可能事件（也就是这个具有挑战性的问题，请参阅本章前面的"强化"），从而强化了这种行为。在这种情况下，来访者使用厌恶性的后果（噘嘴）来惩罚治疗师提出了一个具有挑战性的问题，而治疗师无意中通过去除厌恶性的刺激（具有挑战性的问题）和改变话题来强化了（通过负强化）噘嘴。如果这样的互动重复出现，而治疗师不加以干预，最有可能的结果将是来访者噘嘴的频率和强度增加，治疗师的顺从程度增加，治疗结果不佳。前进的方法是让治疗师学会如何识别出一个间接的社交信号是适应不良的，而不去强化它——在这个案例，就是要把噘嘴放在"消退"时间表上（参见本章后面的"不要伤害我"反应）。

RO DBT 还使用强化原则来塑形适应性的反应（如脆弱的坦承自己和坦率的情感表达），这些反应与建立和维持紧密的社交纽带有关。然而，不幸的是，大多数 OC 行为反应的性质微妙，会让治疗师（或其他人）很难确定要强化什么。此外，高度自控通常等同于趋近性应对。传统上，回避性应对与不良的心理健康结局和有害的活动有关，而趋近性应对通常被认为是最健康和最有益的减压方式。然而，OC 来访者会强制和过度地使用趋近应对，即使这样做可能会造成伤害。例如，他们不太可能仅仅因为一项重要的任务引起不适而推迟它，而是更有可能为了完成任务而强迫性地工作，而不顾其他生活环境。适应不良的趋近性应对既可以被正强化（例如，通过取得成就的自豪感），或被负强化（例如，通过提前计划以降低唤醒），而适应不良的回避性应对主要通过负强化维持（例如，通过回避令人恐惧的刺激以减少厌恶的唤醒；参见本章前面的"强化"）。因此，RO DBT 和其他行为疗法之间的一个重要区别是，趋近应对并不总是被认为是有利的，特别是在治疗过度控制的问题上。

同样重要的是要认识到，惩罚和可能的厌恶性后果（例如，"如果你不给我想要的东西，我会把你告上法庭"）不如正强化（如表示感谢和承诺报恩）有效。惩罚（或惩罚的威胁）也不太可能导致长期的变化：当猫不在的时候，老鼠就会玩（也就是说，当惩罚者不在的时候，旧的行为就会重新出现）。虽然惩罚或惩罚威胁可以迫使服从，但在人类之间，惩罚往往会导致怨恨、嫉妒、报复的欲望，和（或）针对惩罚者的被动攻击行为。在长期亲密关系中，惩罚行为的代价很少是值得的。由于 OC 治疗的主要目标是帮助来访者重新加入部落，因此，在治疗中要谨慎使用可能的厌恶性后果，使用的话通常也是温和的（参见"调侃、非支配性和玩笑式的不敬"和"加压策略"，第六章）。

利用行为暴露增强社会联结

OC 来访者几乎无一例外地报告说，社交情境让他们精疲力竭——而让他们觉得疲惫的情境，其他人很可能会觉得有意义或有活力。因此，对于 OC 来访者来说，他们最害怕的刺激类型本质上是社交的，特别是需要自发性、加入他人或分享内心体验的社交事件。

例如，OC 来访者可能因为发表父母不赞同的意见而受到惩罚；现在，当他成年后，每当被问及他的意见时，他都会下意识地感到焦虑。可是，作为成年人，表达自己的观点对他来说几乎没有伤害的威胁。事实是，成年后避免发表自己的观点会减少他对表达观点的焦虑，从而负强化了他对表达观点的恐惧。暴露是通过重复呈现信号（如陈述观点、适应性社交信号），同时阻止自动逃避反应而起作用的。在没有有害后果的情况下，发表意见和焦虑之间的联系就会减弱。

传统上，行为暴露原则和暴露疗法是指个体在没有重复厌恶性结果的情况下反复暴露于引发恐惧的线索，然而，研究表明，反复不予强化地暴露于条件刺激（conditioned stimulus，CS）并不会削弱由无条件刺激（unconditioned stimulus，US）和条件刺激配对形成的初始关联。相反，暴露掩盖了条件刺激与非条件刺激的关系，而消退训练则涉及要学习新的条件刺激关联（Robbins，1990）。在这个框架中，行为暴露需要主动学习对那些会引发不想要的内部体验的刺激做出替代性反应（例如，在存在条件性恐惧线索的情况下，感觉是相对安全的）。那么，什么是行为暴露呢？这不是简单地去除习得的恐惧联想——而是新的学习。通过暴露，线索就有了新的意义。

短暂暴露于群体促进奖赏学习

在技能培训课程中，RO DBT 独特地使用暴露原则而不是习惯化，目的是在与群体参与相关的完成性奖赏经验之上附上之前恐惧的社交线索（参见技能训练手册中的"无计划参与"练习）。令人恐惧的社交刺激极为短暂的特点（只有 30～60 秒）可能对新的奖赏学习的发生是最重要的，因为暴露的短暂和意想不到的性质使人可能来不及感到害羞，而更有可能产生由众乐乐带来的自然的愉悦感。频繁且不可预测的"无计划参与"实践创造了一系列与加入他人相关的积极记忆。经过反复练习，这些关联性开始扩展到课堂外的社交场合。参加社交活动不再仅仅是出于义务。相反，来访者在生活中通常第一次在社交互动之前开始体验预期性奖赏或快乐，而不是他们通常的恐惧。

利用非正式的暴露来习惯令人恐惧的刺激

一般说来，RO DBT 暴露干预方法与其他方法的区别在于其简洁性和较少的结构化或非正式性质（一些正式暴露过程持续 50～90 分钟；参见 Foa & Kozak，1986）。实际上，OC 来访者更有可能把长时间暴露（超过 5～10 分钟）或高强度暴露（满灌疗法）体验为淹没性的，因此，此类暴露可能会触发宕机反应（请参阅第六章中关于"车前灯下的鹿"反应的材料）。理想情况下，当使用非正式暴露时，治疗师应该在应用非正式暴露之前引导来访者了解非正式暴露中使用的原理和策略（尽管如前所述，"无计划参与"的实践是从来不包括导入期的）。然后，会向来访者介绍所涉及的具体步骤以及它们可能如何在会谈中呈现。治疗师和来访者就最有可能引起恐惧反应的线索达成一致。例如，一位害怕个人坦承自己的来访者同意，在每次会谈期间，她将至少三次分享一些她通常可能对其他人隐瞒的个人信息。在计划非正式暴露练习时，无论是在会谈中还是在现实情境中（即在来访者的社交环境中）进行，重要的是要使暴露的结构不会去强化旧的学习。因此，实践需要仔细地分级，暴露等级从最低到最高。表 10.2 总结了 RO DBT 中非正式暴露的步骤。

表 10.2　针对适应不良的社交信号的 RO DBT 非正式行为暴露方案

步骤	行动
1	治疗师觉察到在特定的语境下来访者社交信号的微妙变化，这些变化是不协调的、奇怪的或令人不快的（例如，来访者在受到称赞后突然变得安静，面部表情平淡）
2	治疗师直接询问来访者社交信号的变化，但只限于这种变化是在多次治疗中反复出现的时候。这一步骤通常包括对来访者意识到社交信号行为的重复性质的程度，以及能识别可能触发这一变化的因素的程度的评估。例如，治疗师说："我刚才注意到你似乎变得更安静了，现在你盯着地板看。你知道是什么原因触发了你表情减少了吗？"治疗师随之扬起眉毛，脸上带着温暖的微笑
3	治疗师要求来访者将与适应不良的社交信号相关的情绪贴上标签，并评估来访者去体验情绪而不使用适应不良性社交信号的意愿（即反应防止）*
4	治疗师和来访者共同识别触发适应不良的社交信号的刺激（如赞扬）
5	治疗师简要地引导来访者了解行为暴露的原则，并获得来访者的承诺，把在会谈中使用这些原则作为第一步
6	治疗师提供情绪线索或触发因素。例如，治疗师称赞来访者，然后鼓励来访者练习相反行为，做与她的下意识社交信号冲动相反的行动，和（或）传递与语境适切的亲社会信号，比如微笑和说"谢谢"，而不是皱眉、低头看、对赞扬一言不发
7	治疗师在治疗会谈中多次重复这一线索，最好每次都使用相同或几乎相同的面部表情和语气："做得好。让我们再试一次。记住要做跟你下意识的社交信号冲动如保持平淡、避免眼神接触相反的事儿，比如闭嘴式微笑、直接的眼神接触。不去抵制或回避任何内在的情绪或感觉，允许它们，不把它们看作好或坏——它们就是它们"
8	治疗师避免过早移除线索，而是反复、多次和在多个会谈中提供线索，让来访者有足够的时间练习她新发现的社交信号技能，直到来访者能够做出最常与线索相关的适切的回应（例如，说"谢谢"、进行直接的眼神接触，及使用温暖的闭嘴式微笑和扬眉回应赞美）
9	治疗师会强化来访者的参与，并鼓励她在接下来的一周里遇到触发的刺激（比如赞美）时练习同样的技巧。治疗师解释说，行为暴露需要对触发刺激有多方面的体验。治疗师还会获得来访者的承诺，在未来的治疗中继续这种类型的工作

* 有关识别情绪的技巧，请参阅"情绪标记幸福的四个步骤！"技能训练手册第五章，第 6 课

尽管谨慎指导暴露原则通常是理想的，但有时自发或缺少计划的暴露也至少同样有效，这取决于问题的性质。例如，一位 OC 来访者强烈认为任何形式的自我安慰都是自私和颓废的。对她来说，想要两勺而不是一勺冰激凌、睡到午餐时间、为了快乐而阅读是不必要的放纵，如果允许的话，只会导致越来越不道德和没有生产力的生活。虽然她的节俭和强烈的职业道德令人敬佩，但她自己也认识到，她坚持节俭和谨慎，加上她担心被视为颓废，令她精疲力竭，这经常阻止她参加有趣的活动（如与他人聚会或庆祝）。对她来说，即使听到"颓废"这个词，也足以让她不由自主地产生厌恶和反感。以此为背景，她的治疗师建议，可以利用非正式暴露来帮助她学习享受生活和与大家一起庆祝的艺术。例如，在一次治疗中，治疗师可能会突然毫无征兆地要求来访者大声骄傲地重复说"颓废"这个词，次数随意，背部挺直，昂首挺胸，最好是微笑着。治疗师还征得了来访者的同意，他将在治疗过程中出人意料地说出"颓废"这个词或其他类似的令她畏惧的词（"放纵""愉悦""好玩儿""懒惰"），以进一步加强非正式暴露练习。例如，在一次对来访者重做别人的工作的行为做链分析的过程中，治疗师可能会突然连续大声说三次"颓废"，然后简短地向来访者核对她听到这个词的体验，同时提醒她他们的目标是增加她的生活乐趣，然后迅速返回链分析。对于另一位害怕脸红的 OC 来访者，一位 RO DBT 治疗师使用了类似的策略，让来访者暴露于"尴尬""羞辱"和"大红脸""脸红"等词汇和短语，这一策略在多次个体治疗过程中进行了多次练习，最终升级到治疗师出人意料地要求来访者站起来，他们两人一起向着天花板举起双手，骄傲地大声宣告："当众丢脸，我爱你！当众丢脸，我爱你！

当众丢脸，我爱你！当众丢脸，我爱你！"然后，这个环节又在多次会谈中重复多次；成功的关键是重复和每次短时间的暴露（每次微暴露的时长最多持续 30～60 秒）。这些短暂的暴露通常会以相互自发的咯咯笑声结束。随后，来访者发现，这一过程是变得更自由地参与和他人互动的开创性步骤。在刚才讨论的两个例子中，治疗师在暴露练习中小心地扬起眉毛和微笑，向他们的来访者发出喜爱和开玩笑的信号。因此，与使用大多数其他暴露技术的治疗师不同，RO DBT 治疗师可能会将短暂接触非危险刺激与亲社会的非语言信号（微笑和扬眉）结合起来，以便从内心发出信号，表明自我发现和尝试新事物的行为需要的是庆祝而不是严肃，享受乐趣是可以的。来访者非正式地暴露于去抑制带来的益处，是治疗师自己练习 RO 技能很重要的核心原因之一。

在下面的文字记录中，治疗师首先引导来访者接受非正式暴露的想法，然后使用非正式暴露技巧帮助来访者学会更能接受表扬和赞美：

治疗师：所以，我只是想让我们注意到，每当我称赞你的时候，你似乎都会转移话题，或是以某种方式回避这种经历。来自我的任何赞扬似乎都在否定你对自己的看法，好像你不配——好像你是个垃圾。然而，与此同时（*停顿*）……不知何故，我觉得我不表达我对你真正积极的感觉是不对的，特别是因为你已经无意中透露了你实际上不想在余生中都感觉自己是个垃圾（*将表扬与来访者对自己的有问题的信念联系在一起*）。

来访者：好吧，我一直在试着接受。但我需要有意识的努力才能接受这些赞扬。昨晚我想到你说过的一些积极的话。你说的关系……你关心的那些想法……我需要有意识的努力才能接受。这不是自然而然的。但是，在某种程度上，我正在这么做……某种程度上。我想，你知道，问题是——我想我不相信，因为我不相信我自己。我只是在想"这家伙什么都不知道。他不知道自己在说什么。"（*自由的坦承自己表明来访者正在参与治疗*）。

治疗师：我明白你的意思。这就像你和我以及和其他人在跳一支舞。我想让你明白的是，你以前所学的舞蹈让你筋疲力尽，动弹不得。我知道这很难，但我们需要练习一些不同的步骤，和向别人和你自己证明你是个废物相反的行为。那些老舞步让你永远无法接近他人。你在别人可以拒绝你之前就拒绝了他们，就像"看吧，我是对的——没人喜欢我"（*停顿*）。尽管如此，还是有办法走出困境的（*停顿*）。你有兴趣了解吗？（*用比喻来突出回避问题；要求承诺尝试不同的东西*）。

来访者：是的。我想是时候了。

治疗师：好的，很好。因此，问题是，走出这个自我设置的陷阱的方法是什么？首先，这需要你进行大量的练习，这可能会很难（*稍作停顿*）。此外，它还包括学会接受别人的善意和积极的感受，对应于你回避听人说自己好话的自然倾向，去做相反的行为，同时放下内心总是自我批评的声音。这将意味着学习一种新舞蹈的舞步（*长时间停顿*）。这种方法的实际名称叫"行为暴露"。这是一种经过良好检验的方法，可以让人们对过去的恐惧有新的认识（*微笑*）。其实，每次我奶奶在我摔下来后告诉我重新骑上马时，她用的都是同样的原则。这样说你觉得能理解吗？（*使用一个比喻来说明来访者的行为是一种习得的习惯；介绍与暴露相关的改变的原则；向来访者确认以了解来访者对此方法的反应*）。

来访者：是的，当然。确实如此。

治疗师：那么，假设你愿意，我们将一起进行实验，我对你的任何赞美或称赞都可能会让你感

到痛苦，对此我会留意，但除非我们两个都确定有需要改变的地方，否则我不会停止给出赞美。也就是说，我们将练习重新上马，相信骑马是你可以做到的事情，并且这对你过上体面的生活很重要。你认为你愿意尝试一下吗？（总结与赞美相关的可能发生的结果，并辩证地提示来访者需要意识到赞美可能引起的痛苦；表示为了让行为暴露起作用，重要的是不要移除触发线索；征求承诺）。

对哀伤使用非正式暴露

成功的哀伤需要大脑认识到，以前的一切都不复存在了。哀伤工作意味着感受这份丧失，然后放下（练习调控）。随着时间的推移，大脑会适应不断变化的环境；也就是说，我们放弃寻找已经失去的东西，开始建立新的生活（参见技能训练手册，第五章，第29课）。

OC行为链及解决方案分析：一般原则

进行有效的行为链分析意味着成为一个好的侦探。好的侦探很好奇——他们想亲眼看看犯罪现场，他们想知道导致犯罪的每一个可能的细节，他们还想知道犯罪发生后的后果。因此，他们往往能够破案。行为链分析也是如此，尽管我不得不说，OC社交信号缺陷并不是犯罪（它们最常反映的是社交技能缺陷）。当引导来访者进行链分析时，侦探的比喻很有用："让我们一起来做侦探吧！"一方面，好的侦探是开放的，但是当他们第一次进入犯罪现场时，他们可能不会和任何人交谈，直到他们自己检查了现场（这有助于避免他们的看法受到之前到达的其他人的意见影响）。同样，最好的链分析是带着开放的好奇心完成的；因此，在开始链分析之前，请先检查自己并问以下问题：

- 对我的来访者或我即将进行的链分析，我有什么意见吗？
- 对这个来访者，我是否有一个自己特别钟爱的理论？
- 这在多大程度上影响了我目前的行为？
- 我对彻底考虑另一种观点持多大程度的开放态度？
- 以上有什么是我需要学习的吗？

> 最好的链分析是带着开放的好奇心完成的。

像这样一次简短的检查（只需要几秒钟）应该会让你感觉到，你是否可能将偏见或个人局限带入你的链分析（以及会谈），这可能会妨碍开放好奇心的理想立场（稍后，你可以与你的RO咨询团队分享你发现的任何偏见，或者将其作为个人自我询问练习的一部分）。

链分析可以围绕治疗师或来访者想要更好地理解的任何感兴趣的行为进行，而解决方案分析则用于确定替代行为或技能，以防止未来出现类似的社交信号问题。有时链分析可以用于了解导致未能完成家庭作业的一连串事件，或练习作为家庭作业的新技能。然而，绝大多数的链分析应该集中在日记卡监控的社交信号靶目标上；在RO DBT中，链分析很少被用作一种可能的厌恶性后果，以激励OC来访者更努力或更认真（回想一下，OC来访者已经太严肃了，所以没有理由鼓励其更加严肃，唯一的例外是危及生命的行为）。相反，在与OC来访者合作时，链分析的目的是帮助他们学习如何成为自己的侦探，以发现值得分享的生活。

没有必要进行冗长的链分析。事实上，在与OC来访者合作时，短链分析通常是最好的（回想一下，OC 来访者不喜欢聚光灯）。那么，在 RO DBT 中，链分析和解决方案分析应该相对较短（理想情况下，大约 20 分钟，尽管有效的链分析和解决方案分析可以在 7～12 分钟内完成），并且应该以鼓励自我询问而不是更多自我控制的方式进行。短链分析还为其他议程项目留出了时间，比如讲解式教学和非正式的行为暴露。我发现，大多数治疗师通过实践，可以学会进行简短链分析和解决方案分析。关键是不要被其他频繁出现的可能相关的靶目标分散了注意力，而是记下来，以便以后讨论。我的一般经验法则（又有规则这个东西了）是每条链分析找出 2～4 个新的解决方案。

附录 6 使用一个临床实例来说明如何为链分析做好准备。附录 7 使用一个临床实例来说明进行链分析和后续解决方案分析的方案。

逐步进行链分析

RO DBT 链分析由六个基本步骤组成。尽量按照以下各节中介绍的顺序完成每个步骤。

步骤 1：清晰地描述问题

首先清楚地描述社交信号问题行为（即，语境），并且如果可能的话，要求来访者在会谈中演示社交信号行为的样子。描述应包括问题行为的语境、频率、强度和持续时间。

步骤 2：确定影响因素

识别可能导致来访者在特定的一天出现问题行为的远端影响因素（也称为*易感因素*）（例如，强迫性清洁或工作而导致的疲惫）。

步骤 3：确定促发事件及其关联性

识别可能促发或提示问题行为的事件，并确认此事件确实相关。这个步骤是去发现发生了什么触发了连锁反应，最终导致了问题行为（也就是说，如果没有这个事件，社交信号问题可能不会发生）。

步骤 4：获取连锁事件的详细描述

获取导致问题行为的事件链的详细描述，链中的每个环节都由一种情绪、行动、想法或感觉组成。重要的是要注意，应该将行动描述为社交信号，除非某个行动（外显行为）是孤立发生的（更多信息，请参阅"跳探戈需要两个人：社交信号定义"，第九章）。

一个有用的备忘手段是首字母 EATS，每个字母代表不同的行为或功能（E＝情绪，A＝行动，T＝想法，S＝感觉）。顺便说一句，在与 OC 厌食症来访者合作时，EATS 起到了治疗性调侃的作用。当然，如果来访者报告不喜欢它，它可以更改为"胖子（FAT）"（F＝感受，A＝行动，T＝想法）。那么，我刚才说到哪里了？（编者按：似乎有点偏离主题）（作者回复：对，没错……，稍微喘口气……）。

获知促发事件后，询问来访者："下一步发生了什么？下一步是什么？"继续问："下一步是什么？"这个过程一直持续到所有环节都连接上问题行为。记录事件链中的所有环节，一刻接着一刻，无论多么微不足道，并注意不要将不同的功能混在一起（例如，错误地将想法和情感组合成一个环节）。为了促进共同解决问题的意识，有时候把链条写在白板上是有用的，总的思路是要非常具体；这个过程类似于写电影脚本。对于链中的每个环节，询问是否有更小的环节，以及该环节在整个故事中是否有意义。每个环节应该从逻辑上是接续上一个环节的。例如，如果来访者表示在想到*他的自私和*

懒惰（想法环节）后，她立即体验到了悲伤（情绪环节），就要鼓励她与你探索这可能是如何发生的，因为大多数时候对其他人的评判性想法是跟悲伤之外的情绪相关联的。这一串的提问可以帮助你和你的来访者看到，来访者实际上首先经历了愤怒（情绪环节），她最初报告的悲伤是在一种耗竭感（感觉环节）之后出现的，紧接着就是*我永远得不到任何帮助，因为我不知道如何请求帮助*的想法（想法环节），这接下来导致来访者肩膀下垂、目光下垂和皱眉（社交信号环节）。重点是：链条应该是说得通的；每个环节都应该是合乎逻辑的或可理解的，并环环相扣。有趣的是，往往是对不和谐部分（当某些东西好像对不上时——想想拼图游戏）的探究而非忽视，会带来最重要的学习。

当日记卡上突然"一切都好"的时候

正如我们已经看到的，日记卡在 RO DBT 中被用来监测社交信号靶目标和随着时间的推移取得的进展。因此，当你似乎没有任何目标时——也就是说，当来访者在前一周的日记卡上似乎没有记录任何适应不良的社交信号行为时——你应该把这本身看作一种社交信号。要问自己的问题是，*我的来访者到底想告诉我什么？*也就是说，这可能只是因为来访者度过了美妙的一周，但如果下一周重复同样的模式，那么你应该开始寻找联盟破裂的证据，也应该开始寻找一些新的社交信号靶目标——马上！

要点是：做链分析需要确定社交信号靶目标，但如果你发现在这方面反复陷入困境，那么首先要假设你锁定靶目标的过程是无效的或没能与将来访者排除在部落之外的核心社交信号缺陷联系起来，然后向来访者坦白这些。也就是说，要练习全然开放和愿意质疑自己，向来访者指出找到重要的靶目标是你的工作，虽然理想情况下最好有他来合作完成。当你坦露自己的这些想法时，主动阻止来访者任何想要安抚你、找借口或改变话题的企图是很重要的。简单地举起你的手，手心向前，说："停，这不是你的工作，这是我的，但我很感谢你愿意帮忙。"（以温暖的闭嘴式微笑结束）。有趣的是，来访者越试图让你离开这个话题，就越有可能是他在隐瞒什么。

无论如何，保持开放的心态很重要，因为你越愿意真诚地表示愿意为自己的行为负责——而不是崩溃，或是表现出你在责怪来访者（在这个个案，是因为可能没能有效地确定社交信号靶目标）——你就越有能力发出关爱和平等的强大信息，同时示范核心 RO 技能。这种 RO 立场并不意味着你做错了什么，而仅仅是言行一致；也就是说，你不会要求你的来访者做任何你自己都不愿意做的事情。

在表明（希望如此）你真正愿意进行自我反省之后，你可以（理想情况下应该）立即转向辩证的另一极（*玩笑式的不敬*）。即，不是拒绝别人提供的帮助，而是直接寻求帮助，说："但是你知道吗？现在想来，我可能真的需要你的帮助。"以温暖的闭嘴式微笑和轻微眨眼结束。微笑，再加上快速的眨眼，是一种治疗性的调侃。它向来访者发出信号，表明你不会因为不能完美地锁定重要的社交信号靶目标而心烦意乱（对于超级完美主义的 OC 来访者来说，这是一个重要的信息），同时（通过微笑和眨眼）暗示你怀疑幕后可能发生了比来访者愿意透露的更多的事情，但你不会去戳来访者的痛点，而是要等待来访者向你迈出第一步。

无论哪种方式，整个过程都为你和来访者提供了一个练习全然开放的机会。重要的是要认识到，当你以这种方式使用辩证的立场时，你通过心存疑虑仍然选择相信来访者，来表示对来访者的信任、尊重和仁爱。如果这个两极可以说话，它就会说，"我相信你会做正确的事。我相信你的能力，我相信你有能力履行先前的承诺。"然而，辩证立场本身作为一个整体，保留了一丝健康的怀疑或调侃的态度。我有时将这种策略称为"治疗性诱导内疚"，因为无论从哪一边，它都起到帮助来访者的作用。例如，如果来访者是坦诚和坦率的，那么来访者会发现信任的立场是有效的，这可能会加强进一步诚实地坦承自己。相比之下，如果来访者故意隐瞒或假装，那么来访者可能会发现你的盲目信任有些令人不安，因为这看起来不配（来访者会开始感到内疚），来访者将更难回到指责他人或宿命心念的旧习惯。一般来说，在以下情况出现之前，你应该保持完全信任的立场：

- 你有确凿的证据表明你的信任是没有根据的，这时，你要向来访者说出你所知道的，并鼓励来访者坦诚披露。
- 来访者坦承自己并且更加坦率。在这种情况下，立即通过说"哇！谢谢你告诉我"来强化来访者的坦率。带着温暖的闭嘴式微笑说："你知道，我有想到类似你说的这样的事情可能正在发生，但我不确定，所以我想我还是等等看你能不能告诉我。我这么说了，你现在的感觉如何？"
- 在你善意地试图为没找到重要的靶目标承担责任后，来访者似乎更不投入了，或者责怪你。这表明了可能存在联盟破裂，须触发联盟破裂修复。

步骤 5：描述后果

描述问题行为发生后的即刻后果，特别强调任何强化或惩罚性后果，以及社交环境中其他人的反应。例如，一位来访者报告说，在重做同事的电子表格后，他感到一种自豪感（请注意，骄傲会强化未来的重做行为），但紧接着，他就感到疲惫和怨恨，与之相关的想法是：*为什么总是得要我来把事情纠正过来？* 在这种情况下，来访者还注意到这位同事不同寻常地提早下班。治疗师帮助这位来访者使用自我询问来检查他同事的反应（提前下班）是否可能代表了潜在的负面社交后果，与来访者想要重做他人工作的强迫性冲动有关。要注意影响强化或惩罚性后果的方法，以帮助改变问题行为（见 Farmer & Chapman，2016，关于后果管理原则的综述）。最重要的是，努力帮助你的 OC 来访者认识到他们的行为对社交环境的影响，并探索他们的行为及其影响是否与他们的价值目标相符。

步骤 6：进行解决方案分析

行为链写完后，查看链条上的每一个环节。解决方案分析要么在链分析之后进行，要么在链分析期间进行，强调如果使用这些技能，很可能会阻止问题行为。每个潜在的解决方案或替代行为都应该与导致问题行为的具体适应不良性环节相关联。例如，你可能会问："有没有其他你可能对自己说的话，或者你可能做的事，可能会更有效？如果你想改变这个行为，你也许可以在这个环节使用什么技巧？"有时候，想象自己处于与来访者相似的困境或情况下，问问自己，*如果我处于这个来访者的位置，我会怎么做？* 有时这会很有帮助。这可以促进创造性和实用性的问题解决。你应该获得来访者对使用已确定的解决方案的承诺，并且应该排除可能使来访者难以参与这些解决方案的因素。来访者最好保存一份解决方案的书面复印件以便随时触手可及。链分析和解决方案分析的副本交给来访者保存，作为提醒。鼓励来访者在没有治疗师帮助的情况下发展自己进行链分析的技能。只要有可能，寻找机会让来访者在会谈中练习新技能（通过角色扮演）；对待 OC 来访者的想法不是谈论做什么，而是练习做什么。最后，不要用太多的解决方案让来访者不知所措；重点应该是质量，而不是数量（一般情况下，每个链分析只推荐 2～4 个新的解决方案）。作为一名个体治疗师，你的角色是非正式的技能培训练师，这意味着你不应该等到技能培训课上传授一项技能后才推荐使用它；相反，要在个体治疗过程中，非正式地教授任何可能需要的新技能。

锁定适应不良的社交信号：蓝图

治疗师必须牢记，进行链分析的主要目的不仅仅是获得洞察力，而是产生替代的应对方式和社交信号，以帮助情感上孤独和孤立的 OC 来访者回到部落中。同样，当谈到产生替代的应对方式和社交信号时，重要的是生成帮助来访者重建与他人社交联结的解决方案，而不一定是改变来访者内心的感受（尽管这可能是社交信号改善的结果）。

然而，治疗师可以使用的社交信号替代方案的数量之多令人震惊。例如，据估计，现代人可以做出超过一万种不同的面部表情，当这些表情与我们用来表达自己的大量身体姿势、动作和手势结合在一起时，可能的解决方案的数量就成了指数级的（作为提醒，请参阅附录 5，以了解在人际互动过程中，在毫秒内发生了多少非语言社交信号的临床实例）。

与生俱来的生物社交信号与文化绑定的社交信号

幸运的是，治疗师不必了解每一种可能的社交信号组合才能做到有效。一些基本原则可以用来指导解决方案分析，或许可以归结为一个总体建议：*社交信号解决方案应该优先考虑所有人普遍认为是亲社会的社交信号——即，与生俱来的生物社交信号*。

但是，治疗师如何才能确定推荐的社交信号真的是通用的呢？毕竟，手势的数量是巨大的，而且它们因文化和地域的不同而有所不同。例如，用一只手的拇指和示指组成的圆圈手势对美国人来说意味着"好"，但同样的手势，除非伴随着微笑，对意大利人来说意味着"零"或"一文不值"，在日本文化中它可能意味着"钱"（Morris，2002）。文化对情感表达的影响通常是从所谓的*展示规则*（Ekman，1972；Friesen，1972）的角度来讨论的，展示规则被定义为与情感表达的适当性有关的价值观和态度，这些价值观和态度是代代相传的。例如，在没有压力的情境下，日本和美国的研究参与者在观看情感电影时都表现出相同的面部表情（Ekman，1972）。然而，当同样的电影在地位更高的人在场的情况下第二次观看时，情况发生了变化，日本参与者倾向于通过微笑来掩饰他们厌恶的表情，而美国参与者倾向于表现跟第一次同样的情绪，不过强度会相对更为温和。因此，当谈到某些情感的表达方式时，文化经验很重要。尽管所有文化中的人在与地位较高的人相处时都会下调某些情绪（如厌恶），但实现这种下调的方式似乎因文化而异。有趣的是，文化表现力的差异似乎最受两个维度的影响：文化或社会重视个人主义超过集体主义的程度，以及文化或社会重视其个体成员之间的等级、地位和权力差异的程度（见 Matsumoto，1991）。因此，美国人倾向于高度个人主义，而与墨西哥或菲律宾人相比，他们对等级、地位和权力不那么关心（Hofstede，1983）。

> RO DBT 治疗师不是告诉他们的来访者他们哪里出了问题，而是鼓励他们自己发现问题所在，然后学会珍惜通过自我询问的做法能够获得的回报。

好消息是，尽管治疗师对表达上的文化差异很敏感，并在设计社交信号策略时考虑到这些差异，当涉及如何解决社交信号缺陷的问题时，RO DBT 治疗师并不是最终的仲裁者或决策者。来访者总是拥有最终决定权（尽管这并不意味着来访者有时不会被治疗师调侃、套路或辩论）。从根本上说，RO DBT 治疗师认为告诉别人如何生活是傲慢的（唯一的例外是威胁生命的行为）。RO DBT 治疗师不是告诉他们的来访者他们哪里出了问题，而是鼓励他们自己发现问题所在，然后学会珍惜通过自我询问的做法能够获得的回报。尽管如此，RO DBT 治疗师绝不是一个容易动摇的人；有时，一个人能为另一个人做的最有爱心的行为就是说出一个痛苦的真相，以帮助这个人实现一个价值目标，并以一种承认说真话的人也可能会搞错的方式说出这个残酷的事实。因此，决定某一特定行为是否违反了特定文化的社会规范或惯例的是当事人，而不是治疗师（通常是使用包含自我询问在内的实践后得出的）（请参阅第九章"需要更多洞察力"，了解当来访者报告了治疗师认为属于适应不良的社交信号行为后，可以鼓励来访者提出的自我询问问题的例子）。

尽管受到文化和学习的影响，还是有大量的研究支持情感理论家和进化古人类学家认为对我们物种的生存和个人福祉至关重要的那些非语言社交信号的普遍性。例如，不管文化如何，当我们庆祝成功时，我们高举双臂，手掌朝外，几乎就像我们在拥抱世界一样；正如我们在第六章中看到的那样，先天失明的运动员，无论他们在比赛中获胜或失败，都会表现出与非失明运动员相同的面部表情和手势（Matsumoto & Willingham，2009）。已经提出和研究的许多普遍或跨文化的面部表情、语调和身体动作包括微笑、皱眉、大笑、凝视、怒视、耸肩、噘嘴、畏缩、脸红、鞠躬、注视、眨眼、点头、招手和挥手。研究表明，先天固有的情感表达可以分为三个大的功能领域——与地位、生存和亲密关系相关——每个领域都可以通过特定于该领域的主要表达渠道来识别（App, McIntosh, Reed, & Hertenstein，2011）。例如，与社会地位有关的情感（尴尬、羞辱、羞耻、骄傲）是通过身体表达的，与生存有关的情感（愤怒、厌恶、恐惧、享受或快乐、悲伤）是通过面部表达的，而与亲密关系（爱、同情）有关的情感是通过触摸来表达的[61]。然而，从长远来看，在我看来，最重要的不是一个人的内心感受，而是你的生活中是否有人真正在乎你的感受——你感觉到自己是部落的一份子。这给我们带来了一个循环：要进入一个部落（也就是说，要形成一种亲密的社会关系）并留下，你必须能够向部落成员发出信号，表明你也关心除了自己之外的人。当涉及关怀关系时，互惠非常重要。

正是情绪表达的普遍性将我们作为一个物种联系在一起。向我们种族的其他成员透露意图和情感，对于建立牢固的社会联结至关重要，而这种纽带是人类群体的基石。因此，不管我们的文化背景、社会地位、个人信仰或肤色如何，当事情变得艰难时，最重要的是我们感觉到自己是一个部落的一部分，或与另一个人有多大程度的联结。其他一切都不重要——只要问问与纽约市"9·11"危机密切相关的人，他们在多大程度上担心他们帮助的人是无家可归的人还是百万富翁、宗教人士还是无神论者、黑种人还是白种人。利他主义行为是不受文化限定的，不假思索地行动时最有力量。事实上，当我们向陌生人伸出援手，或者为我们几乎不认识的人做出自我牺牲时，我们根本没有期待得到回报，这是我们基本的部落本性，让我们突然对个体差异视而不见。在我看来，对他人感同身受的能力是我们物种进化生存的核心优势之一，也是大量快乐的源泉。本质上，从 RO DBT 的角度来看，归根结底，无论我们的个人或文化差异如何，我们都是一样的；我们在一起会更好，我们每个人内心都知道这一点，无论我们可能受到了多大的伤害，或者试图说服自己不是这样。这就是为什么我们害怕被社会排斥，非常在意别人对我们的看法，当别人不赞成我们的行为时会感到不安（尽管通常会努力假装不在意），喜欢八卦，对惩罚那些为了个人利益而伤害或欺骗其他部落成员的人感到正义。我们都渴望被爱和尊重；我们都希望被公平对待，相信平等，希望被他人认为是公正的——作为一个物种，我们独一无二地相信公平（Shaw & Olson，2012）。例如，与大多数物种不同，人类不会自动站在他们的盟友或亲属一边（DeScioli & Kurzban，2009）。

此外，研究表明，我们可以根据他人发出的社交信号，本能地判断我们是否喜欢或信任他们。我们相信我们所看到的，而不是对方所说的。例如，在需要开放和无拘束地表达情感的情境里，表现得过于自控、过于沉着或过于宽容可能会发出错误的信息（例如，发现你的朋友刚刚被诊断出患有癌症；在派对上跳舞；向某人求婚；表扬孩子做得棒；与同事出去喝杯啤酒；或与配偶争吵）。平静的外表可能（通常也是）被别人误解为表达傲慢、冷漠、操控或不喜欢。研究表明，我们更喜欢自由表达情绪的人，即使这些情绪是负面的，而不是喜欢习惯性压抑情绪的人。因此，在与 OC 来访者合作时，有效解决方案分析的关键是在会谈中不断问自己，*我的来访者的社交信号会如何影响他的社交联结？*

幸运的是，即使这个问题的答案是来访者的社交信号的影响不是很积极，但好消息是，通过一些培训和实践，改变社交信号习惯相对容易。有三个基本原则可用于指导解决方案分析和选择替代的社交信号作为来访者社交信号缺陷的解决方案：

1. 它们应该与来访者的社交信号缺陷相关。
2. 它们应该与来访者的价值目标相关。
3. 它们应该是明确的（即解决方案分析本身应该是清晰的，作为解决方案提出的替代社交信号应该不太可能被接收者误解）。

社交信号的解决方案也应该通过协作获得，是个性化的，并且只要有可能，就在会谈中练习（是否在会谈中练习将根据来访者的具体情况而定）。

增强社交信号解决方案的针对性和创造性（即跳出框框思考）的一个相当有用的方法是养成一个想象的习惯，想象自己处于来访者在行为链分析期间描述的完全相同的情境（社交情境）下，然后默默地问自己，*如果我处于完全相同的情境，我会怎么做？为了实现来访者所说的价值目标，我会采取哪些与她不同的做法？*这并不意味着你应该试着让来访者变成你的迷你版（也就是说，开始像你一样表现或举止，尽管这可能很有趣）。然而，假设你在自己的生活中成功地（至少在某种程度上）与他人建立并保持了密切的关系，设身处地为来访者着想，默默地问，*如果我处于这种情境，我会怎么做？*可以带来一些令人惊讶的新颖的解决方案。理想情况下，当你以这种方式得出解决方案时，你应该通过角色扮演来模拟或演示替代性社交信号可能看起来或听起来是什么样子，而不是谈论它或试图描述它。

以下文字记录显示了如何将这些原则付诸实践。这位来访者为她的慢性抑郁症寻求治疗。她和她的治疗师已经进行了 17 次会谈，经历了几次联盟破裂和修复，这一事实表明这是一个良好的治疗联盟。治疗师已经完成了对标记为"一走了之"的适应不良的社交信号的链分析，因此他已经知道这种社交信号是在何时、何地和如何发生的，他也知道导致这种社交信号的因素、想法、情绪和行为，及随后发生的后果。文字记录开始于解决方案分析的中间部分。在这种情况下，RO DBT 治疗师意识到，如果他处于来访者描述的相同情境——即收到不想要的反馈——他不会一句话也不说就离开；相反，除了使用旨在提高对批判性反馈的开放程度的核心 RO 技能外，他还会试图找到一种方法来放慢互动的节奏，以便给自己和对方时间来考虑怎样推进会是最佳的（治疗师创造性地将这种社交信号干预称为"拖延战术"）：

治疗师：（表现出开放的好奇心）那么，安娜，当你想到开放的时候，信号是什么样的？此时你想向她传达什么信息？你正要和你的同事参加一个大型会议，这次会议将给你的公司带来重要成果。你需要和她在一个战队里（*总结背景*）。尽管你不同意她刚才说的一些话，但你希望你们两个人如何参加这次会议？

来访者： 以放松、冷静、专业的姿态。

治疗师： 是的，就像一个战队。队友（*温暖地微笑*）。
（*来访者点头*）

治疗师： 所以，为了让她明白这一点，你必须发出什么样的信号？我的意思是，她刚刚告诉你，

她不相信你了解这个项目的预算，我们刚才提出的一个解决方案是，下次发生这种情况时，你可以使用大 3＋1，这样你向她发出的信号就表明你是开放的，在听取她的反馈。但是，我们如何才能更进一步——就好像，来个上步扣篮？你有什么想法吗？（*表现出开放的好奇心；露出温暖的闭嘴式微笑*）。

来访者： 是指我可以对她说点儿什么吗？（*来访者在参与*）

治疗师： 是的（*使用轻松的姿态*）。我的意思是，想想我们其他解决方案中的一个——使用灵活心念 ADOPTS——就像我们之前说的，在某些时候，你会想要找一些时间来回答那 12 个问题……

（*来访者点头*）

治疗师： ……才能知道是接受还是拒绝一个反馈。但在当时火大的时候……（*稍作停顿；看向来访者*）。

来访者： 我根本没时间去想那些。

治疗师： 是的。所以我的想法是——告诉我这是否能引起你的共鸣——就是让事情稍微慢下来些。采取某种拖延战术，这一方面向她表明你对她的评论持开放态度，也让你有时间考虑你可能想要如何回应，而不是直接走出房间，给她留下一种你不希望她产生的印象。当我对你说这些的时候，你会想到什么？你觉得怎么样？（*在继续之前进行确认*）。

来访者： 是的。我真的明白，从我们公司——克莱尔和我工作的公司——的角度来看，就像你说的，如果我们作为一个团队参加会议会好得多。就我未来在公司的发展而言，与克莱尔相处对我来说真的很重要。虽然她很年轻，但她是一颗冉冉升起的新星，所以和她相处真的很重要。她将挑选下一支队伍，我想确保她想让我加入（*来访者很投入，很认真*）。

治疗师： 是的（*非常轻微的停顿；使用轻松的态度*）。因此，关于开放的另一件事是，它不仅仅是通过非语言的方式发出信号。同样重要的是，我们要把我们的非语言行为与我们所说的话结合起来。我们现在就可以练习。如果合适的话请告诉我。如果你说"你知道，克莱尔，我真的在注意听你所说的"（*停顿*）。你甚至可以补充说，你可以从她说的话中看到一些事实（*停顿*）。当然，如果你确实看到了的话（*稍作停顿*）。你觉得她给你的反馈有没有可能反映了一定的事实？（*在继续之前，治疗师会向来访者确认她从同事那里收到的反馈是否有一些真实性，以帮助确保来访者的参与度，避免假设；提供温暖的闭嘴式微笑和眉毛上扬*）。

来访者： 是的，……事后看是这样。她确实比我更了解这个项目的预算。我真的没有太多参与这个项目，所以她说的有些道理（*来访者很投入，很认真*）。

治疗师： 这样啊，……至少，你可以对遇到这种情况的人说这样的话："克莱尔，我看得出你是有道理的。我想说的是——我们稍后再谈这个可以吗？因为我真的希望作为一个统一战线——一个团队——一起参加这次会议。"然后你可以和她确认一下，确保她同意了，就像这样说："这样可以吗？"或者类似的东西（*露出温暖的闭嘴式微笑*）。你觉得这样行得通吗？（*继续闭着嘴微笑；靠在椅子上，扬起眉毛*）。

来访者： （*在她的自我询问日记中写下治疗师刚刚说的话*）是的，我想那可能行得通（*来访者很投入，很认真*）。

治疗师： 好的——太好了。我们为什么不现在就练练呢？（*表达开放的好奇心*）。

来访者：　好的，那么……你想让我现在就练？（来访者投入，很认真）。

治疗师：　是的（使用轻松的姿态）。尽你所能（露出温暖的闭嘴式微笑）。

来访者：　好的（低头看着她的笔记，身体前倾，开始角色扮演）。克莱尔，我能听到你在说什么，我认为重要的是我们作为一个团队参加这次会议。所以，嗯，我看得出你说的有道理，我想做的就是暂时搁置一下，然后也许我们可以在会后再讨论这个问题（来访者投入、认真；声音严肃而略显单调；来访者身体前倾，直接目光接触）。

治疗师：　很棒。（提供温暖的闭嘴式微笑）。再尝试一次……这一次稍微向后靠在椅子上（通过温暖的闭嘴式微笑说"很棒"强化来访者的练习行为，然后简单地要求她再次练习，这次改变姿势）。

来访者：　（靠在椅子上，脸色放松）好的，我真的能听到你现在在说什么，我认为重要的是我们作为一个团队参加这个会议，然后我想在会议结束后讨论这个问题，如果你同意的话（来访者很投入；她的声音更柔和了，肯定的点头也增加了）。

治疗师：　太棒了。我觉得这次真的很优秀（温暖的闭嘴式微笑，以强化来访者的进步）。对我来说，仅仅是你的身体后倾不知何故就改变了你的语气。这让我觉得你不是在批评我，或者诸如此类的事情（温暖的闭嘴式微笑；向后靠在椅子上，微微耸肩，张开双手）。

来访者：　（点头）感觉它把我声音上的封印解除了点儿（来访者很投入）。

治疗师：　是的，看起来确实是这样的，做得好！（温暖的闭嘴微笑）。所以说，我们今天提出了三件事，用来让你可以更开放地接受反馈，而不是一走了之。其中两个是你在气头上可以做的事情——大3+1和我们刚才谈到的拖延战术。拖延战术的好处在于，它能让事情稍微慢下来，如果你认为反馈不合理，就不会失去以后不同意的机会，比如在做完灵活心念 ADOPTS 的 12 个问题之后。此外，当关系很重要时，比如和克莱尔的关系，它会对另一个人说："我能从你的反馈中看到价值，但如果你同意的话，我想在回应之前再好好想想你刚才说的话。"至少，这向对方发出了一个信号，表明你在认真对待他们的评论（温暖的闭嘴微笑，以一种轻松的方式）。

（来访者点头）

治疗师：　所以你为什么不在日记里写下"拖延战术"作为提醒呢。第三个解决方案是记住以慈心冥想（LKM）练习开始你的一天，这能让你进入安全区。你觉得这一切听起来怎么样？（温暖的闭嘴微笑；与来访者确认）。

在前面的临床示例中显示的互动只用了不到 10 分钟。社交信号解决方案在会谈中通过迷你角色扮演进行了演示，没有试图找到完美的例子。最后，治疗师总结了他提出的三个解决方案，确认了来访者的参与度，并在确认她的参与度后，转向另一个话题，而不是纠结于其他可能的解决方案或试图进一步完善他已经确定的三个解决方案，以减轻来访者的压力（回想一下，OC 来访者不喜欢聚光灯下，减压策略可以用来强化新的适应性行为）。此外，从临床示例中可以看出，解决方案通常包括帮助来访者记住练习技能培训课程中教授的 RO 技能之一——在这一例子中，例如大 3＋1（技能训练手册，第五章，第 3 课）、灵活心念 ADOPTS（技能训练手册，第五章，第 22 课），及慈心冥想，或 LKM（技能训练手册，第五章，第 4 课）。因此，不仅仅是 RO 技能培训师，个体治疗师如果想要有效地向 OC 来访者推荐 RO 技能，也必须非常熟悉所有的技能，并亲自练习（想象一下去找一位从未下过水的潜水教练）。同样重要的是，设身处地为来访者着想，想象自己正在努力练习你推荐的社交信号解决方案。这可以帮助防止你让来访者去练习一项在来访者的实际环境中永远不会奏效的新技能。例如，当来访者与她的老板发生冲突时，你不会建议她练习觉察连续体（技能训练手册，第五章，第12课）。乍一看，这听起来像是很棒的 RO DBT，但当你花点时间去真正思考它在现实生活中会是什么样子时，它很快就失去了优势。想象一下，你的来访者对她的老板说，"我觉察到一种愤怒的感觉"或"我觉察到胸口发热。"最有可能的结果是，你的来访者以告诉她的老板"我觉察到自己在想你肯定认为我疯了"结束对话（因为她的老板既不知道什么是"觉察连续体"，也没有时间和兴趣去了解）。

还要注意的是，这位治疗师在要求来访者再次练习她可能会对同事说的话后，并没有过分赞扬他，尽管他的态度表达了热切的欣赏之情。这种克制不应该被认为是与 OC 来访者合作的规则，但一般来说，他们不喜欢引人注目，因此过于戏剧化的表扬往往会被解读为虚假和操纵，或者仅仅是一种技巧。也就是说，有时改变——特别是当来访者的改变超出预期好几个台阶，或者改变是来访者主动发起的时候——确实值得一场盛大的庆祝（正如前面提到的，互惠很重要）。此外，当治疗师要求来访者再次练习时，他发出的信号是他认为她已经有能力接受反馈，他知道来访者的任何负面反应都将是一个额外的成长机会，也许对他们两人来说都是如此，而这种成长是通过联盟破裂的修复来实现的。

这本书中所列的有效社交信号解决方案（如临床示例中建议的拖延战术）并不能穷尽所有。因此，鼓励治疗师利用自己的社交信号经验作为指导，制订在具体情况下适用于来访者的解决方案。

最后，练习全然开放、自我询问和坦承自己可以起到社交安全信号的作用；它们可以增进关系，因为它们示范了谦逊和从世界提供的东西中学习的意愿。事实上，开放和合作的意图是通过行动——面部表情、语气、语速、眼神接触、身体姿势和手势——而不是通过语言来评估的。当我们与他人建立情感联系时，我们感觉自己是部落的一员；我们感到安全；我们的社交安全系统被激活。我们的身体放松了，呼吸和心率变得缓慢。我们感到平静而有趣。我们不那么难为情了，我们渴望社交。我们可以毫不费力地动用面部肌肉进行眼神接触和灵活交流。我们说话的声音悦耳动听。我们喜欢触摸和被触摸。我们对他人的感受是开放的、乐于接受的、好奇的和共情的。然而，正如本书中多次提到的，OC 的生物气质的偏差（高威胁敏感性和低奖赏敏感性）使 OC 来访者更容易感到焦虑和沮丧，而不是安全和有保障。因此，治疗师还应该鼓励具有保护性作用的策略，或者可以降低情绪脆弱性的策略。当来访者受困于社交信号技能的练习时，治疗师应该鼓励在进入问题解决之前进行自我询问，例如："你这个行为可能是想向我或你自己发送什么信号？有没有可能是你想要告诉我什么？你可能需要学习的是什么？"

本章到目前为止所涵盖的要点总结，以及一些其他建议，请参阅"RO DBT 解决方案：聚焦于改变间接社交信号"。

总而言之，间接社交信号和间接言语是强大的——它们能让一个人影响他人或向他人提出要求，却又否认在这样做。对于要求有积极同意倾向的接收者可能就同意了，而有对抗情绪的接收者则无力反驳（Lee & Pinker, 2010）。不幸的是，间接言语往往会导致误解和不信任，因为很难知道发送者的真实含义或意图。然而，谨慎、间接或克制地对待真相并不总是适应不良的；例如，巧妙地让一个人注意到他犯下的一个错误，而不是揭伤疤或当众小题大做，可以作为一种善意的行为。事实上，RO DBT 中被称为*隐性输入*的核心概念本质上是一种间接沟通的形式。此外，出于礼貌，有时我们不会说难听的话，但当我们和朋友或家人在一起时，我们的肢体动作和面部表情会更夸张，我们的语言也不那么正式，也更丰富多彩，因为我们不用太操心印象管理。因此，当我们的 OC 来访者使用丰富多彩的语言、调侃我们、开玩笑、让我们难堪，或者在没有开场白的情况下公开表示异议时，我们的治疗师应该感到高兴（而不是震惊），因为他们不觉得难为情可能意味着他们认为我们是朋友或他们的部落成员（在我看来，这是一种极大的赞扬）。这也表明，可能存在一个强大的治疗联盟，并得到治疗师的许可，允许坦率地披露（在亲密的社会关系中至关重要）和嬉戏调侃（朋友之间相互反馈的一种常见方式）。RO DBT 通过几种方式将这些理论性的观察纳入治疗干预：

- 教来访者如何在表达情感，以及使用已被证明可以增强社交联结的非语言社交信号策略时，做到与当时的语境契合。
- 用旨在激活与社交安全系统相关的大脑区域的技能，去针对过度控制的生物气质缺陷和过度，鼓励来访者在参与社交之前使用这些技能（使过度控制的来访者能够自然放松面部肌肉和表示友好的非语言信号，从而促进他人的互惠性合作反应和流畅的社交互动）。
- 教授治疗师如何利用镜像神经元和本体感觉反馈，有意识地使用传达放松、友好和非支配性的手势、姿势和面部表情，来引发 OC 来访者社交安全系统的激活（这一策略是 RO DBT 中强调治疗师练习和示范自我询问和全然开放技能的基础）。

然而，在与 OC 来访者就社交信号的替代方式进行协作时，可能需要牢记的最重要的问题是来访者应该问自己的问题：

- 我想和这个人交流什么？
- 我希望这个人如何看待我？
- 我的社交信号能实现这一点吗？
- 我的社交信号在多大程度上反映了我的价值目标？

最后一个问题很重要，因为一个人可能想要为了个人利益而混淆真相，但这样做会违背诚实和诚信的价值目标。重要的是要在会谈中演示和练习新的社交信号解决方案（通过微型角色扮演），而不仅仅是谈论它。当来访者用模糊的术语说话或使用间接的语言时，治疗师应避免假设自己知道来访者的意思。治疗师们应该说出自己的不理解（也就是说，表达自己），而不是忽视这种不清晰的地方，并要求（而不是告诉）来访者练习更直接地表达。最后，当治疗师和来访者都从里到外了解了 RO 技能时，一切都会变得容易起来（这对治疗师来说是最重要的，这样他们就可以示范 RO 技能，为来访者提供指导）。治疗师还应该非常熟悉本书第六章所包含的材料，理想情况下，他们应该定期练习自我询问。

RO DBT 解决方案：聚焦于改变间接社交信号

- 鼓励来访者养成习惯，使用普遍亲社会的社交信号（例如，眉毛上扬和闭嘴式微笑）
- 帮助来访者确定他们想要表达的内容，并将其与一个价值目标联系起来。治疗师通过想象自己在类似的情况下使用解决方案，来确保解决方案是可行的。不要给来访者提供你永远不会用到的解决方案。问问自己，*如果我处于同样的情况，我会如何传递我的意图或价值目标？* 但请记住，你发出信号的方式对你的来访者来说可能并不总是有效或正确的
- 要演示，不要告诉。在会谈中演示和练习新的社交信号解决方案（例如，如何向后靠在椅子上，肯定地点头，耸肩，并用张开的手势来表示非支配性和开放）
- 提醒来访者在社交互动前激活社交安全系统
- 鼓励来访者使用和他们互动的人使用的相匹配的社交信号，以增强社交联结。当对方表情平淡的时候例外，这时鼓励来访者要反其道而行，使用大幅度的手势、眉毛上扬和闭嘴式微笑

- 确保给出的社交信号的建议是清晰明确的
- 鼓励和强化在考虑了他人需求的前提下坦率地坦承自己和不受限制的情感表达。注意来访者所处的环境背景
- 提醒来访者，不需要说一句话，开放地对待他人的观点就能产生社交联结
- 将解决方案写下来，以帮助来访者记住使用它们
- 进行频繁的确认，以评估参与度
- 当来访者看起来不确定时，鼓励自我询问。不要试图说服他们
- 少即是多。不要在一次会谈中用太多的解决方案让来访者不知所措。随着时间的推移缓慢构建，每个链分析最多出 3～4 个新的解决方案
- 教授与来访者社交信号问题相关的具体 RO 技能。不要依赖 RO 技能课程涵盖来访者现在需要的相关技能

间接社交信号与经过伪装的要求

- "我这么做是因为我就是这样的人。"（潜台词："别指望我会改变。"）
- "我和别人不一样。"（潜台词："我比别人强。"）
- "不，真的。没关系的。我对这个决定没意见。让我们照你说的做吧。"（潜台词："我完全不同意，我会让你付出代价的。"）

大多数 OC 来访者会发送间接信号。他们倾向于掩饰、隐藏或贬低自己的内心感受，让别人更难知道他们的真实意图。例如，当 OC 来访者说"也许吧"时，他的意思可能是"不"，或者当他说"嗯……"时，他的意思可能是"我不同意"。治疗师（和其他人）的问题是，OC 社交信号有似是而非的抵赖性（"不，我很好——我只是不想说话"或"不，我没有生气——我只是在思考"），这使得直接对质可能的适应不良行为变得更加困难。隐藏的意图和经过伪装的要求会对人际关系产生负面影响。例如，OC 来访者是以两种明显不同的方式不引人注意地回避不想要的反馈的专家："推拒"反应看起来与"不要伤害我"反应非常不同，但两者都起到阻止不想要的批评性反馈的作用。从 RO DBT 的角度来看，最重要的是这些行为如何影响社会环境：它们被认为是有问题的，主要是因为它们代表着社交信号缺陷。这两种反应的作用主要是防止或阻止让人痛苦的反馈，允许 OC 来访者避免投入某种行为中，或帮助 OC 来访者实现期望的目标。

"推拒"反应

"推拒"反应通常包括两个成分：

1. "我不会告诉你怎么做的，……"
2. "……，但你最好照我说的做。"（本质上，这里传达的信息是"如果你聪明的话，你会立即停止继续挑战我、问我问题或给我反馈，因为如果你不遵从我的愿望，我会让你的生活变得悲惨，而且我会以一种没有人能够证明的方式来做。"）

"推拒"反应的信号包括非语言的和语言的，如下所示：

- 平淡而冷酷的面部表情

- 沉默的对待
- 怒视
- 敌意的凝视
- 一走了之
- 轻蔑的表情
- 翻白眼
- 厌恶的反应
- 冷酷、尖锐、挖苦、傲慢和单调的语气
- 冷笑
- 窃笑
- 轻蔑的手势
- 嘲笑、窃笑、嘲弄、轻蔑的咯咯笑和轻蔑的笑声

"推拒"反应会触发接收者的威胁系统和防御性唤起（接收者可能想要逃或战——跑掉或殴打发送者）[62]。"我不会告诉你该怎么做"组件通常让发送者不必承担试图控制他人或控制局面的责任。正如一位来访者在对充满紧张气氛的社交互动进行链分析时所说的那样，"我完全可以按照他们想要的方式去做，只要他们的做法是恰当的，所以这种紧张都是他们造成的。"尽管这份声明字面上表达的是同意，但它将冲突归咎于其他人，因为这暗示了他们没有遵守来访者早就定好的规则，而那才是真正同意的前提。

这种表面上合作的行为有时是嵌在暗示另一个人有权选择的声明中的。一位 OC 来访者在被问及一次似乎引发了愤怒或挫败的互动后，坚定地坚持说，"我没有生气。"她的治疗师温和地要求澄清，于是来访者说，"我告诉过你了——我不生气！如果你再问我一次，我就站起来，径直走出这个房间！""如果你再问我一次"这句话给治疗师提供了一种选择的错觉：如果治疗师选择继续询问，那么来访者就可以在离开治疗的时候指责他；或者，治疗师可以选择停止询问，这样来访者就可以避免讨论不想要的话题。在这个场景中，治疗师很难不在某种程度上强化来访者的行为，因为来访者处于治疗的早期阶段。不强化将要求治疗师不移除线索，即不改变话题和至少在一定程度上继续讨论当时正在发生的事情。相反，治疗师意识到来访者的行为反应提示了联盟破裂的可能性。因此，治疗师放下了他的议程，转而专注于理解治疗关系中明显的破裂，由此示范了全然开放，并利用误解作为与来访者练习人际技能的机会。有趣的是，修复联盟破裂需要进一步讨论愤怒，包括理解愤怒对来访者意味着什么。治疗师发现，这位来访者认为愤怒意味着失控和暴怒。由于来访者很少在公共场合失控或表现出强烈的愤怒，承认愤怒对她来说似乎是不正确的。通过使用 RO DBT 联盟破裂修复方案，治疗师能够更多地了解来访者的世界观，同时避免移除线索（关于愤怒的讨论），并阻止了来访者将自动放弃关系作为误解的解决方案。对于这位来访者来说，这成为一个重要的转折点，她能够利用自我询问来检查她对愤怒的坚定拒绝，从此开始注意到低水平的愤怒和敌意（包括怨恨和报复的欲望），这都是她在过去会否认体验或避免标识的情绪，但这对她的人际关系产生了负面影响。承认她之前隐藏的愤怒及对其他人（家庭成员）的影响的能力被证明是她成长的一个关键点。

另一种"推拒"行为，从表面上看似乎是非回避性的，包括声明承担责任或义务。一位来访者报告说，"我没有驳斥批评，而是做了完全相反的事情。我自己承担一切。都是我的错。我接受所有的批评。"这位治疗师鼓励这位来访者重新评估她对责任的公开声明，他建议说："尽管我们所有人都觉得自我批评比让别人批评更安全，但我们的意图可能并不总是那么高尚。你认为有没有可能一个人为了

达成其他什么目的而承担所有的责任？"这一系列问题成为来访者迈出的重要一步，帮她更好地理解之前未曾质疑过的行为反应可能起到的作用。表面上非回避性的"推拒"也可以表现为许多其他的方式，比如快速反驳或回应、人身攻击、防御性反驳、拒绝服从或给对方出难题。这些"推拒"反应可能很难识别，因为它们通常显示的是参与正在发生的事情的意愿。例如，当治疗师要求来访者展示他感到悲伤时的样子时，来访者的第一反应可能是"你为什么要我这么做？"用问题回答问题是OC常见的"推拒"行为。从表面上看，它看起来是参与的、不回避的，但实际上，它的作用是通过让另一个人处于防守状态（因为另一个人现在必须证明这个问题是合理的），或者通过转移话题来扭转局面。当多次观察到这种类型的反应时，治疗师应该在这种行为发生时强调并鼓励来访者继续这样做，然后用自我询问的方式来确定这种行为方式是让他更接近还是更远离他的价值目标（例如，建立更亲密的关系）。

另一位来访者在他的治疗师询问他此刻的感受后，似乎做出了"推拒"反应。他说，"这听起来更多是关于你的，而不是关于我的。"在回应中，这位治疗师通过非防御性地回答他的评论，而不是移除线索（也就是说，不让自己从了解来访者感受的重要性上转移开），示范了全然开放：

治疗师： 嗯。我可以理解你可能会这么想。让我想想你说的……（*停顿*）我不知道，但不知何故，我询问你的感受似乎很重要，特别是在给了你我现在意识到可能被体验为批判性的反馈之后。*不去问*——对我而言，至少——意味着不关心。我刚刚做的是什么让你觉得我对你的感受的询问更多地是关于我而不是关于你？

因为治疗师没有道歉，没有改变话题，也没有为自己辩护，这种方法避免了强化潜在的适应不良行为（"推拒"）。取而代之的是，治疗师发出了真诚关怀的信号，并使用"询问，而非告知"的策略来鼓励来访者表露他的内心体验。这种方法还允许治疗师认真地对待来访者的观察，同时也鼓励来访者更直接地表达他的意思（也就是说，与掩盖他的内心感受相反）。这种互动是治疗的重要组成部分，帮助来访者学会如何公开表达困难情绪，以及如何阻止将自己的情绪反应归咎于别人的自动化倾向。

"推拒"也可以仅仅通过相对微妙的非语言渠道（怒容、谈话中出人意料的尴尬沉默、翻白眼、皱眉或兴趣缺缺的表情）来传达，也可以更加明显（控制之下的发脾气，用拳头击打桌子）。一位来访者这样描述她的母亲：

> *当她处于一种情绪中时，家里每个人都能知道，但你不可以对此发表评论。她不会喊叫。她那副样子就会让人感到惊慌失措。如果你明智的话，你就知道安安静静地做任何你该做的事情，并尽一切努力避免和她过不去，直到她的情绪过去，这一般持续不了几天。*

另一位来访者描述了一位同事：

> *我以前在工作中很尊重这个人，因为他强硬、严肃的方法。我现在发现他比我更加过度控制！例如，我注意到，每当他进入房间时，人们就会僵住——他们停止说话和开玩笑，或者他们改变话题。这就像是他们在等着看他的心情如何，或者他们在等他离开，因为一旦他离开，他们似乎都放松了——而他甚至不是他们的老板！这真的让我怀疑，我有时是否也会对人们产生同样的影响。*

这两个例子说明了"推拒"是如何对包括治疗师在内的其他人产生巨大影响的。尽管表面上看起来无恶意、和蔼可亲、克制或恰当，但许多"推拒"中隐含的威胁向社交环境发出了一个强烈的信息（"别惹我"）。此外，面质"推拒"的直接尝试很容易被拒绝，因为这种行为有似是而非的否认："什么——我，生气了？不是的。我只是在表达我的观点。"因此，许多习惯性地采用"推拒"行为的 OC 来访者可能对直接被挑战几乎没有什么经验。

治疗师必须记住，"推拒"通常是过度习得的反应，通常是在没有恶意的情况下做出的，而且往往是没有意识到的情况下。它们是一系列行为的一部分，这些行为的作用是帮助来访者避免不想要的反馈或关于改变的建议，而且这种"推拒"已经被间歇性地强化了。因此，"推拒"已经成为应对压力的一种主导的自动化反应。记住这一点可以帮助治疗师在"推拒"出现时保持同情的姿态。也就是说，治疗师在处理"推拒"反应时需要警惕自己内心的情绪体验，以确保自己不会无意中强化这些反应。例如，当一个人表现出敌意时，大多数人都能敏锐地感觉到，即使敌意是带着微笑表达出来的。隐蔽的敌意表达往往会在接收者身上引起类似的感觉（人们不喜欢被胁迫或侵犯）。因此，治疗师可以利用他的内在体验作为指南来揭开敌对性"推拒"的面纱。然而，治疗师不应该假设他的情绪反应必然显示了来访者有问题；相反，这些时刻显示的是成长的机会——有时对治疗师和来访者都是——当合作探索时，有助于 OC 来访者体验属于部落的体验，而不是成为局外人。

下面的例子说明了治疗师如何挑战"推拒"行为：

治疗师： 我注意到你转换了话题。我们刚刚在讨论是否有可能你有时实际上体验着愤怒，但已经学会了避免给它贴上情绪的标签。你现在的感觉是什么？（*保持线索——在这个案例，是关于愤怒的讨论*）。

来访者： 没什么。

治疗师： 身体有任何感觉吗？

来访者： 没有。我不理解这之间有什么关系。我告诉过你我很少感到愤怒。

治疗师： 你现在的感受是什么？

来访者： （*看向别处*）没什么……不舒服。这有什么重要的？（*提示"推拒"反应*）。

治疗师： 我不知道（*停顿*）。我意识到，我在想也许你对这个话题的回避意味着什么重要的东西需要我们去理解。你到底有多坚决要不讨论这个问题？（*忽略"推拒"，直接评估行为*）。

来访者： （*看向地板，停顿*）我不知道。

治疗师： 嗯（*使用柔和的声音*）。也许你感觉到的情绪比你愿意承认的要多（*停顿*）。你怎么看？（*忽略非描述性行为；鼓励诚实地表达情感和想法*）。

来访者： 可能是吧。我不喜欢情绪——从来都不。我努力避免感受到情绪（*重新投入会谈，表现出适应性行为*）。

治疗师： 谢谢你让我了解这一点。我想谈谈你的回避也许很重要（*强化适应性行为，以及坦诚地表达情绪和想法*）。

正如前面提到的，"推拒"反应可能很难处理，因为它可能暗示问题不在于"推拒"的发送者，而在于其接收者。指责（直接或暗示）和敌意的表达会引发他人的防御性唤起，通常也会引发防御性行动。治疗师也不能幸免于这些正常反应。此外，"推拒"可能会引起他人的道歉或投降行为，而治疗师类似的默许反应可能会强化"推拒"。然而，在治疗过程中由"推拒"引发的反感情绪可能会令治疗师困惑，特别是如果治疗师认为她在与来访者交谈时应该很少体验到强烈的情绪，或者她在与来访者合作时应该总是以关怀的方式行事。当治疗师试图明确地针对这些通常微妙和否认性的行为工作，或者试图通过暴露自己脆弱的情绪来和来访者建立联系时，但被反复拒绝、驳回或被认为是操纵性的，她可能会变得消沉或愤怒。因此，治疗师可能会完全避免去锁定可能的"推拒"行为。同时，过早地对质"推拒"可能会强化这种行为，因为关于"推拒"行为的讨论会将注意力从来访者最初想要避免的话题上转移开（也就是说，它移除了线索）。咨询团队应该对这些因素保持警惕，并帮助治疗师找到中间立场。

在处理"推拒"时，总体目标是让来访者自己将其识别为问题行为。治疗师应该寻找机会强化情绪或观点的直接和公开表达，而忽略或富有同情心地面质可能适应不良的间接或不真诚的表达。在获得承诺之前，对"推拒"反应通常最好的管理方法是把它们放在消退时间表上，忽略需求和欲望的间接表达，只对需求和欲望的直接表达做出反应。治疗师的行为就好像"推拒"不存在一样，结果是，如果来访者想要得到他想要的东西，他必须明确地表达他的愿望。因此，理想情况下，治疗师会继续以积极的、亲社会的方式行事，表示对来访者观点的喜爱和欣赏。这种方法很有用，因为OC来访者如果想让治疗师认真对待他，就得更直接，而这同时也为来访者提供了练习坦率地坦承自己的机会（即，投入可以被强化的适应性行为）。一旦获得了来访者的承诺，就可以开始在日记卡上监控"推拒"反应，并将其纳入链分析。学会放弃"推拒"行为，转而直接表达愿望，往往成为许多OC来访者治疗成功的基石。

"不要伤害我"反应

"不要伤害我"反应是一种操作性行为，其功能是阻止不想要的反馈或加入群体活动的请求。它们通常是通过行为（低下头，用手遮住脸或扭脸躲开视线，懈怠和畏缩的姿势，眼睑下垂，看向地面，避免目光接触，肩膀下垂）来表达的，这些行为全部都与难为情的情绪有关。"不要伤害我"反应的隐藏信息如下：

> *你不了解我，你的期望正在伤害我，因为对行为的正常期望不适用于或不应该适用于我，因为我的特殊地位或才华，我特殊的痛苦和折磨，我的创伤史，我为社会做出的极端努力，我的辛勤工作，或者我为他人的利益而做出的自我牺牲。因此，你没能看到我的特殊情况，并期望我像社区其他成员应该表现的那样参与、贡献或负责任地行事，这是不公平的。因此，如果你是一个有爱心的人，你就不会再强迫我改变、举止得当、遵守规范。*

换句话说，"别指望我完成作业，别问我不喜欢的问题，别指望我参加技能学习班。"在"不要伤害我"反应中，最后一个隐藏的或间接的信息是"如果你不停止，我就会崩溃，这将是你的错"。

出于以下一个或多个原因，"不要伤害我"反应可能很难辨别：

- 虽然这是一种操作性行为，但它可能会被巧妙地伪装成对身体或情感痛苦的应答性反应，比如当来访者在扭伤脚踝后哭泣，或者在失去朋友后表达悲伤或哀悼。
- 它的形式可能是不合理地表现出难为情或羞愧，比如来访者在课堂上适当地表露自己之后，低下头或避开视线。
- 它可能在来访者无意识的情况下习惯性地发生。

不过，还是有可能将"不要伤害我"反应与应答性反应区分开的：

- "不要伤害我"反应的持续时间很长，可能会持续存在于整个技能培训班或家庭会谈，而一旦移除了诱发刺激，应答性反应（比如脚趾被绊到的疼痛）就会迅速消退，且与其他人的行为无关。
- 如果没有得到想要的回应（比如抚慰、撤回问题、改变话题或道歉），那么"不要伤害我"反应的强度就会增加，而应答性反应则是与诱发刺激的强度相匹配。

另一种理解"不要伤害我"反应的适应不良本质的方法是从部落、家庭或社区群体的角度来审视行为，因为"不要伤害我"反应总是发生在一个社交背景下（尽管它的表亲自怜通常是单独发生的，并且经常先于"不要伤害我"的社交信号）。收到"不要伤害我"反应的人往往没注意的是，发送者一边表现出这样的行为，一边又几乎总是自愿选择成为该社群、团体或部落的一部分（也就是说，发送者没有被强迫参与），只不过希望得到特殊待遇。通常，OC来访者的"不要伤害我"反应会间歇性地得到家庭成员和社群其他人（包括治疗师和治疗项目）的强化，最常见的方式是好心地通过安抚、照顾或帮助来访者避免明显令人痛苦的话题试图避免让她难受——换句话说，在来访者周围如履薄冰。然而，当"不要伤害我"反应长期存在、无处不在，或者对他人提供帮助的尝试没有反应时，可能会导致对来访者的社会排斥。与噘嘴类似，"不要伤害我"反应是适应不良的，因为它们的功能是间接地发出不同意或不参与的信号。结果呢，从长远来看，它们会对来访者的自我意识产生负面影响，并妨碍她建立亲密社交纽带的能力。

治疗师的困难在于知道是否应该强化（安抚）或不强化（忽略）"不要伤害我"反应（见 Farmer & Chapman，2016）。这可能很棘手，因为OC来访者需要学习如何以真诚的方式向他人表达和发出脆弱的情绪反应信号（如父母去世后的悲伤），而"不要伤害我"的反应是模仿脆弱表达的社交信号，目的是影响社交情境。因此，"不要伤害我"反应伪装成对痛苦的合理或正当的反应，但实际上它们的作用是帮助来访者避免或阻止反馈或做出改变的要求。

在下面的临床案例中，治疗师针对一位来访者的僵化的信念，即他能从别人对他的反应中看出他们的想法，持续使用逻辑和"询问而非告知"的策略来引导来访者不情愿地承认他的信念不太可能百分百真实。然后，在这场讨论的关键时刻，来访者突然低下头，带着悲伤的表情报告说："20年来没有人触碰过我。"这句话在不同的背景下可能会有不同的理解，但在这种情况下，治疗师假设它代表了一种可能的"不要伤害我"反应，是打算改变话题。因此，治疗师注意到了新的信息，并进行了如下操作：

治疗师： 哇，约翰（*停顿*）。这听起来像是我们需要讨论的事情。不过，在这之前……（*停顿；向后靠在椅子上；中断眼神交流；放慢节奏*）。我有个问题要问你（*停顿；微微一笑，眉毛上扬；看着来访者*）。你注意到你刚刚改变了话题吗？

使用"询问而非告知"的策略，治疗师能够帮助来访者认识并揭示他有目的地改变了这个话题，以避免进一步讨论他以前持有的信念可能是谬误的可能性。以此为模板，治疗师和来访者不仅能够注意到他在其他情况下如何使用类似的回避策略，而且还注意到这可能对社会关系产生的影响，而这是来访者的主要成长点。

另一个"不要伤害我"反应的例子可以从下面的第11次会谈的文字记录中看到，这是一位患有长期慢性抑郁症的45岁的OC来访者：独自生活，虽然有残疾，但能够在没有帮助的情况下处理她的工具性需求（如购物和去看医生）。"不要伤害我"反应出现在对来访者没有完成一项家庭作业（去拜访住在同一个小镇的哥哥）的链分析中：

来访者： 我在网上弄明白了我要使用的公交路线，但我不能去，因为没有人陪我去。

治疗师： （*靠在椅背上*）嗯。你哥哥所在的社区有法律要求人们在陪同下出门吗？（*上扬眉毛，浅笑；用玩笑式的不敬来挑战适应不良的行为*）。

来访者： （*停顿；向下看；降低音量*）不，但我就是没办法做类似的事情。

治疗师：（假设来访者的陈述可能是"不要伤害我"反应）：那你觉得我为什么会问到你哥哥社区的法律问题呢？（眉毛上扬，微微一笑；忽略"不要伤害我"反应，表现得很实事求是，把来访者带回到原来的问题上，而且没有移除线索）。

来访者：我不知道（向下看，垂肩，皱眉）。我就是做不到。我只是太累了，……而且我还有头疼的毛病（转换话题）。

治疗师：天啊，莎拉，这可能真的很重要。此刻发生的，在你跟我谈论这件事的时候发生的，可能是你抑郁的一个关键因素。你认为此刻发生了什么？（强调会谈期间行为的重要性；使用"询问而非告知"策略鼓励自我询问）。

来访者：我不知道（短暂地瞥了一眼治疗师）。

治疗师：（保持着线索；向后靠）好的，让我们考虑一下。如果没有社区法律要求护送，如果我们也知道你一周两次独自坐公交车来这里接受治疗，那这说明了什么？

来访者：说明我是回避型的人？（与治疗师目光接触）。

治疗师：或者你不是真的喜欢你哥哥（温柔地微笑）。

（来访者似乎正在重新投入会谈。）

治疗师：（稍微停顿了一下）不管怎样，我们知道这不是能力缺陷。你可以在没有陪伴的情况下乘坐公交车。但我还注意到，每当我们遇到困难时，似乎都会发生一些事情——据我所知，通常是在需要新的行为时。它既包括你用语言说的话，也包括你用身体做的事情。你知道我在说什么吗？（使用"询问而非告知"策略）。

来访者：嗯……我不看着你吗？（看着治疗师）。

治疗师：是的，这是其中的一部分。你一分钟前还在做，……有些事情发生了，然后你似乎变成了一个垂头丧气的姿势。就像你说的，你不看向我，你开始用"我不能"或"这不可能"这样的字眼。我认为你也注意到了这一点，这很好。当你这么做的时候，你认为你在尝试表达什么呢？

治疗师利用这种互动引入了"不要伤害我"反应的概念，并让来访者承诺在日记卡片上监测这些反应，最初的目标是发现这种行为的频率，以及它是否与其他靶目标有关。这位治疗师暗示，"不要伤害我"反应可能会使来访者的慢性抑郁症得到维持，因为这向社交环境发出了她脆弱和无能的信号。此外，当其他人通过降低期望或停止重要反馈来让她摆脱困境时，他们无意中强化了未来"不要伤害我"的反应。这位来访者同意允许治疗师指出在治疗过程中可能出现的"不要伤害我"的行为，并把它们作为来访者练习对自己的情绪反应负责的时刻，而不是指望别人或环境改变或照顾他们。双方还同意，来访者将开始练习与她的非语言行为相反的行为：抬起头而不是低下头，肩膀向后打开而不是下垂，用正常的音调音量而不是低微的声音说话。

与应对"推拒"反应的方式类似，处理"不要伤害我"反应的目的是加强情绪和想法的直接交流，而不是强化情绪或想法的间接或被动表达（也就是说，治疗师不移除线索，不去抚慰，忽视来访者的行为反应）。有时，治疗师用就事论事的口吻，让一位无反应的来访者（回避目光接触、肩膀下垂、声音特别低）把肩膀向后打开，看着治疗师的同时用正常的声音重复她刚刚说过的话，这样做可能会有用。这个过程鼓励来访者发送有能力的社交信号，同时也为她提供了练习直接表达自己的想法和情感的机会。如果"不要伤害我"反应增强（也就是说，如果来访者把头压的更低）或持续没有减弱，那么治疗师应该以开放的心态，直接询问来访者行为的功能：

治疗师： 我不知道你是怎么想的，但我注意到你对我们的讨论的反应发生了一些变化（*身体向后靠，眉毛上扬，浅笑*）。你有没有注意到有什么不同？

如果该行为是应答性的，那么来访者很可能会不带防御地回答问题，自由地继续讨论她的体验，并以不改变话题的方式积极地参与会谈。如果行为是操作性的，那么来访者通常会僵住，改变话题，放大"不要伤害我"反应，或者采取"推拒"行为（例如，通过暗示治疗师的问题不合适）。在下面的临床例子中，来访者一直在椅子上反复移动，目光转向别处，试图改变话题，治疗师则试图确定来访者的行为是操作性的还是应答性的：

治疗师： （*注意到来访者行为的变化*）嗯，……我意识到我在想好像你现在不想再谈这件事了。你想让我怎么做？（*直接询问来访者行为变化的作用*）。

来访者： 我希望你对我友好一点。

治疗师： （*注意到可能的"不要伤害我"反应；使用轻松的姿态*）真的吗？（*停顿*）。只是对你友好一点？（*停顿*）。我不知道……不知道为什么看起来像是其他情况（*不移除线索*）。

来访者： 像什么？

治疗师： 好像你不想让我给你任何反馈。你觉得这有一定的可能吗？（*面质操作性行为的可能性*）。

来访者： （*停顿；向下看*）是的，……也许是这样吧（*表现出适应性行为*）。

治疗师： （*用轻柔的语气*）是的，……你很诚实（*停顿*）。谢谢。顺便说一句，这也是一种有效的行为（*来访者抬起头看*）。

治疗师： 我的意思是，向我和你自己承认你在回避之前的话题实际上需要一些勇气。不知道为什么，我认为我们需要努力让这种类型的表达更加频繁些（*停顿*）。你认为如何？（*强化适应性行为*）。

总之，治疗师必须熟练地注意到不参与或回避的微妙信号。"推拒"反应和"不要伤害我"反应起到的作用是阻止不想要的反馈或加入部落的请求，或者它们可能间接地发出不参与的信号。"推拒"反应通常能引起他人的默许、回避或顺从，而"不要伤害我"的反应则能引起抚慰、照顾或呵护。这两种 OC 操作性行为通常都会被社交环境中其他人体验为厌恶，往往会导致接收者对自己的看法或动机感到困惑或不确定。治疗师可以利用他们的个人情绪反应来帮助区分"推拒"和"不要伤害我"反应。突然想要热情地认可、同情或安抚来访者，可能意味着存在"不要伤害我"的反应；而突然想要后退、道歉或为自己的行为辩护的愿望更有可能提示存在"推拒"反应。

在处理这些适应不良的 OC 行为模式时，首要目标是不要强化需求或欲望的间接或被动表达，而是强化开放、诚实、直接的表达。当这些适应不良模式出现时，治疗师的初始反应应该是通过继续讨论当前话题，仿佛没有观察到社交信号一样，将这种行为放置在消退计划中。如果来访者更直接地透露了他的意图或内心体验，治疗师应该强化这种披露（例如，感谢来访者坦率地披露他的内心体验）。然而，如果这种行为持续不消退或强度增加，而来访者没有更直接地表达他的需求、想法或欲望，那么治疗师应该使用联盟破裂修复方案，并以开放的心态询问发生了什么。这有助于来访者对自己的情绪反应和个人偏好负责，而不是自动化地否认它们或将其归咎于自己无法控制的因素——理想情况下，这会带来新的自我发现。

回顾：对"推拒"反应和"不要伤害我"反应进行干预

你应该如何干预"推拒"和"不要伤害我"反应？

1. 忽略这种行为，把它放在一个消退计划表上。表现得就像这件事从未发生过一样，并以一种淡然的方式继续进行治疗的议程。

   - 简单地忽略行为的做法有一个例外。如果来访者表现出长时间的"不要伤害我"的反应——例如，如果他低下头、遮住脸、回避眼神接触，并表现出畏缩的姿势——那么就事论事地请他坐直了，看着你。记住，以这种方式发出社交信号的人几乎总是选择被纳入社群、团体或部落；没有人强迫他参与，只不过他仍然希望得到特殊待遇。

2. 如果这种行为持续下去，如果来访者没有更直接地表达他的需求、想法或欲望，那么就转向联盟破裂修复方案，以开放的心态询问来访者发生了什么。

现在你知道了……

> 在 RO DBT 中，辩证思维允许两个看似对立的观点同时存在，这对 OC 来访者非常有帮助，因为他们往往倾向于僵化的绝对主义思维。

> 在与 OC 来访者的合作中，关于 RO DBT 治疗师的立场有两个关键的辩证两极：不动摇的中心立场和顺势放手，以及玩笑式的不敬和富有同情心的严肃。

> 在其他辩证困境中，许多 OC 来访者陷入了某种形式的谜团困境，这与他们普遍认为他们以及他们的问题是如此特殊和复杂，以至于永远不会有人理解他们有关，这种信念的作用是打消他们改变适应不良行为的期待。

> 当谈到情绪健康时，RO DBT 采取一种集体主义的、人际的方法，专注于来访者的社交信号，以此来减少妨碍他们社交联结的因素，并发展旨在增强社交联结的显性技能。

> RO DBT 使用链分析和解决方案分析来针对来访者适应不良的社交信号。

> 在针对 OC 来访者的适应不良的社交信号时，RO DBT 治疗师会小心地区分来访者的应答性行为和诸如"推拒"和"不要伤害我"等操作性行为，其作用是帮来访者避免承担改变其适应不良的社交信号以改善社交联结的责任。

第十一章

结束语、实践问题和治疗遵循度

最后一章的主要目的是回答几个常见问题，插入一两个最后的调侃，为临床人员提供一份遵循度自评核查表，并以几句总结作为结束。

一些常见问题

我怎么知道我所做的遵循了 RO DBT？

这个问题主要涉及治疗遵循度和准确性的问题。有几个方面能帮助回答这个问题。首先，由经过认证的 RO DBT 临床督导师进行督导——也就是说，让一名 RO DBT 专家对您的某一次会谈进行遵循度评估——这可能是最好的方法。治疗师还可以使用附录 8 中的 RO DBT 遵循度自评清单。该清单可以根据情境灵活使用，可由治疗师或独立的评分员进行评分。理想情况下，评分应该反映整个会谈，相关部分的复选标记数量越多，表明治疗遵循度越高[63]。

当治疗师坚持使用治疗手册时，遵循度评分也总是会提高。宽泛地说，坚持 RO DBT 疗法的特点是强调社交信号靶目标和解决方案，以及协作、谦虚、善良、有趣、结构化和具有挑战性的治疗立场。我多年来的经验表明，大多数治疗师在第一次学习 RO DBT 时需要克服的第一个大障碍是，学会从社交信号的角度看待来访者，放下优先考虑其他靶目标或改变机制的模式（例如，内在体验、情绪失调、适应不良图式）。当治疗师第一次学习这种疗法时，其他常见的误解或错误是，比如认为"灵活"意味着"无结构"，误以为"轻松的态度"意味着"总是微笑、友好"，花太长时间回顾日记卡，以及没有进行链分析。RO DBT 既高度结构化又高度灵活，并且高度关注关系。最后，RO DBT 可以归纳为四个核心组件：

1. 确保来访者活着，因此有必要监测威胁生命的行为
2. 识别和修复联盟破裂
3. 以社交信号缺陷为目标
4. 练习全然开放技能（来访者和治疗师都练）

我如何知道我与我的 OC 来访者有一个强大的工作联盟？

回想一下，由于 OC 来访者对威胁过于谨慎和高度警惕，他们往往需要很长时间才能与其他人（包括治疗师）建立信任关系。因此，与大多数其他疗法相比，RO DBT 对建立一个强大的工作联盟需要多长时间持更为保守的态度（也就是说，往往需要大约 14 周的时间才被认为可能存在一个工作联

盟）。以下三个因素可以作为自我评估的一部分，确定是否存在强大的工作联盟：

1. 经历过多次联盟破裂和修复。
2. 来访者的社交信号是相互影响的（当治疗师大笑时，来访者也会大笑，反之亦然），而且不那么正式或礼貌（来访者的肢体语言更放松，他的语言使用也不那么正式）。
3. 来访者以开放的心态直接挑战或不同意治疗师的意见，而不是放弃治疗关系。

因此，当OC来访者使用丰富多彩的词汇、调侃治疗师、开玩笑或公开表示不同意时，治疗师应该感到高兴（而不是担心），因为来访者发出了一个强有力的社交信号，表明她信任你，并将你视为她部落的一部分。然而，也许与OC来访者进行真正接触的最有力的方法就是身体力行。也就是说，练习全然开放自然会将谦逊带入我们的生活，而你的OC来访者可能不是唯一受益的人。

> 也许最有力的方法就是身体力行。

我真的必须练习全然开放吗？我的意思是，真的是必需的吗？

当然不是必需的。我的意思是，这是你的生活，对吧？如果我告诉你，为了有效地示范RO DBT的核心原则，你绝对必须练习全然开放，或者发展个人的自我询问练习，这是我的傲慢。但不管怎样，还是要做——再说一次，你的来访者不会是唯一的受益者[64]。

我如何知道在练习自我询问时应该问哪些正确问题？

自我询问意味着找到一个好的*问题*，一个让你更接近你的痛点成长点（你的个人未知领域）的问题，而不是一个好的答案。类似地，自我询问的导引者要练习放下需要找到正确的问题的冲动，因为这意味着有那样一个正确的问题存在，而且还假设治疗师在某种程度上对解决问题负有责任（因为治疗师必须找到那个正确的问题）。因此，没有什么正确的问题要问，而是有一些经典问题——例如，"从这件事里你可能需要学习的是什么？"或者"你做了什么对这件事产生了影响？"或者"你仍然在痛点上，还是已经调节好了？"最后，注意并阻止下面列出的反自我询问的行为：

- 安抚："别担心——一切都会解决的。"
- 认可："我也会发现这很难。"
- 调控："我想我们都应该深吸一口气。"
- 评估："你知道这是从哪里学来的吗？"
- 保证："记住，你绝对是个有爱心的人。"
- 问题解决："你需要跟这个人去面质，关于……"
- 鼓励接纳："你需要接受你无法解决这个问题。"
- 拉拉队："你能做到的！"

结束语

我们的物种不仅存活了下来，而且还繁荣昌盛。但我们是怎么做到的呢？我们身体的脆弱证明我们的生存远不仅仅依赖于个人力量、速度或坚韧。我们之所以存活下来，是因为我们发展出了与无关的人建立长期社交纽带的能力，在部落中共同工作，并分享宝贵的资源。但也许使我们成为独特人类的不只是数量上的安全，而是我们愿意做出自我牺牲，以造福他人或为我们的部落做贡献。RO DBT认为，人类演化出来的情感表达不仅是为了传达意图，也是为了促进在不相关的个人之间牢固的社交纽带和利他行为的形成。我们的促进优势（facilitative advantage）要求我们的物种发展复杂的社交信号传递能力，这使得我们能够快速而安全地评估和解决冲突，这导致了无关个体之间史无前例的合作，这是人类独有的特征，迄今为止在动物界无与伦比。

事实上，我们是一个高度合作的物种，比任何其他动物物种都要合作。我们与其他没有血缘关系的人一起参与高度复杂和协调的团体活动，顺从而非抗拒来自完全陌生的人的要求。研究表明，大多数人在灾难来袭时不会四分五裂，也不会发疯，而是冷静、有序，并共同努力帮助他人。在极度危机的时候，我们会忘记我们的个人差异、背景和信仰，为了一个共同的事业团结起来（问问那些与纽约市"9·11"危机密切相关的人，他们在多大程度上会关心他们帮助的人是无家可归者还是百万富翁，宗教人士还是无神论者，黑种人还是白种人）。根据RO DBT的理论，我们的镜像神经系统和面部情感的微模仿能力都使我们有可能真正体验到身边其他人的痛苦和快乐，并使同理心和利他主义成为现实。这有助于解释为什么我们愿意冒着生命危险去救一个溺水的陌生人，或者为了我们的国家而牺牲。

RO DBT与大多数其他疗法的不同之处在于，它认为个人的福祉与更大的团体或社群的感受和反应是分不开的。因此，当谈到长期的心理健康和幸福时，在RO DBT中，一个人内心或私下的感受或想法被认为不那么重要，而最重要的是一个人如何与群体其他成员沟通或发出社交信号，以及社交信号对社交联结的影响。感觉快乐是很棒的，但当你孤独的时候，无论你多么努力地接受、重新评价或改变你的环境、保持忙碌、锻炼、练习瑜伽或分散自己的注意力，你都很难感到快乐。从长远来看，我们是部落生物，我们渴望与我们种族的其他成员分享我们的生活。从本质上说，当我们感觉自己是部落的一份子时，我们自然会感到安全，不那么担忧。

最后，尽管我们的进化遗产可能会迫使我们本能地照顾我们的孩子或家庭成员，但这并不是我们与其他动物物种的不同之处。在我看来，我们的人性不在于我们卓越的智能或能够抓握物体的拇指。让我们与众不同的是我们有能力去爱一个不同于我们自己的人。事实上，我们与基因无关的个体建立长期联系和友谊的能力被认为是我们物种进化成功的关键部分。然而，我们对爱的能力并不是一种本能（反射）；它不是在我们18岁生日时突然发生或突然出现的。这是一种倾向，而不是既定的。在我们的一生中，这是一件既需要争取又需要学习，然后一次又一次选择的东西。它可以生长，也可以枯萎，这取决于我们的决定和我们的行动，没有简单的方法。这就是说，如果一个人带着谦逊的态度走进这个空间，那么参与其中是一种快乐。

最后……也许洛克部落的科沃克（Kowock）在向他的部落首领解释他们如何能与克洛格部落联合起来打败一群凶猛、贪婪的狮子时，说得最好：

> 我们必须展示我们的脆弱。我们必须洗干净脸上的战争油漆，自由地露出我们的肚子。我们不能躲在盾牌后面，而是要敞开心扉地向克洛格部落走去，愿意暴露我们的恐惧和喜悦。只有这样，克洛格部落才会知道我们是他们的兄弟，只有这样我们才能与他们团结一致，击败狮子。

在我看来，冒这个险是值得的。

附录 1

应对风格评估：配对词语清单

指导语：阅读 A 列和 B 列下每一行中的一对单词或短语。在每一行中，在更符合你的描述的单词或短语旁边的方框中打勾。每行只选择一个打勾。如果你不确定哪一个更符合对你的描述，可以想象一下你的朋友或家人会怎么描述你。请将每一列中打勾的条目相加得到你的分数。分数高的那一列代表你的*整体*个性风格，A 列的分数越高，表明你倾向于弱控制或控制不足，B 列的分数越高，表明你倾向于强控制或过度控制。但任何一列的高分都不一定代表你有*适应不良的*控制不足或过度控制。

A	B
☐ 冲动的	☐ 深思熟虑的
☐ 不切实际的	☐ 实际的
☐ 天真的	☐ 世故的
☐ 脆弱易感的	☐ 冷漠疏离的
☐ 冒险的	☐ 谨慎的
☐ 健谈的	☐ 安静少言的
☐ 不听话不守规矩的	☐ 恭顺尽职的
☐ 爱幻想的	☐ 务实的
☐ 变化无常的	☐ 始终如一的
☐ 不假思索地行动	☐ 三思而行
☐ 活跃的	☐ 拘束的
☐ 情绪多变的	☐ 情绪稳定的
☐ 杂乱无章的	☐ 井井有条的
☐ 浪费的	☐ 节俭的
☐ 平易近人的	☐ 保守内敛的
☐ 易受影响的	☐ 不易受影响的
☐ 捉摸不定的	☐ 可预测的
☐ 爱诉苦的	☐ 不爱诉苦的
☐ 易起反应的	☐ 不易起反应的
☐ 粗心大意的	☐ 一丝不苟的

A

- ☐ 闹着玩儿的
- ☐ 陶醉的、忘情的
- ☐ 自我放纵的
- ☐ 悠闲的（躺平）
- ☐ 不遵循传统的
- ☐ 引人注目的
- ☐ 傲慢的
- ☐ 不加掩饰的
- ☐ 摇摆不定的
- ☐ 不现实的
- ☐ 轻信的／易受骗的
- ☐ 不确定的／善变的
- ☐ 依赖的
- ☐ 不合礼仪的
- ☐ 混乱无序的
- ☐ 好动感情的
- ☐ 不稳定的
- ☐ 咋咋呼呼的
- ☐ 容易兴奋的
- ☐ 松懈的
- ☐ 不成体系的
- ☐ 不体贴的
- ☐ 漫不经心的
- ☐ 短暂的
- ☐ 快活的
- ☐ 充满激情的
- ☐ 即刻满足的

B

- ☐ 认真的
- ☐ 头脑清醒的
- ☐ 自律的
- ☐ 勤勉的
- ☐ 循规蹈矩的
- ☐ 腼腆的
- ☐ 谦逊的
- ☐ 谨小慎微的
- ☐ 坚定的
- ☐ 合乎情理的
- ☐ 精明的／善算计的
- ☐ 可靠的
- ☐ 独立的
- ☐ 合乎礼仪的
- ☐ 有条理的
- ☐ 不动感情的
- ☐ 踏实的
- ☐ 不露声色的
- ☐ 清心寡欲的
- ☐ 严谨的
- ☐ 结构清晰的
- ☐ 体贴的
- ☐ 专心的
- ☐ 耐力持久的
- ☐ 沮丧泄气的
- ☐ 漠不关心的
- ☐ 延迟满足的

附录 2
临床医生评定的 OC 特质量表

附表 3.1 特质描述说明（评估员/临床医生使用）

指导语：阅读下面的特质描述，然后在表 3.2 中对每个特质进行评分。评分范围为 1～7 分，6 分或 7 分表示 "符合 OC 描述"（即个体与预测的 OC 特质模式非常匹配）。在计算总分时，请确保你将经验开放性、依恋需求和积极情绪特质的分数反向计分（见条目旁边的 **）；≥ 40 分提示符合 OC "案例"。

** *经验开放性*：指一个人对新想法和变化、新情况或意外信息的接受程度和开放程度，包括一个人在作出判断前愿意听取批评性反馈意见的程度，以及愿意承认错误的程度。
** *依恋需求*：指一个人重视给予或接受温暖和爱的程度，享受亲密、和他人建立紧密的社会联结的程度。
消极情绪特质：指一个人在生活中的警惕性和谨慎性的程度，担心犯错，关注事情不顺利的一面而不是顺利的一面。也指一个人焦虑、担忧或过度忧虑未来的程度。
** *积极情绪特质*：指的是一个人对当前发生的事情感到兴奋、热情，充满活力，或充满激情的程度。
情绪表达抑制：指的是一个人试图控制、抑制、约束或压制他/她表达内心感受或情绪的方式的程度。在这一特征上得分高的人倾向于轻描淡写地表达自己的情绪和（或）可能报告说他们很少体验到情绪。
道德确定性：指的是强迫性地为未来做计划的愿望、极端的责任感、超道德和超完美主义；在这个领域得分高的人设定了高标准，但缺乏在适当的时候放松这些标准的灵活性。
强迫性努力：根据可能发生的事情和（或）为了实现长期目标而采取行动，而不是根据他们当下的感觉；他们为了实现长期目标而推迟即时的满足或快乐，并可能为了实现预期的目标而坚持从事有压力的活动，即使反馈提示坚持可能对他们有害；强迫性的即时解决，即任何问题都被当作紧急问题来处理，这种行为导致了即刻的却不合时宜和有害的结果。
高度注重细节的加工过程：指优先关注细节而非全局的处理方式。坚持同一性，对小的差异过度警觉，以及喜欢对称而不喜欢不对称。倾向于对称性而不是不对称性；一个具有这种特质的 OC 来访者可能倾向于注意到语法错误而非其他错误，或者迅速发现一个复杂的图表中缺少的数据点。

注：我们鼓励临床医生使用个人特质量表来指导治疗计划（例如，*情绪表达抑制*的得分偏高突出了在治疗中针对这一特征的重要性）

附表 3.2 OC 特质量表（临床医生评定）

OC 特质	低						高
** 经验开放性	1	2	3	4	5	6	7
** 依恋需求	1	2	3	4	5	6	7
消极情绪特质	1	2	3	4	5	6	7
** 积极情绪特质	1	2	3	4	5	6	7
情绪表达抑制	1	2	3	4	5	6	7
道德确定性	1	2	3	4	5	6	7
强迫性努力	1	2	3	4	5	6	7
高度注重细节的加工过程	1	2	3	4	5	6	7

注：计算总分时，务必将*经验开放性、依恋需求和积极情绪特质*的分数反向计分（见条目旁边的 **）

附录 3

过度控制的总体原型评定量表

附表 3.3　过度控制的总体原型评定量表

指导语：本量表在对来访者访谈之后评定，评估四种核心 OC 缺陷（每种有两个子标题）：

1. 接受性和开放性
2. 灵活的回应
3. 情绪的表达和觉察
4. 社会联结和亲密关系

在完成临床访谈后，访谈者应阅读八个小标题下的描述，然后，不要计算单个症状，而应整体评价来访者与描述的吻合程度。使用以下 0～4 分级打分：

0 = 几乎或完全不符合（不符合描述）
1 = 有一些符合（符合一些特征）
2 = 中等程度符合（符合主要特征）
3 = 非常符合（符合大部分特征）
4 = 极为符合（完全符合特征）

评分应在来访者离开访谈室后进行。将八个小标题的分数相加，然后使用表 3.3 末尾的量表来确定来访者符合 OC 原型的程度。

注：

1. 完成所有评分的平均时间约为 5 分钟。
2. 只有当来访者在总体评分表上得到 17 分或更高的分数时，才对 OC 亚型进行评分。
3. 表 3.4 结尾处提供的评分汇总表可以纳入来访者的医疗记录。

1. 接受性和开放性的缺陷

a. 对被感知为是威胁性的、批评性的、差异性的、无组织的或缺乏对称性的刺激过度警觉

（1）在进入新的或不熟悉的环境时，对潜在的伤害比对潜在的奖赏更加警觉；不太可能觉得不确定性或模糊性是令人愉快的、刺激的或具有潜在获益的。例如，会避免承担计划外的风险（即他没有时间准备的风险）和（或）不喜欢被审视和关注（因为这可能会招致批评），尽管其渴望得到赞赏或对成就的认可。

（2）倾向于回避新的、不确定的或新奇的、他无法准备的情况，特别是如果他可以避免这些情况而不引起注意的时候。倾向于喜欢规则或规定的角色被预设的情况（例如，他将喜欢商务会谈而不是野餐）。每当他认为自己犯了错误、没有实现自己的价值，或者举止不当时，会倾向于责备自己。

> **特质评分**
>
> 在符合描述的方框中打勾，并在下面的方框中记录总分。
>
> ☐ 0 = 几乎或完全不符合（不符合描述）
> ☐ 1 = 有一些符合（符合一些特征）
> ☐ 2 = 中等程度符合（符合主要特征）
> ☐ 3 = 非常符合（符合大部分特征）
> ☐ 4 = 极为符合（完全符合特征）
>
> 特质得分 = ☐

b. 倾向于忽视批评性反馈或新信息

（1）当遇到他不赞同的反馈时，会倾向于自动化地反驳（尽管经常是在心里反驳）、最小化它，或忽略它和（或）假装同意它，作为防止进一步批评的一种手段。例如，面对一个反馈，可能会反刍性地想驳斥的说法，寻找反对的证据，闭口不谈，拒绝倾听，推拒，改变话题，和（或）表现得好像感觉很无聊。

（2）如果受到挑战、质疑或挫折，可能会秘密地怀有怨恨和（或）报复计划，或者可能感到受挫、不知所措或对实现预期目标感到无望。

（3）为了避免批评性的反馈，可能不愿意透露真实的信念或感受。

（4）可能会因为小的不准确或"不恰当"的用词（或其他被认为不一致的地方）而拒绝不同的意见，而不是基于逻辑或道理。

（5）当感觉到被批评时，可能会自动进入进攻或防守状态（例如，用问题回答问题，推拒，表现得好像没有听到反馈，否认，或提供一个模糊的答案）。

（6）可能试图通过抢先批评或淡化自己的成就来先发制人掣肘想象中的批评者。

特质评分

在符合描述的方框中打勾，并在下面的方框中记录总分。

☐ 0 = 几乎或完全不符合（不符合描述）
☐ 1 = 有一些符合（符合一些特征）
☐ 2 = 中等程度符合（符合主要特征）
☐ 3 = 非常符合（符合大部分特征）
☐ 4 = 极为符合（完全符合特征）

特质得分 = ☐

2. 灵活反应的缺陷

a. 对结构和秩序有强迫性的需求

（1）高度完美主义（例如，为自己和他人设定高标准）。

（2）强迫性的规则管理，倾向于持有强烈的信念和（或）高度的道德确定性（例如，相信有正确的方式和错误的方式，或相信只有一个正确的答案）。可能觉得必须遵守礼仪规则，即使这些规则在特定情况下没有意义。倾向于喜欢高度结构化或规则化的游戏（如国际象棋）。

（3）可能会强迫性地囤积资讯，或经常囤积相对无意义的物品，以备"不时之需"。

（4）可能将自己的行为归因于规则，而不是他当前的情绪或预期的回报。例如，当被问及为什么去参加一个聚会时，他倾向于回答说："因为我认为这样做是正确的。"

（5）必须立即去"解决"问题（即使是一个小问题），而不是给自己时间去思考，或在开始工作前获得必要的休息。

特质评分

在符合描述的方框中打勾，并在下面的方框中记录总分。

☐ 0 = 几乎或完全不符合（不符合描述）
☐ 1 = 有一些符合（符合一些特征）
☐ 2 = 中等程度符合（符合主要特征）
☐ 3 = 非常符合（符合大部分特征）
☐ 4 = 极为符合（完全符合特征）

特质得分 = ☐

b. 投入强迫性的计划和（或）排练

（1）所做的工作超出实际所需，为的是避免被认为能力不足（例如，过度排练一次演讲）。

（2）在情况发生变化后或得到反馈表明以前的做事方式在当前情境下不再有用时，难以改变原定的行动方案或修改先前的解决方案。

（3）可能从事明显高风险的运动或其他活动（如水肺潜水、跳伞或股票交易），但风险承担始终是精心策划或有预谋的（即，活动不是一时兴起）。

（4）表现出强迫性的坚持（例如，为了实现长期目标，继续从事艰难的任务，即使坚持可能会造成损害）。尽管有反馈表明继续进行某项活动可能会对自己或他人造成伤害（如身体受伤或关系受损），但仍会坚持进行该活动（工作、跑步、努力奋斗）。当坚持目前的方案显然没有好处时，可能会发现很难休息（例如打个盹）或寻求帮助。

特质评分

在符合描述的方框中打勾，并在下面的方框中记录总分。

☐ 0 = 几乎或完全不符合（不符合描述）

☐ 1 = 有一些符合（符合一些特征）

☐ 2 = 中等程度符合（符合主要特征）

☐ 3 = 非常符合（符合大部分特征）

☐ 4 = 极为符合（完全符合特征）

特质得分 = ☐

---

3. 情绪表达和觉察的缺陷

a. 情绪体验和觉察减弱

（1）对情绪和身体感觉觉察不足（例如，可能报告说难以识别和区分情绪和身体感觉）。当情绪低落或焦虑时，可能会报告感到疲倦或疲劳而不是用情绪词汇来描述心情。可能顽固地坚称他没有体验到某些情绪（如愤怒）。在经历强烈的情绪（尤其是愤怒）时，可能感到麻木或空虚。在被问到感受时，倾向于报告想法，而不是使用情感词汇。在描述情绪时，可能使用特异性和（或）奇特的语言 [例如，"我感觉像塑料"（译者注：plastic，塑料，英文里有"假的、虚伪、做作的意思"）]。

（2）无论是公开还是私下（例如，即使与家人在一起），都倾向于坚忍和不抱怨，尽量减少或忽视情绪体验（如愤怒、痛苦或兴奋）。自我报告情绪状态是稳定不变的，几乎没有强度的变化或反差。可能对某些情绪持有特异的信念（例如，可能报告从未体验过愤怒，因为对他来说，愤怒意味着失控和暴怒，或者因为他可能认为表现出恐惧或感到悲伤是软弱或怯懦的表现)。倾向于少报或漏报情绪，例如，当被问及他的感受时，不管当前的情绪状态如何，都可能习惯性地说"我很好"（即使在非常痛苦时）。表现出较高的痛苦耐受力；能够忍受疼痛或不适，很长时间都没有主诉，并可能忽视受伤或医疗问题。愤怒时会不作声（而不是更大声），如"沉默以对"；愤怒时可能噘嘴，但被询问时否认这样做。当愤怒爆发时，往往发生在私下的场合（例如，只在直系亲属或治疗师面前），而不是在公共场所（例如在火车站或街上）。可能会传达一种贬低情绪重要性的立场（例如，在讨论情绪时可能会改变话题，或可能迅速试图通过向他人提供建议来"解决"他人表现出的情绪困扰）。

特质评分

在符合描述的方框中打勾，并在下面的方框中记录总分。

- ☐ 0 = 几乎或完全不符合（不符合描述）
- ☐ 1 = 有一些符合（符合一些特征）
- ☐ 2 = 中等程度符合（符合主要特征）
- ☐ 3 = 非常符合（符合大部分特征）
- ☐ 4 = 极为符合（完全符合特征）

特质得分 = ☐

b. 掩饰内心的感受（通过面部表情、姿势和动作）

（1）努力保持表面形象，让人觉得是在掌控之中的。

（2）表现出可能与内心体验不一致的面部表情或身体姿势，或者不协调（例如，害怕或愤怒时可能会微笑，生气时可能会哭，微笑时可能以僵硬的姿势坐着，双手紧紧握住）。

（3）在积极或消极情绪体验的表达或强度方面可能表现出很少的变化性。可能倾向于抑制消极和积极情绪的表达。可能很少表现出极度的兴奋或表现出喜悦。

（4）很少描述自己感到兴奋或热情；倾向于严肃，很少自发地笑或傻笑。尽管可能会排练笑话，并可能能够娱乐或使他人发笑。可能为自己的机智感到骄傲。

（5）在表达的时候倾向于平淡、不动声色或克制的表情（例如，在生气或高兴时，可能表现出平淡的脸色），并倾向于不真诚和（或）不协调。虚伪的和（或）与内心体验不一致的表情（例如，可能在痛苦时微笑，或在愤怒时表现出关切的表情）。

（6）很少通过姿势、面部表情或动作来展示（例如，不太可能做大幅度的手势，也不太可能在说话时使用手或臂的动作）。

（7）可能认为掩饰情绪是成熟的标志。

> **特质评分**
>
> 在符合描述的方框中打勾，并在下面的方框中记录总分。
>
> ☐ 0 = 几乎或完全不符合（不符合描述）
> ☐ 1 = 有一些符合（符合一些特征）
> ☐ 2 = 中等程度符合（符合主要特征）
> ☐ 3 = 非常符合（符合大部分特征）
> ☐ 4 = 极为符合（完全符合特征）
>
> 特质得分 = ☐

4. 社会联结和亲密关系的缺陷

a. 冷漠 / 疏远的人际关系风格

（1）一般情况下，在互动过程中是谨慎、克制和保守的。

（2）回避冲突；可能选择放弃关系而不去处理冲突。

（3）一般来说会发现社会交往很累，精神上很耗竭，或没有满足感。

（4）参加社交活动是出于责任或义务感，而不是因为真正渴望参与（预期性奖赏）。

（5）不喜欢非目标性的社交互动，这些互动涉及与他人一起或分享内心体验，缺乏规定的角色，和（或）涉及自由流动的交谈（如野餐、聚会、团体庆祝和团队建设活动）。

（6）在跟一个人的交往中热身较慢，在深入了解对方之前不太可能透露自己的观点。可能会因为他不容易被打动或需要很长时间才能了解他而感到骄傲。倾向于不谈论自己（例如，很少公开吹嘘自己或自发地详细描述一次冒险，不太可能透露疑虑或过去的失败经历）。脆弱地坦承自己的程度低（例如，只倾向于很少透露社会不能接受的信仰或情绪，或者可能倾向于问别人问题而不是透露个人信息）。

（7）通常会表现为亲社会的行为，但不会透露太多的个人信息。例如，在大多数互动中，特别是在问候或结束谈话时，倾向于礼貌和亲切（会握手、微笑、点头，并提出适当的问题）。可能会花大量时间排练"适当的"反应和（或）在社交活动前仔细计划他可能说的话或他可能的行为，当准备好的剧本不适合真实情况时，他的互动会显得呆板、笨拙或不真诚。在谈话中可能会显得很积极，但不会透露个人的信息。当被问及个人问题时，可能会给出冗长的、知识性的或模糊的答案，可能会改变话题，或将问题反过来问提问者（例如，可能快速回答，然后向对方提出同样的问题）。更有可能讨论非社交性的话题（如政治、天气和新闻）或对非情感性的话题（例如，饭菜的味道）发表意见。在长时间的社交互动后，可能会渴望感觉剥夺（例如，通过关闭所有窗帘、戴上耳塞、建议家人不要打扰他、服用头痛药和上床睡觉来减少外部刺激）。

> **特质评分**
>
> 在符合描述的方框中打勾，并在下面的方框中记录总分。
>
> ☐ 0 = 几乎或完全不符合（不符合描述）
> ☐ 1 = 有一些符合（符合一些特征）
> ☐ 2 = 中等程度符合（符合主要特征）
> ☐ 3 = 非常符合（符合大部分特征）
> ☐ 4 = 极为符合（完全符合特征）
>
> 特质得分 = ☐

b. 高度重视成就、表现和能力（或至少是表面看有能力）

（1）在关系中，对他来说优先考虑的是避免脆弱、羞辱或尴尬的感觉（例如，可能愿意破坏关系，以避免被发现不正确、无能或脆弱）。

（2）经常进行社会比较，并依赖向下的社会比较来提高自尊心。

（3）可能对怨恨或过去的伤害耿耿于怀，并可能一阵阵地经验高度的羡慕和（或）怨怼。

（4）可能暗地里对对手或他认为对他有不公平优势的人怀有恶意。

（5）可能认为自己是一个不合群的人，一个局外人，一个孤独的人，或者是与众不同或笨拙的人。

（6）可能对人际关系产生愤世嫉俗的看法，认为爱和真正的关怀是虚假的或不可能的。

（7）可能觉得自己的才能、努力工作或自我牺牲没有得到赏识或承认，这些感觉可能导致怨恨和痛苦，并可能对他的关系产生负面影响。可能渴望自己的努力得到认可，但很少直接去要求。

（8）在共情和认可方面的技能较差。可能难以明白去理解他人视角的重要性。可能会积极做出自我牺牲以帮助他人，但这样做是出于责任或义务感，而不是出于强烈的温暖、同情或慈悲之情。可能认为只有出色的表现才值得肯定或赞赏。即使他取得了杰出的表现，也可能很少让自己有时间休息或沉浸在荣耀中。可能更有可能对新的想法或建议说不。可能发现难以恭维、赞美或帮助他人（或接受被他人赞美或帮助）。可能发现很难承认自己犯了错误。少数情况下可能为了避免社会的不认可而为错误行为道歉，或过度道歉。可能经常向他人主动提供建议或忠告。

> **特质评分**
>
> 在符合描述的方框中打勾，并在下面的方框中记录总分。
>
> ☐ 0 = 几乎或完全不符合（不符合描述）
> ☐ 1 = 有一些符合（符合一些特征）
> ☐ 2 = 中等程度符合（符合主要特征）
> ☐ 3 = 非常符合（符合大部分特征）
> ☐ 4 = 极为符合（完全符合特征）
>
> 特质得分 = ☐

笔记：

_____
_____
_____
_____
_____

> 将八个子特征的分数相加，用该量表来确定该人符合OC标准的程度。
>
> OC临床评估表总分 = ☐
>
> 0~7　　 = 不符合OC
> 8~16　 = 低到中度符合OC
> 17~24 = 很符合OC
> 25~32 = 极为符合OC

附表 3.4　过度控制亚型评定量表

指导语：如果来访者在附表 3.3 过度控制一般原型量表的*得分 ≥ 17 分*，则继续完成附表 3.4 的两项评分，附表 3.3 得分低于 17 分的无须完成附表 3.4。

桀骜不驯型

1. 努力被认为是有能力的，但不服从的。
2. 不太关心社会认可、礼貌或社交正确性。为了达到目的，宁愿表现得不友好、脾气不好或令人不快，即使会损害人际关系。
3. 在公共场合倾向于摆出一副谈公事或严肃的样子。在社会交往中可能表现出平淡或抑制的情感表达。
4. 行为通常由责任感、义务感或野心驱动。例如，可能表现出友好、礼貌或和蔼可亲的表情，因为这些都是习惯或约定俗成的（例如在婚礼上，或在问候朋友或熟人或从售货员那里购买东西时）；或者是为了达到个人目的（例如，在一次商务会谈上），而不仅仅是因为对某人感到特别热情或亲切。
5. 当一个重要的个人目标或规则被挫败或违反时，可能会迅速失去亲社会形象，表现出漠然、冷淡、疏远或批评的态度。
6. 可能认为自己意志坚强，并可能会看重自己抵制社交压力或不受人际问题或冲突影响的能力。
7. 在与他人交往时，可能真的在沟通积极情绪和（或）放松或悠闲方面有困难。可能发现难以向他人传达对归属的渴望或表达脆弱的情绪。可能会抵制或避免公开流露感情，即使所处的情境明显鼓励这样做。
8. 可能发现难以向他人道歉、赞美或提供帮助（或可能发现难以相信他人的道歉是真实的，并可能难以接受他人的帮助或赞美）。
9. 可能被他人描述为冷漠或傲慢的。倾向于重视能力而不是关系。可能认为真正的爱或亲密关系是虚假的或浪费时间的。

特质评分

在符合描述的方框中打勾，并在下面的方框中记录总分。

☐ 0 = 几乎或完全不符合（不符合描述）

☐ 1 = 有一些符合（符合一些特征）

☐ 2 = 中等程度符合（符合主要特征）

☐ 3 = 非常符合（符合大部分特征）

☐ 4 = 极为符合（完全符合特征）

特质得分 = ☐

过度讨好型

1. 愿意成为有能力和被社会接受的样子。
2. 倾向于专注监测自己内部的焦虑迹象,以及监测他人的不认同迹象。
3. 可能表现出虚伪或不一致的表情,以避免社会的不认同(例如,可能在痛苦时微笑,在不觉得有趣时大笑,或在不感到关切或关心时表达关切和关心)。可能认为摘下他的可接受性面具会导致极端的社会排斥。
4. 可能采取一种避免个人坦承自己的行为方式,但看起来能增强亲密感。例如,可能非常善于通过询问对方生活中明显具有同情心的问题来引导谈话远离自己。也可能假装感兴趣(例如,在谈话中假装做笔记),表达人为的关切(通过礼貌地表达同情),并表现出虚假的谦逊(例如,在别人之前批评自己)。
5. 尽管内心不同意,但可能很快表示同意或认输,或可能奉承或赞美对手以掩盖嫉妒。
6. 当他的过分殷勤和社交性的体贴没有得到承认、欣赏或回报时,可能会感到反感,但会努力掩饰任何敌对情绪。
7. 可能会努力说服他的治疗师,他是好的或"正常的"。
8. 可能沉迷于排练他将如何表现或在社交活动前可能说什么。避免需要自发行为的情况。渴望得到认可,但不希望受人瞩目。
9. 可能会报告说在社交活动后感到筋疲力尽,因为长时间保持他在社会上可接受的表面形象是很累人的。他在社交活动后对休息的需求可能是如此强烈,以至于导致不正常的社交隔离期(例如,他可能在中午关上所有的灯并上床睡觉,或者可能在好几天内都不与他人接触),甚至导致宕机或崩溃的状态(例如,他可能会经常请病假)。

特质评分

在符合描述的方框中打勾,并在下面的方框中记录总分。

☐ 0 = 几乎或完全不符合(不符合描述)
☐ 1 = 有一些符合(符合一些特征)
☐ 2 = 中等程度符合(符合主要特征)
☐ 3 = 非常符合(符合大部分特征)
☐ 4 = 极为符合(完全符合特征)

特质得分 = ☐

附录 3 过度控制的总体原型评定量表

OC 原型评定量表：得分汇总表

		几乎或完全不符合（不符合描述）	有一些符合（符合一些特征）	中等程度符合（符合主要特征）	非常符合（符合大部分特征）	极为符合（完全符合特征）
1. 接受性和开放性的缺陷	对感知到的威胁性的、批评性的、差异的、无组织的或缺乏对称性的刺激过度警觉	0	1	2	3	4
	倾向于忽视批评性反馈或新信息	0	1	2	3	4
2. 灵活反应的缺陷	对结构和秩序有强迫性需要	0	1	2	3	4
	沉迷于强迫性地做计划和（或）排练	0	1	2	3	4
3. 情绪表达和觉察的缺陷	情绪体验和觉察的减少	0	1	2	3	4
	掩饰内在感受（通过表情、姿势和动作）	0	1	2	3	4
4. 社会联结和亲密关系的缺陷	冷漠/疏远的人际关系风格	0	1	2	3	4
	高度重视成就、表现和能力（或至少表面看上去有能力）	0	1	2	3	4
	将每个特质的分数相加 0～7 = 不符合 OC 8～16 = 低到中度符合 OC 17～24 = 很符合 OC 25～32 = 极为符合 OC					
评价 OC 亚型的水平（仅当附表 3.3 中的分数 ≥ 17 分时评定）						
桀骜不驯型		0	1	2	3	4
过度讨好型		0	1	2	3	4

附录 4

RO DBT 半结构式自杀风险评估访谈

第五章"评估威胁生命的行为"一节中概述了与 OC 来访者讨论威胁生命的行为的框架。以下问题来自于临床经验，建议作为进行讨论的指导。来访者生活中曾经或正在出现的自残和自杀问题的程度和严重性可能决定治疗师有必要在这个话题上提出更多的问题，花费更多的时间。

前面有星号（*）的问题是高风险的指征，应属必问项		
1. 你是否有过这样的想法：生命不值得活下去？ *如果来访者说是，询问：你都想到些什么呢？* *你最后一次这样想是什么时候？* *记录：*	是	否
2. 你是否有时会希望自己已经死掉或认为如果没有你的话，人们或这个世界会变得更好？ *如果来访者回答是，询问：最后一次这样想是什么时候？* *记录：*	是	否
3. 你是否想过通过伤害自己或自杀来惩罚他人（例如，想到当你离世后他们会感到愧疚或这会给他们一个教训）？ *如果来访者回答是，询问：你希望惩罚的是谁？最后一次这么想是什么时候？* *记录：*	是	否
*4. 你是否想过一个具体的计划来自杀或伤害自己？ *如果来访者回答是，询问：你的计划是什么？你是否告诉过任何人？* *记录：*	是	否
*5. 你是否曾经故意伤害自己，但不是想要自杀（例如，割伤自己、烧伤自己、击打自己、用手打破窗户、击打墙壁、撞头）？ *如果来访者回答是，询问：你故意自伤的频率是多少？最近一次自伤是什么时候？具体自伤行为是什么？地点在哪里？附近是否有人（例如，在同一所房子里）？你是否希望自己被发现？之后发生了什么？你是否要求医疗治疗？* *记录：*	是	否

续表

*6. 你是否曾经有自杀企图？	是	否
如果来访者回答是，询问：最近一次尝试自杀是什么时候？你做了什么？之后发生了什么？你是否提前计划了自杀？有其他人知道你的自杀计划吗？过去你一共有过几次自杀企图？ *记录：*		
*7. 你最近是否有自杀或自伤的冲动、想法或计划？	是	否
如果来访者回答是，治疗师应确定引发来访者反应的事件，然后与来访者合作，在结束会谈前减少高风险因素。另外，理想的情况是，治疗师应从来访者那里获得承诺，即他/她愿意在治疗过程中努力消除自伤或自杀行为。 *记录：*		
*8. 你是否愿意向我承诺，从现在到我们的下一次治疗期间，不自伤或自杀？	是	否
如果来访者说否，请参阅本书第五章"RO DBT 危机管理方案"。 *记录：*		
仅在来访者同意自杀和自伤是个问题的情况下，才应该问以下问题		
9. 当你自伤时，你是否会提前计划（例如，确定好时间、地点并确保自伤的方式可以实行）？	是	否
如果来访者回答是，询问：你会提前多久计划？ *记录：*		
10. 有多少人知道你自伤或自杀的行为？	（写下数量）	没有人
如果至少一个人知道，询问：他们是谁？你跟他们怎么说的？他们是怎么反映的。 *记录：*		
11. 你是否曾经因为自伤或自杀企图之后在精神科住院？	是	否
如果来访者回答是，询问：你愿意住院吗？你住院多长时间？住过几次院？ *记录：*		
12. 你觉得自己为什么想要自伤或自杀？ *如果来访者不确定，询问以下问题：* a. 你自伤是否通常是因为生自己的气？ b. 你自伤是否通常是想要调节情绪——例如，处理难以忍受的痛苦和绝望？ c. 你是否通过自伤来惩罚自己？ d. 你是否曾经自伤或尝试自杀来证明什么，让别人感到内疚？作为回击？或是给某人一个教训？ e. 其他自伤的理由？ *记录：* f. 如果有不止一个理由，你认为哪一个理由最能描述你自伤或尝试自杀的动机？ *记录：*	是 是 是 是 是	否 否 否 否 否

附录 5

选定间接社交信号作为靶目标：会谈方案

1. 指出会谈中可能的适应不良的社交信号，但仅限于该社交信号在多次会谈期间反复发生之后。

治疗师：　你刚刚打哈欠了……你有注意到吗？
　　　　　治疗师眉毛上扬，显出轻松的姿态。
来访者：　是的，我只是累了。
　　　　　来访者轻微耸了耸肩，用平淡的语气回答。

来访者的非语言行为可能反映了她的宿命心念（见技能训练手册第五章第 11 课），或低水平的"不要伤害我"的反应（见第十章关于"不要伤害我"反应的资料）。

2. 评估来访者对这一社交信号行为重复发生的性质的觉察程度。

治疗师：　哦，好吧……你只是累了。但你有没有注意到，你似乎会在同一次治疗的某些时间点感到疲倦，但在其他时间点却不会？例如，每当我们谈论日记卡的时候？比如说现在？你似乎打了更多的哈欠。你有没有注意到？
　　　　　治疗师露出温暖的闭嘴式微笑，表现得轻松，展示开放的好奇心。
来访者：　没有……但现在注意到了，因为你提到了……。
　　　　　来访者的音量略微降低，露出微微克制的微笑，转移了视线。

来访者正在发送一个复杂的社交信号，可能表明她的混合情绪和（或）她在试图减弱她的情绪或掩盖她的真实意图。例如，来访者可能正在经历尴尬，这是一种亲社会的害羞情绪（从她克制的微笑和转移的目光可以看出）、低水平的羞耻（从她降低的音量和转移的目光而非她克制的微笑中可以看出），或秘密的骄傲，这是一种不参与的支配性信号（从她克制的微笑可以看出，也被称为*窃笑*）。

3. 再次确认来访者对要把社交信号发送作为治疗目标的承诺。

治疗师：　当然，这很有道理……但是你愿意思考这个问题让我感觉很酷，因为这表明你仍然致力于将社交信号作为我们共同工作的核心部分，基于这样一个想法：我们在他人面前的行为确实会影响我们的关系。你是否仍然致力于在这方面继续努力？
　　　　　治疗师露出温暖的闭嘴微笑，展示出一种轻松的态度。

治疗师有意使用"酷"这个词，同时表示友谊（朋友之间互动时使用不太正式的表达）以及来访者没有注意到的打哈欠是可以的。

来访者：　是的，当然……我认为社交信号很重要。
　　　　　来访者保持眼神接触，肯定地点点头。

来访者参与到会谈中。

4. 直接问来访者有关社交信号的问题，不要假设你已经知道答案。

治疗师：　很好。那么，你认为你这样打哈欠，可能是想告诉我什么？这个社交信号是什么？
　　　　　治疗师露出温暖的闭嘴式微笑，眉毛上扬，表现出开放的好奇心。

来访者：　没什么，真的……我只是累了。
　　　　　来访者语气略带愠怒，微微耸肩，发出轻轻的叹息。

尽管来访者刚刚承认打哈欠可能是一种社交信号，但现在又回到了她原来的立场（她"只是累了"）。她沮丧的语气，加上低水平的妥协信号（耸耸肩），表明她可能没有参与，和（或）低水平的"不要伤害我"的反应（请参见第十章"不要伤害我"反应的内容）。

治疗师：　噢，好的……你感到累了。那你现在觉得累吗？
　　　　　治疗师露出温暖的闭嘴式微笑，扬起眉毛，使用玩笑和好奇的语气，直接的眼神交流。

治疗师意识到来访者的突然改变，但他没有挑战她，而是允许她怀疑，同时也通过进行低强度的治疗性调侃和使用玩笑式的不敬来表示不相信。

来访者：　嗯……有一点。
　　　　　来访者微微耸肩，晃了晃脚，短暂地中断了眼神交流。

来访者可能正经历着合理的（正当的）低水平的内疚或羞愧，因为她没有完全真实地描述她目前的疲惫状态。

5. 保持聚焦于社交信号靶目标上，避免被其他可能的目标转移注意力。

治疗师：　是，好的，你只是累了……但是你是否有注意到你在一个会谈中的某些时间点特别容易累，但其他时间点则不会？例如，无论什么时候我们提到日记卡——比如现在——你似乎更容易打哈欠。你有没有注意到这一点呢？
　　　　　治疗师露出温暖的闭嘴式微笑，表现出开放的好奇心。

治疗师忽略来访者可能的欺骗行为，首先表现仁爱，将注意力集中在社交信号靶目标（打哈欠）上。将注意力集中在社交信号靶目标上的唯一例外是来访者存在即将威胁到生命的行为和可能的联盟破裂。

来访者：　我想这只是抑郁症的问题之一——只是觉得累。
　　　　　来访者语气阴沉，略微耷拉着肩膀，目光略微转向下方。

来访者的语气、向下的目光和低垂的肩膀高度暗示了"不要伤害我"反应（见"不要伤害我"反应的内容，第十章）。来访者也没有真正回答治疗师的问题。

6. 向来访者演示可能的适应不良的社交信号。

治疗师： 好的，让我们换个角度来思考一下。让我们看看这是否有帮助……和我聊聊你的周末，我记得你提到了你和你丈夫待了一段时间，我会用你的故事来说明我们刚刚讨论的内容。但是当你说话的时候请看着我。
治疗师不时地露出温暖的闭嘴式微笑，使用开放的、好奇的、实事求是的语气。

治疗师通过轻松愉快的要求让来访者谈论她的周末，将潜在的"不要伤害我"反应放在一个消退时间表中，表现得好像一切都很好，同时保持对打哈欠这个社交信号靶目标的关注（请参见第十章关于"不要伤害我"反应的内容）。治疗师没有预先解释会发生什么（请参见技能训练手册第五章第12课的"无计划参与"RO正念练习的相关内容）。

来访者： 好的。这个周末是我们每月一次的大型购物日，本总是和我一起去……。
来访者短暂地叹了口气，声音单调地说道。

来访者愿意遵从治疗师的要求谈论她的周末，这表明她已经参与到对话中。她的叹息发生在她口头陈述的开始，很可能是表明她已经接受了之前避免讨论社交信号靶目标的尝试不会奏效的事实，从而表明治疗有所进展。

治疗师开始明显地打哈欠。
来访者在注意到治疗师打哈欠时停顿了一下，并短暂地盯着治疗师。
来访者： ……当我们上车后，突然下起倾盆大雨——实在太湿了……。
治疗师再次打哈欠。
治疗师有意夸张地打哈欠以确保来访者注意到它。
来访者停止说话。
来访者： 嗯……我想我明白你可能想说什么了。

7. 评估来访者对社交信号演示的反应。

治疗师： 那么，当你在和我说你的周末时，我开始打哈欠，你是怎么想的？我的意思是，我想，首先我应该问你是否注意到我在打哈欠。
治疗师露出温暖的闭嘴式微笑，随后笑容洋溢，轻轻咯咯笑，表现出开放的好奇心。
来访者与治疗师一起咯咯笑，微微捂住嘴。

来访者的行为表明她有些尴尬，承认打哈欠可能是一个问题，并且已经参与到对话中。

来访者： 我注意到了！
来访者直视治疗师，语气生动地说，眉毛上扬。

来访者正参与到对话中。

治疗师： 是的……那这对你有怎样的影响？
治疗师露出温暖的闭嘴式微笑，眉毛上扬，使用温暖的语气，缓缓点头表示肯定，稍微放慢说话的速度，稍微降低音量。

治疗师通过放慢他的语速（速率），略微降低音量，并将这些亲社会信号与其他信号（温暖的闭嘴式微笑、眉毛上扬和肯定的点头）结合起来，发出非批判性的赞赏和温暖的信号。治疗师使用缓慢的语速和较低的音量，模仿我们对所爱的人在最亲密的时刻说话的方式，这可以作为一个能够在几秒钟传递的强大的社交安全信号和正强化物（见关于"富有同情心的严肃"的材料，第十章）。

来访者： 这让我感到不舒服。我想我让你感到厌烦。
来访者保持坚定的眼神交流，语气生动。

来访者正在参与治疗。

8. 强化来访者的参与。

治疗师： 嗯，好像有点儿道理，哈？
治疗师扬扬眉毛，顽皮地微笑。
来访者点头。
治疗师： 然而，既让人不安，又让人称奇的是，一个像打哈欠这样的看似微不足道的动作可以蕴含如此强大的影响社交互动的能力，还往往以一种不曾想过的方式。
治疗师点头强化肯定的语气。

想到 OC 来访者不喜欢聚光灯，治疗师扩大了话题范围，把普通人都包含进来，而不仅仅是来访者，但没有离开靶目标，以此来一方面为来访者减压，另一方面进一步强化来访者的参与。

来访者点头。
来访者： 是。行动胜于言语。
来访者笑着说，眼神直视，语气生动，眉毛上扬。

来访者正在参与治疗。

9. 提醒来访者社交信号的定义，然后回到社交信号靶目标上来。

治疗师： 当然！
治疗师与来访者一起笑，表现出顽皮的好奇心，发出非正式和轻松的信号，提供温暖的顽皮微笑，轻微的眨眼。
治疗师： 记住，正如我们之前所讨论的，任何可以被他人观察到的动作——比如，打哈欠或打嗝——
治疗师假装打嗝。
治疗师： 哎呀！请原谅我。正如我所说的，任何可以被别人观察到的动作，或者我们的语气，以及我们所说的话，都可以作为一种社交信号，不管它是否有意为之。因此，有时一个哈欠只是一个哈欠，但有时一个哈欠又不只是一个哈欠。
治疗师微笑着眨了眨眼。

治疗师的顽皮（例如，假装打嗝）是必不可少的，以便向对威胁过度敏感、过于严肃的 OC 来访者发出信号，她不会被认为做错了什么（也就是说，由来访者决定她的社交信号方式是否反映了她的核心价值目标，而治疗师的工作就是促进这一决定）。治疗师的傻气、微笑和眨眼发出了一个强有力的友谊和平等的信息，反映了亲密的朋友之间以及健康的家庭和部落中经常看到的那种随和的戏谑和轻松的玩笑。

治疗师： 我们想弄清楚的问题是，你是否曾经打过哈欠，目的是传递一个信息，而不是说你只是累了。当你听到我这么说时，会想到什么吗？

来访者： 嗯……是的，我在想，我女儿经常说，你总能看出妈妈什么时候不喜欢你正在做的事情，就是她开始累了的时候，而我丈夫总是问我是否对他感到厌烦。我不愿意承认这一点，但我认为他们说这些话时，有可能就是我在打哈欠了。只是我以前从来没有建立起这种联系。

来访者语气诚恳，微微低头，微微耸肩，露出难以察觉的微笑，快速而神经质地摸脸。

来访者已经参与到对话中。她对开放性询问的回应以及可能反映出低水平尴尬感的非语言信号表明，她愿意开放性地考虑她的打哈欠可能是一种适应不良的社交信号。

10. 将来访者的社交信号靶目标和价值目标联系起来。

治疗师： 这些都是很好的观察。我猜想，对你女儿和你丈夫表现出厌烦或不感兴趣的方式，肯定不是你的核心价值——

治疗师发出轻松的信号，温暖地闭着嘴微笑，上扬眉毛，使用温暖的语气和稍慢的语速，表现出开放的好奇心。

治疗师故意选择不注意来访者的尴尬表现，因为关注这点一方面可能暗示来访者暴露她的脆弱性是做错了什么，另一方面也会使讨论偏离主要目的（即确定新的社交信号靶目标）。

来访者点头。

治疗师： 甚至可能也不是你想向其他人传达的信号。

来访者： 不，这不是我想做的，而且我认为这会给我带来麻烦。我想我甚至会在工作会议上打哈欠。

来访者在说到工作会议时，语气恳切，低着头，耸耸肩；做出这些非语言行为的同时来访者微笑着，目光直视治疗师。

来访者正在发出参与的信号，表现出亲社会性的尴尬。尽管尴尬往往涉及目光的回避，但来访者仍保持目光交流，这可能是因为她正试图判断治疗师对她坦承自己的反应。

11. 就在来访者的日记卡上监测这一社交信号达成一致。

治疗师： 是的……你能注意到这些事情真是太好了，我认为你能与我分享这些事情真是太棒了，因为这样我才能更好地了解你，可能你也才能更好地了解自己。但是，正如我们之前都同意的那样，你对自己要求很高，而且我们也知道，当你发现问题时，要小心，因为你会立即试图解决它。而我们也都同意，有时你的解决问题的精神会让你陷入麻烦，而且试图解决所有问题是很让人疲惫的——

治疗师停顿了一下，用手拍了拍额头。

治疗师： 哇！看，我们正在说的就是你感到了疲惫！

治疗师温暖地微笑，微微眨眼，放慢节奏。

治疗师： 所以，如果你同意的话，我想稍微放慢一下，不立即假设打哈欠一定是一个问题，而是需要获取更多数据来证明我们的观点。我这么说，你觉得怎么样？

治疗师表现出一种轻松的态度，开放的好奇心，略微低头，略微耸肩，做张开手的手

势，提供温暖的闭嘴式微笑，扬起眉毛，进行直接的眼神交流。

治疗师通过将安抚信号（微微低头、耸肩、张开手的姿势）与合作友好信号（温暖的闭嘴式微笑、扬起眉毛、直接眼神接触）相结合，发出非支配性的合作友好信号，以鼓励来访者坦率地披露。治疗师在继续之前向来访者确认她的参与。

来访者： 是的，我同意……我想有时我太急于解决一些问题，后来发现根本不需要解决。
来访者使用深思熟虑的、恳切的语气说道。

来访者正在参与治疗。

治疗师： 好的，很好。所以我的想法是这样的，我们为什么不先简单地监测打哈欠的现象一周左右，而不试图改变它。这样，我们就可以发现它发生的频率，以及是否有特定的时间或话题会让你打哈欠更多，或者是否只发生在某些人身上，比如你的丈夫和你的女儿，或者工作中的某个人。我的意思是，你并不是一直在打哈欠，比如现在，你就没有打哈欠。我这么说，你觉得怎么样？
治疗师表现出轻松的态度、开放的好奇心。

治疗师在继续进行之前向来访者确认她的参与。

来访者点点头。

来访者： 那么，这意味着我应该把它记在我的日记卡上，我只用记下我打哈欠的频率和时间。我应该计算打哈欠的次数吗？
来访者语气生动，表现出开放的好奇心。

来访者很投入，已经在研究如何实施治疗师的建议，监测她打哈欠的行为。

12. 就如何监测新的社交信号靶目标达成一致。

治疗师： 是的，你可以做一个频率统计，每天打多少个哈欠，然后，在日记卡上那个标有"备注/评论/链分析"的方框里，你可以记下你打哈欠时是和别人在一起还是自己一个人，如果是和别人在一起，是谁，话题是什么。
治疗师露出温暖的闭嘴微笑、大大的微笑，及富有同情心的关切表达（见第六章"表达关切"的内容）。

13. 确定一两个可能与社交信号靶目标有关的非社交信号发送的行为（例如情绪、想法、药物使用或限制进食）。

治疗师： 另外，如果我们能看看已经在监测的非社交信号目标跟打哈欠是否有关系会很有意思，比如怨恨或觉得不被欣赏。最后，我还认为，在谈到打哈欠时，增加一个新的非社交信号的目标也会很有用。如果你不同意，请告诉我。我认为我们还应该每天记录你早上醒来时感觉到的休息情况，使用 0～5 分的评分标准。既然这是你最初对可能引发打哈欠的假设原因之一，看看你的疲劳程度到底影响如何，这可能会很有意思。

14. **提醒来访者，全然开放的目标是练习开放，更加灵活，以及加强社会联结，而不是练习变得完美。**

治疗师： 最后，重要的是你不要试图去做得完美。我们的目标是看看能否更好地理解这个社交信号，而不是把任务做得完美。提示我们真的做得很好的指标，应该是在看到我们的发现时感觉到有些好玩儿。

15. **提醒来访者，如果她发现自己在完成日记卡的过程中遇到困难，无论出于什么原因，都要告诉你。**

治疗师： 为了做到这一点，就像我们对其他监测目标所做的努力一样，如果你开始发现自己不想监测打哈欠或与之相关的任何事情，请不要保守秘密！
治疗师微笑着说。

治疗师： 让我知道，我们将一起解决它，因为请记住，正如我们之前讨论过的那样，当你不完成日记卡，或部分完成它们，或假装完成它们时，你不仅使我们更难让你摆脱你所描述的有时会陷入的困境，你还向我发出了一个重要的社交信号！
治疗师露出大大的笑容。

治疗师既表明了来访者完成日记卡的严肃性，也表明了来访者让治疗师了解她是否在完成日记卡时遇到困难的重要性。治疗师试图以一种既表达他的善意欣赏，又表达他真诚愿意考虑其他选择的方式来传达这些观点。

治疗师： 对你和我来说，幸运的是，至少到目前为止还没有发生这种情况。但你永远不知道将会发生什么，而我是那个想知道的人。你觉得怎么样？
来访者确认同意。

治疗师： 好的，在我们改变话题之前，让我们确保已经将新的目标记录在你的日记卡上。
来访者点头同意。

附录 6

为有效的 RO DBT 链分析做准备：
会谈中的方案

使用日记卡来确定将成为本次会谈中行为链分析焦点的社交信号靶目标。

治疗师： 好的，我在你的日记卡上可以看到，星期天似乎是你最糟糕的一天。日记卡显示星期天你"一走了之"了，还有"生气时微笑"和"拒绝帮助"——尽管在星期一也出现了生气时微笑的情况。此外，星期天，在同一天里你既有高度的宿命心念的表现和思维，又有高度的固定心念的表现和思维。我还看到，那天你有高水平的羞耻感、自我批评的想法和很强烈的报复冲动。你很好地填写了这些信息。今天有好几个点我们可以去看的，不过星期天确实最突出。我知道我们上周有一个特殊的家庭作业，涉及用你的"匹配＋1"技能约一个特殊的人出去约会。

治疗师使用实事求是的语气，表现出开放的好奇心，浏览来访者的日记卡。

治疗师要找的是前一周问题最严重的一天，它与一个社交信号靶目标有关（在这个个案中，靶目标是标记为"一走了之"的行为）。治疗师应避免花太多时间查看日记卡；理想的情况是，查看日记卡的时间大约为 6 分钟或 7 分钟（见"个体治疗的结构和议程"，第四章）。日记卡提供了来访者前一周的快速概览。目的是确定将成为本次会谈链分析焦点的问题行为。大多数情况下，这个问题行为应该是社交信号缺陷之一（即本周"最大的"或最明显的、适应不良的社交信号）。唯一的例外是，紧急的危及生命的行为优先（关于"匹配＋1"技能的解释，请参见技能训练手册第五章第 21 课中的"灵活心念 ALLOW"材料）。

治疗师： 所以……我很好奇。周日也是你邀请玛丽约会的那天吗？
治疗师露出了温暖的闭嘴式微笑。

治疗师正在检查她的个人假设，询问来访者，标记为"一走了之"的社交信号靶目标是否与约某人出去约会的家庭作业有关。

来访者： 是的，有关系。嗯……在问了她之后，我感到无比悲催。这显然是永远不可能成功的。我不知道……我到了这个地方，开始想干嘛要费这个劲呢？所以我就走了。
来访者保持眼神交流。

来访者此刻是投入的，尽管还不清楚他发生了什么。

将靶目标与价值目标联系起来（当同一天有多个社交信号问题时，确定影响最大的社交信号问题）。

治疗师：这样啊……好的。嗯，这能理解，而且似乎很重要，特别是考虑到你的目标是与某人建立长期的浪漫关系。另外，我们在上一次会谈中决定，玛丽可能是你真正想更好地了解的人——至少是作为一个朋友。因此，一定是发生了什么事让你"一走了之"，我在想这不是你想要发出的社交信号。

治疗师表现出一种轻松的态度，并继续表现出开放的好奇心。

治疗师没有要求来访者澄清前面的陈述，而是继续关注眼前的目标，即确定一个社交信号靶目标进行链分析，然后为会谈的剩余时间设置议程。在设置议程的过程中，一个常见的错误是要求提供比实际需要更多的信息；这可能会使回顾日记卡的时间比预期的要长得多，并且会占用宝贵的会谈时间。当来访者的日记卡上记录的适应不良的社交信号不止一个时——这是很常见的情况——治疗师应该选择可能对来访者的关系造成（或可能造成）最大损害的一个。

来访者点点头。

治疗师：此外，我们想要对最显著的那个社交信号进行工作。因此，在周日发生的三个社交信号问题中——生气时微笑、拒绝帮助和一走了之——哪一个你认为是影响最大的社交信号，最有可能让你继续感到孤独、与他人疏远？

来访者：一走了之。拒绝帮助和生气时微笑都是在那之后发生的。但是如果我没有搞砸、一走了之，那么这些可能都不会发生，至少在那一天……她很可能再也不会理我了。

来访者的声音很沉重，目光轻微转向一边。

来访者保持参与，但也可能在发出宿命心念的信号，或者是低水平的"不要伤害我"反应。

避免被其他潜在的目标、讲故事或过早的问题解决分析分散注意力——把这些都留到链分析中。

治疗师：所以听起来，在我们设好剩下的议程后，"一走了之"将是我们进行更深入探究的最佳靶目标。你觉得怎么样？

治疗师表现出轻松的态度。

治疗师避免了问题解决或进一步探索问题的诱惑，而是确认来访者同意将"一走了之"作为社交信号问题，通过链分析来处理。在继续之前，治疗师也会向来访者确认并就此目标达成一致。

来访者：是的，这听起来不错。

来访者使用就事论事的语气，保持目光接触。

来访者正在参与治疗。

治疗师和来访者最终完成了议程的设置，治疗师在进行实际的链分析之前，简要地与来访者确认关于 RO 技能培训课程的情况（见附录 7 "使用 RO DBT 链分析和解决方案分析：原则和会谈议程"）。

附录 7

使用 RO DBT 链分析和解决方案分析：原则和会谈议程

确定问题社交信号发生的背景（人物、事件、时间、地点、社交信号的强度）。

治疗师： 好的，做得好。听起来我们已经准备好了开始进行链分析。看看我们能否一起弄明白。当你对玛丽"一走了之"时，具体是周日的什么时间？当时在哪里？
治疗师露出温暖的闭嘴式微笑，展示出开放的好奇心。

治疗师首先强化来访者的参与，之后聚焦于确认适应不良的社交信号发生的背景特征。在这例来访者中，治疗师已经获得了一些背景信息（即，玛丽是这位来访者适应不良的社交信号的接收者）。

来访者： 当时是早上九点左右。如你所知，我的观鸟俱乐部总是为导游们举办一些喝咖啡的聚会，我们计划谁参与哪个团，以及选择哪条路线。玛丽也在那里，就像往常一样，和一群典型的自然导游志愿者一起——一共大概有 20 人。
来访者的语气是认真的。

来访者正在参与治疗，并紧跟主题。

找出影响因素（也叫脆弱性因素）。

治疗师： 影响因素是什么？在事件发生之前，或在前一天，是否有什么事情可能使你更有可能一走了之？例如，你那天吃饭了吗？你的睡眠情况如何？前一天或就在事件发生前，是否有人际冲突？
治疗师显出轻松的姿态，用就事论事的语气，展现开放的好奇心，眉毛上扬。

治疗师的问题旨在确定可能使适应不良的社交信号在那一天更有可能发生的脆弱因素。这不应该超过一两分钟；重要的是不要在脆弱因素上花费太多时间。这些有时是解决方案分析的重要领域，但治疗师应将大部分时间集中在由促发事件引发的链条上的环节。在这个个案，治疗师和来访者——现在是第 21 次治疗会谈，也就是治疗的后期阶段——已经做过了多次链分析，因此，治疗师没有必要在谈论脆弱因素或促发事件时解释它们的定义。治疗师应该寻找时间上接近的促发事件——最好是在适应不良的社交信号之前不超过 30 分钟（在现实中，促发事件或触因往往发生在问题社交信号之前的几秒钟到几分钟内）。这有助于避免不必要的冗长的链分析。

来访者： 嗯，我实际上感到很累。我……嗯……前一天晚上，我开始纠结于可能发生的事情，所以我就上网，开始研究约会相关的技巧。

来访者的语调是认真的。

来访者投入对话，并紧跟主题。

来访者： 我发现了一些有趣的研究，你可能会喜欢。
来访者轻快地笑了笑。

来访者： 我决定，尽管我们已经讨论过不要过度计划的重要性，但最好还是把所有过程排练一遍。不过我给自己限定了次数——只排练十次。
来访者微微一笑。

来访者： 问题是，花费的时间超出了我的预期。所以我没能按时睡觉，而且睡得很不安稳。我想我可能比我意识到的更关心家庭作业。

治疗师： 好吧，嗯……至少让我们知道你在乎！（give a damn）
治疗师快速地眨了眨眼，露出温暖的闭嘴式微笑、低声笑了笑，微微耸了下肩。

治疗师： 回想一下，就在不久前，你还坚定地试图让我相信，你并不真正关心任何人，也不关心别人对你的看法。

治疗师在使用玩笑式的不敬。她有意使用"该死的（damn）"这个词，表达了友谊（朋友在互动中会使用不太正式的表达）。

治疗师： 曾经，你认为你可能并不真正关心任何人，但现在你却为他们失眠了！哇！
治疗师露出温暖的闭嘴式微笑，眉毛上扬。

治疗师提示，为另一个人失眠是关心的证明，从而提供矫正性的反馈，同时不必揭来访者的短。这是一个治疗性调侃（见"调侃、非支配性和玩笑式的不敬"，第六章）。治疗性调侃也可以用来缓和气氛（不用搞得很严重），最好是能向来访者表明他没有做错什么。在这个个案，尽管来访者在完成家庭作业时是困难的，但他确实练习了"匹配＋1"的技能；他还完成了他的日记卡，并在会谈中很投入。在与过度自我批评的 OC 来访者一起工作时，这一点很重要——行动往往比语言更有说服力。

治疗师： 当我对你说这些时，你想到了什么？
治疗师靠在椅子上，露出温暖的闭嘴式微笑，发出轻微的治疗性叹息。

与来访者确认时，治疗师通过向后靠在椅背上、露出闭嘴式微笑、发出治疗性叹息（见"治疗性叹息"，第六章）向来访者表明，她不是在"针对他"（幸灾乐祸或批评），而是对他的经历真正感兴趣。

来访者： 是的……我想我开始同意你说的了——虽然我不想承认。
来访者腼腆地笑笑，轻轻耸耸肩，保持眼神接触；来访者的头微微低下。

这是一个复杂的社交信号。来访者很可能是在表达一种混合的情绪（亲社会的尴尬、真正的快乐和友好的合作）。尴尬是通过轻微地耸肩、低头和口头上承认错误来证明的。腼腆的笑是由一种抑制性的微笑（最常见于尴尬的表现）和真正快乐的微笑混合而成的（见第六章）。来访者承认，他之前坚持说自己不关心别人的想法可能并不完全准确；腼腆的微笑和耸肩起到非语言的修复作用（见求和手势）。至此，来访者是投入的。

来访者： 我开始觉得也许我确实是关心的……至少比我过去认为的要多。

来访者加入治疗师的事实表明，他对治疗师的观察的体验是积极的。如果他没有领悟到这一点，备选方案就是治疗师会立即转向富有同情心的严肃，向后靠在椅子上，带着温暖的闭嘴式微笑、眉毛上扬，问："那你觉得我为什么刚才会这么说？"

治疗师： 哦，我能理解——也谢谢你告诉我这些。
治疗师表现出轻松的态度，露出一个温暖的闭嘴式微笑，眉毛上扬。

治疗师强化来访者的坦承自己，但在这个个案，她有意选择不去小题大做（例如，通过更强烈的赞扬或更深入的探索）。相反，她默默地记下来访者所说的话，并将其归档，以便在其他时间（如在未来的治疗中）讨论。这样做的作用是将注意力集中在链分析上，而且来访者也会更好地感受到这样做的强化作用（回顾一下：OC 来访者不喜欢聚光灯）。然而，重要的是要注意，这里没有正确的答案。

治疗师： 另外我在想，"一走了之"并不是你事先计划好的，而且我们从之前的工作中知道，对你来说，一走了之想达到的目的，从我们能看到的说，似乎通常是两个——一是惩罚某人做了你不喜欢的事，二是避免冲突。是这样吗？
来访者点头。

识别促发事件。

治疗师： 那么，当你回想星期天的时候，你认为可能发生了什么事情触发了你的"一走了之"？
治疗师表现出开放的好奇心。

来访者： 好吧，当我到达时，她没有像过去那样在签到台后面，我惊讶地发现她在喝咖啡，并和一个新来的人交谈，我听说那人刚从波士顿搬来，如果我没记错的话，是一位退休的学者。这并不是我所计划的。
来访者的语气是认真的，尽管在他说"如果我没有记错的话，是一个退休的学者"时，带有一些讽刺意味。

来访者略带讽刺的语气表明可能是嫉妒或羡慕。来访者正在投入会谈。

确认促发事件是重要的（也就是说，确认如果该事件没有发生，适应不良的社交信号基本上不会发生）。

治疗师： 那么我的问题是，你认为如果玛丽没有和这个新来的家伙说话，你还会一走了之吗？
治疗师使用就事论事的语气，表现出开放的好奇心。

治疗师正在使用 RO DBT 策略，即询问而不是告知，以确认来访者所确定的促发事件是重要的。治疗师忽略了可能与嫉妒和苦闷有关的潜在新目标。相反，她默默地记下来访者所说的话，并将其存档以备日后之用（用于解决方案分析，或作为另一个可能的靶目标）。这使治疗师和来访者都专注于链分析。

来访者： 不会。按你说的那样的话，我很肯定不会发生这种情况。
来访者的语气是认真的。

识别导致适应不良的社交信号的事件链（行为、想法、感受、感知）。

治疗师： 好吧，你看到这个新来的家伙和玛丽在一起……那么接下来发生了什么？在看到这一

幕之后，你是怎么想的，怎么感觉的，或者怎么做的？
　　治疗师表现出开放的好奇心。

来访者： 我记得我在想，她不是我想象中的那个女人。
　　来访者的语气是认真的，但也是阴沉的。

来访者很投入，尽管他报告的想法有些含糊。一般来说，治疗师应该养成这样的习惯：每当OC来访者发送的社交信号很间接时，就要求澄清；例如，"当你说她不是你想象中的那个女人时，是什么意思？"这为来访者提供了一个机会，让他在揭示自己的内心体验时练习直接、开放和坦诚（健康关系的核心部分），并通过公开声明来对自己的看法和行为负责。这也可以帮助治疗师避免对来访者做出错误的假设；然而，现阶段并不需要进一步澄清。

一般来说，我使用三个一般原则来指导我决定是否要求进一步澄清。第一，我考虑治疗的阶段——阶段越早，我就越有可能要求澄清。第二，我考虑到可用于链分析的时间——时间越少，我就越不可能去关注内部行为（想法、情绪和感觉），这样我就有足够的时间来关注社交信号缺陷。第三，我提醒自己，链条上的任何一个环节，如果它特别重要，总是可以在以后的解决方案分析中再次探讨。

链条中与模糊想法有关的环节往往为来访者提供了绝佳的机会，让他自己练习自我询问，而不是让治疗师为他做这些工作。在这个个案，治疗师可以鼓励来访者用自我询问的方式来整理出他想表达的意思可能是什么。这在来访者报告说"我不知道"，或弄不明白某句话到底意味着什么时尤其有用。自我询问可以作为家庭作业来布置，在下一次治疗中可以重新讨论其表述的含义问题。

治疗师： 好的，所以你认为她不是你原先想象的样子？当你想到这个的时候有什么情绪或感觉吗？
　　治疗师表现出开放的好奇心。

治疗师进行到链分析的下一环节——在这个案例中，猜测这个来访者的想法和某种情绪有关。

来访者： 我感觉遭到了背叛——同时被这个和她聊天的人威胁到了。他是那种巧舌如簧的人。所以我猜是愤怒，甚至可能是羡慕或嫉妒。我们刚刚在技能课上研究过这个问题。
　　来访者语气认真，眼睛看着治疗师。

来访者正在投入会谈。此外，他提出几种可能的情绪的能力很可能反映出他已到了治疗的后期阶段（他已经在个人治疗和技能训练课程中获得了大量关于情绪的知识）。

治疗师： 好的，做得很好。我不确定我们是否需要一定要知道你所感受到的确切情绪。但我同意，愤怒、嫉妒甚至羡慕都可能适合。另外，我现在明白了为什么你在日记卡上记录了高度的复仇冲动，还有宿命心念和固定心念。如果觉得确定具体的情绪很重要，我们可以稍后一起决定；或者，如果你愿意，你可能想看看我们以前用过的那个作业单——"使用神经基质来标记情绪"——作为家庭作业。
　　治疗师表现出轻松的姿态，露出温暖的闭嘴式微笑。

治疗师正在示范灵活性，从而为正在投入对话的来访者减压，同时保持对社交信号的关注，因为这是治疗的重点。治疗师应该养成这样的习惯：当来访者难以识别链条中的情绪环节时，拿出技能训练手册，翻阅作业单6B。该作业单使用身体感觉、冲动和社交信号来帮助OC来访者学习标记不同的情绪。

附录 7　使用 RO DBT 链分析和解决方案分析：原则和会谈议程

来访者在自我询问笔记本上记下了治疗师的建议。

治疗师： 但我真正好奇的是所有这些内部因素是如何开始影响你的社交信号的。接下来发生了什么？你是如何在这种愤怒中还能走过去主动邀请玛丽约会的呢？
治疗师表现出开放的好奇心，露出一个温暖的闭嘴式微笑，眉毛上扬。

来访者： 我只是想："好吧，让我们结束这件事。"但我并不打算在她跟那个小丑说话时走过去邀请她约会。所以我等待并观察着，然后……
来访者的语气是认真的，但有明显的讽刺意味。

来访者很投入，紧跟主题，他直接回答了治疗师的问题。

治疗师： 你等了多长时间？
治疗师表现出开放的好奇心，眉毛上扬。

治疗师正在寻找有理由的（合理的）嫉妒的证据。她选择不对来访者使用"小丑"这个词进行评论，有几个原因。第一，强调这个词带有评判性，这本身就是评判性的。第二，来访者可能是在通过允许自己使用更丰富的语言来表达与治疗师的友谊。第三，强调"小丑"这个词会使他们远离链分析及对"一走了之"这个行为的关注。治疗师确实注意到来访者使用了"小丑"这个词，以及过去几分钟内他第二次使用讽刺语气的事实。但是，即使讽刺是一个潜在的重要的适应不良的社交信号，与 OC 的主题嫉妒和怨怼相关联，但她还是选择在与来访者讨论这个问题之前收集更多的数据再说，而这个选择使他们得以专注于完成链分析。讽刺最常与嫉妒、怨怼、不屑和（或）蔑视（即与社会地位有关的情绪，这些情绪本身与支配欲望有关）相联系。它是一个强有力的间接社交信号，会对来访者的社交联结产生负面影响，并违背他的公平或仁爱的核心价值观。如果讽刺在多次治疗会谈中反复出现，那么治疗师将着手处理这一间接社交信号（见附录 5，"选定间接社交信号作为靶目标：会谈方案"）。

来访者： 噢，我不知道……我想可能没多久。大约几分钟后有人走过来打断了他们的交谈，那家伙跟着另一个人走了。所以我直接走向玛丽——但我想当时我完全忘记了原先计划好要说的话。
来访者使用就事论事的语气。

来访者很投入，这一点从他对问题的直接回答中可以看出。玛丽和另一个男人之间的互动时间很短，这表明来访者的嫉妒是没有必要的。

治疗师： 你还记得当你开始向她走去时，你在想什么或感觉如何吗？
治疗师表现出开放的好奇心。

来访者： 我在想，她很冷漠，很有心计。她只是想伤害我。
来访者表情平淡，语气单调。

治疗师： 你当时具体对她说了什么？
治疗师表现出开放的好奇心，露出温暖的闭嘴式微笑。

治疗师专注于获得对任何潜在问题行为的详细描述。

来访者： 我只是说，"嘿，你想什么时候一起出去玩吗？"
来访者使用就事论事的语气，盯着治疗师。

治疗师： 真的吗……？就是用这种语气？

> 治疗师扬起眉毛，但没有微笑；她的语气是质疑的；她把头略微偏向一边，做了一个卷唇动作（上唇快速向一侧上扬），随后几乎立即露出一个温暖的闭嘴式微笑和轻微的耸肩。

治疗师的非语言行为——一个复杂的社交信号——在不到一秒钟的时间里发生了。这是一个典型的治疗性调侃，我把它称为"哦，真的吗……？"反应。卷唇是这种调侃的一个非常有趣的部分，因为它通常与厌恶联系在一起；因此，许多治疗师发现在治疗中使用它非常困难（一开始），即使他们充分认识到它的治疗价值，并经常向他们的朋友和家人轻松地发出"哦，真的吗……？"信号。但对于治疗师来说，这是一个重要的社交信号，在与对威胁过度敏感的OC来访者合作时，要允许自己使用。它允许治疗师非正式地指出缺陷，而不会过于强硬。

来访者： 是的，我想她反正也不愿意去。我就好像，嗯，你知道……我也不知道。我当时脑子一片空白。
> 来访者的语气阴沉，眼睛略微低垂，肩膀下垂，姿势轻微收缩。

来访者似乎表现出了低水平的内疚或羞耻感；他的话语并不直接暗示他认为自己做错了什么，但他的非语言社交信号却提示了这一点。内疚源于一个人对自己的负面评价，每当一个人没有按照自己的价值观或理想化的自我生活时，就会产生内疚感，与此相反，羞耻感产生于他人的真实或潜在的评价（见"有趣的事实：羞耻与内疚不同"，见技能训练手册第五章第8课）。然而，与羞耻感不同的是，内疚没有与之相关的面部、身体或生理反应，研究表明，如果内疚的表达（如说"对不起"）没有伴随着羞耻感的典型身体表现，人们就不会相信它。在这个个案，来访者的身体表现——姿势收缩、目光低垂——是典型的羞耻感，表明他重视治疗关系，努力完成家庭作业对他很重要。

治疗师： 那你邀请她之后她说了什么？
> 治疗师表现出开放性的好奇心。

治疗师始终聚焦于链分析，而不是转向来访者可能的内疚感或羞耻感，或是调节来访者的感受。

来访者： 她说，她想要考虑一下。
> 来访者的语气和表情十分平淡。

治疗师： 你之后做了什么？
> 治疗师表现出开放的好奇。

治疗师聚焦于发现行为链中的重要环节——想法、行为和情绪。

来访者： 我只是说，"好的，我明白了。"之后我转身直接走到咖啡机那儿。我没有再说任何话。
> 来访者的语气和表情仍然保持平淡。

只要有可能，就请来访者演示适应不良的社交信号；不要假设你知道它是什么样子。

治疗师： 那你能给我演示一下你一走了之时的情形吗？我的意思是，你是生气地走出去还是偷偷溜走？当你走到咖啡机旁时，是像军人一样有条不紊吗？我想我问的是——你认为玛丽清楚地知道你对发生的事情感到不满吗？
> 治疗师转而用更欢快悦耳的语气，露出温暖的闭嘴式微笑，轻轻眨眼。
> 来访者站了起来，轻快地走过办公室。

> *治疗师表现出开放的好奇心，露出温暖的闭嘴式微笑。*

有时候这一步骤并不总是能够执行，因为有时在会话中演示社交信号是没有意义或不可能的。然而，这一步骤可能非常重要；例如，来访者可能报告说他表现出了暴怒，但当他演示他实际做了什么时，治疗师就会清楚地看到，来访者的行为方式大多数人都不会认为是适应不良的。执行这一步骤可以防止治疗师无意中把适应性行为当成了靶目标（回顾一下：OC 来访者倾向于认为任何情感表达都是适应不良的）。有时，这一步最好在链分析的一开始就进行（例如，当治疗师正在回顾日记卡并试图确定要针对哪个社交信号时）。一般规则是，如果社交信号的适应不良取决于其强度（例如，在表达强度很低或很高时，它可能就被视为适应性的），或者如果治疗师出于任何原因怀疑它是否可能是适应不良的，那么在开始链分析之前，治疗师应该让来访者演示他的行为。然而，这通常是不必要的，因为适应不良的行为是如此明显的适应不良。

> *来访者露出微笑。*

来访者： 我只是说："好吧，我明白了，"但是用了一个平淡的语调——我不确定我现在能否学得准……因为你又在做那件事儿了……
> *来访者轻笑了一下，微笑着，直视着治疗师。*

来访者很投入。来访者说"你又在做那件事"是指与治疗师的一个内部笑话（要记得这已经是他们的第 21 次治疗了）。在这个个案，"那件事"指的是治疗性调侃。在先前的治疗中，来访者曾报告说，当治疗师调侃他时，他发现很难做出沮丧或不安的样子来。这对来访者来说成为了一个重要的讨论领域，因为这帮助他认清了一个事实，即大多数时候（但并非总是）他伤心或难过的样子是虚假的，是用来控制他人的；见第十章"不要伤害我"反应的材料；也见技能训练手册第五章第 16 课中的作业单 16.A（"灵活心念 REVEAL"）。

来访者： 我想它听起来是这样的……
> *来访者的声音变得更低沉。*

来访者： "好吧，我明白了。"我忘了扬起眉毛……而且我很肯定我没有微笑。
> *来访者不好意思地笑了笑，然后试图恢复镇定。*

确定问题社交信号的后果，包括可能的强化物。

治疗师： 嗯……所以你说的是"好吧，我明白了"，用的是平淡的语气和表情。
> *来访者点头。*

治疗师： 那在你一走了之之后发生了什么？
> *治疗师表现出轻松的态度，使用严肃的语气，放慢说话的速度。*

治疗师已经从玩笑式的不敬转为富有同情心的严肃（见"玩笑式的不敬和富有同情心的严肃"，第十章）。

来访者： 我不知道。我走到咖啡机旁，给自己倒了一杯咖啡。我就站在角落里，我开始想，嗯，每个人都有隐藏的动机，如果有机会，他们就会操纵我。之后，我决定离开那里。我离开房间，坐在外面的长椅上。当时，我觉得自己几乎是正义的。但当我回到家后，我开始觉得自己表现得像个小孩子……我只是跺了跺脚，然后提前离开。我不知道……感觉我注定要失败。

来访者的语气诚恳但阴郁；来访者看着治疗师，但他的头微微低下。

来访者投入会谈，可能感到适度的羞愧，这可能在一定程度上是合理的。

治疗师： 所以对你来说，后果是你感觉很糟糕。然而，发生的事情是非常可理解的，我的意思是，你前一天晚上几乎没有睡觉。此外，你一生中还没有真正和任何人约会过。因此，当你第一次尝试将"匹配＋1"技能付诸行动时可能会遇到一些困难，这也是正常的。所以我给你的自我询问的问题是……

治疗师露出温暖的闭嘴式微笑。

治疗师： ……你是否在利用这个机会向你自己，也许还有其他人证明，你永远也无法摆脱这个抑郁症？

治疗师停顿了一下，将手举到空中，掌心向前，示意"停止"。

治疗师： 但就在这里停下。你不能回答这个问题，因为它是一个自我询问的问题。

治疗师温暖地微笑着，随后轻声笑了。

来访者露出微笑。

治疗师： 今天我们需要思考的一件事是，你是否又对自己过于苛刻了？

治疗师停顿了一下。

来访者很警醒。

治疗师： 例如——虽说你的行为可能不是最好的——但你也没有向前攻击和玛丽聊天的那个家伙，或是对玛丽喊叫。而且，我还没有听到有什么特别重要的事情……

治疗师停顿了一下，以达到效果。

治疗师： 你知道我现在在想什么吗？

来访者摇头表示不知道。

治疗师： 嗯，就我所知，她实际上并没有拒绝与你约会。好消息是，要想弥补损害——先假设有损害存在，我们能做的事情有很多。

治疗师语气温暖，露出温暖的闭嘴式微笑和缓慢的肯定的点头，稍微放慢说话的速度，并降低音量。

治疗师放慢说话的速度，加上略微降低的音量，当与其他亲社会信号一起使用时，如一个温暖的微笑、眉毛上扬或肯定的点头，就会发出非批评性的赞赏和温暖的信号。治疗师还鼓励自我询问，但是以好玩儿的方式，从而在富有同情心的严肃和玩笑式的不敬之间切换。

来访者： 是的……可能吧。我们并不真正知道。

来访者耸耸肩。

治疗师： 从那之后有发生其他事情吗？比如，你有没有尝试联系玛丽，试图修复任何可能的伤害？

治疗师表现出开放的好奇心。

治疗师开始向解决方案分析推进（参见第十章）。

来访者： 没有。我认为她不会想听我说的。

来访者低下头。

附录 7 使用 RO DBT 链分析和解决方案分析：原则和会谈议程

在理清整条链条后进行解决方案分析（记住一个链条不要出太多解决方案，那会让来访者不堪重负；可以随着时间的推移来构建更多）。

治疗师： 是的，感到羞愧并不是开始一天的好方法。

治疗师露出温暖的闭嘴式微笑。

治疗师： 我希望我们现在做的是回头看看行为链上的每一个环节，看看我们是否能想出一些你下次可能使用的技能。例如，我们可能需要谈谈你在发出邀请时的语气，是什么使你无法练习"匹配＋1"，也许还需要谈谈一走了之离开现场向别人传达了什么。你愿意这样做吗？

来访者点头同意。

治疗师： 首先，你当初有多大的决心去真正地练习"匹配＋1"？

治疗师表现出轻松的态度，展示开放的好奇心。

治疗师正在引导来访者进行链分析的下一步——为行为链中的每个适应不良的环节寻找解决方案。她回顾了行为链中之前强调过的几个适应不良环节，作为潜在的工作领域，并开始进行解决方案分析，首先评估来访者对完成家庭作业的承诺程度（即使用"匹配＋1"技能邀请他人出去约会）。

附录 8

RO DBT 治疗遵循度评估：自测清单

指导语：这一量表用于治疗师对 RO DBT 治疗遵循度的全面自我评估。理想情况下，由一名独立的 RO DBT 治疗师在观看一次治疗录像之后进行评分。本量表用于评估治疗师的行为，而非来访者的行为。因此，在评估每一条目时，重要的是要尽可能区分治疗师的行为和来访者对治疗师行为的反应。你的评分应当反映整个治疗会谈，得分越高说明遵循度越高。

1. RO DBT 个体治疗物理 / 环境设置

在准确描述治疗环境的条目前打勾。

☐ 理想来说，个体治疗中椅子应呈现为 45 度角摆放，同时，让物理距离最大化。室温应当设置为低于平时温度。
☐ 如果没有中央空调，治疗师应使用电风扇或其他类似的电器来降低室内温度（人们在感到冷的时候会告诉别人，但是感到热的时候不容易表达太热了，因为感觉热和焦虑相关）。
☐ 在治疗开始之前，治疗师给自己准备一杯水（茶，咖啡），同时也给来访者准备一杯喝的（水，茶，咖啡）。

2. RO DBT 个体治疗，导入 / 承诺阶段（第 1 ～ 4 次会谈）

在准确描述治疗会谈中发生了什么的选项前打勾。

A. 第 1 次会谈

☐ 在第 1 次治疗开始时，治疗师向来访者介绍 RO DBT 中来访者和治疗师之间的双向对话和合作立场（例如，解释 RO DBT 涉及来访者和治疗师之间的治疗性对话，有时需要治疗师打断来访者或将讨论引向特定的主题）。
☐ 治疗师简要地让来访者了解第 1 次治疗的目的和结构（例如，治疗师了解一些重要的背景信息，并确定 RO DBT 在多大程度上适合来访者的治疗）。
☐ 治疗师征得来访者的同意，即来访者的个性风格被描述为过度控制是最合适的，并且来访者承诺将针对适应不良的 OC 行为作为治疗的核心部分。
☐ 治疗师使用 RO DBT 脚本中的步骤来引导讨论（见"在第 1 次会谈中确定过度控制为核心问题的四个步骤"，第五章）。

- ☐ 讨论是有时间限制的（大约 10 分钟），以轻松的方式进行。
- ☐ 治疗师把每种风格典型的身体动作和面部表情演示出来，以便让来访者直观地看到哪种风格最符合来访者。
- ☐ 治疗师在描述控制不足的应对方式时，使用了戏剧性的、夸张的面部表情、手势和语调。
- ☐ 在描述过度控制或 OC 风格的应对方式时，治疗师表现出更平静和更精确、限制和控制的方式。
- ☐ 评估当前和过去的自杀和自伤行为的历史（通常情况下，这项评估在会谈开始后 30 分钟左右开始，以便需要的话有足够的时间进行风险评估和出台自杀/自伤预防计划）。
- ☐ 治疗师使用 RO DBT 半结构式自杀风险访谈（见附录 4）来指导自杀评估。
- ☐ 应对任何当下紧急的威胁生命的行为，根据需要使用 RO DBT 危机管理方案中的原则（见第五章）来指导治疗师的干预措施。
- ☐ 治疗师获得来访者的承诺，即在实际做出放弃治疗的决定之前，至少再返回一次治疗，当面讨论（而不是通过电子邮件、短信或电话）任何关于放弃治疗的冲动或想法；治疗师告诉来访者，"我相信你有能力履行你之前的承诺。"

B. 第 1 次或第 2 次会谈

- ☐ 治疗师不动声色地引导来访者认识到在治疗过程中处理过去的创伤、性问题和（或）长期的怨恨和不满的潜在重要性（通常这种讨论只需要几分钟的时间）。
- ☐ 治疗师发出信号：她/他愿意和来访者讨论任何问题。
- ☐ 在讨论过去的创伤、性问题或长期以来的怨恨和不满时，治疗师示范了开放的好奇和放松。
- ☐ 治疗师向来访者介绍在第 1 次治疗中不去追究任何过去的创伤或痛苦事件的细节的理由（例如，部落的建设是需要时间的，在新的关系中不过早透露太多信息是正常的）。
- ☐ 治疗师强调了在治疗后期针对该问题的重要性，其时间将由双方共同决定（这种延迟是为了在创伤或哀伤工作开始前有时间建立治疗联盟）。
- ☐ 治疗师强化了来访者的坦承自己（例如，过去的创伤、性问题或长期的怨恨）。
- ☐ 治疗师对来访者的坦率和公开披露表示感谢或赞赏（例如，感谢来访者）。
- ☐ 治疗师通过减轻压力来强化来访者的坦承自己（回顾一下：OC 来访者不喜欢聚光灯）。
- ☐ 治疗师引导来访者承诺在下周参加 RO 技能培训课程（从第 2 次会谈开始）。
- ☐ 治疗师对来访者参加 RO 课程的能力表示信任，而且是以不防卫、不强迫、不抱歉的方式进行的。
- ☐ 治疗师提醒来访者（如果需要提醒的话），来访者已经有了大量的课堂经验（大多数 OC 来访者在学校和类似的课堂环境中都非常成功，参加 RO 技能培训课就像回到了学校，焦点是被教授的内容，而不是被教授的个人）。
- ☐ 治疗师实事求是地强调了接受全部"剂量"治疗的重要性，并强调 RO 技能是至关重要的。

C. 第 3 次和第 4 次会谈

- ☐ 治疗师使用 RO DBT 教学讲义，方便介绍 RO DBT 过度控制的神经生物社会理论和 RO DBT 的变化机制假说。

- [ ] 治疗师在必要时继续引导来访者了解治疗的整体结构和治疗的原则。
- [ ] 治疗师确定来访者的 2～4 个价值目标,其中至少有一个目标(如建立一个浪漫的伴侣关系、改善亲密关系、养家糊口、成为一个温暖和有帮助的父母,或有收益和快乐的就业)与来访者的社会联结有关;见技能训练手册,作业单 10.A("灵活心念 DEEP:确定价值目标")。
- [ ] 向来访者介绍 RO DBT 日记卡。

3. RO DBT 个体治疗,工作阶段(第 5 ～ 29 次会谈)

在准确描述治疗会谈中发生了什么的选项前打勾。

A. 时间和顺序的策略

- [ ] 在治疗过程中,治疗师在日记卡上确定并监测至少 3～5 个与 OC 主题相关的核心社交信号靶目标[社交信号靶目标预计会随着时间的推移而慢慢改变、被完善和(或)随着来访者的改善而被新的目标取代]。
- [ ] 治疗师在每次会谈上对一个社交信号靶目标进行行为链分析和解决方案分析(目前已知,至少偶尔有些会谈会不做正式的链分析,但治疗师应将连续两次或以上的治疗会谈没有链分析视为有问题的)。
- [ ] 介绍了学习激活社交安全系统的技能的重要性,以应对核心的 OC 生物气质倾向(如高威胁敏感性;第 5 ～ 7 次会谈)。
- [ ] 在会谈中明确教授和实践旨在激活社交安全系统的 RO 技能(例如,大 3 ＋ 1;第 5 ～ 7 次会谈)。
- [ ] 治疗师解释 RO 自我询问日记的重要性,并向来访者展示日记书写的例子(例如,通过使用第七章中的例子,或向来访者展示治疗师的个人 RO 日记中的一个例子;第 5 ～ 9 次会谈)。
- [ ] 治疗师鼓励来访者使用技能训练手册中的自我询问讲义和作业单来促进自我询问的练习(见讲义 1.3,"从自我询问中学习";第 5 ～ 9 次会谈)。
- [ ] 治疗师介绍慈心冥想(LKM),并在会谈中进行约 15 分钟的慈心冥想练习(第 7 ～ 9 次会谈)。
- [ ] 治疗师坚持使用技能训练手册中提供的 LKM 脚本。
- [ ] 在第一次 LKM 练习后,治疗师询问来访者的观察体验,并做答疑。
- [ ] 治疗师在课程中对 LKM 练习进行录音(例如使用来访者的智能手机),并鼓励来访者每天使用该录音来辅助 LKM 练习。
- [ ] 治疗师在日记卡上监测 LKM。
- [ ] 治疗师介绍"灵活心念 ADOPT"中的 12 个问题,用于评估是否接受或拒绝批评性反馈,并鼓励来访者在感到受到批评时练习使用这些问题(第 10 ～ 12 次会谈)。
- [ ] 治疗师非正式地教授灵活心念 REVEAL 技能,特别强调"推拒"和"不要伤害我"反应,并以此来促进在日记卡上锁定间接的社交信号靶点(第 13 ～ 17 次会谈)。
- [ ] 治疗师讨论个人坦承自己在发展关系中的重要性,在会谈中练习"匹配 ＋ 1"技能,并布置相关的家庭作业（第 11 ~ 18 次会谈）。
- ☐ 治疗师介绍了原谅的概念，并非正式地教授了"灵活心念 HEART"技能（第 13 ~ 24 次会谈）。
- ☐ 理想情况下，到第 14 次会谈为止，治疗师和来访者将已有多次机会练习联盟破裂的修复——这是 RO DBT 中良好工作关系的证明。
- ☐ 理想情况下，每一次修复（即使是小的）都跟来访者的价值目标和治疗目标建立了联系[a]。
- ☐ 治疗师提醒来访者治疗即将结束（最好是在 RO DBT 治疗结束前至少 10 周，例如，在 30 周的 RO DBT 门诊治疗模式中的第 20 次会谈）。
- ☐ 在必要时，治疗师教来访者如何为关系的结束感到悲伤而不至于崩溃（见技能训练手册，讲义 29.3，"通过哀伤工作强化原谅"）。
- ☐ 作为预防复发计划的一部分，治疗师回顾关键的 RO 技能（第 25 ~ 28 次会谈）。
- ☐ 治疗师利用最后一次会谈来庆祝来访者的生活，并与来访者一起注意到来访者在一段时间内的变化。小的变化和大的变化一样被庆祝，回忆并分享值得注意的治疗时刻。可以分享食物、茶或咖啡，以象征过渡，而治疗师最好鼓励来访者在一段时间内保持联系（假设来访者愿意这样做）。

B. 个体治疗日程

- ☐ 治疗师热情地欢迎来访者回来，并简短地核对登记（1 ~ 3 分钟）。
- ☐ 治疗师热情地问候来访者（例如，露出温暖的闭嘴式微笑），并欢迎来访者回来参加会谈。
- ☐ 治疗师简短地核对来访者的情况，以确保来访者已经为会谈做好准备。"一切都好吗？你准备好参加我们的会谈了吗？"治疗师阻止长时间的讲故事或闲聊。
- ☐ 治疗师热情而实事求是地一方面打断冗长的解释、故事或无关的闲聊，另一方面强调问题的潜在重要性。
- ☐ 治疗师问来访者是否愿意将该主题作为会谈议程的一部分（在回顾日记卡并完成链分析和解决方案分析后讨论）。
- ☐ 治疗师根据必要性在整个会谈中关注紧急的威胁生命的行为或潜在的联盟破裂。
- ☐ 治疗师回顾日记卡（6 分钟）。
- ☐ 治疗师使用 RO DBT 治疗目标等级来指导会谈议程设置。
- ☐ 治疗师将 OC 社交信号缺陷作为会谈中链分析和解决方案分析的优先项[b]。
- ☐ 治疗师检查来访者在 RO 技能训练课程上的学习情况，包括之前个体治疗中布置的家庭作业的完成情况（1 ~ 3 分钟）。
- ☐ 治疗师确认其他会谈日程条目（2 分钟）。
    - ☐ 来访者的要求（例如，有趣的故事，对成功的庆祝）。
    - ☐ 非 OC 目标（例如，限制性进食，药物使用问题）。
    - ☐ 计划在会谈中教授的具体 RO 技能、新的 OC 主题，和（或）治疗靶目标的调整。
    - ☐ 非正式的暴露和哀伤工作（例如，包括过去的创伤、怨恨、原谅、感激）。
    - ☐ 关于结束治疗的讨论。
    - ☐ 其他条目。
- ☐ 治疗师对回顾日记卡时确认的社交信号问题进行行为链和解决方案分析（20 分钟）。

- [ ] 处理会谈开始时确定的额外议程条目（15～20分钟）。
- [ ] 治疗师简要总结会谈中涉及的内容，例如学到的新技能、新的自我询问问题、新的靶目标或新的家庭作业练习（2分钟）。
- [ ] 治疗师提醒来访者之前的承诺，即在实际放弃治疗之前，亲自回来讨论任何放弃治疗的冲动。
- [ ] 治疗师以友好的姿态结束治疗（例如，提醒他保持联系或练习技能，表达关心，或善意地调侃——不要太完美）。

4. 治疗关系

在准确描述治疗会谈中发生了什么的选项前打勾。

A. RO DBT 治疗立场

- [ ] 治疗师对当下发生的事情做出反应，并具有灵活性，而不是按照预先确定的计划或专业角色进行操作（也就是说，他知道如何将他/她的专业"面具"留在家里）。
- [ ] 治疗师有一种轻松的专业风格，能示范全然开放和自我询问。
- [ ] 治疗师把来访者当作一个地位平等的人来对待，抱有开放的好奇心，愿意向来访者了解他是谁，而非告诉来访者他是谁。
- [ ] 治疗师能够展示自己的脆弱性，并能带着仁爱自嘲自己的错误或个人缺点。
- [ ] 治疗师欢迎意料之外的困难和情绪，将其作为从自己的部落接收反馈和练习自我询问的机会。
- [ ] 治疗师使用辩证的思维和行为来加强灵活的反应（例如，治疗师是仁爱但强硬的、开放但坚定的、不可预测但有条理的、顽皮但严肃的、自信但谦逊的）。
- [ ] 治疗师与来访者互动，就像他/她与朋友或家人互动一样（当我们与朋友在一起时，我们倾向于伸展、躺下或闲逛；我们的手势和面部表情更夸张，我们不那么有礼貌，我们更可能使用俚语或骂人的话来让我们的言语更多彩）。

B. RO DBT 一般治疗立场清单

以下问题旨在评估与 RO DBT 治疗立场有关的一般原则。1分表示"完全没有"，7分意味着"最大程度上"。如果可能的话，你应该与独立的同事对同一次会谈的评分进行比较（这个过程通常有助于识别盲点）。

	完全没有	非常少	有一点	中等程度	相当大的程度上	非常大的程度上	最大程度上
1. 治疗师在多大程度上表现出开放的好奇心？	1	2	3	4	5	6	7
2. 治疗师有多玩笑式不敬？	1	2	3	4	5	6	7
3. 治疗师在多大程度上表现出对会谈的控制？	1	2	3	4	5	6	7
4. 治疗师在多大程度上做到了询问而非告知？	1	2	3	4	5	6	7
5. 在提问或表述时，治疗师在多大程度上使用了限定词（例如，说"有没有可能……"或"也许……"），而不是使用绝对的表述或告知（例如，说"我知道……"或"你是……"）	1	2	3	4	5	6	7
6. 治疗师在多大程度上调整了他或她的情绪表达、姿势和语气以适应当时的情况（例如，在遇到荒谬的事情时表示难以置信或感兴趣的困惑，而在听到丧失事件时则表示悲伤）？	1	2	3	4	5	6	7
7. 治疗师在多大程度上对来访者在会谈中的社交信号行为保持警觉（证据举例，如频繁地核对）？	1	2	3	4	5	6	7
8. 治疗师有多频繁地与来访者确认对正在讨论的内容的参与程度或对整体治疗的投入程度？	1	2	3	4	5	6	7
9. 在多大程度上，治疗师鼓励自我询问——从会谈中的心境、不一致或情绪状态中可以学到什么？	1	2	3	4	5	6	7

C. 修复联盟破裂的方案

在准确描述会谈期间发生了什么的陈述旁边的方框中打勾。

- ☐ 治疗师放下了他/她的会谈议程（也就是说，一旦他/她认为可能有一个联盟破裂需要处理，就停止谈论当前的话题）。
- ☐ 治疗师通过短暂地脱离眼神接触给来访者减压。
- ☐ 治疗师通过靠在他/她的椅子上、发出治疗性的叹息、放慢谈话的节奏，并提供一个温暖的闭嘴式微笑和眉毛上扬，来表示友好合作和喜爱。
- ☐ 在表示非支配性友好的同时（略微低头，微微耸肩，张开手势，结合温暖的闭嘴式微笑，眉毛上扬和眼神接触），治疗师询问在会谈中观察到的变化（例如，治疗师说："我注意到有些事情刚刚发生了变化"，描述这种变化，并问："你此刻在想些什么、感到什么？"）
- ☐ 治疗师让来访者有时间回答问题，反映来访者所说的话并向来访者确认。
- ☐ 治疗师强化来访者的坦承自己（例如，通过向来访者表达感谢）。
- ☐ 治疗师在修复联盟破裂的过程中练习全然开放。
- ☐ 治疗师将联盟修复控制在较短的时长（10 分钟以内）。
- ☐ 在回到原来的议程之前，治疗师再次确认来访者是否投入治疗中。
- ☐ 除非治疗师确实做错了什么（例如，忘记了预约或迟到），否则治疗师不会为联盟的破裂向来访者道歉。

5. 锁定治疗目标的原则和策略

在准确描述会谈期间发生了什么的陈述旁边的方框中打勾。

A. 总体原则

- ☐ 治疗师使用 RO DBT 治疗目标等级来指导会谈中的行为（例如，如果在会谈中突然出现危及生命的紧迫行为，它将处于最优先地位）。
- ☐ 治疗师提醒来访者，RO DBT 认为不完成日记卡、迟到、缺席会谈和不完成作业是社交信号，目的是为了传达什么。
- ☐ 治疗师优先考虑针对社交信号缺陷，而不是内部体验（如失调的情绪、适应不良的认知、缺乏元认知觉察或过去的创伤记忆）和其他非社交信号问题（如药物治疗或限制饮食），但紧急威胁生命的行为除外。
- ☐ 治疗师将问题建构为一个关系问题。
- ☐ 治疗师对来访者会谈期间的社交信号行为保持警觉，将其作为新治疗目标的潜在来源。

B. 把社交信号靶目标置顶

锁定会谈中的社交信号缺陷。

- ☐ 治疗师在会谈中指出潜在的适应不良的社交信号行为，但仅当它在多次会谈中反复发生之后才这么做[d]。
- ☐ 治疗师评估来访者对社交信号行为的重复性的觉察程度。
- ☐ 治疗师再次确认来访者对以社交信号为治疗靶目标的承诺。
- ☐ 治疗师直接询问有关社交信号的问题，而不假设自己已经知道答案。
- ☐ 治疗师保持对社交信号靶目标的关注，避免被其他潜在的目标分散注意力。
- ☐ 治疗师向来访者演示社交信号看上去或听上去的样子（例如，通过语音语调、面部表情或身体姿势）。
- ☐ 治疗师夸张地表演社交信号，作为治疗性调侃的一部分。
- ☐ 治疗师评估来访者对社交信号演示的反应。
- ☐ 治疗师强化来访者的参与。
- ☐ 治疗师提醒来访者社交信号的定义。
- ☐ 治疗师将社交信号靶目标和来访者的价值目标联系起来。
- ☐ 治疗师获得来访者的承诺，在日记卡上监测新的社交信号，治疗师和来访者就新目标的标签以及如何监测它达成一致（例如，在 0～5 分的记分方法）。
- ☐ 治疗师帮助来访者确定可能与新的社交信号靶目标共同出现的一种想法和一种情绪，获得来访者的承诺，在日记卡上监测这种想法和情绪[e]。

使用 OC 主题来识别社交信号靶目标

- ☐ 在会谈开始的议程设置中，治疗师向来访者介绍会谈期间计划讨论的 OC 主题（如冷漠和疏远的关系）[f]。
- ☐ 必要时，治疗师简要地提醒来访者关于 OC 主题的一般目的（例如，治疗师告诉来访者，OC 主题是帮助锁定治疗靶目标的指南）。
- ☐ 治疗师提醒来访者关于社交信号的定义。
- ☐ 治疗师点出 OC 的一个主题（如冷漠和疏远的关系），问来访者："当你想到……时，你会想到什么词？"
- ☐ 治疗师将讨论中的 OC 主题和来访者的价值目标建立联系，例如，治疗师询问："这个主题在你生活中是如何体现的？和谁有关？它阻止了你实现或遵循哪些价值目标？"
- ☐ 治疗师点出 OC 的一个主题（例如，冷漠和疏远的关系），问来访者："如果我是一只墙上的苍蝇看着你，我怎么知道你的行为是冷漠和疏远的？"
- ☐ 治疗师验证新的社交信号靶目标是重要的（例如，社交信号正在阻止来访者实现价值目标）和普遍的 [也就是说，社交信号是习惯性的、频繁的，和（或）在不同情境中均存在]。
- ☐ 治疗师不是去谈论社交信号缺陷，而是演示给来访者社交信号看起来或听起来的样子。
- ☐ 治疗师和来访者一起给新的社交信号靶目标贴标签（起名字）。
- ☐ 治疗师帮助来访者识别可能与新的社交信号靶目标共同出现的一种想法和一种情绪，治疗师从来访者那里获得承诺，在日记卡上监测该想法和情绪[g]。
- ☐ 治疗师从来访者那里获得承诺，在日记卡上监测新的社交信号和任何其他新目标。

6. 行为原则

在准确描述了会谈期间发生了什么的陈述旁边的方框中打勾。

A. 后果管理策略

- ☐ 治疗师通过讨论促发因素、维持社交信号的强化物，及该社交信号符合来访者的核心价值目标的程度，来帮助来访者识别社交信号的功能。
- ☐ 治疗师强化来访者坦率地坦承自己和自由的情感表达；例如，每当来访者开始坦承自己脆弱的部分时，治疗师就表示欣赏或感谢，但不要夸大（回顾：OC 来访者不喜欢聚光灯）。
- ☐ 治疗师使用减压策略来强化来访者的参与、新的学习和（或）RO 技能的实践。
- ☐ 治疗师使用加压策略来减少、惩罚或消退一个适应不良的社交信号。

B. 间接的社交信号、潜在意图和经过伪装的要求

一般原则

- ☐ 治疗师向来访者教授有关间接社交信号的信息，它们的功能、如何容易被误读，及如何对人际

关系产生负面影响[h]。
- ☐ 治疗师鼓励来访者注意自己的非语言社交信号习惯（例如，来访者有多经常发出真诚愉快的笑、礼貌的笑、窃笑、故意不笑以及眉毛上扬或双手打开的手势，等等）。
- ☐ 治疗师鼓励来访者使用自我询问来检查自己的社交信号习惯在多大程度上符合价值目标；例如，治疗师鼓励来访者使用自我询问的问题，如我在多大程度上对自己的社交信号感到自豪？我是否会教孩子使用类似的信号？以及我需要学习的是什么？
- ☐ 治疗师将自己对来访者的间接社交信号的困惑反映给来访者，但只是在它反复出现之后才会这样做；例如，治疗师说："我注意到，在多个场合，每当我问起你的感觉如何，尤其是关于困难的话题，你似乎总是以说你很好来回应。我的问题是，你真的总是很好吗？"
- ☐ 治疗师在会谈中教授、示范或练习关键的 RO 社交信号技能，如灵活心念 ADOPTS 和灵活心念 REVEAL（见技能训练手册）。
- ☐ 治疗师利用会谈中间接的、不一致的和模棱两可的社交信号的实例作为练习社交信号技能的机会（例如，通过结合非支配性和合作友好的信号，谦卑又清晰有力地表达希望与某人建立密切关系的技能）。
- ☐ 在讨论"推拒"和"不要伤害我"反应、经过伪装的要求和间接信号时，治疗师表现出不慌不忙、直截了当、玩笑式的态度。

处理"推拒"和"不要伤害我"反应

- ☐ 治疗师明确地教给来访者关于"推拒"和"不要伤害我"的反应，使用灵活心念 REVEAL 技能来加强教学（见技能训练手册）[i]。
- ☐ 治疗师获得来访者的承诺，把"推拒"和"不要伤害我"反应作为靶目标，包括会谈中和会谈之外发生的，使用日记卡来监测。
- ☐ 治疗师将"推拒"和"不要伤害我"反应放在消退计划中，不慌不忙、兴致勃勃地继续讨论的话题，好像什么都没有发生。
- ☐ 当会谈中出现"推拒"和"不要伤害我"的行为时，治疗师更多展现的是顽皮和好奇，而不是严肃和关切[j]。
- ☐ 在长时间的"不要伤害我"反应中（来访者低头、捂脸、转移视线超过一分钟），治疗师就事论事地要求来访者参与，要求来访者坐直，肩部向后打开，下颏向外，看着治疗师的眼睛。
- ☐ 治疗师对来访者更直接地交流需要、愿望、欲望或情绪的尝试给予强化（例如，治疗师感谢来访者给出的"真相礼物"，在会谈的剩余时间里放弃他/她不喜欢的话题）。
- ☐ 当会谈中的"推拒"和"不要伤害我"的行为持续存在和（或）看起来对治疗师的干预没有反应时，治疗师转而采用 RO DBT 中联盟破裂的修复方案。

C. 行为链分析和解决方案分析（20～25分钟）

行为链分析

- ☐ 治疗师确定了适应不良的社交信号发生的背景（谁、什么、何时、何地）以及信号的强度[k]。
- ☐ 治疗师要求来访者演示（如果可能的话）适应不良的社交信号；在没有直接体验的情况下，治疗师不假定自己知道这种信号看起来或听起来是什么样子的。

- [ ] 治疗师询问来访者以确认影响因素（也称为脆弱因素）。
- [ ] 治疗师确认促发事件，并确认如果促发事件没有发生，就不会发出适应不良的社交信号。
- [ ] 治疗师确认导致了适应不良性社交信号的事件链（包括行动、想法、感受、感觉）。
- [ ] 治疗师确认适应不良性社交信号的后果，包括可能的强化物。

解决方案分析

- [ ] 治疗师优先考虑社交信号解决方案，而不是改变内部经验（例如，治疗师教来访者向潜在的朋友发出友好开放信号的技能，而不是教来访者如何减少社交焦虑的感觉）。
- [ ] 治疗师在行为链分析过程中或之后进行解决方案分析。
- [ ] 治疗师与来访者合作，为行为链中最严重的环节确定解决方案。
- [ ] 治疗师将解决方案与来访者的价值目标建立联系。
- [ ] 治疗师向来访者演示而不是告诉他如何改善或改变社交信号的习惯（例如，治疗师在会谈中演示一种新的社交信号技能，并要求来访者在会谈中练习）。
- [ ] 治疗师提醒来访者在社交互动前激活社交安全系统（例如，通过慈心冥想练习或"大3＋1"）。
- [ ] 当来访者看起来不确定的时候，治疗师鼓励来访者练习自我询问，而不是试图说服来访者相信治疗师的观点。
- [ ] 治疗师和来访者通过小型角色扮演，在会谈中练习新的技能或社交信号解决方案，治疗师确保解决方案是具体和实用的（例如，治疗师会先确定某项技能在来访者的环境中确实能用，然后才会让来访者去练习这项技能）。
- [ ] 治疗师鼓励来访者在 RO 自我询问日记中写下解决方案，以帮助促进实践；如果有必要，治疗师会为来访者写下解决方案，并在会谈结束时为来访者提供一份解决方案的副本。
- [ ] 治疗师经常进行核查，评估来访者的参与度。
- [ ] 治疗师不会在一次治疗中用太多的解决方案来淹没来访者[1]。
- [ ] 在个体治疗中，治疗师将相关的 RO 技能作为解决方案分析的一部分来教授，而不是等待 RO 技能课在未来的某个时间点来教授来访者现在需要的技能。

7. 非语言社交信号策略

在准确描述会谈期间发生了什么的陈述旁边的方框中打勾。
- [ ] 治疗师根据会谈中的状况，不断调整身体姿态、眼神、语气以及面部表情等。
- [ ] 治疗师通过以下非语言动作来给来访者减压：
    - [ ] 靠在椅背上来增加和来访者之间的物理距离。
    - [ ] 将靠近来访者的腿交叉放在另一条腿上，以稍稍将肩膀转向一侧。
    - [ ] 缓慢深呼吸，或是治疗性叹息。
    - [ ] 短暂的脱离目光接触。
    - [ ] 抬起眉毛。
    - [ ] 重新将眼神转回到来访者身上时露出温暖的闭嘴式微笑
- [ ] 为了鼓励坦率的披露，治疗师通过将求和信号（略微低头、耸肩和张手的手势）与友好合作信号（温暖的闭嘴式微笑、抬起眉毛、直接的目光接触）相结合，发出非支配性的合作友好信号。
- ☐ 治疗师不只是谈论来访者的社交信号，而是通过顽皮的表演来演示它（例如，使用一个愚蠢的声音，或突然面无表情，或假装打嗝，等等）。
- ☐ 治疗师为来访者示范，并跟来访者一起练习普遍适用的非语言信号，喜爱、友谊、信任和社交安全（如温暖的闭嘴式微笑、真诚愉快的微笑、扬眉、肯定的点头、悦耳的语调和双手打开的姿势）。
- ☐ 治疗师使用角色扮演和会谈中的练习来帮助扩展来访者的社交信号库。

8. 辩证的策略

在准确描述了会谈期间发生了什么的陈述旁边的方框中打勾。

A. 玩笑式的不敬与富有同情心的严肃

- ☐ 治疗师平衡玩笑式的不敬和富有同情心的严肃（例如，整个会谈期间在玩笑与严肃之间反复转换）。
- ☐ 治疗师以对待亲密朋友的方式亲切地调侃、哄劝、开玩笑和打趣来访者（例如，给来访者提供批评性的反馈，但又不当回事，或帮助来访者学习如何不那么严肃地看待自己）。
- ☐ 当来访者在碰到他/她不喜欢的东西，转过身去，或皱起眉头，或低下头时，治疗师当下会继续当作一切正常一样增加玩笑式的不敬，而不是下意识地去安慰或认可。
- ☐ 治疗师使用富有同情心的严肃来强化来访者的适应性行为和来访者坦率、开放、脆弱的情感表达（例如，治疗师放慢节奏，使用较柔和的语气、温和的目光交流，及温暖的闭嘴式微笑）。

B. 不动摇的中心立场与顺势放手

- ☐ 治疗师在不动摇的中心立场与顺势放手之间寻求平衡。
- ☐ 治疗师采取顺势放手的立场工作以修复联盟破裂，或引发来访者健康的自我怀疑和来访者对自己钟爱的理论的自我询问。
- ☐ 治疗师采取不动摇的中心立场工作（例如，治疗师保持坚定的信念，相信人类是社会性动物，自杀和自残不是一个选项，而不顾来访者的强烈反对）。

9. RO 技能培训原则

在准确描述 RO 技能培训环境、培训本身和（或）讲员行为的陈述旁的方框内打勾。

A. 物理/结构和总体原则

- ☐ 讲员将 RO 技能培训称为"课堂"，而不是"团体"[m]。
- ☐ RO 技能课的设置看起来和感觉就像一个小教室，中间有一张长桌，椅子摆在旁边，房间前面有一块白板供讲员书写。
- ☐ 讲员和助教是热情的，在教授技能训练课时表现出乐在其中的样子。
- ☐ 室内温度保持凉爽。
- ☐ 讲员直接使用技能训练手册进行教授。
- ☐ 一个技能训练班如果只有四人或更少的成员，则只需要一位讲员，而非通常情况下的两位。
- ☐ 讲员使用加压和减压原则来塑形来访者的参与行为。
- ☐ 讲员每堂课至少带领一次"无计划参与"练习。
- ☐ 讲员使用RO协议处理课堂上无法忽视的适应不良的社交信号，以处理"不要伤害我"反应、人身攻击或不完成作业的问题（见技能训练手册第三章）。

B. 当教室变得安静时

- ☐ 讲员通过直接寻求班级的批评性反馈来练习全然开放；例如，讲员问："是否刚刚发生了什么，使大家更难一起参与或投入我们的任务中？"
- ☐ 讲员面对教室里的无表情的凝视和平淡的面孔，与他/她想安静下来或表现得严肃的冲动相反，故意采用了夸大性的表情和手势。
- ☐ 讲员随机分配参与者大声朗读讲义或任务单的下一个要点，以打破沉默。
- ☐ 讲员用身体动作和无意义的发声来打破紧张，例如，讲员在没有预警的情况下说："好，大家站起来，一起拍手！"[n]
- ☐ 讲员通过讲故事或使用比喻来给课堂减压。

C. 讲员利用对社会责任感的治疗性诱导

- ☐ 在休息时间或课后，讲员与学员进行私下交谈或讨论，以提醒他/她先前的承诺，描述他/她的行为可能对其他班级成员产生的影响，或鼓励他/她表现得更恰当，以为集体的福祉做出贡献[o]。
- ☐ 讲员提醒学员他/她的核心价值观，即公平和做正确的事情，以帮助激励学员在课堂上表现得更适当，并获得学员的承诺，按时到场，完成家庭作业，参与课堂练习，或投入讨论。

D. 讲员有效地、频繁地使用"无计划参与"练习

- ☐ 不提前告知练习。
- ☐ 讲员不对即将发生的事情进行预先指导或准备。
- ☐ 练习总是包括模仿讲员的动作。
- ☐ 讲员使用技能训练手册中列出的某种练习。
- ☐ 练习持续时间不超过一分钟[p]。
- ☐ 一般来说，讲员避免在事后讨论或处理练习相关的情况，而是继续进行他/她的日程，好像练习不曾发生[q]。
- ☐ 讲员不会让来访者带领练习[r]。

[a]：如果到了第14次会谈还没有出现过联盟破裂，治疗师应考虑存在治疗关系表浅的可能性（见第八章）。
[b]：如果存在紧急的威胁生命的行为或联盟破裂，则此步延后进行。

c: 这个提醒应在存在以下情况的会谈结束时给出：出现了联盟破裂的会谈；发生了挑战和困难的会谈；治疗师接受了督导后的那次会谈。也可以随机进行提醒。

d: 参见附录5，选定间接社交信号作为靶目标：会谈方案（也称作"打哈欠方案"）。

e: 一般情况下，对于一个新的社交信号不会在第一周就把改变作为目标，治疗师会鼓励来访者仅仅去观察。

f: 治疗师不应试图在一次会谈里把5个主题都回顾一遍（见"治疗靶目标的锁定：常见的陷阱"，第九章）

g: 见注释 e。

h: 例如，一个面无表情的凝视和不动声色的语调，以及对微笑和点头没有相应的呼应，不管发送者的真实意图如何，都会被普遍性地感知为威胁或反对的信号。

i: "推拒"和"不要伤害我"反应间接发送了不参与和反对的信号，其作用是打断不想要的反馈或让其加入社群的要求，同时还让信号发送者可以否认自己的意图（见第十章）。

j: 玩笑式不敬的立场在提供了矫正性反馈的同时没有太过强硬，在避免强化适应不良性社交信号的同时鼓励了更直接的沟通。

k: 为了避免不必要的冗长链分析，治疗师最好找到在适应不良的社交信号发生前半小时内的促发事件或触因。现实中的促发事件或触因最常见的是发生在适应不良性社交信号前数秒到数分钟之间。

l: 治疗师为每个链分析找的解决方案最好不要超过 3～4 个。

m: 使用"课堂"这个词反映了培训的主要目的（即，教授和学习新技能）。

n: 如果遇到不大可能发生的情况，有成员拒绝站起来的话，讲员只需逆转指令，告诉还站着的成员说"好嘞，干得漂亮，现在继续，请坐下。"

o: 见第五章。

p: 这个理念是通过在参与者还没有感到太难为情的时候稍微提前一点结束练习，这样可以奖励参与集体活动的行为，由此建立一个新的学习经验，也就是参与集体可以是有趣的。

q: 除了正式教授"无计划参与"练习的时候（见技能训练手册），是不鼓励对这些练习进行回顾审视的。因为这样做往往会适得其反，触发更多的社会比较和（或）无意中暗示有某种正确的参与方式。

r: 这样做可能会迅速演变为竞赛，产生无益的社会比较，参与的成员争相比较，看谁是最搞笑或最有创意的那个。

注 释

原著前言

［1］有趣的是，我和同事的临床经验表明，患有过度控制障碍的来访者往往更喜欢生物学解释，而不是心理学解释，这种偏好反映了一种信念，即需要心理帮助代表个人控制的失败。另见 Kocsis 等的研究，2009 年，第 1185 页，该研究报告发现，在一个慢性抑郁症来访者的样本中，抗抑郁药物比心理治疗更受欢迎，这些来访者"需要相当大的说服力才能相信心理治疗是重要的"。

［2］RO DBT 认为，作为一个物种，我们的核心价值观是好的，因为它们的作用是帮助我们的同胞。即使是独立的价值观，也是为了减少对帮助的需要，而增进他人的福祉。因此，我们的部落本性代表了我们作为一个物种的核心部分，我们的价值观反映了这一点。

第一章

［3］自我控制作为一种跨文化现象并不新鲜；例如，Gottfredson 和 Hirschi（1990）的"自我控制理论"假设所有人类群体都重视自我控制品质，如延迟满足和无私，跨文化研究支持了这一观点（Vazsonyi & Klanjšek，2008）。

［4］文化规范很重要。在美洲和西欧，认为说话时保持眼神接触是表达兴趣和诚实；而认为说话时避免眼神接触的人是负面的，认为是隐瞒信息和缺乏自信。然而，在中东、非洲，尤其是亚洲，认为持续的眼神接触是不尊重甚至是对权威的挑战，尽管短暂的眼神接触被认为是尊重和礼貌的。

［5］根据假设，控制不足的人在规划未来和抑制基于情绪的行动冲动方面存在困难。

［6］基于生物气质的高奖赏敏感性是控制不足的应对特征，这可能会使控制不足的个体在涉及与即时奖赏相关的活动中更能坚持，比如艺术家连续绘画几个小时。相比之下，在过度控制的个体中，低奖赏敏感性是过度控制的应对特征，这可能导致以避免想象中未来的负面后果为目的的坚持，就像一个学生为了避免得到糟糕的成绩而尽职尽责地学习一样。

［7］在控制不足和过度控制的疾病中都发现了社交信号缺陷，尽管社交信号的表达方式在两者之间存在很大差异。过度控制的社交信号倾向于低调、可控、可预测和非情绪依赖，而控制不足的社交信号倾向于戏剧性、脱抑制、不可预测和情绪依赖。控制不足的个体的抑制表达通常是临时的、继发于引发厌恶的偶发事件。

［8］第一项随机对照试验得到了美国国家精神卫生研究所的资助（R03 MH057799-01；Thomas R.Lynch，项目负责人）。

［9］试验性的技能包括，列举对新体验保持开放的好处和坏处；封闭心念的迷思；封闭的、流动

的和天真的心念状态；全然开放的练习步骤；通往鲜活心念（alive mind）；抑郁症的辩证困境。

[10] 和第一项 RCT 一样，我们的第二项随机对照试验也获得了美国国家精神卫生研究所的资助（K23MH01614；Thomas R. Lynch，项目负责人）。

[11] RODBT-E2 包括针对过度控制障碍的标准 DBT 技能，以及在第一项随机对照试验中试点的新的 RO 技能和目标（见 T.R.Lynch 等，2003）。

[12] 这些新技能包括：对批评性反馈持更开放的态度；玩耍；向他人发出合作的信号；参与新奇的行为；激活社交安全系统；原谅和哀伤。有趣的是，在我们前两项随机对照试验中开发和测试的大多数新概念和新技能也出现在本书配套的 RO 技能训练手册中，尽管在新手册中它们通常以不同的语言呈现和描述。

[13] 对厌恶食物的反应倾向的冲动冲浪练习是唯一正式的，具体关注与食物相关的刺激的正念实践（见 T.R.Lynch 等，2013）。

[14] 治疗由霍尔顿进食障碍服务中心提供，这个项目在住院部开展，属于英国德文郡合伙 NHS 信托基金的项目。霍尔顿项目的独特之处在于根据 RO DBT 原则和跨诊断治疗理念的整体治疗方法，解释了自我控制倾向的个体差异（见 T.R.Lynch 等，2013）。

[15] 9 名参与者中有 1 名参与者退出研究，原因是由厌食症引发的躯体不稳定和有住院治疗的需要。剩下的 8 名参与者没有在治疗期间要求额外的日间治疗、住院治疗和紧急服务。

[16] RO 技能训练课程持续了 9 周，每周提供 2 次课，每次 3 小时，总共 18 次技能训练。

[17] 已发现的改善体现在社会安全感（治疗后中等效应）和应对技能的有效使用（治疗后较大效应，在 3 个月随访中持续存在）。不管受试者是否接受过药物治疗，是否还参加了其他治疗，在研究者控制受试者参加的培训课程的数量之后，这些发现仍然显著。仅有 19 例完成了 RO 技能训练的受试者获得了随访数据；事后检验显示了 RO 技能训练组治疗前和治疗后的分数差异有统计学意义（$P < 0.01$），但是治疗前和随访、治疗后和随访的差异没有统计学意义。

[18] 有趣的是，OC 罪犯不仅没有受益，他们更有可能在治疗前的评估中将自己的暴力犯罪描述为道德驱动而不是情感驱动。

[19] RO DBT 将囤积概念化为一种适应不良的抑制性控制，与为了完成更长远的目标而延迟满足的能力相关（例如，未雨绸缪的做法）。

第二章

[20] 尽管新兴的表观遗传研究表明，一些与压力相关的基因可能会因关键发育期的极端经历而改变。

[21] 从 RO DBT 的观点来看，压抑性应对更能反映桀骜不驯型，而防御性高焦虑应对方式更能反映过度讨好型（见第三章和第九章）。

[22] 关于奖赏敏感性的研究结果存在一些值得注意的差异。例如，通过自我报告方法来检验厌食症来访者（AN）对奖励的敏感程度有时呈现互相矛盾的结果。有些推断 AN-R（限制型）对奖赏敏感性较低，对威胁敏感性较高。AN-P（清除型）相对 AN-R 和对照组对奖赏敏感性较高（I. Beck, Smits, Claes, Vandereycken, & Bijttebier, 2009; Claes, Vandereycken, & Vertommen, 2006），或 AN 青少年不管是哪种亚型都具有高威胁和高回报敏感性（Glashouwer, Bloot, Veenstra, Franken, & de Jong, 2014）。然而，还没有研究区分预期性奖赏（即多巴胺/兴

奋通道）和完成性奖赏（阿片类介导的放松/满足），并且评估奖赏的方式也各式各样，或假设外显行为回应（例如，冲动），类比于奖励敏感性。还需要更多的研究。

[23] 在我看来，区分非社会性和社会性完成性奖赏对理解 OC 个体的奖励反应的范围至关重要。例如，甜味任务是其中一个最清楚衡量完成性奖赏的方法。该任务要求参与者对被要求品尝的溶液中蔗糖（糖）浓度逐渐增加后所体验到的愉悦程度进行评价。这项任务的优点是它限制了预期奖赏或奖赏学习可能影响结果的程度。研究表明，抑郁症受试者在甜味任务的评价和非抑郁症受试者的评价相似（Amsterdam, Settle, Doty, Abelman, & Winokur, 1987; Dichter, Smoski, Kampov-Polevoy, Gallop, & Garbutt, 2010; Berlin, Givry-Steiner, Lecrubier, & Puech, 1998）。回想一下，抑郁症越来越被认为是一种具有过度控制特征的慢性疾病，同样，OC 个体预计会表现出较低的预期奖赏，但仍具有完整的享乐奖赏系统（尽管仅适用于非社会奖赏）。然而，甜味任务在捕获 OC 享乐反应方面的效用可能有限。例如，患有神经性厌食症的 OC 来访者可能会对甜味任务做出异常反应，这仅仅是饥饿或甜味触发经典条件厌恶反应的结果。

[24] 早先提及的，当 PNS-VVC 撤回，SNS 调节的战斗-逃跑反应占主导时，与社会交往活动关联的生理反应受损；面部表情僵硬，失去与他人灵活性的互动；参见 Porges（2001, 2003b）。

[25] 事实上，研究表明在生气或表达消极情绪时倾向于微笑的个体，有较低情感共情的特征；面部表情与内在体验一致的人具有较高的情感共情。参见 Sonnby-Borgström（2002）和 Sonnby-Borgström, Jönsson, & Svensson（2003）。

[26] 了解更多关于缺乏表达意愿的个体反应，请参阅 Boone & Buck（2003），English & John（2013），Kernis & Goldman（2006），Mauss 等（2011），以及 Reis & Patrick（1996）的有力研究。

[27] 参见 Depue & Morrone-Strupinsky（2005）。

[28] 社交排斥的不良结果被假定激活参与解码外显和内隐长期记忆的脑区（例如杏仁核和海马体；参见 LeDoux, 2012），因而在未来更有可能诱发自主防御性觉醒和对社会环境刺激的回避。

第四章

[29] 标准 DBT 中，技能广泛使用的强化最常通过个体治疗师应用电话教练来实现（Linehan, 1993a）。尽管在与控制不足的个体和患有边缘型人格障碍的来访者一起工作时经常需要以危机为导向的电话教练，但 OC 来访者不太可能使用这种模式。即使 OC 来访者感受到极大的内在痛苦，但他们有强烈的意愿不让别人看到，甚至是他们的治疗师（像一位 OC 来访者解释的那样，"我只是不做危机处理"）。事实上，对大多数 OC 来访者来说，维护面子是一个关键的行为方式。通常，OC 来访者认为危机电话是不必要的，不被社会接受的，或是软弱的表现。在工作中，危机电话和电话教练在这类群体里较少使用。然而，我们发现短信或电话联系很有帮助，并且更常用于 OC 来访者与他们的治疗师保持联络或让他们的治疗师知道布置的家庭作业已完成或尝试了一项新技能。换句话说，OC 来访者更常使用短信和电话与他们的部落成员（在这种情况下，是他们的治疗师）联系，练习庆祝他们的成功。然而，这种响应模式可能不适用于每一位 OC 来访者，这一事实体现了进一步研究的重要性（例如青少年）。

[30] 咨询小组会议提供许多重要的功能。例如，他们为治疗师提供支持，减少职业倦怠的可能

性，提高对来访者的现象学同理心，并为治疗计划提供指导。RO DBT 中一个主要假设是治疗师为帮助他们的来访者学习开放性、灵活性和社交联结，必须自己具有并且练习这些特质，给来访者示范。督导和咨询虽然在 RO DBT 中不是必需的，但认为是治疗师实践其宣扬的理论的重要手段（从而保持治疗遵循度）。

[31] 为正在学习 RO DBT 的治疗师提供培训支持，请访问 http：//www.radicallyopen.net。该资源提供了一系列补充培训材料，包括展示核心治疗策略和更新的录像片段。该网站还提供由 RO DBT 认证、遵循治疗的临床督导选项的链接。

[32] 参见附录 4 专门设计为评估和管理 OC 来访者自杀行为和自伤的半结构化访谈和治疗方案；另请参阅"评估 OC 危及生命的行为"和"RO DBT 危机管理方案"，第五章。

[33] 关于增加医疗照顾的需要似乎会带来的特殊地位，一位厌食症来访者表达了她的恐惧，如果她看起来不"易碎"，她将会失去"公主"的地位。

[34] 熟悉标准辩证行为疗法的读者（Linehan，1993a）会认识到这是一个重大变化。在标准 DBT 中，干扰治疗的行为（例如，来访者拒绝参加会谈或在会谈中拒绝发言，或反复越过治疗师的个人界限以致令治疗师沮丧）被认作是在治疗等级里第二重要的靶目标。

第五章

[35] 在标准 DBT 中，通常非常强调所谓的四次缺席规则。根据此规则，连续缺席四次技能小组治疗或个人治疗（不是两者）的来访者将被视为退出治疗（即，来访者被视为已退出治疗）。四次缺席规则不是 RO DBT 的一部分。尽管仍期待来访者参加技能课程和个体治疗，但 RO DBT 认为缺席表明联盟可能破裂。

[36] 标准 DBT 使用出自于市场营销的"以退为进"（door in the face）和"登门槛效应"（foot in the door）两种策略。本质上，治疗师试图向来访者推销 DBT（见 Linehan，1993a，288 - 289 页）。作为获得来访者所愿意付出的最大承诺的一种手段，治疗师可能会要求来访者做出巨大的承诺（例如，来访者再也不会掩饰自己的感受），这是一个肯定会被拒绝的请求，然后再要求一个较小的承诺（例如，该来访者每节课练习，表达一个关于治疗师的批判性的想法）。

[37] RO DBT 不使用书面承诺表；它们是非个人的，它们的法律性质意味着治疗师不信任来访者。

[38] 希望了解更多信息的来访者可让他们直接访问 http：//www.radicallyopen.net。

[39] 在标准的 DBT 中，如果来访者不确定他们的治疗师是否真的理解他们或他们独特的问题，治疗师可能会采取"全能"（omnipotence）不敬策略（参见 Linehan，1993a，第 397 页），像是说："相信我——这我知道。我们完全理解你的问题，也知道如何让你摆脱它们。"这种用于治疗边缘型人格障碍来访者的方法可以有效吸引来访者的注意力，让他相信改变是可能的，从而增强承诺。但是，同一种方法用在 OC 来访者中，可能会令人反感或浮夸。大多数 OC 来访者都非常谨慎（到了错误的程度），许多 OC 来访者为自己与众不同或难以理解而暗暗自豪（见第十章"谜团困境"）。

[40] 在一项关于自伤青少年的研究中，发现了一个亚组（占样本的 10%），他们几乎完全在私下自伤，而且他们似乎是非冲动性地计划他们的自伤行为（Klonsky & Olino，2008）。因此，重申第三章中提出的观点，故意自伤不应仅仅被视为一种情绪依赖的、冲动的、寻求关注或感觉的现象；这是一种复杂的行为，具有多种功能，最常见的是自我惩罚和负面情绪调节（Klonsky，2007；Nock，2009）。

[41] 尽管据我所知，还没有这方面的研究，但大多数宗教政治恐怖主义行为可能是由 OC 个人领导或实施的（这些类型的暴力行为需要大量的计划，并且通常与核心 OC 问题相关，例如道德确定性）。自杀或将自杀与恐怖主义行为结合起来的人可能会从逻辑上得出这样的结论：自杀或杀害他人是表达观点、惩罚违法者或引起人们对某项事业的关注的最佳方式。

[42] 我们的研究团队正在评估区分 OC 和 UC 自残行为的效用，我们目前正在开发一份自我报告问卷，旨在解决与 OC 自杀和自伤行为相关的一些独特特征。

第七章

[43] 因此，RO DBT 用源自马拉马蒂苏菲主义（Malâmati Sufism）的原则取代了标准 DBT（Linehan, 1993a）中的核心禅宗原则。

[44] 这也与标准 DBT 中的"智慧心念"（Wise Mind）概念形成鲜明对比，后者强调直觉知识的价值，强调从根本上了解某事物为真实或有效的可能性，并假定内在认知"几乎总是安静的"并涉及一种感觉"和平"（Linehan, 1993a）。从 RO DBT 的角度来看，事实或真相往往会产生误导，部分原因是我们不知道自己不知道什么，因为事情在不断变化，还因为有大量的经验发生在我们有意识的觉察之外。

[45] 在技能培训课堂上，坦承自己练习为两人一组，而不是在全班同学面前练习。如何在班级面前坦承自己的演示仅由讲员进行，用以示范或教授核心原则。

[46] 如果最近出现了联盟破裂，治疗师应该考虑到他的沮丧可能部分是由于联盟破裂未完全修复造成的，并且应该与来访者重新解决联盟破裂和修复问题。

[47] 有关固定心念和宿命心念概念的解释，请参阅技能训练手册第五章第 11 课。

第八章

[48] 在鼓励来访者发现自己的动机方面，RO DBT 的例外是当发生危及生命的行为时，在这种情况下，RO DBT 将利用外部后果来引发改变（参见第五章）。

第九章

[49] 例如，利维乌·利布雷斯库（Liviu Librescu）教授牺牲了自己的生命，他挡住了教室的门，以便他的学生能够逃离赵承熙（Seung-Hui Cho），这名枪手的狂暴行为导致弗吉尼亚理工大学 32 名学生和教职人员死亡。很难说利布雷斯库的英雄主义行为是自私的，因为这从未给他个人带来过好处。

[50] 标准 DBT 的核心辩证困境是接纳与改变（参见 Linehan, 1993a）。

[51] 我们迄今为止的研究表明，绝大多数治疗师倾向于过度控制的风格（尽管不在临床范围内）。例如，在我们正在进行的 RO DBT 多中心试验中，26 名研究治疗师中有 23 名自我认定为过度控制。考虑到大多数临床心理学培训项目和其他类似的医疗保健学术项目的竞争性质，这并不特别令人惊讶——进入这些项目需要优异的成绩以及出色的应试能力、毅力和计划等所有这些 OC 基本特性。

[52] 好吧，我觉得我有责任坦承自己：我引用这句话是为了表明一个观点。不过，我想这也说明了 RO DBT 中另一个非常重要的原则——那就是，犯傻在 RO DBT 中不是笑料！我们对自己的犯傻非常认真。欢笑和轻浮是庄严的时刻，也代表着改变的机会，等等等等等等。

[53] 第六章详细描述了最常见的适应不良的 OC 社交信号以及对治疗师的社交信号干预建议。

[54] 同样，治疗师不应向 OC 来访者提供书面文件或五个主题的概述供来访者在自己的时间思考，主要是因为这可能会引发有关词语使用或语法错误的长时间讨论和哲学辩论，并妨碍讨论其他主题。

[55] 对于熟悉标准 DBT 的治疗师来说，重要的是要记住，在 RO DBT 中，未完成日记卡不被视为干扰治疗的行为，就像在标准 DBT 中一样，并且不会触发干扰治疗的链分析。相反，未完成日记卡被认为是联盟破裂的可能迹象，并进行了相应的探讨（参见第八章）。技能培训课上不应复习日记卡，因为这限制了教学时间。在 RO DBT 中，日记卡仅用于个体治疗。

[56] 如果是在个体治疗期间明确教授附带讲义或作业单的技能，则可以放弃个体治疗中避免使用讲义的原则。

[57] 桀骜不驯型和过度讨好型的 OC 亚型个体都倾向于放弃人际关系而不是直接处理冲突。主要区别在于他们如何传达意图。桀骜不驯型的来访者更有可能明显地表达他们的不满（例如，走出房间或以书面形式通知某人关系已经结束），而过度讨好型的来访者的社交信号可能是间接的或明显有礼貌的（例如，过度讨好型的人会突然提到她有另一个约会，或者她会声称想要继续保持关系，但不再回复电子邮件和电话）。

第十章

[58] 以防万一你忽略了，那是个调侃。

[59] 这里的要点与遵循讲义方案无关，而与谜团困境的这一方面如何在治疗中显现有关。

[60] 为有兴趣了解更多行为主义的读者提供了优秀资源。例如，参见 Farmer 和 Chapman 的教科书 *Behavioral Interventions in Cognitive Behaviour Therapy*（2016 年）或 Pryor 的 *Don't Shoot the Dog*（1999 年），这两本截然不同的著作（至少在我看来）同样出色，可以作为了解更多认知行为原理和策略的资源。

[61] 检验先天与文化衍生的社交信号的研究非常复杂，并且充满了争论以及不同的发现和解释。虽然我个人觉得这个广阔的研究领域很有趣，但我有意选择不在本书中对其进行评论，部分原因是已经有不错的评论（例如，参见 Russell、Bachorowski 和 Fernández-Dols，2003），此外更重要的是，这本书的重点是关于治疗，是根据临床经验和研究，为临床医生提供用来干预过度控制障碍来访者的社交信号缺陷的原则和治疗步骤的概述。

[62] "推拒"反应在那些被描述为属于桀骜不驯型 OC 亚型的来访者中最常见；见第九章。

第十一章

[63] 我们的研究团队正在研究心理测量特性并确定分界值。

[64] 以防万一你忽略了……那是个调侃。

参考文献

Abrams, R. C., & Horowitz, S. V. (1996). Personality disorders after age 50: A meta-analysis. *Journal of Personality Disorders*, *10*(3), 271–281.

Achenbach, T. M. (1966). The classification of children's psychiatric symptoms: A factor-analytic study. *Psychological Monographs: General and Applied*, *80*(7), 1–37.

Adams, R. B., & Kleck, R. E. (2003). Perceived gaze direction and the processing of facial displays of emotion. *Psychological Science*, *14*(6), 644–647.

Adler, R. B., & Proctor, R. F. II. (2007). *Looking out/looking in* (12th ed.). Belmont, CA: Thomson/Wadsworth.

Adolphs, R. (2008). Fear, faces, and the human amygdala. *Current Opinion in Neurobiology*, *18*(2), 166–172. doi:10.1016/j.conb.2008.06.006

Aloi, M., Rania, M., Caroleo, M., Bruni, A., Palmieri, A., Cauteruccio, M. A.,…Segura-García, C. (2015). Decision making, central coherence, and set-shifting: A comparison between binge eating disorder, anorexia nervosa and healthy controls. *BMC Psychiatry*, *15*(6). doi:10.1186/s12888-015-0395-z

Ambady, N., & Rosenthal, R. (1992). Thin slices of expressive behavior as predictors of interpersonal consequences: A meta-analysis. *Psychological Bulletin*, *111*(2), 256–274. doi:10.1037/0033-2909.111.2.256

American Psychiatric Association. (2000). *Diagnostic and statistical manual of mental disorders (DSM-IV-TR), text revision* (4th ed.). Washington, DC: Author.

American Psychiatric Association. (2006). *American Psychiatric Association practice guidelines for the treatment of psychiatric disorders: Compendium 2006*. Arlington, VA: Author.

American Psychiatric Association. (2013). *Diagnostic and statistical manual of mental disorders* (5th ed.). Washington, DC: Author.

Amsterdam, J. D., Settle, R. G., Doty, R. L., Abelman, E., & Winokur, A. (1987). Taste and smell perception in depression. *Biological Psychiatry*, *22*(12), 1481–1485.

App, B., McIntosh, D. N., Reed, C. L., & Hertenstein, M. J. (2011). Nonverbal channel use in communication of emotion: How may depend on why. *Emotion*, *11*(3), 603–617. doi:10.1037/a0023164

Arbib, M. A. (2012). *How the brain got language: The mirror system hypothesis*. New York, NY: Oxford University Press.

Asendorpf, J. B. (2006). Typeness of personality profiles: A continuous person-centred approach to personality data. *European Journal of Personality*, *20*(2), 83–106. doi:10.1002/per.575

Ashton, M. C., Lee, K., & Goldberg, L. R. (2004). A hierarchical analysis of 1,710 English personality-descriptive adjectives. *Journal of Personality and Social Psychology*, *87*(5), 707–721. doi:10.1037/0022-3514.87.5.707

Bandura, A. (1973). *Aggression: A social learning analysis.* Englewood Cliffs, NJ: Prentice-Hall.

Barlow, D. H. (1988). *Anxiety and its disorders: The nature and treatment of anxiety and panic.* New York, NY: Guilford Press.

Baron-Cohen, S., & Wheelwright, S. (2003). The Friendship Questionnaire: An investigation of adults with Asperger syndrome or high-functioning autism, and normal sex differences. *Journal of Autism and Developmental Disorders, 33*(5), 509–517. doi:10.1023/A:1025879411971

Baumeister, R. F., & Cairns, K. J. (1992). Repression and self-presentation: When audiences interfere with self-deceptive strategies. *Journal of Personality and Social Psychology, 62*(5), 851–862.

Baumeister, R. F., Heatherton, T. F., & Tice, D. M. (1994). *Losing control: How and why people fail at self-regulation.* San Diego, CA: Academic Press.

Beauchaine, T. P. (2001). Vagal tone, development, and Gray's motivational theory: Toward an integrated model of autonomic nervous system functioning in psychopathology. *Development and Psychopathology, 13*(2), 183–214.

Beck, A. T., Freeman, A., & Davis, D. D. (2004). *Cognitive therapy of personality disorders* (2nd ed.). New York, NY: Guilford Press.

Beck, A. T., Kovacs, M., & Weissman, A. (1979). Assessment of suicidal intention: The Scale for Suicide Ideation. *Journal of Consulting and Clinical Psychology, 47*(2), 343–352.

Beck, A. T., Rush, A. J., Shaw, B. J., & Emery, G. (1979). *Cognitive therapy of depression.* New York, NY: Guilford Press.

Beck, I., Smits, D. J., Claes, L., Vandereycken, W., & Bijttebier, P. (2009). Psychometric evaluation of the behavioral inhibition/behavioral activation system scales and the sensitivity to punishment and sensitivity to reward questionnaire in a sample of eating disordered patients. *Personality and Individual Differences, 47*(5), 407–412.

Beevers, C. G., Wenzlaff, R. M., Hayes, A. M., & Scott, W. D. (1999). Depression and the ironic effects of thought suppression: Therapeutic strategies for improving mental control. *Clinical Psychology: Science and Practice, 6*(2), 133–148. doi:10.1093/clipsy/6.2.133

Bendesky, A., & Bargmann, C. I. (2011). Genetic contributions to behavioural diversity at the gene–environment interface. *Nature Reviews Genetics, 12*(12), 809–820.

Berlin, I., Givry-Steiner, L., Lecrubier, Y., & Puech, A. (1998). Measures of anhedonia and hedonic responses to sucrose in depressive and schizophrenic patients in comparison with healthy subjects. *European Psychiatry, 13*(6), 303–309.

Bernstein, A., Trafton, J., Ilgen, M., & Zvolensky, M. J. (2008). An evaluation of the role of smoking context on a biobehavioral index of distress tolerance. *Addictive Behaviors, 33*(11), 1409–1415. doi:10.1016/j.addbeh.2008.06.003

Berntson, G. G., Cacioppo, J. T., & Quigley, K. S. (1991). Autonomic determinism: The modes of autonomic control, the doctrine of autonomic space, and the laws of autonomic constraint. *Psychological Review, 98*(4), 459–487.

Berridge, K. C., & Robinson, T. E. (2003). Parsing reward. *Trends in Neurosciences, 26*(9), 507–513.

Berridge, K., & Winkielman, P. (2003). What is an unconscious emotion? (The case for unconscious "liking.") *Cognition and Emotion, 17*(2), 181–211.

Bieling, P. J., & Kuyken, W. (2003). Is cognitive case formulation science or science fiction? *Clinical Psychology: Science and Practice, 10*(1), 52–69. doi:10.1093/clipsy/10.1.52

Biggs, B. K., Vernberg, E., Little, T. D., Dill, E. J., Fonagy, P., & Twemlow, S. W. (2010). Peer victimization trajectories and their association with children's affect in late elementary school. *International Journal of Behavioral Development, 34*(2), 136–146. doi:10.1177/0165025409348560

Bijttebier, P., & Vertommen, H. (1999). Coping strategies in relation to personality disorders. *Personality and Individual Differences, 26*(5), 847–856. doi:10.1016/S0191–8869(98)00187–1

Blatt, S. J. (1974). Levels of object representation in anaclitic and introjective depression. *Psychoanalytic Study of the Child, 29*, 107–157.

Blatt, S. J., D'Afflitti, J. P., & Quinlan, D. M. (1976). Experiences of depression in normal young adults. *Journal of Abnormal Psychology, 85*(4), 383–389. doi:10.1037/0021–843X.85.4.383

Blechert, J., Michael, T., Grossman, P., Lajtman, M., & Wilhelm, F. H. (2007). Autonomic and respiratory characteristics of posttraumatic stress disorder and panic disorder. *Psychosomatic Medicine, 69*(9), 935–943. doi:10.1097/PSY.0b013e31815a8f6b

Block, J. H., & Block, J. (1980). The role of ego-control and ego-resiliency in the organization of behavior. In W. A. Collins (Ed.), *The Minnesota symposium on child psychology: Vol. 13. Development of Cognition, Affect, and Social Relations* (pp. 39–101). Hillsdale, NJ: Erlbaum.

Boehm, C. (2012). *Moral origins: The evolution of virtue, altruism, and shame.* New York, NY: Basic Books.

Bonanno, G. A., Davis, P. J., Singer, J. L., & Schwartz, G. E. (1991). The repressor personality and avoidant information processing: A dichotic listening study. *Journal of Research in Personality, 25*(4), 386–401.

Bonanno, G. A., Papa, A., Lalande, K., Westphal, M., & Coifman, K. (2004). The importance of being flexible: The ability to both enhance and suppress emotional expression predicts long-term adjustment. *Psychological Science, 15*(7), 482–487. doi:10.1111/j.0956-7976.2004.00705.x

Bond, C. F., & DePaulo, B. M. (2006). Accuracy of deception judgments. *Personality and Social Psychology Review, 10*(3), 214–234.

Bond, F. W., Hayes, S. C., Baer, R. A., Carpenter, K. M., Guenole, N., Orcutt, H. K.,…Zettle, R. D. (2011). Preliminary psychometric properties of the Acceptance and Action Questionnaire–II: A revised measure of psychological inflexibility and experiential avoidance. *Behavior Therapy, 42*(4), 676–688. doi:10.1016/j.beth.2011.03.007

Boone, R. T., & Buck, R. (2003). Emotional expressivity and trustworthiness: The role of nonverbal behavior in the evolution of cooperation. *Journal of Nonverbal Behavior, 27*(3), 163–182. doi:10.1023/a:1025341931128

Bouton, M. E. (2002). Context, ambiguity, and unlearning: Sources of relapse after behavioral extinction. *Biological Psychiatry, 52*(10), 976–986. doi:10.1016/S0006–3223(02)01546–9

Bracha, H. S. (2004). Freeze, flight, fight, fright, faint: Adaptationist perspectives on the acute stress response spectrum. *CNS Spectrums, 9*(9), 679–685.

Bradley, M. M., & Lang, P. J. (2007). Emotion and motivation. In J. T. Cacioppo, L. G. Tassinary, & G. G. Berntson (Eds.), *Handbook of psychophysiology* (3rd ed., pp. 581–607). New York, NY: Cambridge University Press.

Brand, N., Schneider, N., & Arntz, P. (1995). Information processing efficiency and noise: Interactions with personal rigidity. *Personality and Individual Differences, 18*(5), 571–579.

Brenner, S. L., Beauchaine, T. P., & Sylvers, P. D. (2005). A comparison of psychophysiological and self-report measures of BAS and BIS activation. *Psychophysiology, 42*(1), 108–115. doi:10.1111/j.1469-8986.2005.00261.x

Brown, R. A., Lejuez, C. W., Kahler, C. W., Strong, D. R., & Zvolensky, M. J. (2005). Distress tolerance and early-lapse smokers. *Clinical Psychology Review, 25*(6), 713–733.

Brown, W. M., Palameta, B., & Moore, C. (2003). Are there nonverbal cues to commitment? An exploratory study using the zero-acquaintance video presentation paradigm. *Evolutionary Psychology, 1*(1), 147470490300100104.

Brown, W. M., & Moore, C. (2002). Smile asymmetries and reputation as reliable indicators of likelihood to cooperate: An evolutionary analysis. In S. P. Shohov (Ed.), *Advances in Psychology Research* (Vol. 11, pp. 19–36). Hauppauge, NY: Nova Science.

Buck, R. (1999). The biological affects: A typology. *Psychological Review, 106*(2), 301–336. doi:10.1037/0033-295X.106.2.301

Butler, E. A., Egloff, B., Wilhelm, F. H., Smith, N. C., Erickson, E. A., & Gross, J. J. (2003). The social consequences of expressive suppression. *Emotion, 3*(1), 48–67.

Calvo, M. G., & Eysenck, M. W. (2000). Early vigilance and late avoidance of threat processing: Repressive coping versus low/high anxiety. *Cognition and Emotion, 14*(6), 763–787. doi:10.1080/02699930050156627

Cappella, J. N. (1985). Production principles for turn-taking rules in social interaction: Socially anxious vs. socially secure persons. *Journal of Language and Social Psychology, 4*(3–4), 193–212. doi:10.1177/0261927X8543003

Carroll, K. M., & Nuro, K. F. (2002). One size cannot fit all: A stage model for psychotherapy manual development. *Clinical Psychology: Science and Practice, 9*(4), 396–406.

Carter, J. C., Mercer-Lynn, K. B., Norwood, S. J., Bewell-Weiss, C. V., Crosby, R. D., Woodside, D. B., & Olmsted, M. P. (2012). A prospective study of predictors of relapse in anorexia nervosa: Implications for relapse prevention. *Psychiatry Research, 200*(2–3), 518–523.

Cashdan, E. (1998). Smiles, speech, and body posture: How women and men display sociometric status and power. *Journal of Nonverbal Behavior, 22*(4), 209–228.

Chagnon, N. A. (1974). *Studying the Yanomamö*. New York, NY: Holt, Rinehart and Winston.

Chambers, J. C. (2010). An exploration of the mechanisms underlying the development of repeat and one-time violent offenders. *Aggression and Violent Behavior, 15*(4), 310–323.

Chambless, D. L., Fydrich, T., & Rodebaugh, T. L. (2008). Generalized social phobia and avoidant personality disorder: Meaningful distinction or useless duplication? *Depression and Anxiety, 25*(1), 8–19.

Chaplin, T. M., Cole, P. M., & Zahn-Waxler, C. (2005). Parental socialization of emotion expression: Gender differences and relations to child adjustment. *Emotion, 5*(1), 80–88. doi:10.1037/1528-3542.5.1.80

Chapman, B. P., & Goldberg, L. R. (2011). Replicability and 40-year predictive power of childhood ARC types. *Journal of Personality and Social Psychology, 101*(3), 593–606.

Cheavens, J. S., Rosenthal, M. Z., Daughters, S. B., Nowak, J., Kosson, D., Lynch, T. R., & Lejuez, C. W. (2005). An analogue investigation of the relationships among perceived parental criticism, negative affect, and borderline personality disorder features: The role of thought suppression. *Behavior Research and Therapy, 43*(2), 257–268.

Chen, E. Y., Segal, K., Weissman, J., Zeffiro, T. A., Gallop, R., Linehan, M. M.,...Lynch, T. R. (2015). Adapting dialectical behavior therapy for outpatient adult anorexia nervosa: A pilot study. *International Journal of Eating Disorders, 48*(1), 123–132. doi:10.1002/eat.22360

Chen, Y. P., Ehlers, A., Clark, D. M., & Mansell, W. (2002). Patients with generalized social phobia direct their attention away from faces. *Behavior Research and Therapy, 40*(6), 677–687.

Claes, L., Klonsky, E. D., Muehlenkamp, J., Kuppens, P., & Vandereycken, W. (2010). The affect-regulation function of nonsuicidal self-injury in eating-disordered patients: Which affect states are regulated? *Comprehensive Psychiatry, 51*(4), 386–392.

Claes, L., Vandereycken, W., & Vertommen, H. (2006). Pain experience related to self-injury in eating disorder patients. *Eating Behaviors, 7*(3), 204–213.

Clark, L. A. (2005a). Stability and change in personality pathology: Revelations of three longitudinal studies. *Journal of Personality Disorders, 19*(5), 524–532. doi:10.1521/pedi.2005.19.5.524

Clark, L. A. (2005b). Temperament as a unifying basis for personality and psychopathology. *Journal of Abnormal Psychology, 114*(4), 505–521.

Cloitre, M., Miranda, R., Stovall-McClough, K. C., & Han, H. (2005). Beyond PTSD: Emotion regulation and interpersonal problems as predictors of functional impairment in survivors of childhood abuse. *Behavior Therapy, 36*(2), 119–124. doi:10.1016/S0005-7894(05)80060-7

Cloitre, M., Stovall-McClough, C., Zorbas, P., & Charuvastra, A. (2008). Attachment organization, emotion regulation, and expectations of support in a clinical sample of women with childhood abuse histories. *Journal of Traumatic Stress, 21*(3), 282–289.

Coid, J., Yang, M., Tyrer, P., Roberts, A., & Ullrich, S. (2006). Prevalence and correlates of personality disorder in Great Britain. *British Journal of Psychiatry, 188*(5), 423–431.

Cole, P. M., Zahn-Waxler, C., Fox, N. A., Usher, B. A., & Welsh, J. D. (1996). Individual differences in emotion regulation and behavior problems in preschool children. *Journal of Abnormal Psychology, 105*(4), 518–529. doi:10.1037/0021-843X.105.4.518

Commerford, M. C., Licinio, J., & Halmi, K. A. (1997). Guidelines for discharging eating disorder inpatients. *Eating Disorders: The Journal of Treatment and Prevention, 5*(1), 69–74. doi:10.1080/10640269708249205

Constantino, M. J., Manber, R., DeGeorge, J., McBride, C., Ravitz, P., Zuroff, D. C.,...Arnow, B. A. (2008). Interpersonal styles of chronically depressed outpatients: Profiles and therapeutic change. *Psychotherapy: Theory, Research, Practice, Training, 45*(4), 491–506.

Couch, L. L., & Sandfoss, K. R. (2009). An analysis of BIS/BAS connections to reactions after romantic betrayal. *Individual Differences Research, 7*(4), 243–254.

Couper-Kuhlen, E. (2012). Exploring affiliation in the reception of conversational complaint stories. In M.-L. Sorjonen & A. Peräkylä (Eds.), *Emotion in interaction.* (pp. 113–146) New York, NY: Oxford University Press.

Coutts, L. M., & Schneider, F. W. (1975). Visual behavior in an unfocused interaction as a function of sex and distance. *Journal of Experimental Social Psychology*, *11*(1), 64–77.

Crijnen, A. A., Achenbach, T. M., & Verhulst, F. C. (1997). Comparisons of problems reported by parents of children in 12 cultures: Total problems, externalizing, and internalizing. *Journal of the American Academy of Child and Adolescent Psychiatry*, *36*(9), 1269–1277. doi:10.1097/00004583-199709000-00020

Cromwell, H. C., & Panksepp, J. (2011). Rethinking the cognitive revolution from a neural perspective: How overuse/misuse of the term "cognition" and the neglect of affective controls in behavioral neuroscience could be delaying progress in understanding the BrainMind. *Neuroscience and Biobehavioral Reviews*, *35*(9), 2026–2035.

Darke, S., Williamson, A., Ross, J., & Teesson, M. (2005). Non-fatal heroin overdose, treatment exposure, and client characteristics: Findings from the Australian Treatment Outcome Study (ATOS). *Drug and Alcohol Review*, *24*(5), 425–432. doi: 10.1080/09595230500286005

Darwin, C. (1872/1998). *The expression of the emotions in man and animals* (3rd ed.). New York, NY: Oxford University Press.

Daughters, S. B., Lejuez, C. W., Bornovalova, M. A., Kahler, C. W., Strong, D. R., & Brown, R. A. (2005). Distress tolerance as a predictor of early treatment dropout in a residential substance abuse treatment facility. *Journal of Abnormal Psychology*, *114*(4), 729–734. doi:10.1037/0021-843X.114.4.729

Davey, L., Day, A., & Howells, K. (2005). Anger, over-control, and serious violent offending. *Aggression and Violent Behavior*, *10*(5), 624–635. doi:10.1016/j.avb.2004.12.002

Davis, J. M., McKone, E., Dennett, H., O'Connor, K. B., O'Kearney, R., & Palermo, R. (2011). Individual differences in the ability to recognise facial identity are associated with social anxiety. *PloS One*, *6*(12), e28800. doi:10.1371/journal.pone.0028800

De Jong, P. J. (1999). Communicative and remedial effects of social blushing. *Journal of Nonverbal Behavior*, *23*(3), 197–217.

Depue, R. A., & Iacono, W. G. (1989). Neurobehavioral aspects of affective disorders. *Annual Review of Psychology*, *40*, 457–492. doi:10.1146/annurev.ps.40.020189.002325

Depue, R. A., Krauss, S. P., & Spoont, M. R. (1987). A two-dimensional threshold model of seasonal bipolar affective disorder. In D. Magnusson & A. Öhman (Eds.), *Psychopathology: An interactional perspective* (pp. 95–123). Orlando, FL: Academic Press.

Depue, R. A., & Morrone-Strupinsky, J. V. (2005). A neurobehavioral model of affiliative bonding: Implications for conceptualizing a human trait of affiliation. *Behavioral and Brain Sciences*, *28*(3), 313–349.

Derakshan, N., & Eysenck, M. W. (1999). Are repressors self-deceivers or other-deceivers? *Cognition and Emotion*, *13*(1), 1–17.

DeScioli, P., & Kurzban, R. (2009). Mysteries of morality. *Cognition*, *112*(2), 281–299. doi:10.1016/j.cognition.2009.05.008

Dichter, G. S., Smoski, M. J., Kampov-Polevoy, A. B., Gallop, R., & Garbutt, J. C. (2010). Unipolar depression does not moderate responses to the Sweet Taste Test. *Depression and Anxiety*, *27*(9), 859–863.

DiGiuseppe, R., & Tafrate, R. C. (2003). Anger treatment for adults: A meta-analytic review. *Clinical Psychology: Science and Practice*, *10*(1), 70–84.

Dijk, C., Koenig, B., Ketelaar, T., & de Jong, P. J. (2011). Saved by the blush: Being trusted despite defecting. *Emotion, 11*(2), 313–319. doi:10.1037/a0022774

Dijk, C., Voncken, M. J., & de Jong, P. J. (2009). I blush, therefore I will be judged negatively: Influence of false blush feedback on anticipated others' judgments and facial coloration in high and low blushing-fearfuls. *Behavior Research and Therapy, 47*(7), 541–547.

Dill, E. J., Vernberg, E. M., Fonagy, P., Twemlow, S. W., & Gamm, B. K. (2004). Negative affect in victimized children: The roles of social withdrawal, peer rejection, and attitudes toward bullying. *Journal of Abnormal Child Psychology, 32*(2), 159–173. doi:10.1023/B:JACP.0000019768.31348.81

Dillon, D. G., Rosso, I. M., Pechtel, P., Killgore, W. D., Rauch, S. L., & Pizzagalli, D. A. (2014). Peril and pleasure: An RDoC-inspired examination of threat responses and reward processing in anxiety and depression. *Depression and Anxiety, 31*(3), 233–249.

Dixon-Gordon, K. L., Whalen, D. J., Layden, B. K., & Chapman, A. L. (2015). A systematic review of personality disorders and health outcomes. *Canadian Psychology/Psychologie Canadienne, 56*(2), 168.

Downey, G., Lebolt, A., Rincón, C., & Freitas, A. L. (1998). Rejection sensitivity and children's interpersonal difficulties. *Child Development, 69*(4), 1074–1091.

Dunkley, D. M., Zuroff, D. C., & Blankstein, K. R. (2003). Self-critical perfectionism and daily affect: Dispositional and situational influences on stress and coping. *Journal of Personality and Social Psychology, 84*(1), 234–252. doi:10.1037/0022–3514.84.1.234

Du Toit, L., & Duckitt, J. (1990). Psychological characteristics of over- and undercontrolled violent offenders. *Journal of Psychology, 124*(2), 125–141.

Ehrlich, H. J., & Bauer, M. L. (1966). The correlates of dogmatism and flexibility in psychiatric hospitalization. *Journal of Consulting Psychology, 30*(3), 253–259. doi:10.1037/h0023378

Eisenberg, N., Fabes, R. A., Guthrie, I. K., & Reiser, M. (2000). Dispositional emotionality and regulation: Their role in predicting quality of social functioning. *Journal of Personality and Social Psychology, 78*(1), 136–157. doi:10.1037/0022–3514.78.1.136

Eisenberg, N., Guthrie, I. K., Fabes, R. A., Shepard, S., Losoya, S., Murphy, B. C.,…Reiser, M. (2000). Prediction of elementary school children's externalizing problem behaviors from attention and behavioral regulation and negative emotionality. *Child Development, 71*(5), 1367–1382. doi:10.1111/1467–8624.00233

Eisenberg, N., Zhou, Q., Losoya, S. H., Fabes, R. A., Shepard, S. A., Murphy, B. C.,…Cumberland, A. (2003). The relations of parenting, effortful control, and ego control to children's emotional expressivity. *Child Development, 74*(3), 875–895.

Eisenberger, N. I., & Lieberman, M. D. (2004). Why rejection hurts: A common neural alarm system for physical and social pain. *Trends in Cognitive Sciences, 8*(7), 294–300. doi:10.1016/j.tics.2004.05.010

Ekman, P. (1972). Universal and cultural differences in facial expressions of emotion. In J. Cole (Ed.), *Nebraska symposium on motivation, 1971* (pp. 207–283). Lincoln: University of Nebraska Press.

Ekman, P. (1992). An argument for basic emotions. *Cognition and Emotion, 6*(3–4), 169–200. doi:10.1080/02699939208411068

Ekman, P., & O'Sullivan, M. (1991). Who can catch a liar? *American Psychologist, 46*(9), 913–920. doi:10.1037/0003–066X.46.9.913

Ekman, P., O'Sullivan, M., & Frank, M. G. (1999). A few can catch a liar. *Psychological Science, 10*(3), 263–266. doi:10.1111/1467–9280.00147

Ellsworth, P. C., Carlsmith, J. M., & Henson, A. (1972). The stare as a stimulus to flight in human subjects: A series of field experiments. *Journal of Personality and Social Psychology, 21*(3), 302–311. doi:10.1037/h0032323

English, T., & John, O. P. (2013). Understanding the social effects of emotion regulation: The mediating role of authenticity for individual differences in suppression. *Emotion, 13*(2), 314–329. doi:10.1037/a0029847

Fairburn, C. G. (2005). Evidence-based treatment of anorexia nervosa. *International Journal of Eating Disorders, 37*(Suppl.), S26–S30. doi:10.1002/eat.20112

Farmer, R. F., & Chapman, A. L. (2016). *Behavioral interventions in cognitive behavior therapy: Practical guidance for putting theory into action* (2nd ed.). Washington, DC: American Psychological Association.

Feinberg, M., Willer, R., & Keltner, D. (2012). Flustered and faithful: Embarrassment as a signal of prosociality. *Journal of Personality and Social Psychology, 102*(1), 81–97. doi: 10.1037/a0025403

Feldman, C., & Kuyken, W. (2011). Compassion in the landscape of suffering. *Contemporary Buddhism, 12*(1), 143–155. doi:10.1080/14639947.2011.564831

Ferenczi, S., & Rank, O. (1925). *The development of psychoanalysis* (Caroline Newton, Trans.). Washington, DC: Nervous and Mental Disease Publishing Co.

Ferguson, T. J., Brugman, D., White, J., & Eyre, H. L. (2007). Shame and guilt as morally warranted experiences. In J. L. Tracy, R. W. Robins, & J. P. Tangney (Eds.), *The self-conscious emotions: Theory and research* (pp. 330–348). New York, NY: Guilford Press.

First, M., Gibbon, M., Spitzer, R. L., Williams, J. B. W., & Benjamin, L. S. (1997). *Structured Clinical Interview for DSM-IV Axis II personality disorders* (SCID-II). Washington, DC: American Psychiatric Press.

First, M., Williams, J., Karg, R., & Spitzer, R. (2015). *Structured clinical interview for DSM-5, research version*. Arlington, VA: American Psychiatric Association.

Foa, E. B., & Kozak, M. J. (1986). Emotional processing of fear: Exposure to corrective information. *Psychological Bulletin, 99*(1), 20–35.

Forsyth, J. P., Parker, J. D., & Finlay, C. G. (2003). Anxiety sensitivity, controllability, and experiential avoidance and their relation to drug of choice and addiction severity in a residential sample of substance-abusing veterans. *Addictive Behaviors, 28*(5), 851–870. doi:10.1016/S0306–4603(02)00216–2

Fournier, J. C., DeRubeis, R. J., Shelton, R. C., Hollon, S. D., Amsterdam, J. D., & Gallop, R. (2009). Prediction of response to medication and cognitive therapy in the treatment of moderate to severe depression. *Journal of Consulting and Clinical Psychology, 77*(4), 775–787.

Fox, E. (1993). Allocation of visual attention and anxiety. *Cognition and Emotion, 7*(2), 207–215.

Franco-Paredes, K., Mancilla-Díaz, J. M., Vázquez-Arévalo, R., López-Aguilar, X., & Álvarez-Rayón, G. (2005). Perfectionism and eating disorders: A review of the literature. *European Eating Disorders Review, 13*(1), 61–70. doi:10.1002/erv.605

Frank, E., Prien, R. F., Jarrett, R. B., Keller, M. B., Kupfer, D. J., Lavori, P. W.,...Weissman, M. M. (1991). Conceptualization and rationale for consensus definitions of terms in major depressive disorder: Remission, recovery, relapse, and recurrence. *Archives of General Psychiatry, 48*(9), 851–855.

Frank, R. H. (1988). *Passions within reason: The strategic role of the emotions*. New York, NY: Norton.

Freedman, J. L., & Fraser, S. C. (1966). Compliance without pressure: The foot-in-the-door technique. *Journal of Personality and Social Psychology, 4*(2), 195.

Fridlund, A. J. (1991). Sociality of solitary smiling: Potentiation by an implicit audience. *Journal of Personality and Social Psychology, 60*(2), 229.

Fridlund, A. J. (2002). The behavioral ecology view of smiling and other facial expressions. In M. Abel (Ed.), *An empirical reflection on the smile* (pp. 45–82). New York, NY: Edwin Mellen Press.

Friesen, W. V. (1972). *Cultural differences in facial expressions in a social situation: An experimental test of the concept of display rules* (Unpublished doctoral dissertation). University of California, San Francisco.

Furnham, A., Petrides, K. V., Sisterson, G., & Baluch, B. (2003). Repressive coping style and positive self-presentation. *British Journal of Health Psychology, 8*(2), 223–249.

Furr, R. M., & Funder, D. C. (1998). A multimodal analysis of personal negativity. *Journal of Personality and Social Psychology, 74*(6), 1580–1591. doi:10.1037/0022–3514.74.6.1580

Gailliot, M. T., Baumeister, R. F., DeWall, C. N., Maner, J. K., Plant, E. A., Tice, D. M.,... Schmeichel, B. J. (2007). Self-control relies on glucose as a limited energy source: Willpower is more than a metaphor. *Journal of Personality and Social Psychology, 92*(2), 325–336. doi:10.1037/0022–3514.92.2.325

Gallagher, N. G., South, S. C., & Oltmanns, T. F. (2003). Attentional coping style in obsessive-compulsive personality disorder: A test of the intolerance of uncertainty hypothesis. *Personality and Individual Differences, 34*(1), 41–57. doi:10.1016/S0191–8869(02)00025–9

Gansle, K. A. (2005). The effectiveness of school-based anger interventions and programs: A meta-analysis. *Journal of School Psychology, 43*(4), 321–341.

Gard, D. E., Gard, M. G., Kring, A. M., & John, O. P. (2006). Anticipatory and consummatory components of the experience of pleasure: A scale development study. *Journal of Research in Personality, 40*(6), 1086–1102.

Gardner, D. L., & Cowdry, R. W. (1985). Suicidal and parasuicidal behavior in borderline personality disorder. *Psychiatric Clinics of North America, 8*(2), 389–403.

Gazelle, H., & Druhen, M. J. (2009). Anxious solitude and peer exclusion predict social helplessness, upset affect, and vagal regulation in response to behavioral rejection by a friend. *Developmental Psychology, 45*(4), 1077.

Geller, J., Cockell, S. J., Hewitt, P. L., Goldner, E. M., & Flett, G. L. (2000). Inhibited expression of negative emotions and interpersonal orientation in anorexia nervosa. *International Journal of Eating Disorders, 28*(1), 8–19.

George, L. K., Blazer, D. G., Hughes, D. C., & Fowler, N. (1989). Social support and the outcome of major depression. *British Journal of Psychiatry, 154*(4), 478–485.

Ghaziuddin, M., Tsai, L. Y., & Ghaziuddin, N. (1991). Brief report: Haloperidol treatment of trichotillomania in a boy with autism and mental retardation. *Journal of Autism and Developmental Disorders, 21*(3), 365–371.

Giesler, R. B., Josephs, R. A., & Swann, W. B. Jr. (1996). Self-verification in clinical depression: The desire for negative evaluation. *Journal of Abnormal Psychology, 105*(3), 358–368. doi:10.1037/0021–843X.105.3.358

Gladstone, G. L., Parker, G. B., & Malhi, G. S. (2006). Do bullied children become anxious and depressed adults? A cross-sectional investigation of the correlates of bullying and anxious depression. *Journal of Nervous and Mental Disease, 194*(3), 201–208. doi:10.1097/01.nmd.0000202491.99719.c3

Glashouwer, K. A., Bloot, L., Veenstra, E. M., Franken, I. H., & de Jong, P. J. (2014). Heightened sensitivity to punishment and reward in anorexia nervosa. *Appetite, 75*, 97–102.

Glisky, M. L., Tataryn, D. J., Tobias, B. A., Kihlstrom, J. F., & McConkey, K. M. (1991). Absorption, openness to experience, and hypnotizability. *Journal of Personality and Social Psychology, 60*(2), 263–272. doi:10.1037/0022–3514.60.2.263

Goldberg, L. R. (1993). The structure of personality traits: Vertical and horizontal aspects. In D. C. Funder, R. D. Parke, C. Tomlinson-Keasey, & K. Widaman (Eds.), *Studying lives through time: Personality and development* (pp. 169–188). Washington, DC: American Psychological Association.

Goldberg, L. R., & Kilkowski, J. M. (1985). The prediction of semantic consistency in self-descriptions: Characteristics of persons and of terms that affect the consistency of responses to synonym and antonym pairs. *Journal of Personality and Social Psychology, 48*(1), 82–98. doi:10.1037/0022–3514.48.1.82

Gottfredson, M. R., & Hirschi, T. (1990). *A general theory of crime*. Stanford, CA: Stanford University Press.

Gottheil, N. F., & Dubow, E. F. (2001). Tripartite beliefs models of bully and victim behavior. *Journal of Emotional Abuse, 2*(2–3), 25–47. doi:10.1300/J135v02n02_03

Grammer, K., Schiefenhovel, W., Schleidt, M., Lorenz, B., & Eibl-Eibesfeldt, I. (1988). Patterns on the face: The eyebrow flash in crosscultural comparison. *Ethology, 77*(4), 279–299.

Gray, J. A. (1987). The neuropsychology of emotion and personality structure. *Zhurnal Vysshei Nervnoi Deyatel'nosti, 37*(6), 1011–1024.

Gray, J. A., & McNaughton, N. (2000). *The neuropsychology of anxiety: An enquiry into the functions of the septo-hippocampal system*. Oxford: Oxford University Press.

Greenberg, J. R., & Mitchell, S. A. (1983). *Object relations in psychoanalytic theory*. Cambridge, MA: Harvard University Press.

Greville-Harris, M., Hempel, R., Karl, A., Dieppe, P., & Lynch, T. R. (2016). The power of invalidating communication: Receiving invalidating feedback predicts threat-related emotional, physiological, and social responses. *Journal of Social and Clinical Psychology, 35*(6), 471–493. doi:10.1521/jscp.2016.35.6.471

Gross, J. J., & John, O. P. (2003). Individual differences in two emotion regulation processes: Implications for affect, relationships, and well-being. *Journal of Personality and Social Psychology, 85*(2), 348–362. doi:10.1037/0022–3514.85.2.348

Gross, J. J., & Levenson, R. W. (1997). Hiding feelings: The acute effects of inhibiting negative and positive emotion. *Journal of Abnormal Psychology, 106*(1), 95–103. doi:10.1037/0021–843X.106.1.95

Gross, L. (2006). How the human brain detects unexpected events. *PLoS Biology, 4*(12), e443. doi:10.1371/journal.pbio.0040443

Hamilton, M. (1960). A rating scale for depression. *Journal of Neurology, Neurosurgery and Psychiatry, 23*(1), 56–62.

Hanson, R. K., Bourgon, G., Helmus, L., & Hodgson, S. (2009). The principles of effective correctional treatment also apply to sexual offenders: A meta-analysis. *Criminal Justice and Behavior, 36*(9), 865–891.

Happé, F., & Frith, U. (2006). The weak coherence account: Detail-focused cognitive style in autism spectrum disorders. *Journal of Autism and Developmental Disorders, 36*(1), 5–25. doi:10.1007/s10803–005–0039–0

Harrison, A., O'Brien, N., Lopez, C., & Treasure, J. (2010). Sensitivity to reward and punishment in eating disorders. *Psychiatry Research, 177*(1–2), 1–11.

Harrison, A., Tchanturia, K., & Treasure, J. (2010). Attentional bias, emotion recognition, and emotion regulation in anorexia: State or trait? *Biological Psychiatry, 68*(8), 755–761.

Hartmann, A., Weber, S., Herpertz, S., & Zeeck, A. (2011). Psychological treatment for anorexia nervosa: A meta-analysis of standardized mean change. *Psychotherapy and Psychosomatics, 80*(4), 216–226.

Haslam, N. (2011). The return of the anal character. *Review of General Psychology, 15*(4), 351–360. doi:10.1037/a0025251

Hawley, L. L., Ho, M. R., Zuroff, D. C., & Blatt, S. J. (2006). The relationship of perfectionism, depression, and therapeutic alliance during treatment for depression: Latent difference score analysis. *Journal of Consulting and Clinical Psychology, 74*(5), 930–942. doi:10.1037/0022–006X.74.5.930

Hayes, S. C. (2004). Acceptance and commitment therapy, relational frame theory, and the third wave of behavioral and cognitive therapies. *Behavior Therapy, 35*(4), 639–665.

Hayes, S. C., Brownstein, A. J., Haas, J. R., & Greenway, D. E. (1986). Instructions, multiple schedules, and extinction: Distinguishing rule-governed from schedule-controlled behavior. *Journal of the Experimental Analysis of Behavior, 46*(2), 137–147.

Hayes, S. C., Follette, W. C., & Follette, V. (1995). Behavior therapy: A contextual approach. In A. S. German & S. B. Messer (Eds.), *Essential psychotherapies: Theory and practice* (pp. 128–181). New York, NY: Guilford Press.

Hayes, S. C., Wilson, K. G., Gifford, E. V., Follette, V. M., & Strosahl, K. (1996). Experiential avoidance and behavioral disorders: A functional dimensional approach to diagnosis and treatment. *Journal of Consulting and Clinical Psychology, 64*(6), 1152.

Heerey, E. A., & Kring, A. M. (2007). Interpersonal consequences of social anxiety. *Journal of Abnormal Psychology, 116*(1), 125–134. doi:10.1037/0021–843X.116.1.125

Heisel, M. J., Duberstein, P. R., Conner, K. R., Franus, N., Beckman, A., & Conwell, Y. (2006). Personality and reports of suicide ideation among depressed adults 50 years of age or older. *Journal of Affective Disorders, 90*(2), 175–180.

Henderson, J. M., Williams, C. C., & Falk, R. J. (2005). Eye movements are functional during face learning. *Memory and Cognition, 33*(1), 98–106.

Henderson, M. (1983a). An empirical classification of non-violent offenders using the MMPI. *Personality and Individual Differences, 4*(6), 671–677.

Henderson, M. (1983b). Self-reported assertion and aggression among violent offenders with high or low levels of overcontrolled hostility. *Personality and Individual Differences, 4*(1), 113–115.

Henriques, J. B., & Davidson, R. J. (2000). Decreased responsiveness to reward in depression. *Cognition and Emotion, 14*(5), 711–724.

Hershorn, M., & Rosenbaum, A. (1991). Over- vs. undercontrolled hostility: Application of the construct to the classification of maritally violent men. *Violence and Victims, 6*(2), 151–158.

Hertenstein, M. J., Verkamp, J. M., Kerestes, A. M., & Holmes, R. M. (2006). The communicative functions of touch in humans, nonhuman primates, and rats: A review and synthesis of the empirical research. *Genetic, Social, and General Psychology Monographs, 132*(1), 5–94. doi:10.3200/MONO.132.1.5-94

Hess, U., & Blairy, S. (2001). Facial mimicry and emotional contagion to dynamic emotional facial expressions and their influence on decoding accuracy. *International Journal of Psychophysiology, 40*(2), 129–141. doi:10.1016/S0167-8760(00)00161-6

Hintikka, J., Tolmunen, T., Rissanen, M.-L., Honkalampi, K., Kylmä, J., & Laukkanen, E. (2009). Mental disorders in self-cutting adolescents. *Journal of Adolescent Health, 44*(5), 464–467.

Hock, M., & Krohne, H. W. (2004). Coping with threat and memory for ambiguous information: Testing the repressive discontinuity hypothesis. *Emotion, 4*(1), 65–86.

Hock, M., Krohne, H. W., & Kaiser, J. (1996). Coping dispositions and the processing of ambiguous stimuli. *Journal of Personality and Social Psychology, 70*(5), 1052.

Hofmann, W., Rauch, W., & Gawronski, B. (2007). And deplete us not into temptation: Automatic attitudes, dietary restraint, and self-regulatory resources as determinants of eating behavior. *Journal of Experimental Social Psychology, 43*(3), 497–504.

Hofstede, G. (1983). National cultures in four dimensions: A research-based theory of cultural differences among nations. *International Studies of Management and Organization, 13*(1–2), 46–74.

Hollerman, J. R., & Schultz, W. (1998). Dopamine neurons report an error in the temporal prediction of reward during learning. *Nature Neuroscience, 1*(4), 304–309.

Hollin, C. R., Palmer, E. J., & Hatcher, R. M. (2013). Efficacy of correctional cognitive skills programmes. In L. A. Craig, L. Dixon, & T. A. Gannon (Eds.), *What works in offender rehabilitation: An evidence-based approach to assessment and treatment* (pp. 115–128). Chichester, England: Wiley-Blackwell.

Horstmann, G., & Bauland, A. (2006). Search asymmetries with real faces: Testing the anger-superiority effect. *Emotion, 6*(2), 193.

Hutcherson, C. A., Seppala, E. M., & Gross, J. J. (2008). Loving-kindness meditation increases social connectedness. *Emotion*, 8(5), 720–724. doi:10.1037/a0013237

Iizuka, Y. (1992). Eye contact in dating couples and unacquainted couples. *Perceptual and Motor Skills*, 75(2), 457–461.

Ikemoto, S., & Panksepp, J. (1999). The role of nucleus accumbens dopamine in motivated behavior: A unifying interpretation with special reference to reward-seeking. *Brain Research Reviews*, 31(1), 6–41.

Jessell, T. M. (1995). The nervous system. In E. R. Kandel, J. H. Schwartz, & T. M. Jessell (Eds.), *Essentials of neural science and behavior* (3rd ed). Stamford, CT: Appleton & Lange.

John, O. P., & Robins, R. W. (1994). Accuracy and bias in self-perception: Individual differences in self-enhancement and the role of narcissism. *Journal of Personality and Social Psychology*, 66(1), 206–219. doi:10.1037/0022-3514.66.1.206

Johnson, J. G., Smailes, E. M., Cohen, P., Brown, J., & Bernstein, D. P. (2000). Associations between four types of childhood neglect and personality disorder symptoms during adolescence and early adulthood: Findings of a community-based longitudinal study. *Journal of Personality Disorders*, 14(2), 171–187.

Joiner, T. E., & Metalsky, G. I. (1995). A prospective test of an integrative interpersonal theory of depression: A naturalistic study of college roommates. *Journal of Personality and Social Psychology*, 69(4), 778–788. doi:10.1037/0022-3514.69.4.778

Kagan, J. (1994). On the nature of emotion. In N. A. Fox (Ed.), *The development of emotion regulation and dysregulation: Biological and behavioral considerations* (pp. 7–24). Ann Arbor, MI: Society for Research in Child Development.

Kagan, J., Reznick, J. S., & Snidman, N. (1987a). The physiology and psychology of behavioral inhibition in children. *Child Development*, 58(6), 1459–1473.

Kagan, J., Reznick, J. S., & Snidman, N. (1987b). Temperamental variation in response to the unfamiliar. In N. A. Krasnegor, E. M. Blass, & M. A. Hofer (Eds.), *Perinatal development: A psychobiological perspective* (pp. 421–440). Orlando, FL: Academic Press.

Kanngiesser, P., & Warneken, F. (2012). Young children consider merit when sharing resources with others. *PloS One*, 7(8), e43979.

Kasch, K. L., Rottenberg, J., Arnow, B. A., & Gotlib, I. H. (2002). Behavioral activation and inhibition systems and the severity and course of depression. *Journal of Abnormal Psychology*, 111(4), 589–597.

Kaye, W. H., Wierenga, C. E., Bailer, U. F., Simmons, A. N., & Bischoff-Grethe, A. (2013). Nothing tastes as good as skinny feels: The neurobiology of anorexia nervosa. *Trends in Neurosciences*, 36(2), 110–120.

Keel, P. K., Dorer, D. J., Eddy, K. T., Franko, D., Charatan, D. L., & Herzog, D. B. (2003). Predictors of mortality in eating disorders. *Archives of General Psychiatry*, 60(2), 179–183.

Keiley, M. K., Howe, T. R., Dodge, K. A., Bates, J. E., & Pettit, G. S. (2001). The timing of child physical maltreatment: A cross-domain growth analysis of impact on adolescent externalizing and internalizing problems. *Development and Psychopathology*, 13(4), 891–912.

Keltner, D., Capps, L., Kring, A. M., Young, R. C., & Heerey, E. A. (2001). Just teasing: A conceptual analysis and empirical review. *Psychological Bulletin, 127*(2), 229.

Keltner, D., & Harker, L. (1998). The forms and functions of the nonverbal signal of shame. In P. Gilbert & B. Andrews (Eds.), *Shame: Interpersonal behavior, psychopathology, and culture* (pp. 78–98). New York, NY: Oxford University Press.

Keltner, D., Young, R. C., & Buswell, B. N. (1997). Appeasement in human emotion, social practice, and personality. *Aggressive Behavior, 23*(5), 359–374. doi:10.1002/(SICI)1098-2337(1997)23:5<359::AID-AB5>3.0.CO;2-D

Kendler, K. S., Hettema, J. M., Butera, F., Gardner, C. O., & Prescott, C. A. (2003). Life event dimensions of loss, humiliation, entrapment, and danger in the prediction of onsets of major depression and generalized anxiety. *Archives of General Psychiatry, 60*(8), 789–796. doi:10.1001/archpsyc.60.8.789

Kendler, K. S., Prescott, C. A., Myers, J., & Neale, M. C. (2003). The structure of genetic and environmental risk factors for common psychiatric and substance use disorders in men and women. *Archives of General Psychiatry, 60*(9), 929–937.

Keogh, K., Booth, R., Baird, K., & Davenport, J. (2016). The Radical Openness Group: A controlled trial with 3-month follow-up. *Practice Innovations, 1*(2), 129–143.

Kernis, M. H., & Goldman, B. M. (2006). A multicomponent conceptualization of authenticity: Theory and research. In M. P. Zanna (Ed.), *Advances in experimental social psychology* (Vol. 38, pp. 283–357). San Diego, CA: Academic Press.

Kiecolt-Glaser, J., & Murray, J. A. (1980). Social desirability bias in self-monitoring data. *Journal of Behavioral Assessment, 2*(4), 239–247. doi:10.1007/BF01666783

Kim, J., Cicchetti, D., Rogosch, F. A., & Manly, J. T. (2009). Child maltreatment and trajectories of personality and behavioral functioning: Implications for the development of personality disorder. *Development and Psychopathology, 21*(3), 889–912.

Kimbrel, N. A., Nelson-Gray, R. O., & Mitchell, J. T. (2007). Reinforcement sensitivity and maternal style as predictors of psychopathology. *Personality and Individual Differences, 42*(6), 1139–1149. doi:10.1016/j.paid.2006.06.028

Klonsky, E. D. (2007). The functions of deliberate self-injury: A review of the evidence. *Clinical Psychology Review, 27*(2), 226–239.

Klonsky, E. D., & Olino, T. M. (2008). Identifying clinically distinct subgroups of self-injurers among young adults: A latent class analysis. *Journal of Consulting and Clinical Psychology, 76*(1), 22–27. doi:10.1037/0022-006X.76.1.22

Klonsky, E. D., Oltmanns, T. F., & Turkheimer, E. (2003). Deliberate self-harm in a nonclinical population: Prevalence and psychological correlates. *American Journal of Psychiatry, 160*(8), 1501–1508.

Kocsis, J. H., Gelenberg, A. J., Rothbaum, B. O., Klein, D. N., Trivedi, M. H., Manber, R.,... Arnow, B. A. (2009). Cognitive behavioral analysis system of psychotherapy and brief supportive psychotherapy for augmentation of antidepressant nonresponse in chronic depression: The REVAMP Trial. *Archives of General Psychiatry, 66*(11), 1178–1188.

Kohlenberg, R. J., & Tsai, M. (1991). *Functional analytic psychotherapy: Creating intense and curative therapeutic relationships*. New York, NY: Plenum Press.

Kraus, M. W., & Keltner, D. (2009). Signs of socioeconomic status: A thin-slicing approach. *Psychological Science, 20*(1), 99–106. doi:10.1111/j.1467-9280.2008.02251.x

Krueger, R. F. (1999). The structure of common mental disorders. *Archives of General Psychiatry, 56*(10), 921–926. doi:10.1001/archpsyc.56.10.921

Krueger, R. F., Caspi, A., Moffitt, T. E., & Silva, P. A. (1998). The structure and stability of common mental disorders (DSM-III-R): A longitudinal-epidemiological study. *Journal of Abnormal Psychology, 107*(2), 216–227. doi:10.1037/0021-843X.107.2.216

Krueger, R. F., & Markon, K. E. (2014). The role of the DSM-5 personality trait model in moving toward a quantitative and empirically based approach to classifying personality and psychopathology. *Annual Review of Clinical Psychology, 10*, 477–501.

Kumar, P., Berghorst, L. H., Nickerson, L. D., Dutra, S. J., Goer, F., Greve, D., & Pizzagalli, D. A. (2014). Differential effects of acute stress on anticipatory and consummatory phases of reward processing. *Neuroscience, 266*, 1–12.

Kuyken, W., Fothergill, C. D., Musa, M., & Chadwick, P. (2005). The reliability and quality of cognitive case formulation. *Behavior Research and Therapy, 43*(9), 1187–1201. doi:10.1016/j.brat.2004.08.007

Kyriacou, O., Treasure, J., & Schmidt, U. (2008). Expressed emotion in eating disorders assessed via self-report: An examination of factors associated with expressed emotion in carers of people with anorexia nervosa in comparison to control families. *International Journal of Eating Disorders, 41*(1), 37–46. doi:10.1002/eat.20469

Lakin, J. L., & Chartrand, T. L. (2003). Using nonconscious behavioral mimicry to create affiliation and rapport. *Psychological Science, 14*(4), 334–339. doi:10.1111/1467-9280.14481

Lakin, J. L., Jefferis, V. E., Cheng, C. M., & Chartrand, T. L. (2003). The chameleon effect as social glue: Evidence for the evolutionary significance of nonconscious mimicry. *Journal of Nonverbal Behavior, 27*(3), 145–162. doi:10.1023/A:1025389814290

Lane, P. J., & Kling, J. S. (1979). Construct validation of the Overcontrolled Hostility scale of the MMPI. *Journal of Consulting and Clinical Psychology, 47*(4), 781–782. doi:10.1037/0022-006X.47.4.781

Lane, P. J., & Spruill, J. (1980). Validity of the overcontrolled/undercontrolled typology usage on criminal psychiatric patients. *Criminal Justice and Behavior, 7*(2), 215–228.

Lane, R. D., Quinlan, D. M., Schwartz, G. E., Walker, P. A., & Zeitlin, S. (1990). The Levels of Emotional Awareness Scale: A cognitive-developmental measure of emotion. *Journal of Personality Assessment, 55*(1–2), 124–134. doi:10.1207/s15327752jpa5501&2_12

Lane, R. D., Sechrest, L., Riedel, R., Shapiro, D. E., & Kaszniak, A. W. (2000). Pervasive emotion recognition deficit common to alexithymia and the repressive coping style. *Psychosomatic Medicine, 62*(4), 492–501.

Lang, K., Lopez, C., Stahl, D., Tchanturia, K., & Treasure, J. (2014). Central coherence in eating disorders: An updated systematic review and meta-analysis. *World Journal of Biological Psychiatry, 15*(8), 586–598. doi:10.3109/15622975.2014.909606

Lang, K., & Tchanturia, K. (2014). A systematic review of central coherence in young people with anorexia nervosa. *Journal of Child and Adolescent Behavior, 2*(140). doi:10.4172/2375-4494.1000140

Lawson, J., Baron-Cohen, S., & Wheelwright, S. (2004). Empathising and systemising in adults with and without Asperger syndrome. *Journal of Autism and Developmental Disorders, 34*(3), 301–310. doi:10.1023/B:JADD.0000029552.42724.1b

LeDoux, J. (2012). Rethinking the emotional brain. *Neuron, 73*(4), 653–676.

Lee, J. J., & Pinker, S. (2010). Rationales for indirect speech: The theory of the strategic speaker. *Psychological Review, 117*(3), 785–807. Retrieved from https://dash.harvard.edu/bitstream/handle/1/10226781/lee_pinker_rationales.pdf?sequence=2.

Lenzenweger, M. F. (2008). Epidemiology of personality disorders. *Psychiatric Clinics of North America, 31*(3), 395–403.

Lewis, M., & Weinraub, M. (1979). Origins of early sex-role development. *Sex Roles, 5*(2), 135–153. doi:10.1007/BF00287927

Linehan, M. M. (1993a). *Cognitive-behavioral treatment of borderline personality disorder.* New York, NY: Guilford Press.

Linehan, M. M. (1993b). *Skills training manual for treating borderline personality disorder.* New York, NY: Guilford Press.

Livingstone, M. S. (2000). Is it warm? Is it real? Or just low spatial frequency? *Science, 290*(5495), 1229–1229. doi:10.1126/science.290.5495.1299b

London, B., Downey, G., Bonica, C., & Paltin, I. (2007). Social causes and consequences of rejection sensitivity. *Journal of Research on Adolescence, 17*(3), 481–506.

Lopez, C., Tchanturia, K., Stahl, D., & Treasure, J. (2008). Central coherence in eating disorders: A systematic review. *Psychological Medicine, 38*(10), 1393–1404. doi:10.1017/S0033291708003486

Lopez, C., Tchanturia, K., Stahl, D., & Treasure, J. (2009). Weak central coherence in eating disorders: A step towards looking for an endophenotype of eating disorders. *Journal of Clinical and Experimental Neuropsychology, 31*(1), 117–125. doi:10.1080/13803390802036092

Loranger, A. W., Janca, A., & Sartorius, N. (1997). *Assessment and diagnosis of personality disorders: The ICD-10 International Personality Disorder Examination (IPDE).* Cambridge, England: Cambridge University Press.

Losh, M., Adolphs, R., Poe, M. D., Couture, S., Penn, D., Baranek, G. T., & Piven, J. (2009). Neuropsychological profile of autism and the broad autism phenotype. *Archives of General Psychiatry, 66*(5), 518–526. doi:10.1001/archgenpsychiatry.2009.34

Low, K., & Day, A. (2015). Toward a clinically meaningful taxonomy of violent offenders: The role of anger and thinking styles. *Journal of Interpersonal Violence, 32*(4), 489–514. doi:10.1177/0886260515586365

Lundqvist, D., & Öhman, A. (2005). Emotion regulates attention: The relation between facial configurations, facial emotion, and visual attention. *Visual Cognition, 12*(1), 51–84.

Lynch, M. P. (2004). *True to life: Why truth matters.* Cambridge, MA: MIT Press.

Lynch, T. R. (2000). Treatment of elderly depression with personality disorder comorbidity using dialectical behavior therapy. *Cognitive and Behavioral Practice, 7*(4), 468–477.

Lynch, T. R. (2018). *The skills training manual for radically open dialectical behavior therapy: A clinician's guide for treating disorders of overcontrol.* Oakland, CA: New Harbinger.

Lynch, T. R., & Aspnes, A. (2001). Personality disorders in older adults: Diagnostic and theoretical issues. *Clinical Geriatrics, 9,* 64–70.

Lynch, T. R., Chapman, A. L., Rosenthal, M. Z., Kuo, J. R., & Linehan, M. M. (2006). Mechanisms of change in dialectical behavior therapy: Theoretical and empirical observations. *Journal of Clinical Psychology, 62*(4), 459–480. doi:10.1002/jclp.20243

Lynch, T. R., & Cheavens, J. S. (2007). Dialectical behavior therapy for depression with comorbid personality disorder: An extension of standard dialectical behavior therapy with a special emphasis on the treatment of older adults. In L. A. Dimeff & K. Koerner (Eds.), *Dialectical behavior therapy in clinical practice: Applications across disorders and settings* (pp. 264–297). New York, NY: Guilford Press.

Lynch, T. R., & Cheavens, J. S. (2008). Dialectical behavior therapy for comorbid personality disorders. *Journal of Clinical Psychology, 64*(2), 154–167. doi:10.1002/jclp.20449

Lynch, T. R., Cheavens, J. S., Morse, J. Q., & Rosenthal, M. Z. (2004). A model predicting suicidal ideation and hopelessness in depressed older adults: The impact of emotion inhibition and affect intensity. *Aging & Mental Health, 8*(6), 486–497.

Lynch, T. R., & Cozza, C. (2009). Behavior therapy for nonsuicidal self-injury. In M. K. Nock (Ed.), *Understanding nonsuicidal self-injury: Origins, assessment, and treatment* (pp. 211–250). Washington DC: American Psychological Association.

Lynch, T. R., Gray, K. L., Hempel, R. J., Titley, M., Chen, E. Y., & O'Mahen, H. A. (2013). Radically open–dialectical behavior therapy for adult anorexia nervosa: Feasibility and outcomes from an inpatient program. *BMC Psychiatry, 13*(293), 1–17. doi:10.1186/1471-244x-13-293

Lynch, T. R., Hempel, R. J., & Clark, L. A. (2015). Promoting radical openness and flexible control. In J. Livesley, G. Dimaggio, & J. Clarkin (Eds.), *Integrated treatment for personality disorder: A modular approach* (pp. 325–344). New York, NY: Guilford Press.

Lynch, T. R., Hempel, R. J., & Dunkley, C. (2015). Radically open–dialectical behavior therapy for disorders of over-control: Signaling matters. *American Journal of Psychotherapy, 69*(2), 141–162.

Lynch, T. R., Hempel, R. J., Titley, M., Burford, S., & Gray, K. L. H. (2012). *Anorexia nervosa: The problem of overcontrol.* Paper presented at the annual meeting of the Association for Behavioral and Cognitive Therapies, National Harbor, MD.

Lynch, T. R., Johnson, C. S., Mendelson, T., Robins, C. J., Krishnan, K. R. R., & Blazer, D. G. (1999). Correlates of suicidal ideation among an elderly depressed sample. *Journal of Affective Disorders, 56*(1), 9–15.

Lynch, T. R., & Mizon, G. A. (2011). Distress over-tolerance and distress intolerance: A behavioral perspective. In M. J. Zvolensky, A. Bernstein, & A. A. Vujanovic (Eds.), *Distress tolerance* (pp. 52–79). New York, NY: Guilford Press.

Lynch, T. R., Morse, J. Q., Mendelson, T., & Robins, C. J. (2003). Dialectical behavior therapy for depressed older adults: A randomized pilot study. *American Journal of Geriatric Psychiatry, 11*(1), 33–45.

Lynch, T. R., Robins, C. J., Morse, J. Q., & Krause, E. D. (2001). A mediational model relating affect intensity, emotion inhibition, and psychological distress. *Behavior Therapy, 32*(3), 519–536.

Lynch, T. R., Schneider, K. G., Rosenthal, M. Z., & Cheavens, J. S. (2007). A mediational model of trait negative affectivity, dispositional thought suppression, and intrusive thoughts following laboratory stressors. *Behavior Research and Therapy, 45*(4), 749–761.

Maclean, J. C., Xu, H., French, M. T., & Ettner, S. L. (2014). Mental health and high-cost health care utilization: New evidence from Axis II disorders. *Health Services Research, 49*(2), 683–704.

Malhi, G. S., Parker, G. B., Crawford, J., Wilhelm, K., & Mitchell, P. B. (2005). Treatment-resistant depression: Resistant to definition? *Acta Psychiatrica Scandinavica, 112*(4), 302–309. doi:10.1111/j.1600–0447.2005.00602.x

Manly, J. T., Kim, J. E., Rogosch, F. A., & Cicchetti, D. (2001). Dimensions of child maltreatment and children's adjustment: Contributions of developmental timing and subtype. *Development and Psychopathology, 13*(4), 759–782.

Marean, C. W. (2015). How Homo sapiens became the ultimate invasive species. *Scientific American, 313*(2). Retrieved from http://www.phrenicea.com/ScientificAmericanMarean082015.pdf

Marlatt, G., & Gordon, J. (Eds.). (1985). *Relapse prevention: Maintenance strategies in the treatment of addictive disorders.* New York, NY: Guilford Press.

Marvel, F. A., Chen, C.-C., Badr, N., Gaykema, R. P. A., & Goehler, L. E. (2004). Reversible inactivation of the dorsal vagal complex blocks lipopolysaccharide-induced social withdrawal and c-Fos expression in central autonomic nuclei. *Brain, Behavior, and Immunity, 18*(2), 123–134.

Matsumoto, D. (1991). Cultural influences on facial expressions of emotion. *Southern Journal of Communication, 56*(2), 128–137.

Matsumoto, D., & Willingham, B. (2009). Spontaneous facial expressions of emotion of congenitally and noncongenitally blind individuals. *Journal of Personality and Social Psychology, 96*(1), 1.

Mauss, I. B., Shallcross, A. J., Troy, A. S., John, O. P., Ferrer, E., Wilhelm, F. H., & Gross, J. J. (2011). Don't hide your happiness! Positive emotion dissociation, social connectedness, and psychological functioning. *Journal of Personality and Social Psychology, 100*(4), 738–748. doi:10.1037/a0022410

McAdams, D. P. (1982). Experiences of intimacy and power: Relationships between social motives and autobiographical memory. *Journal of Personality and Social Psychology, 42*(2), 292.

McClernon, F. J., Westman, E. C., & Rose, J. E. (2004). The effects of controlled deep breathing on smoking withdrawal symptoms in dependent smokers. *Addictive Behaviors, 29,* 765–772. doi:10.1016/j.addbeh.2004.02.005

McCrae, R. R. (1987). Creativity, divergent thinking, and openness to experience. *Journal of Personality and Social Psychology, 52*(6), 1258–1265. doi:10.1037/0022–3514.52.6.1258

McCrae, R. R., & Costa, P. T. Jr. (1996). Toward a new generation of personality theories: Theoretical contexts for the five-factor model. In J. S. Wiggins (Ed.), *The five-factor model of personality: Theoretical perspectives* (pp. 51–87). New York, NY: Guilford Press.

McCrae, R. R., & Costa, P. T. Jr. (1997). Personality trait structure as a human universal. *American Psychologist, 52*(5), 509–516. doi:10.1037/0003–066X.52.5.509

McCullough, J. P. Jr. (2000). *Treatment for chronic depression: Cognitive behavioral analysis system of psychotherapy.* New York, NY: Guilford Press.

McCullough, M. E., Root, L. M., & Cohen, A. D. (2006). Writing about the benefits of an interpersonal transgression facilitates forgiveness. *Journal of Consulting and Clinical Psychology, 74*(5), 887–897. doi:10.1037/0022–006X.74.5.887

McEwen, B. S., Eiland, L., Hunter, R. G., & Miller, M. M. (2012). Stress and anxiety: Structural plasticity and epigenetic regulation as a consequence of stress. *Neuropharmacology, 62*(1), 3–12.

Megargee, E. I. (1966). Undercontrolled and overcontrolled personality types in extreme antisocial aggression. *Psychological Monographs: General and Applied, 80*(3), 1–29. doi: 10.1037/h0093894

Megargee, E. I., & Bohn, M. J. (1979). *Classifying criminal offenders: A new system based on the MMPI.* Beverly Hills, CA: Sage.

Meyer, B., Johnson, S. L., & Carver, C. S. (1999). Exploring behavioral activation and inhibition sensitivities among college students at risk for bipolar spectrum symptomatology. *Journal of Psychopathology and Behavioral Assessment, 21*(4), 275–292. doi:10.1023/A :1022119414440

Miller, W. R. (1983). Motivational interviewing with problem drinkers. *Behavioural and Cognitive Psychotherapy, 11*(2), 147–172.

Miller, W. R., & Rose, G. S. (2009). Toward a theory of motivational interviewing. *American Psychologist, 64*(6), 527.

Miller, W. R., Taylor, C. A., & West, J. C. (1980). Focused versus broad-spectrum behavior therapy for problem drinkers. *Journal of Consulting and Clinical Psychology, 48*(5), 590.

Mineka, S., and Öhman, A. (2002). Learning and unlearning fears: Preparedness, neural pathways, and patients. *Society of Biological Psychiatry, 52,* 927–937.

Mizushima, L., & Stapleton, P. (2006). Analyzing the function of meta-oriented critical comments in Japanese comic conversations. *Journal of Pragmatics, 38*(12), 2105–2123.

Moffitt, T. E., Arseneault, L., Belsky, D., Dickson, N., Hancox, R. J., Harrington, H.,...Caspi, A. (2011). A gradient of childhood self-control predicts health, wealth, and public safety. *PNAS (Proceedings of the National Academy of Sciences of the United States of America), 108*(7), 2693–2698. doi:10.1073/pnas.1010076108

Montague, E., Chen, P.-Y., Xu, J., Chewning, B., & Barrett, B. (2013). Nonverbal interpersonal interactions in clinical encounters and patient perceptions of empathy. *Journal of Participatory Medicine, 5,* e33.

Montgomery, K. J., & Haxby, J. V. (2008). Mirror neuron system differentially activated by facial expressions and social hand gestures: A functional magnetic resonance imaging study. *Journal of Cognitive Neuroscience, 20*(10), 1866–1877. doi:10.1162/jocn.2008.20127

Moody, E. J., McIntosh, D. N., Mann, L. J., & Weisser, K. R. (2007). More than mere mimicry? The influence of emotion on rapid facial reactions to faces. *Emotion, 7*(2), 447–457. doi:10.1037/1528-3542.7.2.447

Morris, D. (2002). *Peoplewatching.* London, England: Vintage.

Morse, J. Q., & Lynch, T. R. (2000). Personality disorders in late life. *Current Psychiatry Reports, 2*(1), 24–31.

Morse, J. Q., & Lynch, T. R. (2004). A preliminary investigation of self-reported personality disorders in late life: Prevalence, predictors of depressive severity, and clinical correlates. *Aging & Mental Health, 8*(4), 307–315.

Mountford, V., Corstorphine, E., Tomlinson, S., & Waller, G. (2007). Development of a measure to assess invalidating childhood environments in the eating disorders. *Eating Behaviors, 8*(1), 48–58. doi:10.1016/j.eatbeh.2006.01.003

Muraven, M., & Baumeister, R. F. (2000). Self-regulation and depletion of limited resources: Does self-control resemble a muscle? *Psychological Bulletin, 126*(2), 247–259. doi:10.1037/0033-2909.126.2.247

Myers, L. B. (2010). The importance of the repressive coping style: Findings from 30 years of research. *Anxiety, Stress and Coping, 23*(1), 3–17.

Najavits, L. M., & Weiss, R. D. (1994). Variations in therapist effectiveness in the treatment of patients with substance use disorders: An empirical review. *Addiction, 89*(6), 679–688.

National Collaborating Centre for Mental Health. (2004). *Eating disorders: Core interventions in the treatment and management of anorexia nervosa, bulimia nervosa and related eating disorders.* Leicester, England: British Psychological Society/Gaskell.

National Institute of Mental Health. (n.d.). Research domain criteria (RDoC). Retrieved from https://www.nimh.nih.gov/research-priorities/rdoc/index.shtml.

Neal, D. T., Wood, W., & Drolet, A. (2013). How do people adhere to goals when willpower is low? The profits (and pitfalls) of strong habits. *Journal of Personality and Social Psychology, 104*(6), 959.

Neuberg, S. L., & Newsom, J. T. (1993). Personal need for structure: Individual differences in the desire for simpler structure. *Journal of Personality and Social Psychology, 65*(1), 113–131.

Nichols, K., & Champness, B. (1971). Eye gaze and the GSR. *Journal of Experimental Social Psychology, 7*(6), 623–626.

Nicolaou, M., Paes, T., & Wakelin, S. (2006). Blushing: An embarrassing condition, but treatable. *Lancet, 367*(9519), 1297–1299.

Niedenthal, P. M., Mermillod, M., Maringer, M., & Hess, U. (2010). The Simulation of Smiles (SIMS) model: Embodied simulation and the meaning of facial expression. *Behavioral and Brain Sciences, 33*(06), 417–433.

Nock, M. K. (2009). Why do people hurt themselves? New insights into the nature and functions of self-injury. *Current Directions in Psychological Science, 18*(2), 78–83.

Nock, M. K., Joiner, T. E., Gordon, K. H., Lloyd-Richardson, E., & Prinstein, M. J. (2006). Non-suicidal self-injury among adolescents: Diagnostic correlates and relation to suicide attempts. *Psychiatry Research, 144*(1), 65–72.

Nock, M. K., & Mendes, W. B. (2008). Physiological arousal, distress tolerance, and social problem-solving deficits among adolescent self-injurers. *Journal of Consulting and Clinical Psychology, 76*(1), 28–38. doi:10.1037/0022-006X.76.1.28

Novaco, R. W. (1997). Remediating anger and aggression with violent offenders. *Legal and Criminological Psychology, 2*(1), 77–88.

Ogrodniczuk, J. S., Piper, W. E., Joyce, A. S., McCallum, M., & Rosie, J. S. (2003). NEO-Five Factor personality traits as predictors of response to two forms of group psychotherapy. *International Journal of Group Psychotherapy, 53*(4), 417–442.

Ogrodniczuk, J. S., Piper W. E., McCallum, M., Joyce, A. S., & Rosie, J. S. (2002). Interpersonal predictors of group therapy outcome for complicated grief. *International Journal of Group Psychotherapy, 52*(4), 511–535.

Oltmanns, T. F., Friedman, J. N. W., Fiedler, E. R., & Turkheimer, E. (2004). Perceptions of people with personality disorders based on thin slices of behavior. *Journal of Research in Personality, 38*(3), 216–229. doi:10.1016/S0092-6566(03)00066-7

Oltmanns, T. F., Gleason, M. E. J., Klonsky, E. D., & Turkheimer, E. (2005). Meta-perception for pathological personality traits: Do we know when others think that we are difficult? *Consciousness and Cognition: An International Journal, 14*(4), 739–751. doi:10.1016/j.concog.2005.07.001

Olweus, D. (1992). Victimization among schoolchildren: Intervention and prevention. In G. W. Albee, L. A. Bond, & T. V. C. Monsey (Eds.), *Improving children's lives: Global perspectives on prevention* (pp. 279–295). Thousand Oaks, CA: Sage.

Osman, A., Kopper, B. A., Linehan, M. M., Barrios, F. X., Gutierrez, P. M., & Bagge, C. L. (1999). Validation of the Adult Suicidal Ideation Questionnaire and the Reasons for Living Inventory in an adult psychiatric inpatient sample. *Psychological Assessment, 11*(2), 115.

O'Sullivan, M., & Ekman, P. (2004). The wizards of deception detection. In P.-A. Granhag & L. Strömwall (Eds.), *The detection of deception in forensic contexts* (pp. 269–286). New York, NY: Cambridge University Press.

Padesky, C. A. (1993). *Socratic questioning: Changing minds or guiding discovery?* Keynote address delivered at the European Congress of Behavioural and Cognitive Therapies, London, England.

Panksepp, J. (1981). Brain opioids: A neurochemical substrate for narcotic and social dependence. *Progress in Theory in Psychopharmacology, 149,* 175.

Panksepp, J. (1982). Toward a general psychobiological theory of emotions. *Behavioral and Brain Sciences, 5*(03), 407–422.

Panksepp, J. (1986). The neurochemistry of behavior. *Annual Review of Psychology, 37*(1), 77–107.

Panksepp, J. (1998). *Affective neuroscience: The foundations of human and animal emotions.* New York, NY: Oxford University Press.

Panksepp, J. (2005). On the embodied neural nature of core emotional affects. *Journal of Consciousness Studies, 12*(8–10), 158–184.

Park, S. Y., Belsky, J., Putnam, S., & Crnic, K. (1997). Infant emotionality, parenting, and 3-year inhibition: Exploring stability and lawful discontinuity in a male sample. *Developmental Psychology, 33*(2), 218–227.

Parker, J. D. A., Taylor, G., & Bagby, M. (1993). Alexithymia and the processing of emotional stimuli: An experimental study. *New Trends in Experimental and Clinical Psychiatry, 9*(1–2), 9–14.

Parkinson, B. (2005). Do facial movements express emotions or communicate motives? *Personality and Social Psychology Review, 9*(4), 278–311.

Parr, L. A., & Waller, B. M. (2006). Understanding chimpanzee facial expression: Insights into the evolution of communication. *Social Cognitive and Affective Neuroscience, 1*(3), 221–228.

Pauls, C. A., & Stemmler, G. (2003). Repressive and defensive coping during fear and anger. *Emotion, 3*(3), 284–302.

Pelham, B. W., & Swann, W. B. (1994). The juncture of intrapersonal and interpersonal knowledge: Self-certainty and interpersonal congruence. *Personality and Social Psychology Bulletin, 20*(4), 349–357. doi:10.1177/0146167294204002

Perls, F. S. (1969). *Ego, hunger and aggression: The beginning of Gestalt therapy*. New York, NY: Random House.

Perren, S., & Alsaker, F. D. (2006). Social behavior and peer relationships of victims, bully-victims, and bullies in kindergarten. *Journal of Child Psychology and Psychiatry, 47*(1), 45–57. doi:10.1111/j.1469–7610.2005.01445.x

Petrie, K. J., Booth, R. J., & Pennebaker, J. W. (1998). The immunological effects of thought suppression. *Journal of Personality and Social Psychology, 75*(5), 1264–1272. doi:10.1037/0022–3514.75.5.1264

Pinto, R. Z., Ferreira, M. L., Oliveira, V. C., Franco, M. R., Adams, R., Maher, C. G., & Ferreira, P. H. (2012). Patient-centred communication is associated with positive therapeutic alliance: A systematic review. *Journal of Physiotherapy, 58*(2), 77–87.

Pittam, J., & Scherer, K. R. (1993). Vocal expression and communication of emotion. In M. Lewis & J. M. Haviland (Eds.), *Handbook of emotions* (pp. 185–197). New York, NY: Guilford Press.

Polaschek, D. L., & Collie, R. M. (2004). Rehabilitating serious violent adult offenders: An empirical and theoretical stocktake. *Psychology, Crime and Law, 10*(3), 321–334.

Porges, S. W. (1995). Orienting in a defensive world: Mammalian modifications of our evolutionary heritage: A polyvagal theory. *Psychophysiology, 32*(4), 301–318.

Porges, S. W. (1998). Love: An emergent property of the mammalian autonomic nervous system. *Psychoneuroendocrinology, 23*(8), 837–861. doi:10.1016/s0306–4530(98)00057–2

Porges, S. W. (2001). The polyvagal theory: Phylogenetic substrates of a social nervous system. *International Journal of Psychophysiology, 42*(2), 123–146.

Porges, S. W. (2003a). The Polyvagal Theory: Phylogenetic contributions to social behavior. *Physiology and Behavior, 79*(3), 503–513.

Porges, S. W. (2003b). Social engagement and attachment: A phylogenetic perspective. In J. A. King, C. F. Ferris, & I. I. Lederhendler (Eds.), *Roots of mental illness in children* (pp. 31–47). New York: New York Academy of Sciences.

Porges, S. W. (2007). The polyvagal perspective. *Biological Psychology, 74*(2), 116–143.

Porges, S. W. (2009). Reciprocal influences between body and brain in the perception and expression of affect: A polyvagal perspective. In D. Fosha, D. J. Siegel, & M. F. Solomon (Eds.), *The healing power of emotion: Affective neuroscience, development and clinical practice* (pp. 27–54). New York, NY: Norton.

Porges, S. W., & Lewis, G. F. (2009). The polyvagal hypothesis: Common mechanisms mediating autonomic regulation, vocalizations, and listening. In S. M. Brudzynski (Ed.), *Handbook of mammalian vocalizations: An integrative neuroscience approach* (pp. 255–264). San Diego, CA: Academic Press.

Powers, T. A., Zuroff, D. C., & Topciu, R. A. (2004). Covert and overt expressions of self-criticism and perfectionism and their relation to depression. *European Journal of Personality, 18*(1), 61–72. doi:10.1002/per.499

Pryor, K. (1999). *Don't shoot the dog: The new art of teaching and training* (Rev. ed.). New York, NY: Bantam.

Quinsey, V. L., Maguire, A., & Varney, G. W. (1983). Assertion and overcontrolled hostility among mentally disordered murderers. *Journal of Consulting and Clinical Psychology, 51*(4), 550.

Rachman, S. (1997). A cognitive theory of obsessions. *Behavior Research and Therapy, 35*(9), 793–802. doi:10.1016/S0005-7967(97)00040-5

Reed, B. S. (2011). Beyond the particular: Prosody and the coordination of actions. *Language and Speech, 55*(1), 13–34.

Reis, H. T., & Patrick, B. C. (1996). Attachment and intimacy: Component processes. In E. T. Higgins & A. W. Kruglanski (Eds.), *Social psychology: Handbook of basic principles* (pp. 523–563). New York, NY: Guilford Press.

Reynolds, C., Arean, P., Lynch, T. R., & Frank, E. (2004). Psychotherapy in Old-Age depression: Progress and challenges. In S. Roose & H. Sackheim (Eds.), *Late-life depression* (287–298). New York, NY: Oxford University Press.

Reynolds, W. M. (1991). Psychometric characteristics of the Adult Suicidal Ideation Questionnaire in college students. *Journal of Personality Assessment, 56*(2), 289–307.

Riso, L. P., du Toit, P. L., Blandino, J. A., Penna, S., Dacey, S., Duin, J. S.,…Ulmer, C. S. (2003). Cognitive aspects of chronic depression. *Journal of Abnormal Psychology, 112*(1), 72–80.

Ritts, V., & Stein, J. R. (1995). Verification and commitment in marital relationships: An exploration of self-verification theory in community college students. *Psychological Reports, 76*(2), 383–386. doi:10.2466/pr0.1995.76.2.383

Robbins, S. J. (1990). Mechanisms underlying spontaneous recovery in autoshaping. *Journal of Experimental Psychology: Animal Behavior Processes, 16*(3), 235–249.

Robins, R. W., John, O. P., Caspi, A., Moffitt, T. E., & Stouthamer-Loeber, M. (1996). Resilient, overcontrolled, and undercontrolled boys: Three replicable personality types. *Journal of Personality and Social Psychology, 70*(1), 157–171. doi:10.1037/0022-3514.70.1.157

Rogers, C. R. (1959). A theory of therapy, personality, and interpersonal relationships, as developed in the client-centered framework. In S. Koch (Ed.), *Psychology: A Study of a Science* (Vol. 3, pp. 184–256). New York, NY: McGraw-Hill.

Rosenthal, M. Z., Cheavens, J. S., Lejuez, C. W., & Lynch, T. R. (2005). Thought suppression mediates the relationship between negative affect and borderline personality disorder symptoms. *Behavior Research and Therapy, 43*(9), 1173–1185.

Rosenthal, M. Z., Kim, K., Herr, N. R., Smoski, M. J., Cheavens, J. S., Lynch, T. R., & Kosson, D. S. (2011). Speed and accuracy of facial expression classification in avoidant personality disorder: A preliminary study. *Personality Disorders: Theory, Research, and Treatment, 2*(4), 327–334. doi:10.1037/a0023672

Rossier, V., Bolognini, M., Plancherel, B., & Halfon, O. (2000). Sensation seeking: A personality trait characteristic of adolescent girls and young women with eating disorders? *European Eating Disorders Review, 8*(3), 245–252. doi:10.1002/(sici)1099-0968(200005)8:3<245::aid-erv308>3.0.co;2-d

Rothbart, M. K., Ahadi, S. A., Hersey, K. L., & Fisher, P. (2001). Investigations of temperament at three to seven years: The Children's Behavior Questionnaire. *Child Development, 72*(5), 1394–1408. doi:10.1111/1467-8624.00355

Rounsaville, B. J., Carroll, K. M., & Onken, L. S. (2001). A stage model of behavioral therapies research: Getting started and moving on from stage I. *Clinical Psychology: Science and Practice*, 8(2), 133–142.

Rubin, K. H., Bukowski, W., & Parker, J. G. (1998). Peer interactions, relationships, and groups. In N. Eisenberg (Ed.), *Handbook of child psychology* (5th ed.): Vol. 3. *Social, emotional, and personality development* (pp. 619–700). Hoboken, NJ: Wiley.

Rubin, K. H., Burgess, K. B., & Hastings, P. D. (2002). Stability and social-behavioral consequences of toddlers' inhibited temperament and parenting behaviors. *Child Development*, 73(2), 483–495.

Rubin, K. H., Hastings, P. D., Stewart, S. L., Henderson, H. A., & Chen, X. (1997). The consistency and concomitants of inhibition: Some of the children, all of the time. *Child Development*, 68(3), 467–483.

Rumi, Mewlana Jalaluddin. (1230/2004). The guest house. In C. Barks (Ed. and Trans.), *The essential Rumi: New expanded edition*. San Francisco: HarperSanFrancisco.

Russell, J. A., Bachorowski, J.-A., & Fernández-Dols, J.-M. (2003). Facial and vocal expressions of emotion. *Annual Review of Psychology*, 54(1), 329–349.

Safer, D. L., & Chen, E. Y. (2011). Anorexia nervosa as a disorder of emotion dysregulation: Theory, evidence, and treatment implications. *Clinical Psychology: Science and Practice*, 18(3), 203–207. doi:10.1111/j.1468-2850.2011.01251.x

Safran, J. D., & Muran, J. C. (2000). *Negotiating the therapeutic alliance: A relational treatment guide*. New York, NY: Guilford Press.

Salavert, J., Caseras, X., Torrubia, R., Furest, S., Arranz, B., Dueñas, R., & San, L. (2007). The functioning of the behavioral activation and inhibition systems in bipolar I euthymic patients and its influence in subsequent episodes over an eighteen-month period. *Personality and Individual Differences*, 42(7), 1323–1331. doi:10.1016/j.paid.2006.10.010

Sander, D., Grandjean, D., Kaiser, S., Wehrle, T., & Scherer, K. R. (2007). Interaction effects of perceived gaze direction and dynamic facial expression: Evidence for appraisal theories of emotion. *European Journal of Cognitive Psychology*, 19(3), 470–480.

Sarra, S., & Otta, E. (2001). Different types of smiles and laughter in preschool children. *Psychological Reports*, 89(3), 547–558. doi:10.2466/PR0.89.7.547-558

Satir, D. A., Goodman, D. M., Shingleton, R. M., Porcerelli, J. H., Gorman, B. S., Pratt, E. M.,…Thompson-Brenner, H. (2011). Alliance-focused therapy for anorexia nervosa: Integrative relational and behavioral change treatments in a single-case experimental design. *Psychotherapy*, 48(4), 401–420. doi:10.1037/a0026216

Schaie, K. W., Willis, S. L., & Caskie, G. I. (2004). The Seattle longitudinal study: Relationship between personality and cognition. *Aging Neuropsychology and Cognition*, 11(2–3), 304–324. doi:10.1080/13825580490511134

Schauer, M., & Elbert, T. (2010). Dissociation following traumatic stress: Etiology and treatment. *Zeitschrift für Psychologie/Journal of Psychology*, 218(2), 109–127. doi:10.1027/0044-3409/a000018

Schneider, K. G., Hempel, R. J., & Lynch, T. R. (2013). That "poker face" just might lose you the game! The impact of expressive suppression and mimicry on sensitivity to facial expressions of emotion. *Emotion*, 13(5), 852–866. doi:10.1037/a0032847

Schug, J., Matsumoto, D., Horita, Y., Yamagishi, T., & Bonnet, K. (2010). Emotional expressivity as a signal of cooperation. *Evolution and Human Behavior, 31*(2), 87–94. doi:10.1016/j.evolhumbehav.2009.09.006

Segal, Z. V., Williams, J. M. G., & Teasdale, J. D. (2002). *Mindfulness-based cognitive therapy for depression: A new approach to preventing relapse.* New York, NY: Guilford Press.

Selby, E. A., Bender, T. W., Gordon, K. H., Nock, M. K., & Joiner, T. E. Jr. (2012). Nonsuicidal self-injury (NSSI) disorder: A preliminary study. *Personality Disorders: Theory, Research, and Treatment, 3*(2), 167–175. doi:10.1037/a0024405

Sequeira, H., Hot, P., Silvert, L., & Delplanque, S. (2009). Electrical autonomic correlates of emotion. *International Journal of Psychophysiology, 71*(1), 50–56. doi:10.1016/j.ijpsycho.2008.07.009

Shankman, S. A., Klein, D. N., Tenke, C. E., & Bruder, G. E. (2007). Reward sensitivity in depression: A biobehavioral study. *Journal of Abnormal Psychology, 116*(1), 95–104. doi:10.1037/0021-843X.116.1.95

Shapiro, J. P., Baumeister, R. F., & Kessler, J. W. (1991). A three-component model of children's teasing: Aggression, humor, and ambiguity. *Journal of Social and Clinical Psychology, 10*(4), 459–472.

Shaw, A., & Olson, K. R. (2012). Children discard a resource to avoid inequity. *Journal of Experimental Psychology: General, 141*(2), 382–395. doi:10.1037/a0025907

Smillie, L. D., & Jackson, C. J. (2005). The appetitive motivation scale and other BAS measures in the prediction of approach and active avoidance. *Personality and Individual Differences, 38*(4), 981–994.

Smith, G. T., Fischer, S., Cyders, M. A., Annus, A. M., Spillane, N. S., & McCarthy, D. M. (2007). On the validity and utility of discriminating among impulsivity-like traits. *Assessment, 14*(2), 155–170.

Smoski, M. J., Lynch, T. R., Rosenthal, M. Z., Cheavens, J. S., Chapman, A. L., & Krishnan, R. R. (2008). Decision-making and risk aversion among depressive adults. *Journal of Behavior Therapy and Experimental Psychiatry, 39*(4), 567–576.

Soltysik, S., & Jelen, P. (2005). In rats, sighs correlate with relief. *Physiology and Behavior, 85*(5), 598–602.

Sonnby-Borgström, M. (2002). Automatic mimicry reactions as related to differences in emotional empathy. *Scandinavian Journal of Psychology, 43*(5), 433–443. doi:10.1111/1467-9450.00312

Sonnby-Borgström, M., Jönsson, P., & Svensson, O. (2003). Emotional empathy as related to mimicry reactions at different levels of information processing. *Journal of Nonverbal Behavior, 27*(1), 3–23. doi:10.1023/A:1023608506243

Spitzer, R. L. (1983). Psychiatric diagnosis: Are clinicians still necessary? *Comprehensive Psychiatry, 24*(5), 399–411.

Steketee, G., & Frost, R. (2003). Compulsive hoarding: Current status of the research. *Clinical Psychology Review, 23*(7), 905–927. doi:10.1016/j.cpr.2003.08.002

Steklis, H., & Kling, A. (1985). Neurobiology of affiliative behavior in nonhuman primates. In M. Reite & T. Field (Eds.), *The psychobiology of attachment and separation* (pp. 93–134). Orlando, FL: Academic Press.

Stewart, S. H., Zvolensky, M. J., & Eifert, G. H. (2002). The relations of anxiety sensitivity, experiential avoidance, and alexithymic coping to young adults' motivations for drinking. *Behavior Modification, 26*(2), 274–296.

Sukhodolsky, D. G., Kassinove, H., & Gorman, B. S. (2004). Cognitive-behavioral therapy for anger in children and adolescents: A meta-analysis. *Aggression and Violent Behavior, 9*(3), 247–269.

Swann, W. B. Jr. (1983). Self-verification: Bringing social reality into harmony with the self. *Social Psychological Perspectives on the Self, 2,* 33–66.

Swann, W. B. Jr. (1997). The trouble with change: Self-verification and allegiance to the self. *Psychological Science, 8*(3), 177–180. doi:10.1111/j.1467–9280.1997.tb00407.x

Swann, W. B. Jr., de la Ronde, C., & Hixon, J. G. (1994). Authenticity and positivity strivings in marriage and courtship. *Journal of Personality and Social Psychology, 66*(5), 857–869. doi:10.1037/0022–3514.66.5.857

Swann, W. B. Jr., Rentfrow, P. J., & Gosling, S. D. (2003). The precarious couple effect: Verbally inhibited men + critical, disinhibited women = bad chemistry. *Journal of Personality and Social Psychology, 85*(6), 1095–1106. doi:10.1037/0022–3514.85.6.1095

Swann, W. B. Jr., Stein-Seroussi, A., & McNulty, S. E. (1992). Outcasts in a white-lie society: The enigmatic worlds of people with negative self-conceptions. *Journal of Personality and Social Psychology, 62*(4), 618–624. doi:10.1037/0022–3514.62.4.618

Tew, J., Harkins, L., & Dixon, L. (2013). What works in reducing violent re-offending in psychopathic offenders. In L. A. Craig, L. Dixon, & T. A. Gannon (Eds.), *What works in offender rehabilitation: An evidence-based approach to assessment and treatment* (pp. 129–141). Chichester, England: Wiley-Blackwell.

Thayer, J. F., & Lane, R. D. (2000). A model of neurovisceral integration in emotion regulation and dysregulation. *Journal of Affective Disorders, 61*(3), 201–216.

Thayer, J. F., & Lane, R. D. (2009). Claude Bernard and the heart–brain connection: Further elaboration of a model of neurovisceral integration. *Neuroscience and Biobehavioral Reviews, 33*(2), 81–88. doi:10.1016/j.neubiorev.2008.08.004

Thompson, M. M., Naccarato, M. E., Parker, K. C. H., & Moskowitz, G. B. (2001). The personal need for structure and personal fear of invalidity measures: Historical perspectives, current applications, and future directions. In G. B. Moskowitz (Ed.), *Cognitive social psychology: The Princeton Symposium on the Legacy and Future of Social Cognition* (pp. 19–39). Mahwah, NJ: Erlbaum.

Tobin, M. J., Jenouri, G. A., Watson, H., & Sackner, M. A. (1983). Noninvasive measurement of pleural pressure by surface inductive plethysmography. *Journal of Applied Physiology, 55*(1), 267–275.

Toussulis, Y. (2011). *Sufism and the way of blame: Hidden sources of a sacred psychology.* Wheaton, IL: Quest Books.

Tsoudis, O., & Smith-Lovin, L. (1998). How bad was it? The effects of victim and perpetrator emotion on responses to criminal court vignettes. *Social Forces, 77*(2), 695–722. doi:10.2307/3005544

Tsytsarev, S. V., & Grodnitzky, G. R. (1995). Anger and criminality. In H. Kassinove (Ed.), *Anger disorders: Definition, diagnosis, and treatment* (pp. 91–108). New York, NY: Taylor & Francis.

Tucker, D. M., Derryberry, D., & Luu, P. (2005). Anatomy and physiology of human emotion: Vertical integration of brainstem, limbic, and cortical systems. In J. C. Borod (Ed.), *The neuropsychology of emotion* (pp. 56–79). New York, NY: Oxford University Press.

Turkat, I. D. (1985). Formulation of paranoid personality disorder. In I. D. Turkat (Ed.), *Behavioral case formulation* (pp. 161–198). New York, NY: Plenum Press.

Turnbull, C. M. (1962). *The peoples of Africa.* Cleveland, OH: World.

Van der Gaag, C., Minderaa, R. B., & Keysers, C. (2007). Facial expressions: What the mirror neuron system can and cannot tell us. *Social Neuroscience, 2*(3–4), 179–222. doi:10.1080/17470910701376878

Vazsonyi, A. T., & Klanjšek, R. (2008). A test of self-control theory across different socio-economic strata. *Justice Quarterly, 25*(1), 101–131.

Vernberg, E. M. (1990). Psychological adjustment and experiences with peers during early adolescence: Reciprocal, incidental, or unidirectional relationships? *Journal of Abnormal Child Psychology, 18*(2), 187–198. doi:10.1007/BF00910730

Vollebergh, W. A. M., Iedema, J., Bijl, R. V., de Graaf, R., Smit, F., & Ormel, J. (2001). The structure and stability of common mental disorders: The NEMESIS Study. *Archives of General Psychiatry, 58*(6), 597–603. doi:10.1001/archpsyc.58.6.597

Vrana, S. R., & Gross, D. (2004). Reactions to facial expressions: Effects of social context and speech anxiety on responses to neutral, anger, and joy expressions. *Biological Psychology, 66*(1), 63–78. doi:10.1016/j.biopsycho.2003.07.004

Waltz, J., Addis, M. E., Koerner, K., & Jacobson, N. S. (1993). Testing the integrity of a psychotherapy protocol: Assessment of adherence and competence. *Journal of Consulting and Clinical Psychology, 61*(4), 620.

Warneken, F., & Tomasello, M. (2006). Altruistic helping in human infants and young chimpanzees. *Science, 311*(5765), 1301–1303.

Watson, D., & Naragon, K. (2009). Positive affectivity: The disposition to experience positive emotional states. In S. J. Lopez & C. R. Snyder (Eds.), *Oxford handbook of positive psychology* (2nd ed., pp. 207–215). New York, NY: Oxford University Press.

Watson, H. J., & Bulik, C. M. (2013). Update on the treatment of anorexia nervosa: Review of clinical trials, practice guidelines and emerging interventions. *Psychological Medicine, 43*(12), 2477–2500.

Wegner, D. M., & Gold, D. B. (1995). Fanning old flames: Emotional and cognitive effects of suppressing thoughts of a past relationship. *Journal of Personality and Social Psychology, 68*(5), 782–792. doi:10.1037/0022-3514.68.5.782

Weinberger, D. A. (1995). The construct validity of the repressive coping style. In J. L. Singer (Ed.), *Repression and dissociation: Implications for personality theory, psychopathology, and health* (pp. 337–386). Chicago, IL: University of Chicago Press.

Weinberger, D. A., Schwartz, G. E., & Davidson, R. J. (1979). Low-anxious, high-anxious, and repressive coping styles: Psychometric patterns and behavioral and physiological responses to stress. *Journal of Abnormal Psychology, 88*(4), 369–380. doi:10.1037/0021-843X.88.4.369

Weinberger, D. A., Tublin, S. K., Ford, M. E., & Feldman, S. S. (1990). Preadolescents' social-emotional adjustment and selective attrition in family research. *Child Development, 61*(5), 1374–1386. doi:10.2307/1130749

Wenzlaff, R. M., & Bates, D. E. (1998). Unmasking a cognitive vulnerability to depression: How lapses in mental control reveal depressive thinking. *Journal of Personality and Social Psychology, 75*(6), 1559–1571. doi:10.1037/0022–3514.75.6.1559

Wenzlaff, R. M., Rude, S. S., & West, L. M. (2002). Cognitive vulnerability to depression: The role of thought suppression and attitude certainty. *Cognition and Emotion, 16*(4), 533–548. doi:10.1080/02699930143000338

Westen, D., DeFife, J. A., Bradley, B., & Hilsenroth, M. J. (2010). Prototype personality diagnosis in clinical practice: A viable alternative for DSM–5 and ICD–11. *Professional Psychology: Research and Practice, 41*(6), 482–487. doi:10.1037/a0021555

Westphal, M., Seivert, N. H., & Bonanno, G. A. (2010). Expressibv ghfve flexibility. *Emotion, 10*(1), 92–100. doi:10.1037/a0018420

White, C. N., Gunderson, J. G., Zanarini, M. C., & Hudson, J. I. (2003). Family studies of borderline personality disorder: A review. *Harvard Review of Psychiatry, 11*(1), 8–19.

Wieser, M. J., Pauli, P., Alpers, G. W., & Mühlberger, A. (2009). Is eye to eye contact really threatening and avoided in social anxiety? An eye-tracking and psychophysiology study. *Journal of Anxiety Disorders, 23*(1), 93–103.

Williams, J. M. G. (2010). Mindfulness and psychological process. *Emotion, 10*(1), 1–7. doi:10.1037/a0018360

Williams, K. D., Shore, W. J., & Grahe, J. E. (1998). The silent treatment: Perceptions of its behaviors and associated feelings. *Group Processes and Intergroup Relations, 1*(2), 117–141.

Williams, L. M., Liddell, B. J., Kemp, A. H., Bryant, R. A., Meares, R. A., Peduto, A. S., & Gordon, E. (2006). Amygdala–prefrontal dissociation of subliminal and supraliminal fear. *Human Brain Mapping, 27*(8), 652–661. doi:10.1002/hbm.20208

Williams, L. M., Liddell, B. J., Rathjen, J., Brown, K. J., Gray, J., Phillips, M.,…Gordon, E. (2004). Mapping the time course of nonconscious and conscious perception of fear: An integration of central and peripheral measures. *Human Brain Mapping, 21*(2), 64–74. doi:10.1002/hbm.10154

Wirth, J. H., Sacco, D. F., Hugenberg, K., & Williams, K. D. (2010). Eye gaze as relational evaluation: Averted eye gaze leads to feelings of ostracism and relational devaluation. *Personality and Social Psychology Bulletin, 36*(7), 869–882. doi:10.1177/0146167210370032

Wong, S. C. P., & Gordon, A. (2013). The Violence Reduction Programme: A treatment programme for violence-prone forensic clients. *Psychology, Crime and Law, 19*(5–6), 461–475. doi:10.1080/1068316X.2013.758981.

Wright, A. G., Thomas, K. M., Hopwood, C. J., Markon, K. E., Pincus, A. L., & Krueger, R. F. (2012). The hierarchical structure of DSM-5 pathological personality traits. *Journal of Abnormal Psychology, 121*(4), 951.

Yardley, L., McDermott, L., Pisarski, S., Duchaine, B., & Nakayama, K. (2008). Psychosocial consequences of developmental prosopagnosia: A problem of recognition. *Journal of Psychosomatic Research, 65*(5), 445–451.

Zanarini, M. C., Frankenburg, F. R., Reich, D. B., & Fitzmaurice, G. (2010). The 10-year course of psychosocial functioning among patients with borderline personality disorder and Axis II comparison subjects. *Acta Psychiatrica Scandinavica, 122*(2), 103–109.

Zimmerman, M., Rothschild, L., & Chelminski, I. (2005). The prevalence of DSM-IV personality disorders in psychiatric outpatients. *American Journal of Psychiatry, 162*(10), 1911–1918.

Zucker, N. L., Losh, M., Bulik, C. M., LaBar, K. S., Piven, J., & Pelphrey, K. A. (2007). Anorexia nervosa and autism spectrum disorders: Guided investigation of social cognitive endophenotypes. *Psychological Bulletin, 133*(6), 976–1006.

Zuroff, D. C., & Fitzpatrick, D. K. (1995). Depressive personality styles: Implications for future attachment. *Personality and Individual Differences, 18*(2), 253–265. doi:10.1016/0191-8869(94)00136-g